Foregut Surgery
Achalasia, Gastroesophageal Reflux Disease and Obesity

前肠外科学

贲门失弛缓症、胃食管反流病
与肥胖症的手术治疗

主编　〔美〕马科·G.帕蒂（Marco G. Patti）
　　　〔美〕马科·迪科尔波（Marco Di Corpo）
　　　〔阿根〕弗朗西斯科·施洛特曼（Francisco Schlottmann）
主审　汪忠镐
主译　吴继敏　胡志伟

北京科学技术出版社

著作权合同登记号　图字：01‑2022‑1433

图书在版编目（CIP）数据

前肠外科学：贲门失弛缓症、胃食管反流病与肥胖症的手术治疗 /（美）马科·G.帕蒂，（美）马科·迪科尔波，（阿根）弗朗西斯科·施洛特曼主编；吴继敏，胡志伟译. —北京：北京科学技术出版社，2022.7

书名原文：Foregut Surgery：Achalasia,Gastroesophageal Reflux Disease and Obesity

ISBN 978‑7‑5714‑2205‑9

Ⅰ.①前⋯ Ⅱ.①马⋯ ②马⋯ ③弗⋯ ④吴⋯ ⑤胡⋯ Ⅲ.①贲门疾病—外科手术②食管返流—外科手术③肥胖病—外科手术 Ⅳ.①R656.6②R659

中国版本图书馆 CIP 数据核字（2022）第 041103 号

策划编辑：张　田　曾小珍
责任编辑：刘瑞敏
责任校对：贾　荣
责任印制：李　茗
封面设计：异一设计
版式设计：崔刚工作室
出 版 人：曾庆宇
出版发行：北京科学技术出版社
社　　址：北京西直门南大街 16 号
邮政编码：100035
电　　话：0086‑10‑66135495（总编室）
　　　　　0086‑10‑66113227（发行部）
网　　址：www.bkydw.cn
印　　刷：北京博海升彩色印刷有限公司
开　　本：787 mm×1092 mm　1/16
字　　数：518 千字
印　　张：20.75
版　　次：2022 年 7 月第 1 版
印　　次：2022 年 7 月第 1 次印刷
ISBN 978‑7‑5714‑2205‑9

定　　价：248.00 元

主译简介

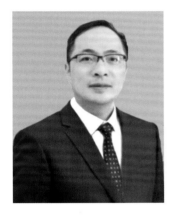

　　吴继敏　中国人民解放军火箭军特色医学中心胃食管外科主任，主任医师，中央保健委员会会诊专家，国务院政府特殊津贴获得者，首提胃食管反流病学概念，为国内该学科领域领军人物之一。兼任中国医疗保健国际交流促进会胃食管反流病学分会主任委员，中国医师协会外科医师分会胃食管反流病学组副组长，中华医学会消化病学分会食管疾病协作组委员，《中华胃食管反流病电子杂志》副主编，多家医学杂志编委或审稿专家。

　　2006年开始专注于胃食管反流及相关疾病的研究，与恩师汪忠镐院士共同组建国内首个胃食管反流病科。擅长多种抗反流手术及内镜下抗反流治疗，特别是在腹腔镜下抗反流手术方面积累了丰富的经验，首创多种抗反流术式，行腹腔镜下胃底折叠手术4000余例，形成规模化和专科化效应，并形成一整套针对各种类型反流采取的综合治疗模式。以大会主席或执行主席身份多次举办全国性胃食管反流病多学科论坛，推动胃食管反流病多学科联合诊疗模式在全国的推广应用。发起国内首届全国胃食管反流病宣传周，目前已连续举办4届，每年有500多家医院积极响应。举办胃食管反流病健康大讲堂及大型义诊活动，让全国近万名胃食管反流病患者受益。发起制定国内首个胃食管反流病多学科诊疗共识，规范和更新了胃食管反流病的理论体系和相关概念。深入基层开展学科帮扶及"华佗工程"胃食管反流病公益项目，培养了数百名胃食管反流病专科医生，从而推动了胃食管反流病从业队伍的不断壮大，最终让更多的胃食管反流病患者受益。作为第一负责人获军队医疗成果二等奖1项，三等奖多项，发表论文百余篇，主编及参编多部专著。

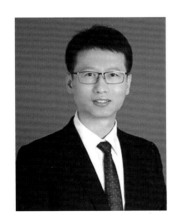

　　胡志伟　临床医学专业博士，师从中科院院士汪忠镐教授。中国人民解放军火箭军特色医学中心胃食管外科副主任，擅长胃食管反流病、贲门失弛缓症和肥胖症的微创治疗。兼任中国医疗保健国际交流促进会胃食管反流病学分会秘书长，中国医师协会外科医师分会胃食管反流病诊疗专业委员会委员，《临床误诊误治》《中华胃食管反流病电子杂志》《医学研究与教育》等杂志编委。以第一作者或共同作者发表相关论文百余篇，主编及参编相关著作10部。

审译者名单

主审　汪忠镐

主译　吴继敏　胡志伟

译者　（以姓氏汉语拼音为序）

陈　冬　邓昌荣　胡志伟　纪　涛

马松松　田书瑞　王　峰　吴继敏

战秀岚　张　玉　张美光

译者序

　　2006 年,本人经胃食管反流监测和抗反流药物治疗后初步判断自身的严重哮喘可能是由胃食管反流病引起的,在进行抗反流手术治疗后,严重的呼吸道症状得到完全控制,并停用了所有的抗哮喘药物。由此,相继建立了胃食管反流病专科及多学科学术组织,并开展了大量的胃食管反流病、贲门失弛缓症的外科治疗。

　　肥胖症患者往往同时患有胃食管反流病,而且胃食管反流病也是减重术后的主要并发症,因此,在外科治疗肥胖症时必须同时预防和治疗胃食管反流病。

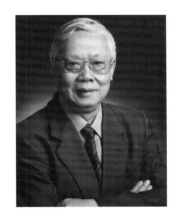

　　广义的前肠外科疾病包括食管、胃、十二指肠乃至消化道的所有良性疾病,其中以贲门失弛缓症、胃食管反流病和肥胖症三大疾病为主,在我国可涉及 1 亿～2 亿的人口。前肠外科手术在欧美已广泛开展。随着我国经济的发展、人民生活水平的提高和人口的老龄化,我国的疾病谱越来越接近欧美,相应地,我国的医疗水平和学科模式也越来越接近欧美,可以说现在欧美的学科模式就是我们将来的学科模式。虽然前肠外科在我国还没有形成学科体系,但不久的将来一定会迎来一个高速发展期。对于有志于该学科的医师,必要的知识储备将有助于又快又好地开展临床工作。

　　本书由中国人民解放军火箭军特色医学中心胃食管外科的医师结合自身的学科实践经验进行细心翻译,是我国前肠外科学的第一本专著译著,有很好的时代意义,可起到抛砖引玉和学科发展催化剂的作用。

中国科学院院士
中国人民解放军火箭军特色医学中心
2022 年 1 月

译者前言

前肠是胚胎消化道的上部，咽、食管、肺、胃、肝、胰腺和部分十二指肠均由此发育。胃和食管是消化道恶性疾病和良性疾病的高发部位，在我国，人们非常熟悉食管和胃的恶性肿瘤手术，而作为一个独立学科专门用于研究、治疗前肠相关良性疾病（如贲门失弛缓症、胃食管反流病、肥胖症等）的前肠外科学在我国仍处于空白。虽然胃食管反流病、肥胖症等在我国已成高发病和常见病，严重威胁着我国人民的健康，但前肠外科在我国开展明显不足，还没有形成完整的学科体系。

前肠外科在欧美发展较为成熟，由 Marco G. Patti、Marco Di Corpo 和 Francisco Schlottmann 主编的《前肠外科学：贲门失弛缓症、胃食管反流病与肥胖症的手术治疗》（*Foregut Surgery：Achalasia，Gastroesophageal Reflux Disease and Obesity*）系统地阐述了贲门失弛缓症、胃食管反流病、肥胖症这三大前肠外科主要疾病的临床诊治原则和细节，既介绍了该学科的基础知识，也介绍了该学科的发展前沿。全书共 31 章，分为三大部分。第 1～11 章为第一部分，此部分详细介绍了贲门失弛缓症外科手术的历史演变、与 Chagas 病的关系、临床表现、诊断方法及详细的治疗方法，最后还比较了贲门失弛缓症各治疗方法的优缺点和个体化选择。第 12～22 章为第二部分，此部分详细阐述了胃食管反流病抗反流手术的历史演变、临床检查及具体的治疗方法等。此外，还介绍了症状复发患者及巴雷特食管患者的评估和治疗方法。第 23～31 章为第三部分，此部分详细阐述了减重手术的历史演变、减重外科的多学科诊疗模式、肥胖症的临床表现和评估方法及手术的个体化选择，最后还介绍了复胖的原因和再手术方法。本书对相关疾病的阐述全面合理，图文并茂，可读性强，易于读者掌握。

本书适合胃肠外科医师、胸外科医师、消化外科医师以及内分泌科和营养科医师参考和查阅，可为有志于开展前肠外科业务的临床医师提供有力的知识和经验支撑，进而促进我国前肠外科的学科发展。读者既可以结合自身专业专攻某一个疾病，也可以全面学习和提高。

　　本书付梓之际，感谢译者的辛勤付出，感谢北京科学技术出版社对我们工作的大力支持，感谢我们的老师汪忠镐院士为本译著把关。最后感谢亲人和朋友们，没有他们的支持本工作将无法完成。

吴继敏　　胡志伟

中国人民解放军火箭军特色医学中心

2022 年 1 月

前　言

2018 年 10 月，在美国外科医师学会大会期间，北卡罗来纳大学教堂山分校的外科系针对研究生开展了一次关于胃食管反流病、食管旁疝、贲门失弛缓症和肥胖症治疗的培训。该培训以上午的讲座和下午的模拟机实际操作为基础。

所有的讲座都由专家授课，重点讲授术前检查、适应证和每种手术的操作技术。我们从参与者那里得到了非常积极的反馈，有人问我们是否可以公布每节课的内容。这本书正是基于这些讲座汇编而成，同时我们还加入了几个额外的章节，我们认为本参考书对于专门从事胃食管反流病、贲门失弛缓症和肥胖症诊疗工作的外科医师非常有用。

Marco G. Patti
Marco Di Corpo
Francisco Schlottmann

目　录

第三部分　肥　胖　症

第一部分

贲门失弛缓症

第 1 章

贲门失弛缓症：历史

Rafael M. Laurino Neto and Fernando A. M. Herbella

王　峰　胡志伟　吴继敏　译

简　介

贲门失弛缓症是一种原发性食管动力障碍性疾病，其特征是食管蠕动缺失，吞咽时食管下括约肌(lower esophageal sphincter，LES)不能松弛。这些异常导致食物从食管进入胃的排空受损，从而导致食物潴留。大多数患者会出现严重的吞咽困难和反流，而这些可能会导致误吸和呼吸问题[1]。

贲门失弛缓症的病理生理过程涉及食管神经丛抑制性神经元的选择性退行性变性，而其正是食管体部平滑肌蠕动所必需的，也是紧张性 LES 松弛所必需的。最常见的贲门失弛缓症是特发性的，但其退行性变的病因仍然未知。类似的临床表现也可以出现在食管局部或食管远端肿瘤(假性贲门失弛缓症)患者身上，还可以出现在 Chagas 病患者身上。前者的特征是肿瘤细胞或循环性自身抗体破坏食管神经丛，后者的特征是克鲁兹锥虫(*Trypanosoma cruzi*)破坏食管神经丛[2]。

第一次治疗

1674 年，英国医师 Thomas Willis(图 1.1)第一次提到贲门失弛缓症，他不仅描述了此病，而且还报告了一个成功治疗的病例。他用绑着海绵的鲸骨扩张食管，最终改善了患者的症状[3,4]。

事实上，在 18 世纪并没有关于贲门失弛缓症及其治疗的报道，但在 19 世纪末和 20 世纪初，随着无菌技术的出现，手术条件有了重大改善，可在机械通气下进行麻醉手术，人们也因此才更好地理解了贲门失弛缓症的病理生理学[3]。

1887 年，英国的 J. C. Russell 在一根探条的末端放了一个包裹着丝布的可充气橡胶球囊，并让球囊充气以扩张狭窄[5]。1908 年，H. Plummer 用球头探条沿着一根可吞下的绳子打开贲门。后来他用一个液体扩张器通过撕裂收缩的环形肌来有效地缓解症状。由于通过球囊扩张获得了满意的结果，所以临床医师产生了进行外科扩张的想法，这种扩张可以在直视下进行，而不是盲目进行[6]。

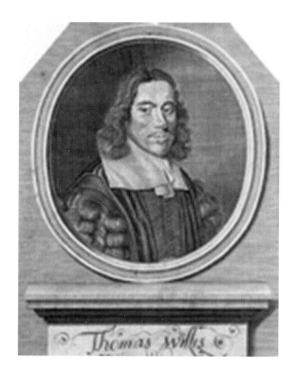

图 1.1　Thomas Willis(1621—1675 年)

1904 年,Mikulicz 经腹部切口通过胃造口插入带有橡胶套的钳子,从下方扩张贲门(图 1.2)。Barrow 在 1915 年使用了手指扩张术,通过使胃前壁内陷的方法避免了胃的切开。这项技术后来在 1921 年被 Kümmel 采用。Anschütz(1921)利用球囊扩张贲门,但需要打开腹腔才能准确放置球囊。

还有一些缩小扩张食管大小的手术,如 Ressinger(1907)和 Meyer(1911)的手术。Tufier(1921)和 Freeman(1923)提出通过内折来缩小扩张食管的大小,但效果不佳[6]。

贲门手术

贲门成形术/贲门切除术

由于观察到阻碍食物推进的点位于贲门,并且随着手术条件的改善,几种治疗贲门失弛缓症的新方法开始出现。贲门成形术始于 Wendel 手术(1909),灵感来自 Heineke Mikulicz 幽门成形术。

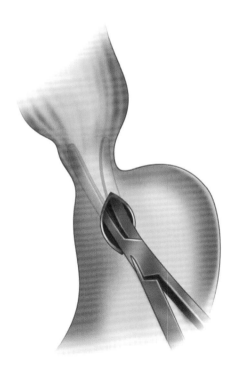

图 1.2　Mikulicz 技术

Wendel 技术包括胃食管交界处全层管壁的纵向切开和横向缝合（图 1.3）。

　　另一种被许多外科医师使用的贲门成形术是由 Heyrowsky（1913）所描述的，包括食管远端外侧壁与胃底的吻合。然而，该术式可导致食管胃外侧吻合口和贲门口之间的食物潴留。Backer-Gröndhal（1916）描述了可以解决这种问题的变式，其中纵向切口被胃食管交界处的弧形切口所替代（图 1.4）[6]。

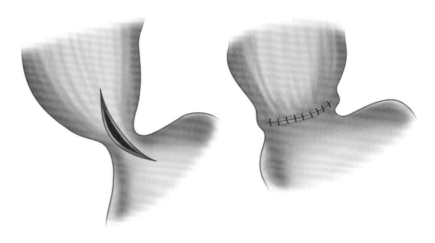

图 1.3　Wendel 技术：包括胃食管交界处全层管壁的纵向切开和横向缝合

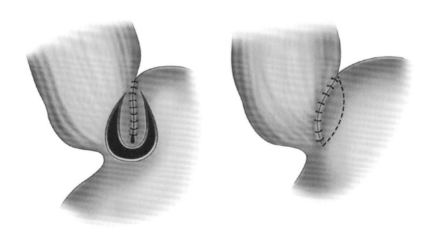

图 1.4　Backer-Gröndhal 技术：纵向切口被胃食管交界处的弧形切口所替代

　　从临床上看，贲门成形术的即刻效果是令人满意的，反流和吞咽困难等症状减轻甚至消失。然而，长期随访显示患者术后有严重的反流性食管炎，这是由于缺乏清除胃酸的排空性蠕动，从而导致胃酸与食管黏膜接触时间过长[6]。

　　Thal（1965）、Frejat（1974）以及 Guarner 和 Gaviño（1983）等提出了各种贲门成形术后附加胃底折叠术或在胃食管区形成瓣膜机制的成熟手术。Serra-Dória 等（1968）为了解决巨食管手术患者的反流性食管炎问题,将 Gröndhal 的贲门成形术与 Roux-en-Y 改道胃大部切除术联合应用,以治疗狭窄症[7]。Bier(1920)、Radlinski(1936)和 Wangensteen(1951)等建议将贲门切除术联合食管胃吻合术作为贲门失弛缓症的一种治疗方法,虽然有令人鼓舞的初步结果,但缺点是当时的切除术和吻合术存在高风险(图 1.5)。Dillard(1955)和 Merendino(1958)建议采用胃食管交界处切除联合肠间置术(图 1.6)[8,9]。

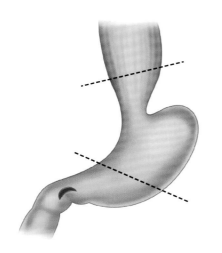
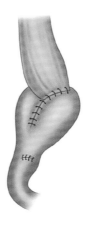

图 1.5　贲门切除术联合食管胃吻合术

图 1.6　Merendino 技术:胃食管交界处切除联合肠间置术

肌切开术

　　1913 年,Ernst Heller(图 1.7)介绍了一种肌切开术,该技术包括前路肌切开术和后路肌切开术,手术切口从狭窄处上方 2cm 延伸至贲门(图 1.8)。尽管贲门肌切开术简单易行,效果良好,但并没有立即被推荐为贲门失弛缓症的手术治疗方案,主要是因为 Heller 当时在德国工作,而那里的外科医师更喜欢贲门成形术[10]。有些专家对 Heller 技术提出了几种改进意见。第一个是 Girard(1915),他建议像 Heineke Mikulicz 幽门成形术那样横向关闭切口。第二个是荷兰的 Groenveldt,他建议只在食管前壁做一个切口,获得与 Heller 双切口相当的效果(图 1.9)。

　　尽管贲门肌切开术后反流性食管炎的发生率低于贲门成形术,但出现该并发症的患者数量仍然巨大,这导致外科医师需要用一些抗反流方法来补充肌切开术。

　　Lortat-Jacob(1953)第一个强调了 His 角预防贲门肌切开术后反流的作用,建议将胃底固定到食管左缘。来自法国马赛的 Dor 等(1962)描述了一种覆盖肌切开区域

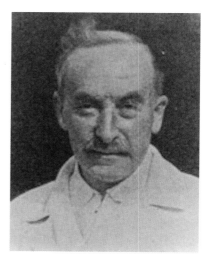

图 1.7　Ernst Heller(1877—1964)

的部分胃底折叠术。Toupet(1963)描述了一种类似的手术,但与 Dor 手术不同的是,其是在食管的后外侧进行胃底的固定,而不是在前面与膈肌进行固定。

Jekler 和 Lhotka(1967)改进了 Dor 的技术,在胃食管交界处上缘上方 1~2cm 处,增加了胃底与食管的固定,以进一步加强 His 的角度(图 1.10)。Pinotti 等(1974)发明了一种后外侧前路手术,包裹大约 2/3 的食管周长[11]。

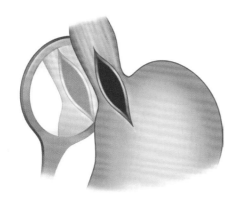 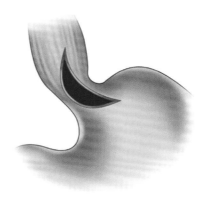

图 1.8　Heller 技术:包括前路肌切开术和后路肌切开术,手术切口从狭窄处上方 2cm 延伸至贲门　　图 1.9　De Bruine Groenveldt 技术:仅在食管前壁做一个切口

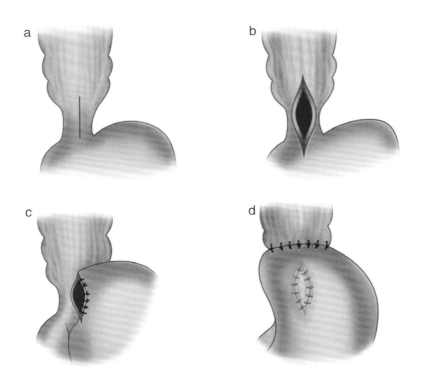

图 1.10　Jekler 和 Lhotka 技术:在胃食管交界处上缘上方 1~2cm 处,增加胃底与食管的固定,以进一步加强 His 的角度。a. 肌切开术;b. 食管造口术;c. 胃底到食管的固定;d. 吻合口的横向闭合

1991 年,英国邓迪大学的 Cuschieri 等[12]报道了第一例腹腔镜下 Heller 肌切开术(laparoscopic Heller myotomy,LHM),这种术式有了明显改进,其优点为住院时间短、下床活动早、没有广泛的腹部瘢痕。

1992 年,来自加利福尼亚大学旧金山分校的 Pellegrini 等[13]描述了 17 例患者的结果:患者接受左胸腔镜下肌切开术后吞咽困难得到了很好的缓解。然而,胸腔镜手术有明显的缺点,如需要双腔气管内插管以排空左肺、需要胸腔导管、不能附加胃底折叠术以防止反流。同一组研究人员后来比较了胸腔镜下肌切开术和腹腔镜下肌切开术的结果:在解决吞咽困难方面具有类似的结果,但考虑到术后反流的发生率(60% vs 17%),腹腔镜具有显著的优势[14]。

LHM 治疗贲门失弛缓症至今仍有良好的疗效,Zaninotto 等[15]证实了这一点:他们对 400 多例接受 LHM 附加 Dor 胃底折叠术的患者进行了研究,结果显示,在中位随访时间为 30 个月时,成功率达 90%。最近的一项欧洲多中心随机试验显示,LHM 后 5 年的成功率为 84%[16];另一项随机试验发现,在 5 年的随访中,LHM 后只有 8% 的患者症状复发[17]。

最近,贲门失弛缓症手术已经可以通过机器人辅助的方式进行了[18]。机器人辅助手术的优点包括:通过三维成像提高了手术野的可视性、增加了手术动作的自由度、改善了人体工程学。回顾性研究表明,使用这种技术,食管黏膜穿孔的发生率较低,且成功率与传统的 LHM 相似[19-21]。另外,针对一个大型管理数据库的多中心回顾性分析,其中包括 2116 例腹腔镜下肌切开术和 149 例机器人肌切开术,结果显示两组之间效果相当,但机器人组的成本增加了[22]。

Ortega[23]在 1980 年已经描述过经口内镜下肌切开术(per-oral endoscopic myotomy,POEM),Inoue 等[24]在 2010 年重新发现并进行广泛应用。这是一个类似于 Heller 的术式,但按照经自然腔道内镜手术(natural orifice transluminal endoscopic surgery,NOTES)的原则操作,即刻效果良好(图 1.11)。

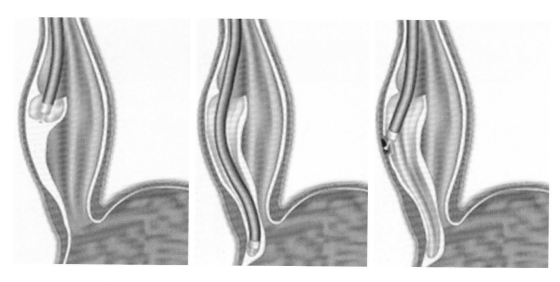

图 1.11　POEM 技术(经许可转载自 © Georg Thieme Verlag KG[24])

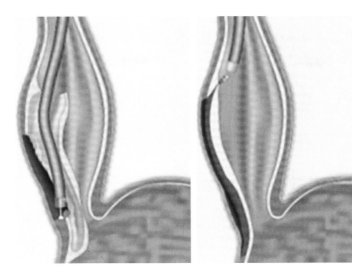

图 1.11(续)

根据目前的文献资料,我们再次观察到,尽管 LHM 和 POEM 在解决吞咽困难方面都有良好的效果,但在 POEM 后反流疾病的发生率似乎也明显高于 LHM 附加胃底折叠术[25]。

食管切除术

1913 年,Heller 第一次做肌切开术的同一年,两位外科医师分别描述了做食管切除术的不同方法:德国外科医师 Torek 在纽约做了一例经胸食管切除术,德国外科医师 Von Arch 在慕尼黑做了一例经纵隔食管切除术[26]。Pinotti(1977)[27] 附加了横膈膜横断术以更好地暴露纵隔,这是一种治疗晚期巨食管的技术。

Orringer(1982)[28] 提出将食管切除术作为食管动力障碍患者的最后的治疗方法,22 例患者均采用经纵隔途径手术,随访 25 个月效果良好[29]。

最近的荟萃分析显示,即使在今天,食管切除术仍然是一个复杂的治疗手段,这与高并发症发生率(27.1％)和高死亡率(2.1％)相关[30]。因此,食管切除术应该作为最后的手段留给那些长期有症状,并且其他治疗方法如球囊扩张(PD)、LHM 和 POEM 治疗失败的患者。

药 物 治 疗

药物包括平滑肌松弛剂、钙通道阻滞剂及 5′-磷酸二酯酶抑制剂。由于贲门失弛缓症是一种以抑制性神经元释放一氧化氮(NO)受损为特征的疾病,因此,使用这些药物的基本原理在于增强食管壁中残留的神经抑制功能[31]。

20 世纪 40 年代,第一种通过降低 LES 压力来治疗吞咽困难的药物是硝酸甘油。20 世纪 80 年代早期,硝苯地平,一种钙通道阻滞剂,也被用于治疗贲门失弛缓症[32]。这些药物通过阻断食管平滑肌细胞收缩所必需的钙离子的作用而起治疗作用。然而,这两种药物都不能改善

LES 松弛或食管动力。

最近，有人提议使用 5'-磷酸二酯酶抑制剂西地那非[33]。该制剂对 5'-磷酸二酯酶有抑制作用，而 5'-磷酸二酯酶可使 NO 激活的 cGMP 失活，从而提高细胞内 cGMP 水平，进而促进平滑肌细胞的松弛。

然而，这些药物都具有不良反应，且临床效果较差，目前仅用于高龄或有严重并发症的患者[34,35]。

内镜治疗

球囊扩张

虽然自该病被描述以来就开始使用该方法，但还是从 20 世纪 80 年代（自此手术开始由内镜引导）以后，强制扩张食管治疗贲门失弛缓症才取得了很大进展。

使用可控气压装置的球囊扩张（pneumatic dilatation，PD）是治疗贲门失弛缓症最有效的非手术治疗方法。单次 PD 治疗后吞咽困难的临床缓解率在 1 个月时为 85%，12 个月时为66%，5 年时为 50%，10 年时为 25%[36]。

文献资料显示，PD 缓解吞咽困难的效果与 LHM 相当。然而，在相当多的情况下，有必要进行多次 PD 治疗。Boeckxstaens 等[37]发表了一项欧洲多中心试验的结果，该试验将 PD 的结果与 LHM 附加 Dor 胃底折叠术的结果进行了比较。治疗 2 年后，两组疗效相似，86% 的PD 患者和 90% 的 LHM 患者获得成功。2016 年，Moonen 及其同事[16]报告了 5 年随访的结果：在全部分析中，PD（82%）和 LHM（84%）的成功率没有显著差异。25% 的 PD 患者进行了再次扩张治疗。食管穿孔是 PD 后最严重的并发症，文献报道的总发生率约为 2%；胃食管反流的发生率，PD 高于 LHM[38]。

肉毒毒素注射

1993 年，内镜下肉毒毒素注射（endoscopic botulinum toxin injection，EBTI）被用于治疗贲门失弛缓症[39]。这种毒素可通过抑制胆碱能突触中乙酰胆碱的释放来降低 LES 压力。

随着时间的推移，EBTI 的治疗效果逐渐减弱，超过 60% 的患者在 1 年后出现复发症状[40]。由于轴突的再生和抗体的产生，EBTI 的治疗效果维持时间很短，大部分患者需要重复进行 EBTI。在 2009 年发表的一项荟萃分析中，Campos 等[38]证实了随着时间的推移，EBTI的疗效在下降。在接受 EBTI 治疗的患者中，术后 3 个月时 70% 的患者症状缓解，术后 6 个月时 53% 的患者症状缓解，术后 12 个月时 41% 的患者症状缓解，几乎 50% 的患者需要进行第二次 EBTI 治疗。

因此，目前 EBTI 应该只考虑用于不适合行 LHM 或 POEM 治疗的高龄或有严重并发症的患者。

现　状

在经历了所有这些历史演变之后，目前公认的是，所有临床状况良好的贲门失弛缓症患者都应接受 PD、LHM 或 POEM 治疗（表 1.1）。药物治疗（平滑肌松弛剂、钙通道阻滞剂和 5′-磷酸二酯酶抑制剂）和（或）EBTI 仅用于不适合行 LHM 或 POEM 治疗的高龄或有严重并发症的患者。初治失败的患者应转为 PD 治疗。如果症状持续存在，对于最初接受 LHM 的人来说，应考虑 POEM；而对于最初接受 POEM 的人来说，应考虑 LHM。食管切除术应该留给那些之前所有干预措施都失败的患者[41]。

表 1.1　基于芝加哥分类的贲门失弛缓症的整体治疗框架

Ⅰ型或Ⅱ型贲门失弛缓症			Ⅲ型贲门失弛缓症
PD	LMH	POEM	POEM
并发症发生率低，成本较低	RCT 显示与 PD 效果相当	RCT 显示短期效果好	只有手术才能充分缩短痉挛的时间
预计 1 年内会需要反复扩张	所有年龄均有效	痛苦少	避免胸部手术
RCT 显示与 LHM 效果相当	适用于巨食管、憩室或食管裂孔疝	GERD 发生较多（>50%）	优于 PD 和 LHM
老年女性患者效果更好，GERD 发生少	GERD 发生较多	保险问题	保险问题

注：LMH—腹腔镜下 Heller 肌切开术；RCT—随机对照试验；GERD—胃食管反流病；PD—球囊扩张；POEM—经口内镜下肌切开术。

参考文献

[1] Schlottmann F, et al. Esophageal achalasia: pathophysiology, clinical presentation, and diagnostic evaluation. Am Surg. 2018;84(4):467-72.

[2] Ghoshal UC, Daschakraborty SB, Singh R. Pathogenesis of achalasia cardia. World J Gastroenterol. 2012;18(24):3050-7.

[3] Brewer LA 3rd. History of surgery of the esophagus. Am J Surg. 1980;139(6):730-43.

[4] Collis JL. The history of British oesophageal surgery. Thorax. 1982;37(11):795-802.

[5] Deschamps C. History of esophageal surgery for benign disease. Chest Surg Clin N Am. 2000;10(1):135-44, ix-x.

[6] de Rezende JM, Moreira H. Chagasic megaesophagus and megacolon. Historical review and present concepts. Arq Gastroenterol. 1988;25:32-43.

[7] Serra-Doria OB, Serra-Doria OM, Silva-Doria OR. New surgical management for megaesophagus [in Portuguese: Nova conduta cirúrgica para o tratamento do megaesôfago]. An Paul Med Cir. 1970;97:115-21.

[8] Dillard DH, Merendino KA. Experiences with the interposed jejunal segment operation combined with adjunct procedures in the prevention of esophagitis: an experimental study. Surg Forum. 1955;5:323-8.

[9] Thomas GI, Merendino KA. Jejunal interposition operation: analysis of thirty-three clinical cases. J Am Med Assoc. 1958;168(13):1759-66.

[10] Heller E. Extramuköse Cardioplastik beim chronischen Cardiospasmus mit Dilatation des Oesphagus.

Mitt Grenzgeb Med Chir. 1913;27:141-9.

[11] Pinotti HW, et al. New basis for the surgical treatment of megaesophagus:esophagocardiomyotomy with esophagus-fundus-gastropexy. AMB Rev Assoc Med Bras. 1974;20(9):331-4.

[12] Shimi S, Nathanson LK, Cuschieri A. Laparoscopic cardiomyotomy for achalasia. J R Coll Surg Edinb. 1991;36(3):152-4.

[13] Pellegrini C, et al. Thoracoscopic esophagomyotomy. Initial experience with a new approach for the treatment of achalasia. Ann Surg. 1992;216(3):291-6;discussion 296-9.

[14] Patti MG, et al. Minimally invasive surgery for achalasia:an 8-year experience with 168 patients. Ann Surg. 1999;230(4):587-93;discussion 593-4.

[15] Zaninotto G, et al. Four hundred laparoscopic myotomies for esophageal achalasia:a single centre experience. Ann Surg. 2008;248(6):986-93.

[16] Moonen A, et al. Long-term results of the European achalasia trial:a multicentre randomised controlled trial comparing pneumatic dilation versus laparoscopic Heller myotomy. Gut. 2016;65(5):732-9.

[17] Persson J, et al. Treatment of achalasia with laparoscopic myotomy or pneumatic dilatation:long-term results of a prospective,randomized study. World J Surg. 2015;39(3):713-20.

[18] Melvin WS, et al. Computer-assisted robotic heller myotomy:initial case report. J Laparoendosc Adv Surg Tech A. 2001;11(4):251-3.

[19] Horgan S, et al. Robotic-assisted Heller myotomy versus laparoscopic Heller myotomy for the treatment of esophageal achalasia:multicenter study. J Gastrointest Surg. 2005;9(8):1020-9;discussion 1029-30.

[20] Huffmanm LC, et al. Robotic Heller myotomy:a safe operation with higher postoperative quality-of life indices. Surgery. 2007;142(4):613-8;discussion 618-20.

[21] Perry KA, et al. Efficacy and durability of robotic Heller myotomy for achalasia:patient symptoms and satisfaction at long-term follow-up. Surg Endosc. 2014;28(11):3162-7.

[22] Shaligram A, et al. How does the robot affect outcomes? A retrospective review of open,laparoscopic,and robotic Heller myotomy for achalasia. Surg Endosc. 2012;26(4):1047-50.

[23] Ortega JA, Madureri V, Perez L. Endoscopic myotomy in the treatment of achalasia. Gastrointest Endosc. 1980;26(1):8-10.

[24] Inoue H, et al. Peroral endoscopic myotomy (POEM) for esophageal achalasia. Endoscopy. 2010;42(4):265-71.

[25] Schlottmann F, Patti MG. Laparoscopic Heller Myotomy versus per oral endoscopic myotomy:evidence-based approach to the treatment of esophageal achalasia. Am Surg. 2018;84(4):496-500.

[26] Kun L, Herbella FA, Dubecz A. 1913:Annus mirabilis of esophageal surgery. Thorac Cardiovasc Surg. 2013;61(6):460-3.

[27] Pinotti HW. Subtotal esophagectomy by transmediastinal tunnel without thoracotomy. AMB Rev Assoc Med Bras. 1977;23(11):395-8.

[28] Orringer MB, Sloan H. Esophagectomy without thoracotomy. J Thorac Cardiovasc Surg. 1978;76(5):643-54.

[29] Orringer MB, Orringer JS. Esophagectomy:definitive treatment for esophageal neuromotor dysfunction. Ann Thorac Surg. 1982;34(3):237-48.

[30] Aiolfi A, et al. Esophageal resection for end-stage achalasia. Am Surg. 2018;84(4):506-11.

[31] Schlottmann F, et al. Modern management of esophageal achalasia:from pathophysiology to treatment. Curr Probl Surg. 2018;55(1):10-37.

[32] Bortolotti M, Labo G. Clinical and manometric effects of nifedipine in patients with esophageal achalasia.

Gastroenterology. 1981;80(1):39-44.

[33] Bortolotti M,et al. Effects of sildenafil on esophageal motility of patients with idiopathic achalasia. Gastroenterology. 2000;118(2):253-7.

[34] Storr M,Allescher HD. Esophageal pharmacology and treatment of primary motility disorders. Dis Esophagus. 1999;12(4):241-57.

[35] Hoogerwerf WA,Pasricha PJ. Pharmacologic therapy in treating achalasia. Gastrointest Endosc Clin N Am. 2001;11(2):311-24. vii.

[36] Allaix ME,Patti MG. Toward a tailored treatment of achalasia:an evidence-based approach. J Laparoendosc Adv Surg Tech A. 2016;26(4):256-63.

[37] Boeckxstaens GE,et al. Pneumatic dilation versus laparoscopic Heller's myotomy for idiopathic achalasia. N Engl J Med. 2011;364(19):1807-16.

[38] Campos GM,et al. Endoscopic and surgical treatments for achalasia:a systematic review and metaanalysis. Ann Surg. 2009;249(1):45-57.

[39] Pasricha PJ,et al. Intrasphincteric botulinum toxin for the treatment of achalasia. N Engl J Med. 1995;332(12):774-8.

[40] Zaninotto G,et al. Randomized controlled trial of botulinum toxin versus laparoscopic heller myotomy for esophageal achalasia. Ann Surg. 2004;239(3):364-70.

[41] Zaninotto G,et al. The 2018 ISDE achalasia guidelines. Dis Esophagus. 2018;31(9).

第 2 章

贲门失弛缓症:临床表现和评估

Marco Di Corpo,Francisco Schlottmann,and Marco G. Patti

王　峰　胡志伟　吴继敏　译

简　介

贲门失弛缓症是一种慢性进行性疾病,其特征是食管蠕动缺失,吞咽时 LES 完全或不完全失松弛[1]。该病的发病高峰在 30～60 岁,在不同性别中分布均匀,是一种罕见的疾病。在美国,平均每年每 10 万人中有 1 例发病,有 10.82 例患病[2]。贲门失弛缓症是除了胃食管反流病(gastroesophageal reflux disease,GERD)之外最常见的原发性食管疾病。贲门失弛缓症通常表现为吞咽困难、未消化食物反流、呼吸系统症状(如夜间咳嗽或反复误吸)、胸痛和体重减轻。然而,由于恶性梗阻或继发于胃食管交界处的手术,假性贲门失弛缓症患者也可能出现类似的临床表现[3,4]。贲门失弛缓症也可继发于一种热带疾病,称为 Chagas 病,其特征是由于克鲁兹锥虫(*Trypanosoma cruzi*)感染而引起肌间神经丛变性[5]。

正确诊断贲门失弛缓症需要进行适当的检查,其中包括症状评估、食管胃十二指肠镜(EGD)检查、钡餐食管造影、食管测压,有时还需要 24 小时动态 pH 监测。虽然通过制订有效的治疗方案改善了患者的生活质量和预后,但治疗不是治愈性的,而是姑息性的,因为其目的是消除非松弛性 LES 引起的胃食管交界处水平的流出阻力。

这一章回顾了贲门失弛缓症的临床表现和诊断评估。

贲门失弛缓症的临床表现

贲门失弛缓症的诊断具有挑战性,因为它是一种罕见的疾病,而且症状是非特异性的。除贲门失弛缓症外,吞咽困难、胃灼热、胸痛、反流和误吸也可由其他疾病引起。因此,并不能单纯根据症状而快速做出诊断[6]。

吞咽困难

吞咽困难是最常见的症状,约 95% 的贲门失弛缓症患者有吞咽困难。通常,固体吞咽困难和液体吞咽困难都会发生。值得注意的是,液体吞咽困难是食管动力障碍的一个关键线索,因为这种症状在机械性食管梗阻(消化道狭窄、癌症)中并不常见,晚期疾病除外。贲门失弛缓症患者通常称自己为"慢食者",并且很少吃难以吞咽的固体食物。通过改变饮食,大多数患者通常能够保持稳定的体重,而少数患者则吞咽困难逐渐加重,最终体重下降[7]。

反流和误吸

在饭后几分钟到几小时内出现的未消化食物的反流是第二常见的症状,60%～70%的患者会出现这种症状。反流多发生在仰卧位,可导致吸入性咳嗽、声音嘶哑、喘息和肺炎发作[7]。吞咽困难通常先于呼吸系统症状平均 24 个月出现,这表明缺乏治疗的症状是渐进性的[8]。

胃灼热

大约 50%的患者有胃灼热。在未经治疗的患者中,胃灼热通常是由于食管中未消化食物的停滞和发酵(也称为"假反流")而引起。不幸的是,贲门失弛缓症常被误诊为胃食管反流病(GERD),特别是在贲门失弛缓症的早期,患者常因接受质子泵抑制剂治疗而延误诊断[9]。

胸痛

近 40%的贲门失弛缓症患者会出现胸痛或胸骨后不适。胸痛的位置和特征类似心绞痛,但不同的是,它不是因为运动而加重,而是因为吃东西而加重。胸痛的原因尚不清楚,但有人认为,严重的食管扩张或长时间的食管收缩可能是其原因[10]。在未经治疗的患者中,胸痛频率往往会随着年龄的增长而自然减少[11]。在 Perretta 及其同事[12]分析的 211 例贲门失弛缓症患者中,117 例(55%)在就诊时出现胸痛。疼痛主要在胸骨后区,尤其是白天。有胸痛或无胸痛的患者在年龄、症状持续时间或血压测定方面均无差异。中位随访时间为 24 个月,84%的患者在行 LHM 后胸痛缓解,11%的患者胸痛改善。这些数据表明胸痛的缓解或改善是由于消除了胃食管交界处的出口梗阻,改善了食管排空。

症状评分

Eckardt 症状评分系统是治疗前后最常用的评分系统。对于吞咽困难、反流和胸痛,0 分表示无症状,1 分表示偶发症状,2 分表示每日症状,3 分表示每餐症状;对于体重减轻,1 分表示减轻小于 5kg,2 分表示减轻 5～10kg,3 分表示减轻大于 10kg(表 2.1)。Eckardt 量表的最高得分为 12 分,如果治疗使 Eckardt 症状评分等于或小于 3 分,通常认为治疗成功[13]。

表 2.1 贲门失弛缓症临床评分系统(Eckardt 症状评分系统)

评分	体重减轻(kg)	吞咽困难	胸痛	反流
0	0	无	无	无
1	<5	偶尔	偶尔	偶尔
2	5～10	每日	每日	每日
3	>10	每餐	每餐	每餐

诊断性评估

为了明确贲门失弛缓症的诊断,需要进行全面的检查,包括钡餐、上消化道内镜检查、食管测压[14],有时还要进行 24 小时动态 pH 监测[15,16]。当怀疑是肿瘤引起的假性贲门失弛缓症时,内镜超声和胸部 CT 扫描是有用的。

食管胃十二指肠镜

对于有吞咽困难的患者,应行食管胃十二指肠镜活检,以排除继发于消化道狭窄或癌症的机械性梗阻。胃食管交界处的恶性肿瘤与贲门失弛缓症的临床、放射学和测压表现类似,也可导致 LES 松弛受损和蠕动缺乏。在 60 岁以上伴有快速进展性吞咽困难和严重体重减轻的患者中,应怀疑"继发性贲门失弛缓症"或"假性贲门失弛缓症"[17]。

贲门失弛缓症的内镜特征包括:食管扩张或弯曲,食物和液体在食管中聚集,内镜通过胃食管交界处时存在阻力。食管黏膜可以是正常的,也可以表现出食管炎的征象,食管炎通常继发于食物潴留或念珠菌感染(图 2.1)[18]。在 30%～40% 的患者中,食管胃十二指肠镜表现是正常的。

虽然内镜检查可能提示贲门失弛缓症,但必须进行其他检查才可以明确诊断。

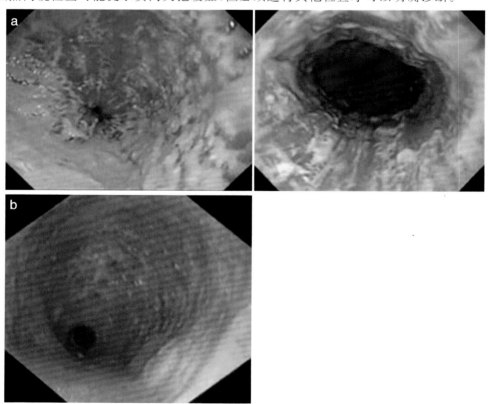

图 2.1　贲门失弛缓症患者的内镜检查(由阿根廷布宜诺斯艾利斯医学博士 Rudolf Buxhoeve-den 提供)。a. 食物潴留;b. 食管扩张

钡 餐

该检查可提供有关食管解剖(直径和轴)和排空的信息。"鸟嘴征"是贲门失弛缓症的病理学表现(图 2.2)。其他典型的放射学表现包括食管至胃造影剂排空缓慢、气液平面(图 2.3)和食管壁 3 次收缩。在晚期病例中,可能出现严重的食管扩张和乙状结肠样外观(图 2.4)。这些信息对于治疗计划特别重要。对于一个严重扩张的乙状结肠样食管,PD 和 POEM 的治疗效果不太好。此外,腹腔镜下肌切开术需要在后纵隔进行更广泛的解剖,以拉直食管轴。如果采用定时钡餐食管造影(TBE),则可以量化评估治疗的有效性[19]。

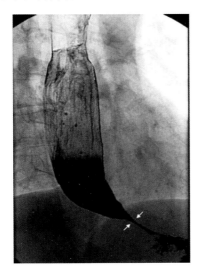

图 2.2　钡餐:食管扩张和远端食管平滑变细
　　　　(箭头示"鸟嘴征")

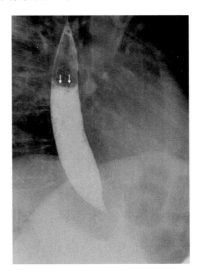

图 2.3　气液平面(箭头)

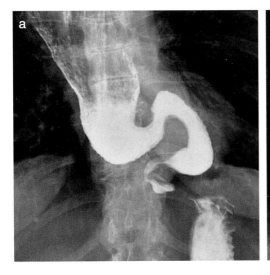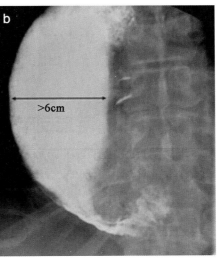

图 2.4　乙状结肠样食管(a)和食管扩张(b)

尽管钡餐是检查的关键,但在大约 30% 的患者中可能没有异常。放射学专业知识是正确解释这种罕见疾病的放射学特征的关键[20]。

食管测压

食管测压已成为贲门失弛缓症诊断和分型的"金标准"。贲门失弛缓症典型的表现为在吞咽时 LES 松弛受损和食管体部蠕动缺失。大约 50% 的患者有 LES 高压[21]。

高分辨率测压(high-resolution manometry,HRM)的精确度提高了诊断贲门失弛缓症和识别不同收缩模式的能力。与传统的压力测量法相比,HRM 提高了检查的舒适性和快速性、易教性、观察者间和观察者内的再现性及对运动伪影的补偿[21,22]。LES 的压力、长度和松弛度,以及食管上括约肌(UES)的压力,都是用 30 多个传感器以 1cm 间隔测量的,这样就可以精确记录整个食管的压力。

HRM 包括新的测压参数,这些参数总结在芝加哥分类中[23,24],此分类将贲门失弛缓症分为 3 种不同的亚型,此分类对预后和治疗有参考意义(图 2.5)。

Ⅰ型:LES 不完全或完全失松弛,食管无蠕动,无食管增压。

Ⅱ型:LES 不完全或完全失松弛,食管无蠕动,至少 20% 的吞咽为全食管增压。

Ⅲ型:LES 不完全或完全失松弛,至少 20% 的吞咽出现早熟型收缩("痉挛型贲门失弛缓症")。

贲门失弛缓症的Ⅰ、Ⅱ和Ⅲ亚型分类似乎有助于预测预后和选择治疗方法。Pandolfino 及其同事[25]报告说,与Ⅰ型(56%)和Ⅲ型(29%)相比,Ⅱ型(100%)贲门失弛缓症患者更容易对 LHM 产生反应。Salvador 等[26]对 246 例进行 LHM 的患者进行了评估,发现贲门失弛缓症

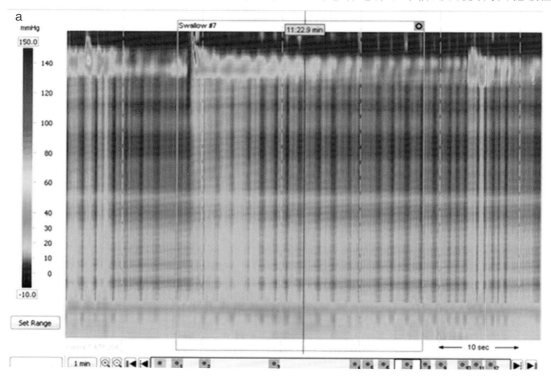

图 2.5 高分辨率测压。根据芝加哥分类:a. Ⅰ型;b. Ⅱ型;c. Ⅲ型(经许可转载自 © Springer Nature)

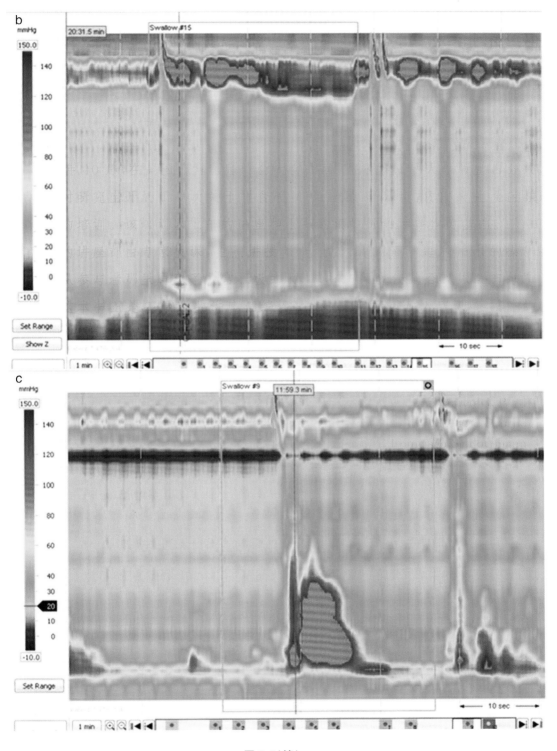

图 2.5(续)

各亚型的治疗失败率存在显著差异:Ⅰ型为14.6%,Ⅱ型为4.7%,Ⅲ型为30.4%($P=0.0007$)。最近的一项荟萃分析包括9项研究和727例患者,也显示Ⅱ型贲门失弛缓症经PD及LHM治疗预后最好,而Ⅲ型贲门失弛缓症的预后最差[27]。

对贲门失弛缓症最佳初始治疗方法的选择似乎也受到芝加哥分类法的影响。对于Ⅰ型和Ⅱ型贲门失弛缓症,PD和LHM似乎是最好的治疗方法,而Ⅲ型贲门失弛缓症经POEM似乎能得到更好的治疗,这可能是因为在内镜下能够对胸段食管进行更长的肌切开术[28,29]。

动态pH监测

当诊断不确定时,推荐在选定的患者中进行此项检查,以区分GERD(真反流)和贲门失弛缓症(假反流)(图2.6)。不幸的是,许多患者在假设胃灼热和反流是继发于不正常反流的情况下,接受了抑酸药物治疗,甚至进行了胃底折叠术。一项多中心研究检查了524例最终诊断为贲门失弛缓症的患者的记录,发现152例患者(29%)接受过平均29个月的质子泵抑制剂治疗,但效果不佳(被归类为"难治性GERD"),并且被推荐做抗反流手术[30]。

pH监测跟踪检查是必须的。在GERD和贲门失弛缓症中,症状评分可能是反常的,但pH追踪结果不会。在GERD患者中,追踪的特征是pH在4以下的间歇性下降,随后pH恢复到5以上;在贲门失弛缓症患者中,追踪的特征是pH在4以下的缓慢和渐进漂移,随后没有恢复到较高的值(由于食物发酵而产生的假性GERD)[31]。

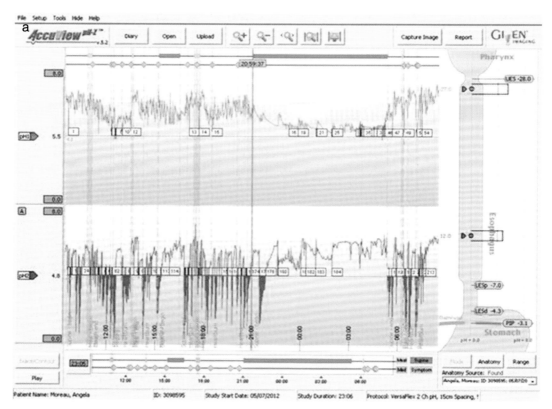

图2.6 pH监测显示真反流(a)和假反流(b)曲线之间的差异(经许可可转载自© Springer Nature)

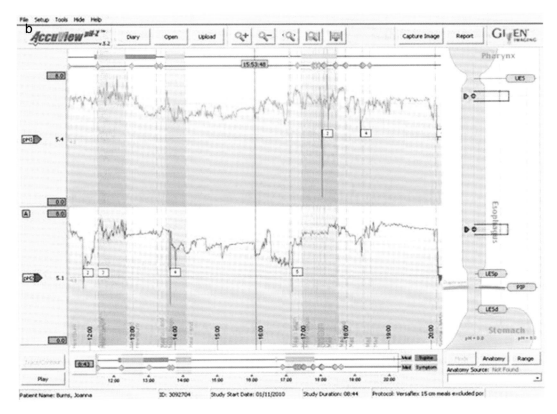

图 2.6(续)

总之,美国胃肠病学会(American College of Gastroenterology,ACG)的贲门失弛缓症诊断指南推荐利用内镜检查排除假性贲门失弛缓症,利用钡餐造影描绘食管排空和食管解剖,利用食管测压确定诊断[32-34]。

参考文献

[1]　Molena D,Yang SC. Surgical management of endstage achalasia. SeminThoracCardiovasc Surg. 2012;24: 19-26.

[2]　Boeckxstaens GE,Zaninotto G,Richter JE. Achalasia. Lancet. 2014;383;83-93.

[3]　Ponds FA,van Raath MI,Mohamed SMM,Smout AJPM,Bredenoord AJ. Diagnostic features of malignancy-associated pseudoachalasia. Aliment PharmacolTher. 2017;45:1449-58.

[4]　Ravi K,Sweetser S,Katzka DA. Pseudoachalasia secondary to bariatric surgery. Dis Esophagus. 2016;29: 992-5.

[5]　Herbella FA,Aquino JL,et al. Treatment of achalasia:lessons learned with Chagas' disease. Dis Esophagus. 2008;21;461-7.

[6]　Eckardt VF,Köhne U,Junginger T,Westermeier T. Risk factors for diagnostic delay in achalasia. Dig Dis Sci. 1997;42;580-5.

[7]　Fisichella PM,Raz D,Palazzo F,Niponmick I,Patti MG. Clinical,radiological,and manometric profile in

145 patients with untreated achalasia. World J Surg. 2008;32;1974-9.

[8]　Gupta M,Ghoshal UC,Jindal S,Misra A,Nath A,Saraswat VA. Respiratory dysfunction is common in patients with achalasia and improves after pneumatic dilation. Dig Dis Sci. 2014;59;744-52.

[9]　Jung DH,Park H. Is Gastroesophageal Reflux Disease and Achalasia\Coincident or Not? J NeurogastroenterolMotil. 2017;23;5-8.

[10]　Ferguson MK,Little AG. Angina-like chest pain associated with high-amplitude peristaltic contractions of the esophagus. Surgery. 1988;104;713-9.

[11]　Eckardt VF,Stauf B,Bernhard G. Chest pain in achalasia;patient characteristics and clinical course. Gastroenterology. 1999;116;1300-4.

[12]　Perretta S,Fisichella PM,Galvani C,Gorodner MV,Way LW,Patti MG. Achalasia and chest pain;effect of laparoscopic Heller myotomy. J GastrointestSurg. 2003;7;595-8.

[13]　Gockel I,Junginger T. The value of scoring achalasia;a comparison of current systems and the impact on treatment-the surgeon's viewpoint. Am Surg. 2007;73;327-31.

[14]　Laurino-Neto RM,Herbella F,Schlottmann F,Patti M. Evaluation of esophageal achalasia;from symptoms to The Chicago Classification. Arq Bras Cir Dig. 2018;31;e1376.

[15]　Gockel I,Rabe SM,Niebisch S. Before and after esophageal surgery;which information is needed from the functional laboratory? Visc Med. 2018;34;116-21.

[16]　Andolfi C,Baffy G,Fisichella PM. Whose patient is it? The path to multidisciplinary management of achalasia. J Surg Res. 2018;228;8-13.

[17]　Sandler RS,Bozymski EM,Orlando RC. Failure of clinical criteria to distinguish between primary achalasia and achalasia secondary to tumor. Dig Dis Sci. 1982;27;209-13.

[18]　Pandolfino JE,Gawron AJ. Achalasia;a systematic review. JAMA. 2015;313;1841-52.

[19]　de Oliveira JM,Birgisson S,Doinoff C,Einstein D,Herts B,Davros W,Obuchowski N,Koehler RE,Richter J,Baker ME. Timed barium swallow;a simple technique for evaluating esophageal emptying in patients with achalasia. AJR Am J Roentgenol. 1997;169;473-9.

[20]　Schlottmann F,Neto RML,Herbella FAM,Patti MG. Esophageal achalasia;pathophysiology,clinical presentation,and diagnostic evaluation. Am Surg. 2018;4(84);467-72.

[21]　Gorodner MV,Galvani C,Fisichella PM,Patti MG. Preoperative lower esophageal sphincter pressure has little influence on the outcome of laparoscopic Heller myotomy for achalasia. SurgEndosc. 2004;18(5);774-8.

[22]　Herbella FA,Patti MG. Can high-resolution manometry parameters for achalasia be obtained by conventional manometry? World J GastrointestPathophysiol. 2015;6(3);58-61.

[23]　Herbella FA,Armijo PR,Patti MG. A pictorial presentation of 3.0 Chicago Classification for esophageal motility disorders. Einstein (Sao Paulo). 2016;14(3);439-42.

[24]　Kahrilas PJ,Ghosh SK,Pandolfino JE. Esophageal motility disorders in terms of pressure topography;the Chicago Classification. J ClinGastroenterol. 2008;42(5);627-35.

[25]　Pandolfino JE,Kwiatek MA,Nealis T,Bulsiewicz W,Post J,Kahrilas PJ. Achalasia;a new clinically relevant classification by high-resolution manometry. Gastroenterology. 2008;135(5);1526-33.

[26]　Salvador R,Costantini M,Zaninotto G,et al. The preoperative manometric pattern predicts the outcome of surgical treatment for esophageal achalasia. J GastrointestSurg. 2010;14;1635-45.

[27]　Ou YH,Nie XM,Li LF,Wei ZJ,Jiang B. Highresolution manometric subtypes as a predictive factor for the treatment of achalasia;a meta-analysis and systematic review. J Dig Dis. 2016;17(4);222-35.

[28]　Kumbhari V,Tieu AH,Onimaru M,et al. Peroral endoscopic myotomy (POEM) vs laparoscopic Heller

myotomy (LHM) for the treatment of Type Ⅲ achalasia in 75 patients：a multicenter comparative study. EndoscInt Open. 2015；3(3)：E195-201.

[29] Khashab MA，Messallam AA，Onimaru M，et al. International multicenter experience with peroral endoscopic myotomy for the treatment of spastic esophageal disorders refractory to medical therapy (with video). GastrointestEndosc. 2015；81(5)：1170-7.

[30] Andolfi C，Bonavina L，Kavitt RT，Konda VJ，Asti E，Patti MG. Importance of Esophageal Manometry and pH Monitoring in the Evaluation of Patients with Refractory Gastroesophageal Reflux Disease：A Multicenter Study. J LaparoendoscAdvSurg Tech A. 2016；26(7)：548-50.

[31] Patti MG，Arcerito M，Tong J，de Pinto M，de Bellis M，Wang A，Feo CV，Mulvihill SJ，Way LW. Importance of preoperative and postoperative pH monitoring in patients with esophageal achalasia. J GastrointestSurg. 1997；1(6)：505-10.

[32] Vaezi MF，Pandolfino JE，Vela MF. ACG clinical guideline：diagnosis and management of achalasia. Am J Gastroenterol. 2013；108(8)：1238-49.

[33] Hungness ES，El Khoury R. Peroralendoscopic myotomy (POEM). In：Fisichella PM，Marco G，Patti MG，editors. Atlas of Esophageal Surgery. New York：Springer；2015. p. 85-93.

[34] Allaix ME，Borraez BA，Patti MG. Gastroesophageal reflux disease：diagnostic evaluation. In：Fisichella PM，Allaix ME，Ml M，Patti MG，editors. Esophageal diseases. New York：Springer；2014. p. 53-67.

第3章

贲门失弛缓症和Chagas病

Leonardo M. Del Grande and Fernando A. M. Herbella

王　峰　胡志伟　吴继敏　译

简　介

Chagas病是一种热带传染病,由感染广泛传播于拉丁美洲的克鲁兹锥虫(*Trypanosoma cruzi*)而引起。由于一直在进行积极的预防,因此这种疾病的患病率也一直在下降。然而,美洲仍有一些流行地区,如玻利维亚和巴西的部分地区[2]。另外,在非流行地区,如美国和欧洲,因感染者从拉丁美洲移民而报告了一些病例[3]。然而,该病的全球患病人数从1991年的1800万例下降到了2010年的600万例以下,估计有40万人在拉丁美洲以外地区感染了该病[3,4]。

克鲁兹锥虫通过昆虫粪便将传染病传播给人类,这种昆虫在北美被称为亲吻虫(kissing bug),在南美被称为理发虫(barber bug)(图3.1)。它通常寄居在茅草屋墙壁和屋顶的洞穴里。当虫子叮咬宿主并在叮咬过程中排泄时,寄生虫被接种。其他的传播机制,如输血、器官移植和垂直传播也已经被描述过[3,4]。

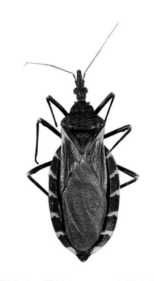

图3.1　锥蝽(Chagas病媒介)

感染后(急性期)可能不会出现症状,也可能出现非特异性流感症状(在30%的病例中)。2/3的感染者从未出现并发症(待定型),1/3的感染者靶器官会受到损害[5-7]。心脏是慢性病患者受影响最大的靶器官(60%)。Chagas病引起的心肌病,其特征是心脏扩张和传导系统异常(典型的是右束支传导阻滞)[1,5,8]。在20%的病例中,胃肠道系统受到影响,尤其是食管或结肠[7,9,10]。

Chagas 病食管病

病理生理学

Chagas 病食管病（Chagas' disease esophagopathy,CDE）是由食管壁内神经节的免疫破坏引起的。这一过程开始于症状出现之前,因为该病通常在感染 15 年后才出现临床症状。特发性贲门失弛缓症（idiopathic achalasia,IA）的神经损伤似乎是退行性的,并导致食管肌间神经丛的破坏,只影响抑制性神经元[9-12]。另外,抑制性和兴奋性神经元似乎在 CDE 中都受到影响。神经退行性病变影响食管体部的收缩和 LES 的松弛。

临床表现

CDE 和 IA 的临床表现相似,吞咽困难几乎是所有病例的主要症状。反流、体重减轻和胸痛也很常见。然而,在主诉上两者有一个显著的区别,那就是患病时长。CDE 患者通常主诉有长达 20 年的吞咽困难,这可能是由于该疾病在其流行的国家医疗水平低而难以获得治疗导致的。此外,该媒介昆虫栖息在远离大城市的农村地区[11,13]。

食管动力

贲门失弛缓症是由 LES 不能充分松弛和食管体部缺乏蠕动引起的。高分辨率测压（HRM）可以对疾病进行更详细的评估,包括基于食管加压的疾病分类。同样的分类也适用于 CDE[12,14],尽管与 IA 不同[11,12],在 CDE 患者中不存在 Ⅲ 型,这可能是由于 CDE 患者中抑制性和兴奋性神经节都丢失造成的。CDE 和 IA 在测压指标方面具有可比性,尽管在 IA 患者中发现食管体部的压力较高,而在 CDE 患者中 LES 的基线压力和残余压力较低。这可能归因于 CDE 患者有更明显的食管扩张[15-19]。目前尚不清楚芝加哥分类法是否能预测 CDE 患者的预后。CDE 患者 LES 基线压力较低的比例更高[15,20],这似乎并不影响预后,尽管一些作者认为 LES 压力增高的患者似乎有更好的结果[21]。

有趣的是,一些作者最近质疑是否需要用完全无蠕动来定义贲门失弛缓症[12]。Chagas 病是贲门失弛缓症的一种自然模式,因为没有任何临床症状的患者可被随访以评估病情的恶化或食管运动功能的丧失。一些研究确实在这些患者中发现了一些未确定的异常,特别是多峰波、自发活动和重复波[14,15,20]。

食管扩张

根据一些作者的说法,食管扩张程度是疾病严重程度和个体化治疗的一个参考指标。CDE 的特点是食管扩张,可能与前面提到的治疗延迟有关。在 CDE 系列中,超过 70% 的患者在首诊时出现食管直径大于 4cm[22]。

可根据食管扩张程度判断晚期疾病。有的采用 6cm 作为最大食管直径的极限[23],而有的采用 7cm[24]。大多数巴西外科医师采用 10cm 作为上限[25]。在 CDE 患者中,高达 40% 的患者其食管直径大于 10cm[26]。

其他临床表现

食管扩张时食管潴留加重,这可能导致了上消化道内镜下黏膜的继发性改变,尤其是食管炎,这是由残留食物的细菌在发酵过程中产生的内源性酸及黏膜白斑(一种癌前病变)造成的[25,26]。贲门失弛缓症患者的食管癌风险增加10～50倍,而CDE患者的食管癌风险更大,这可能是由于症状持续时间较长所致[26,27]。

膈上憩室在贲门失弛缓症中很常见,目前尚无证据表明CDE患者的膈上憩室发病率与IA患者不同[28,29]。

评估

对于疑似CDE的患者,需要进行一次完整的检查,这与IA没有区别[30]。

钡餐食管造影是一种简单的检查方法,可根据食管扩张程度对疾病进行诊断和分类(表3.1)。

表3.1　根据食管扩张程度对Chagas病食管病的分类[18,21]

最大食管直径(cm)	贲门失弛缓程度
<4	I
4～7	II
7～10	III
>10或呈乙状结肠样	IV

由于贲门失弛缓症增加了食管癌的风险,因此,必须通过上消化道内镜检查排除其他疾病,包括由于胃食管交界处肿瘤引起的假性贲门失弛缓症。

食管测压是诊断贲门失弛缓症的"金标准",因为它能客观地评估食管蠕动,甚至在早期病例中也能检测到变化,并且可以判断预后。

心脏和结肠可能是Chagas病的其他靶器官。因此,对所有患者进行心脏病评估是必要的。如果在食管切除术后需要用结肠来代替食管,那么结肠评估也是必要的。

食管大面积扩张的患者必须做好治疗前的准备。由于食管内有食物潴留,误吸的风险很大。术前必须长期禁食,且插管期间应十分小心。由于误吸可能影响肺部,因此需要积极地进行肺部评估。

治疗(表3.2)

药物

旨在降低LES张力的药物治疗,其效果有限[30]且不稳定,不良反应也较多,因此,药物治疗很少用于CDE。

表 3.2　Chagas 病食管病的治疗方案

治疗	观察
药物	有限制地使用
内镜下贲门扩张术	在早期病例(扩张<4cm)中经常作为主要治疗手段,优良率超过 80%
内镜下肉毒毒素注射	对 Chagas 病患者预后的证据水平较低
	与特发性疾病相比,不同的病理生理学可能导致较差的预后
内镜下经口肌切开术	有关治疗 Chagas 病的研究很少,对晚期疾病的价值和可行性存在疑问
腹腔镜下 Heller 肌切开术	优良率在 80% 以上,可能是晚期病例的最好选择
食管切除术	常用于晚期疾病(扩张>10cm)
其他技术	对 Chagas 病患者预后的证据水平较低

内镜下贲门扩张术

内镜下扩张可能是贲门失弛缓症患者最常用的治疗方法[30,31]。然而,在食管明显扩张的情况下,其有效性会降低。这一事实限制了该方法在 CDE 患者中的应用。内镜下贲门扩张术可用于早期病例或作为术前改善营养的姑息性治疗手段[30,32,33]。

内镜下肉毒毒素注射与经口内镜下肌切开术

括约肌内注射肉毒毒素治疗 CDE 的经验很少[34],POEM 治疗 CDE 的经验也有限。食管扩张的高发病率可能使手术更具挑战性[35]。

腹腔镜下 Heller 肌切开术

LHM 附加胃底折叠术是治疗 IA 和 CDE 最常见的手术[30]。类似于 IA,该手术对 CDE 有长期而良好的效果[32]。

食管切除术

一些作者推荐采用食管切除术治疗晚期贲门失弛缓症。CDE 患者明显的食管扩张使食管切除术成为拉丁美洲的一种流行疗法[36]。然而,这种手术比治疗癌症的手术更具挑战性[37],因为这些手术具有很高的并发症发生率(高达 70%)和死亡率(高达 4%)[38,39]。此外,食管扩张越严重,手术风险越大[40]。因此,在巴西,食管切除术的数量一直在减少[41],一些作者主张即使在食管明显扩张的情况下也采用 LHM[42,43],而其他人则选择食管黏膜切除术和肌内切开术[44]。

其他技术

如前所述,CDE 的特点是食管扩张比例高。一些拉丁美洲的外科医师在晚期病例中使用食管切除术的替代方法。

Gröndahl 贲门成形术(后来被 Holt 和 Large 修改并加入胃切除术中[45])已被拉丁美洲外科医师用作晚期 CDE 患者的替代治疗方法[13],其术后并发症发生率比食管切除术低(25%),死亡率也低(2%)[13,46]。

结　论

Chagas 病可能影响食管,并产生与 IA 非常相似的运动障碍。这两种疾病最显著的区别可能是 CDE 患者中发生食管扩张的比例较高。CDE 的治疗方法类似于 IA，早期采用 Heller 肌切开术附加胃底折叠术或内镜下贲门扩张术，晚期采用 Heller 肌切开术附加胃底折叠术或食管切除术。

参考文献

［1］ Bern C. Antitrypanosomal therapy for chronic Chagas' disease. N Engl J Med. 2011;364;2527-34.

［2］ Samuels AM,Clark EH,Galdos-Cardenas G,et al. Epidemiology of andimpact of insecticide spraying on Chagasdisease in communities in the BolivianChaco. PLoSNegl Trop Dis. 2013;7(8);e2358.

［3］ Bonney KM. Chagas disease in the 21st century;a public health success or an emerging threat? Parasite. 2014;21;11.

［4］ Chagas disease in Latin America;an epidemiological update based on 2010 estimates. WklyEpidemiol Rec. 2015;90;33-43.

［5］ Bern C. Chagas' disease. N Engl J Med. 2015;373;456-66.

［6］ Rassi A Jr,Rassi A,Marcondes de Rezende J. American trypanosomiasis (Chagas disease). Infect Dis Clin N Am. 2012;26;275-91.

［7］ Pinotti HW,Felix WN,Zilberstein B,Cecconello I. Surgical complications of Chagas' disease;megaesophagus,achalasia of the pylorus and cholelithiasis. World J Surg. 1991;15;198-204.

［8］ Sabino EC,Ribeiro AL,Salemi VM,et al. Ten-year incidence of Chagas cardiomyopathy among asymptomatic Trypanosoma cruziseropositive former blood donors. Circulation. 2013;127;1105-15.

［9］ De Oliveira RB,Troncon LE,Dantas RO,Menghelli UG. Gastrointestinal manifestations of Chagas' disease. Am J Gastroenterol. 1998;93;884-9.

［10］ Pinazo MJ,Cañas E,Elizalde JI,et al. Diagnosis,management and treatment of chronic Chagas' gastrointestinal disease in areas where Trypanosoma cruzi infection is not endemic. GastroenterolHepatol. 2010;33;191-200.

［11］ Herbella FAM,Oliveira DRC,Del Grande JC. Are idiopathic and Chagasicachalasia two different diseases? Dig Dis Sci. 2004;49(3);353-60.

［12］ Vicentine FP,Herbella FAM,Allaix ME,Silva LC,Patti MG. High-resolution manometry classifications for idiopathic achalasia in patients with Chagas' disease Esophagopathy. J GastrointestSurg. 2014;18;221-5.

［13］ Stefani-Nakano SM,Faintuch J,Cecconello I,Rocha JM,Gama-Rodrigues JJ. Quality of life of patients operated for advanced Chagas' megaesophagus. ABCD Arq Bras Cir Dig. 2005;18;129-32.

［14］ de Oliveira RB,Rezende Filho J,Dantas RO,Iazigi N. The spectrum of esophageal motor disorders in Chagas' disease. Am J Gastroenterol. 1995;90;1119-24.

［15］ Vicentine FP,Herbella FAM,Allaix ME,Silva LC,Patti MG. Comparison of idiophathicacalasia and Chagas' disease esophagopathy at the light of high-resolution manometry. Dis Esophagus. 2014;27;128-33.

［16］ Rohof WO,Salvador R,Annese V,et al. Outcomes of treatment for achalasia depend on manometric subtype. Gastroenterology. 2013;144;e18.

［17］ Menezes MA,Andolfi C,Herbella FA,Patti MG. High-resolution manometry findings in patients with achalasia and massive dilated megaesophagus. Dis Esophagus. 2017;30;1-4.

［18］ Silva LC,Vicentine FP,Herbella FAM. Highresolution manometric findings in patients with Chagas' disease esophagopathy. Asian Pac Trop Med. 2012;5;110-2.

[19] Arain MA,Peters JH,Tamhankar AP,Portale G,Almogy G,DeMeester SR,et al. Preoperative lower e-sophageal sphincter pressure affects outcome of laparoscopic esophageal myotomy for achalasia. J Gas-trointestSurg. 2008;8;328-34.

[20] Rezende JM,Oliveira R,Lauar KN. Aspectosclinicose radiológicos da aperistalsis do esôfago. Rev Bras Gastroenterol. 1960;12;247-621.

[21] Patti MG,Feo CV,Diener U,Tamburini A,Arcerito M,Safadi B,Way LW. Laparoscopic Heller myoto-my relieves dysphagia in achalasia when the esophagus is dilated. SurgEndosc. 1999;13;843-7.

[22] Onopriev VI,Durleshter VM,Ryabchun VV. Comparative pre and postoperative results analysis of func-tional state of the esophagus assessment in patients with various stages of achalasia. Eur J Cardiothorac-Surg. 2005;28;1-6.

[23] Ferreira Santos R. Aperistalsis of the esophagus and colon (megaesophagus and megacolon) etiologically related to Chagas disease. Am J Dig Dis. 1961;6;700-26.

[24] Pantanali CA,Herbella FA,Henry MA,Mattos Farah JF,Patti MG. Laparoscopic Heller myotomy and fundoplication in patients with Chagas' disease achalasia and massively dilated esophagus. Am Surg. 2013;79;72-5.

[25] Chino O,Kijima H,Shimada H,et al. Clinicopathological studies of esophageal carcinoma in achalasia;an-alyses of carcinogenesis using histological and immunohistochemical procedures. Anticancer Res. 2000; 20;3717-22.

[26] Kim H,Park H,Choi H,Shin Y,Park H,Youn YH,Kim JH. Retention esophagitis as a significant clini-cal predictor of progression to esophageal cancer in achalasia. ClinEndosc. 2018;51;161-6.

[27] Streitz JM Jr,Ellis FH Jr,Gibb SP,Heatley GM. Achalasia and squamous cell carcinoma of the esopha-gus;analysis of 241 patients. Ann ThoracSurg. 1995;59;1604-9.

[28] Herbella FA,Patti MG. Achalasia and epiphrenicdi-verticulum. World J Surg. 2015;39;1620-4.

[29] Vicentine FP,Herbella FA,Silva LC,Patti MG. Highresolution manometry findings in patients with esophagealepiphrenic diverticula. Am Surg. 2011;77;1661-4.

[30] Zaninotto G,Bennett C,Boeckxstaens G,et al. The 2018 ISDE achalasia guidelines. Dis Esophagus. 2018; 31(9).

[31] Spechler SJ. Pneumatic dilation and laparoscopic Heller's myotomy equally effective for achalasia. N Engl J Med. 2011;364;1868-70.

[32] Herbella FA,Aquino JL,Stefani-Nakano S,Artifon EL,Sakai P,Crema E,Andreollo NA,Lopes LR,de Castro Pochini C,Corsi PR,Gagliardi D,Del Grande JC. Treatment of achalasia;lessons learned with Chagas' disease. Dis Esophagus. 2008;21;461-7.

[33] Felix VN,Sakai P,Cecconello I,Pinotti HW. Esophageal endoscopic aspects after forceful dilation of the gastric cardia in patients with achalasia of Chagas' disease. Dis Esophagus. 2000;13;91-5.

[34] Brant C,Moraes-Filho JP,Siqueira E,Nasi A,Libera E,Morais M,Rohr M,Macedo EP,Alonso G,Ferra-ri AP. Intrasphincteric botulinum toxin injection in the treatment of chagasic achalasia. Dis Esophagus. 2003;16;33-8.

[35] Hu JW,Li QL,Zhou PH,Yao LQ,Xu MD,Zhang YQ,Zhong YS,Chen WF,Ma LL,Qin WZ,Cai MY. Peroral endoscopic myotomy for advanced achalasia with sigmoid-shaped esophagus;long-term outcomes from a prospective,single-center study. SurgEndosc. 2015;29(9);2841-50.

[36] Pinotti HW,Cecconello I,da Rocha JM,Zilberstein B. Resection for achalasia of the esophagus. Hepato-Gastroenterology. 1991;38;470-3.

[37] Mormando J,Barbetta A,Molena D. Esophagectomy for benign disease. J Thorac Dis. 2018;10;2026-33.

[38] Aiolfi A,Asti E,Bonitta G,Siboni S,Bonavina L. Esophageal resection for end-stage achalasia. Am Surg. 2018;84;506-11.

[39] Felix VN. Esophagectomy forend-stageachalasia. Ann N Y Acad Sci. 2016;1381;92-7.

[40] Neto JG,de Cleva R,Zilberstein B,Gama-Rodrigues JJ. Surgicalrisk for patients with Chagasicachalasia and its correlation with the degree of esophagealdilation. World J Gastroenterol. 2005;11;5840-4.

[41] Ceneviva R,Ferreira-Santos R,Santos JS,Mente ED,Sankarankutty AK. Chronological changes of patients profile and of surgical treatment modality of the chagasicmegaesophagus. Acta Cir Bras. 2002;17; 125-8.

[42] Herbella FA,Patti MG. Laparoscopic Heller myotomy and fundoplication in patients withend-stageachalasia. World J Surg. 2015;39;1631-3.

[43] Del Grande LM,Herbella FAM,Patti MG,Schlottmann F. One size fits all;laparoscopic Heller myotomy for the treatment of achalasia irrespective of the degree of dilatation. Topic;Achalasia Management;the South American viewpoint. Mini-invasive Surg. 2017;1;121-5. https://doi. org/10. 20517/2574-1225. 2017. 23.

[44] Aquino JLB,Reis Neto JA,Muraro CLPM,Camargo JGT. Esophageal mucosectomy in the treatment of the advanced megaesophagus;analysis of 60 cases. Rev Col Bras Cir. 2000;27;109-16.

[45] Holt CJ,Large AM. Surgical management of reflux esophagitis. Ann Surg. 1961;153;555-62.

[46] Ponciano H,Cecconello I,Alves L,Ferreira BD,GamaRodrigues J. Cardioplasty and Roux-en-Y partial gastrectomy (Serra-Dôria procedure)for reoperation of achalasia. ArqGastroenterol. 2004;41;155-61.

第 4 章

球囊扩张治疗贲门失弛缓症

Wojciech Blonski and Joel E. Richter

王　峰　胡志伟　吴继敏　译

简　介

目前，美国胃肠病学会（American College of Gastroenterology，ACG）指南认为球囊扩张（pneumatic dilation，PD）是治疗贲门失弛缓症最有效的非手术疗法[1]。根据目前的 ACG 指南，所有低手术风险的贲门失弛缓症患者都应该采用以下两种同样有效的治疗方法：PD 和 Heller 肌切开术[1]。根据患者的偏好和当地诊疗中心的专长，可以任选其一[2,3]。本章将总结过去 50 年的数据，以支持 ACG 指南。Rigiflex 球囊大大简化了 PD，非常好的随机研究证明了 PD 治疗贲门失弛缓症具有长期疗效。这是一位资深作者在 Brown-McHardy 球囊时代开始的旅程，在 20 世纪 80 年代用 Rigiflex 球囊进行了一些先驱性工作，在过去的 35 年里已经有了近 1000 个 PD 系列。

历史背景

PD 的目的是破坏食管下括约肌（lower esophageal sphincter，LES），从而减轻症状和改善食管排空。实际上，肌肉很难被撕裂，但会发生圆周拉伸[4]。首例被报告的失弛缓症患者是用绑着海绵的鲸骨进行治疗的[5]。

早期的扩张器是金属的，后来用可膨胀的袋子或球囊加以改进，并可以放置在 LES 上。第一个球囊是 Plummer 液压扩张器，需要用水来膨胀球囊[5]。后来的扩张器用空气代替了水，被称为"充气扩张器"，如 Browne-McHardy、Hurst Tucker、Mosher 和 Rider-Mueller 等扩张器。充气扩张器是一个哑铃形的球囊，可以放置在 LES 上，而且具有不同尺寸。这些球囊需要在透视下才能正确放置，球囊膨胀时的尺寸范围为 2.5～4.5cm[5]。这些球囊的使用体验普遍较好，61%～100% 的患者行 PD 治疗后整体效果非常好，穿孔率为 2%～15%[5]。老式的球囊扩张器质量参差不齐，穿孔率高，限制了其广泛应用。Browne-McHardy 扩张器是最受欢迎的老式球囊，制成于 1982 年。

现代球囊和扩张技术

1987 年推出的 Microvasive Rigiflex 球囊系统使 PD 的标准化成为可能。这些球囊长 10cm，由聚乙烯聚合物制成，并被安装在一个灵活的导管上。Rigiflex 球囊有 3 种直径：30mm、35mm 和 40mm（图 4.1）。虽然球囊本身在透视下是看不见的，但它的轴上有 4 个不透射线的标记，定义了上部、下部和中部（双标记）的边界。Rigiflex 球囊的另一个特点是，它可以最大限度地膨胀到指定的直径（无顺应性）。

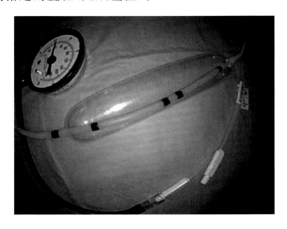

图 4.1　上部、中部、下部边界有透视标记的直径为 30mm 的 Rigiflex 球囊

虽然 PD 最初是在医院进行的，并需要住院观察一晚，但在过去的 20 年里，这项手术一直是在门诊手术中心进行的[6]。在资深作者的实践中，进行 PD 之前，所有疑似贲门失弛缓症的患者都是通过 HRM 确诊的。贲门失弛缓症的诊断基于芝加哥分类法（贲门失弛缓症Ⅰ、Ⅱ 和 Ⅲ型）[7]。此外，还进行了定时钡餐食管造影（timed barium esophagram，TBE）[8]。在这项检查中，在站立位饮用 8 盎司（约 30ml）低密度钡剂后，分别于 1 分钟和 5 分钟在同一部位两次照相并进行对比，以评估液体排空情况[9]。接下来，用水冲洗食管，然后吞下一粒 13mm 的钡片。在摄食 5 分钟后评估钡片的通过情况。TBE 可用于评估食管扩张程度、巨食管，以及 5 分钟内液体钡剂和钡片的食管排空率。对于食管明显扩张或食管排空缓慢的患者，我们建议在行 PD 前 3 天给予清流食。而对于所有其他患者，我们建议在手术当天午夜后不再服用任何口服药物。

PD 开始前，先在异丙酚镇静下进行上消化道内镜检查。患者开始时为左侧卧位，头部抬高至少 30°。在实际操作中，只有不到 1% 的患者需要插管来保护气道。仔细评估食管（食管黏膜和 LES），用标准吸力去除所有液体和残留的软质食物。对于有大量食物残留的患者，我们使用大口径鼻胃管进行冲水灌洗。

贲门失弛缓症患者的食管体部通常有轻度至中度的扩张，并伴有食管远端 1/3 弯曲，食管内还有一些透明的分泌物（唾液）和少量的软食物存留。尽管食管黏膜通常看起来正常，但有些患者会出现黏膜红肿、易碎、增厚、破裂、脱落等，伴有巨食管和慢性淤滞。内镜下可见典型的念珠菌病白色斑块。

在内镜检查中,必须仔细检查 LES。贲门失弛缓症患者的 LES 通常呈皱褶状外观,即使在充气情况下仍然保持闭合状态(图 4.2)。胃食管交界处(Z 线)可能不容易被看到,因为它位于痉挛区下 1~2cm 处,代表 LES 的近端边缘。在施加适当的压力后,内镜就容易进入胃了,大约 25% 的情况会出现明显的落空感[6]。然而,如果需要施加较大的压力,应怀疑是假性贲门失弛缓症。我们建议翻转内镜详细评估贲门以确保没有可疑的恶性病变。在所有疑似癌症的病例中,应在食管远端和贲门内进行多个冷钳活检,并考虑行超声内镜或胸部 CT 扫描。

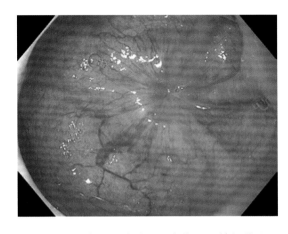

图 4.2　典型贲门失弛缓症患者的 LES 皱褶外观

上消化道内镜检查结束后,在胃内置入一根 Savary 导丝,然后将 Rigiflex 球囊盲法通入胃内。此时,我们将患者的体位从左侧改为仰卧位,然后启动透视检查以确定球囊合适的位置和充气量。我们的标准做法是在大多数患者中使用 30mm 的球囊。对一些患者,特别是年轻的健康男性,可以从 35mm 的球囊开始,因为 LES 在这个人群中更难被破坏。由于 HM 后的患者在 LES 处有瘢痕,因此我们在这类患者中一开始也通常使用 35mm 的球囊。

PD 最重要的是在透视下准确放置球囊。我们想要看到的是松弛不佳的 LES 对双不透明标记的球囊中央"腰部"的挤压(图 4.3)。这通常发生在横膈水平或横膈以上 2~3cm 处,而 HM 后患者的"腰部"可能低于横膈。一旦通过透视确认球囊的准确位置,就可以慢慢膨胀球囊,直至"腰部"变平(图 4.4)。这通常发生在 7~15psi(337~723kPa)的空气压力下,保持 1 分钟,同时透视下监测球囊的位置[6]。在其他治疗中心,球囊保持膨胀15~120秒,有时在取出

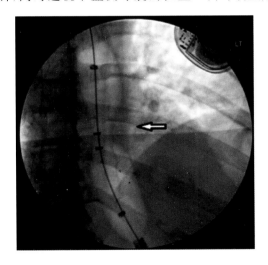

图 4.3　为直径 30mm 的 Rigiflex 球囊进行充气,在胃食管交界处露出一个"腰"。腰总是在球囊的左侧

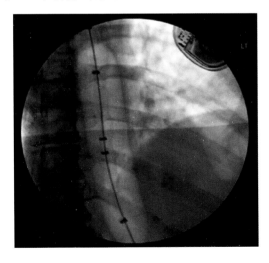

图 4.4　直径为 30mm 的 Rigiflex 球囊充气扩张后"腰部"变平

球囊前重复扩张。重要的是,内镜医师要把导管紧紧地固定在口腔保护装置上,因为食管会试图将球囊推入胃内。完成扩张后,用 50ml 注射器抽出空气,取出球囊。球囊上有血表明黏膜撕裂,但不能预示扩张成功。我们行 PD 后,不会立即再次行内镜检查,PD 大约持续 5 分钟。PD 的要点如图 4.5 所示。PD 之后,对患者进行 30～60 分钟的监测。我们通常在出院前行钡餐食管造影以评估食管穿孔,但不评估食管排空的程度。采用钡剂而不用泛影葡胺作为造影剂的理论基础是,前者可以更好地显示小的渗漏,而且不必担心误吸等呼吸问题。在钡餐食管造影后,患者可接受流质饮食,出院时应留下我们的手机号码。如果有需要,患者可以远行。但是,我们建议他们先在本地住一晚,以确保他们在出现任何并发症时可以被转移到我们医院。PD 后 4～6 周,我们将评估所有患者的症状和食管排空情况。我们很少复查 HRM。对于有持续症状的患者,特别是伴有 TBE 食管排空不良的患者,我们建议用较大的球囊重复行PD,直到症状得到满意的缓解或直至使用最大的球囊(40mm)仍没有效果。所有对 PD 无反应的患者均推荐行 HM。

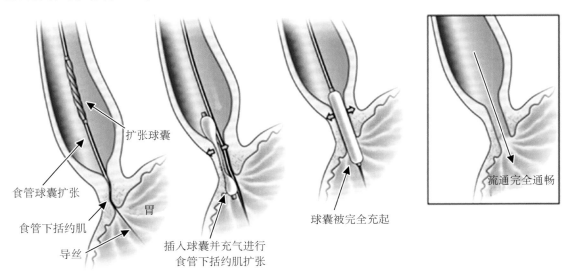

扩张球囊

食管球囊扩张

食管下括约肌

导丝

胃

插入球囊并充气进行
食管下括约肌扩张

球囊被完全充起

流通完全通畅

图 4.5　使用 Rigiflex 系统的球囊扩张(经许可转载自 © Lancet Publishing Group[2])

球囊扩张的并发症

　　PD 的禁忌证是心肺状态不佳,或者有因食管穿孔而不能耐受手术的其他并发症。对于这些病情较重的患者,注射肉毒毒素可能是更好的治疗方法。多达 33% 的患者在 PD 期间或之后有并发症,包括胸痛、吸入性肺炎、发热、黏膜撕裂但无穿孔的疼痛及血肿[10],但是大多数是轻微的。食管穿孔是最严重的并发症,经验丰富的操作者所导致的总发生率为 1.9%(0～16%),其中 50% 需要手术修复。小的穿孔和深的疼痛性撕裂可以用抗生素保守治疗,有时也可用食管支架。然而,大穿孔与广泛的纵隔感染最好通过开胸手术修复。大多数穿孔发生在初始扩张过程中,难以保持球囊的位置是一个潜在的危险因素[2]。尽管没有确定穿孔的其他预测因素,但欧洲贲门失弛缓症试验(European Achalasia Trial)报告了 4 例穿孔,主要发生在老年患者,这些患者初始治疗使用的是 35mm 球囊而不是 30mm 球囊[2]。PD 后严重的 GERD 并不常见,但有 15%～35%的患者会有胃灼热症状,服用质子泵抑制剂(PPI)能改善症状[11]。

球囊扩张的长期疗效

来自世界各地的一系列研究证实了 PD 治疗贲门失弛缓症的有效性。对 1100 多例患者(24 项研究)进行回顾,平均随访 37 个月[11],使用 30mm、35mm 和 40mm 的 Rigiflex 球囊扩张后,症状缓解良好乃至完美的患者比例分别为 74%、86% 和 90%。在这些研究中,30%～40%的患者在 4～6 年后症状复发(图 4.6)[12,13]。然而,通过基于症状复发的按需重复扩张策略,几乎所有这些患者的症状都可以获得长期缓解[14]。这种方法在欧洲和澳大利亚特别受欢迎,因为这些地区的治疗中心在 PD 方面经验非常丰富[12,14,15]。根据资深作者的经验,单次 PD 取得的成功在几个女性中已长达 15 年,在一名年轻男性身上已达 22 年。随着 Rigiflex 球囊的广泛使用,我们逐渐确定了 PD 后复发的危险因素,主要包括:年轻(＜40 岁),男性,30mm 球囊单次扩张,治疗后 LES 压力超过 15mmHg,直立位食管钡剂排空不良,HRM 检查显示为Ⅲ型贲门失弛缓症[13,16-21]。PD 是最近 5～10 年内治疗贲门失弛缓症最经济有效的方法[22,23]。

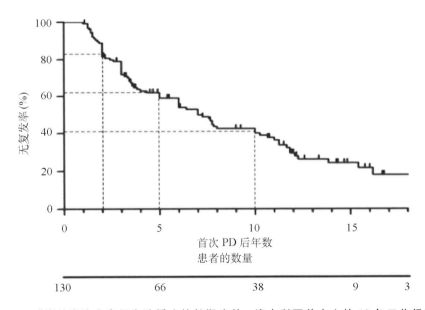

图 4.6　球囊扩张治疗贲门失弛缓症的长期疗效。澳大利亚单中心的 18 年工作经验。130 例患者的累计复发率:术后 2 年的复发率为 18%,5 年的复发率为 41%,10 年的复发率为 60%(经许可转载自 © Blackwell Publishing Ltd.[15])

球囊扩张与肌切开术

目前,由于还没有大型的前瞻性随机对照试验,因此,选择 PD 还是肌切开术仍然很困难。最好的数据来自加拿大安大略省的一项大型回顾性纵向研究[24]。从 1991 年至 2002 年,近 1500

例贲门失弛缓症患者初次接受治疗；81％的患者接受 PD 治疗，19％的患者接受手术治疗。PD 在 1 年、5 年和 10 年之后进行任何后续治疗的累积风险分别为 37％、56％和 64％，而肌切开术的累积风险分别为 16％、30％和 38％。在这个研究中，重复进行 PD 被记录为后续治疗。

2011 年发表了一项前瞻性随机对照研究，比较了 PD 和 LHM，这两种手术都由经验丰富的医师操作。在欧洲贲门失弛缓症试验（European Achalasia Trial）[25]中，来自 5 个国家的患者被随机分为 Rigiflex PD 组（$n=94$，30mm 和 35mm，最多允许 3 次重复扩张）或肌切开术附加 Dor 胃底折叠。根据症状、LES 压力和钡剂排空情况，两种治疗方法在 2 年内的成功率相当：PD 为 86％，肌切开术为 90％。既往有每日胸痛、治疗前食管宽度小于 4cm 和治疗后食管排空差被认为是 PD 治疗失败的预测因素。23 例患者出现需要再扩张的复发症状，其中 5 例没有成功。后来对这项研究的再分析发现，PD 和肌切开术对Ⅰ型和Ⅱ型贲门失弛缓症的治疗效果相当，而对Ⅲ型贲门失弛缓症手术疗效更为明显[26]。

本研究继续追踪了两组最近 5 年的数据报告（图 4.7）。数据分析显示，肌切开术和 PD 的成功率分别为 84％和 82％，差异无统计学意义。24 例（25％）PD 患者进行了再扩张术。年轻（<40 岁）、食管宽度小于 4cm 和Ⅲ型贲门失弛缓症被认为是复发的独立危险因素。

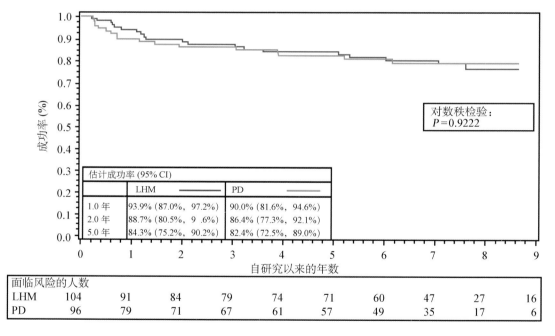

图 4.7　欧洲贲门失弛缓症试验中 5 年以上治疗成功率的 Kaplan-Meir 曲线。生存曲线显示了腹腔镜下 Heller 肌切开术（LHM）与 PD 治疗成功率的比较（经许可转载自 © British Medical Association[27]）

相反，一项对比经口内镜下肌切开术（peroral endoscopic myotomy，POEM）与 PD 的欧洲随机对照试验的初步报告发现，POEM 在 2 年内具有明显的优势[28]。共有 130 例患者被随机分为 POEM 组（64 例）和 PD 组（66 例）。意向治疗分析显示，POEM 的成功率（92％）高于 PD（54％）（$P<0.001$）。然而该研究把 30mm 和 35mm 球囊重复扩张后症状没有改善定义为 PD 失败，故这项研究是非常受限的。

球囊扩张在贲门失弛缓症治疗中的作用

根据国际指南[1,2]，无并发症的贲门失弛缓症患者应该选择 PD 或肌切开术(LHM 或 PO-EM)。PD 的优点包括可在门诊进行手术、疼痛小、不耽误工作、术后反流症状轻(如果有GERD)、可以在任何年龄组及妊娠期间进行。PD 不妨碍将来进行肌切开术，所有的成本分析都表明它比肌切开术便宜。在美国，这种相对简单的手术越来越少了。担心穿孔可能是原因之一，而肌切开术更加普及可能是另一个因素。现在大多数的 PD 都是在多学科团队的食管治疗中心进行的。在这种情况下，我们每年有 50～60 次手术，主要针对贲门失弛缓症患者，但最近扩大了适应证，包括胃食管交界处的低位梗阻、远端食管痉挛和 Nissen 胃底折叠。

关于大多数食管学家对 3 种类型的贲门失弛缓症的治疗达成的共识，请参阅表 4.1。Ⅰ型和Ⅱ型对 PD 和肌切开术都有良好的反应。针对老年和女性患者，我们倾向选择 PD，因为其疗效和肌切开术相当。年轻(<40 岁)男性患者似乎手术效果更好。我们应与患者一起评估这两种治疗方案，他们会积极参与选择自己的初始治疗方案。对于Ⅲ型贲门失弛缓症，我们都会行 POEM。

表 4.1　基于芝加哥分类的贲门失弛缓症的整体治疗框架

Ⅰ型或Ⅱ型贲门失弛缓症			Ⅲ型贲门失弛缓症
PD	LHM	POEM	POEM
并发症发生率低，成本较低	RCT 显示与 PD 效果相当	RCT 显示短期效果好	只有手术才能充分缩短痉挛的时间
预计 1 年内会需要反复扩张	所有年龄均有效	痛苦少	避免胸部手术
RCT 显示与 LHM 效果相当	适用于巨食管、憩室或食管裂孔疝	GERD 发生较多(>50%)	优于 PD 和 LHM
老年女性患者效果更好，GERD 发生少	GERD 发生较多	保险问题	保险问题

注：LHM—腹腔镜下 Heller 肌切开术；RCT—随机对照试验；GERD—胃食管反流病；PD—球囊扩张；POEM—经口内镜下肌切开术。

大约 15% 的 PD 是在 HM 或 POEM 失败的患者中进行的。在这种情况下，我们从 35mm 球囊开始，然后逐步增加到 40mm，总成功率约为 50%[29]。对于年老体弱的患者，注射肉毒毒素是美国首选的初始治疗方法。然而，欧洲人倾向于在有外科专长的治疗中心直接采用 PD，以避免罕见并发症的发生[3]。我们最年长的一位接受 PD 治疗的患者已经 91 岁了，手术很成功。因此，只要胃肠病学专家和外科医师能熟练地进行操作，PD 可广泛地应用于贲门失弛缓症的治疗。

参考文献

[1] Vaezi MF,Pandolfino JE,Vela MF. ACG clinical guideline:diagnosis and management of achalasia. Am J Gastroenterol. 2013;108;1238-49; quiz 1250.

[2] Boeckxstaens GE,Zaninotto G,Richter JE. Achalasia. Lancet. 2014;383;83-93.

[3] Richter JE,Boeckxstaens GE. Management of achalasia;surgery or pneumatic dilation. Gut. 2011;60;869-76.

[4] Borhan-Manesh KMJ,Taghavi AR. The efficacy of ballooon dilation in achalasia is the result of stretching of the lower esophagal sphincter,not muscular disruption. Dis Esophagus. 2016;29;262-6.

[5] Richter JE. Achalasia. In:Castell DO,Richter JE,editors. The Esophagus. 4th ed. Philadelphia:Lippincott Williams and Wilkins; 2004. p. 220-61.

[6] Jacobs J,Richter JE. Opening the bird's beak;tips and tricks for effective pneumatic dilation for achalasia. Am J Gastroenterol. 2016;111;157-8.

[7] Kahrilas PJ,Bredenoord AJ,Fox M,et al. The Chicago Classification of esophageal motility disorders, v3. 0. Neurogastroenterol Motil. 2015;27;160-74.

[8] de Oliveira JM,Birgisson S,Doinoff C,et al. Timed barium swallow:a simple technique for evaluating esophageal emptying in patients with achalasia. AJR Am J Roentgenol. 1997;169;473-9.

[9] Blonski W,Kumar A,Feldman J,et al. Timed barium swallow;diagnostic role and predictive value in untreated achalasia,esophagogastric junction outflow obstruction,and non-achalasia dysphagia. Am J Gastroenterol. 2018;113;196-203.

[10] Katzka DA,Castell DO. Review article;An analysis of the efficacy,perforation rates and methods used for pneumatic dilation of the esophagus. Aliment Pharmacol Ther. 2011;34;832-9.

[11] Richter JE. Update on the management of achalasia;balloons,surgery and drugs. Expert Rev Gastroenterol Hepatol. 2008;2;435-45.

[12] Hulselmans M,Vanuytsel T,Degreef T,et al. Longterm outcome of pneumatic dilation in the treatment of achalasia. Clin Gastroenterol Hepatol. 2010;8;30-5.

[13] Vela MF,Richter JE,Khandwala F,et al. The longterm efficacy of pneumatic dilation and Heller myotomy for the treatment of achalasia. Clin Gastroenterol Hepatol. 2006;4;580-7.

[14] Zerbid F,Thetiot V,Richey F,et al. Repeated pneumatic dilations as long-term maintenance therapy for esophageal achalasia. Am J Gastroenterol. 2006;101;692-7.

[15] Elliot TR,Wu PI,Fuentalba S,et al. Long-term outcome following pneumatic dilation as initial therapy for idiopathic achalasia:An 18 year single center experience. Aliment Pharmacol Ther. 2013;37;1210-9.

[16] Vantrappen G,Hellemans J,Deloof W,et al. Treatment of achalasia with pneumatic dilatations. Gut. 1971;12;268-75.

[17] Eckardt VF,Aignherr C,Bernhard G. Predictors of outcome in patients with achalasia treated by pneumatic dilation. Gastroenterology. 1992;103;1732-8.

[18] Eckardt VF,Kanzler G,Westermeier T. Complications and their impact after pneumatic dilation for achalasia:prospective long-term follow-up study. Gastrointest Endosc. 1997;45;349-53.

[19] Vaezi MF,Baker ME,Achkar E,et al. Timed barium oesophagram;better predictor of long term success after pneumatic dilation in achalasia than symptom assessment. Gut. 2002;50;765-70.

[20] Ghoshal UC,Kumar S,Saraswat VA,et al. Longterm follow-up after pneumatic dilation for achalasia car-

dia:factors associated with treatment failure and recurrence. Am J Gastroenterol. 2004;99:2304-10.

[21] Pandolfino JE,Kwiatek MA,Nealis T,et al. Achalasia:a new clinically relevant classification by high-resolution manometry. Gastroenterology. 2008;135:1526-33.

[22] O'Connor JB,Singer ME,Imperiale TF,et al. The cost-effectiveness of treatment strategies for achalasia. Dig Dis Sci. 2002;47:1516-25.

[23] Karanicolas PJ,Smith SE,Inculet RI,et al. The cost of laparoscopic myotomy vs pneumatic dilation for esophageal achalasia. Surg Endosc. 2007;21:1198-206.

[24] Lopushinsky SR,Urbach DR. Pneumatic dilation and surgical myotomy for achalasia. JAMA. 2006;296:2227-33.

[25] Boeckxstaens GE,Annese V,Bruley des Varannes S,et al. Pneumatic dilation vs laparscopic Heller myotomy for idiopathic achalasia. NEJM. 2011;364:1807-16.

[26] Rohof WO,Salvador R,Annese V,et al. Outcome of treatment achalasia depends on manometric subtype. Gastroenterology. 2013;144:718-25.

[27] Moonen A,Annese V,Belmaus A,et al. Long-term results of the European achalasia trial:A multicenter randomized controlled trial comparing pneumatic dilation vs laparoscopic Heller myotomy. Gut. 2016;65:732-9.

[28] Ponds F,Fochens P,Lei A,et al. Effect of peroral endoscopic myotomy versus pneumatic dilation on symptom severity and treatment of naïve patients with achalasia:A randomized controlled trial. JAMA. 2019;322:134-44.

[29] Guardino J,Vela M,Conner J,et al. Pneumatic dilation for the treatment of achalasia in untreated achalasia and after failed Heller myotomy. J Clin Gastroenterol. 2004;38:855-60.

第 5 章

经口内镜下肌切开术

Amy L. Holmstrom and Eric S. Hungness

纪　涛　胡志伟　吴继敏　译

简　介

在过去的 40 年里,随着视频技术、透视技术和光纤技术的发展,微创手术得到了长足的发展,使得胃肠道、血管、呼吸系统和泌尿生殖系统的腔内手术得以实现。与此同时,腹腔镜和胸腔镜技术的发展和完善为传统开放外科手术提供了安全、微创的替代方法。这些技术疗效好而且创伤小。黏膜下空间或称之为第三空间的微创手术是目前最新的技术创新和进步[1]。

黏膜下空间是消化道黏膜和肌层之间的区域,这个空间可以通过一种常见的内镜介入技术——生理盐水抬升术来获得。内镜医师经常使用这项技术将黏膜与肌层分离,以去除黏膜息肉或病变。2007 年,Pasricha 和他的同事在动物模型中进行了黏膜下肌切开术,他们首次利用注射液体所创造的间隙作为进入黏膜下空间的入口点[2]。Inoue 和他的同事在 2010 年发表了第一个临床应用结果,他们的研究就是经口内镜下肌切开术(POEM)治疗贲门失弛缓症[3]。第三空间内镜技术现被用于各种胃肠疾病的治疗,然而正是由于对 POEM 技术的改进,我们才意识到内镜干预在这一领域的潜力。

本章将对 POEM 进行回顾,其中包括对围手术期的检查和护理、手术操作步骤及手术结果的讨论。

适应证和其他疗法

POEM 是一种公认的治疗贲门失弛缓症和其他类似的食管动力障碍性疾病(如远端食管痉挛、胃食管交界处流出道梗阻)的方法。贲门失弛缓症是由食管肌间神经丛的神经元缺失引起的一种罕见的食管动力障碍性疾病[4],它可导致食管体部蠕动缺失和食管下括约肌(LES)在吞咽时松弛障碍。这个由免疫介导的病理过程被认为是不可逆的。这种疾病会导致患者出现胸痛、体重减轻、反流和进行性吞咽困难等症状。贲门失弛缓症的发病率为 1/10 万～2/10 万,这意味着在实际的临床工作中很少遇到这种疾病,这可能会导致诊断的严重延迟,所以对于贲门失弛缓症的诊断,怀疑指数要高一些[5,6]。贲门失弛缓症的治疗方法有多种,这些治疗方法的目的是松弛或破坏 LES,使食管内容物更容易进入胃内。肉毒毒素注射用于降低 LES

压力已应用于临床,但这种疗法对于症状的缓解只是暂时的,而且重复注射会使组织产生瘢痕的风险增加,这将会使以后的干预更具挑战性。内镜下球囊扩张是另一种无切口、短效的治疗方法,通过在胃食管交界处放置球囊,然后充气扩张球囊来松弛括约肌[7,8]。与肉毒毒素注射类似,一旦症状复发,可以重复进行球囊扩张。更积极有效的选择是 Heller 肌切开术,其经典术式是腹腔镜下 LES 纵向切开[9,10]。随着黏膜下手术的进展,作为 LES 永久性切开的内镜下方式,POEM 成为了结合前两种治疗方法优点的一种选择。

术前评估

　　鉴于贲门失弛缓症的罕见性以及它与一些食管动力异常疾病具有相似性,因此,为确保诊断的准确性,进行彻底和全面的检查是很有必要的。贲门失弛缓症的诊疗最好在大型综合性医院进行,这样一个多学科团队将会对各种诊断检查结果进行评估并拿出合适的治疗方案。

症状评估

　　与其他术前评估一样,完整的病史询问和体格检查应以与贲门失弛缓症相关的症状学为重点。Eckardt 症状评分系统可用来帮助诊断贲门失弛缓症(表 5.1)[11],它是一个经过验证的症状评估工具,也是一个涵盖 4 个症状的三分制量表:体重减轻、胸痛、反流和吞咽困难。得分的总和为 0~12 分,得分越高表示越严重。该工具可用于术后疗效评估。然而,由于胸痛和体重减轻的个体差异较显著,最近出现了对该评分系统可靠性的质疑[12]。先前接受过肉毒毒素注射和(或)PD 的患者可能会产生瘢痕组织,这会使建立黏膜下隧道的难度增加,从而增加手术风险。对于那些曾经接受过肌切开术的患者,如果手术是由另一位内镜医师或在不同的医疗机构进行的,应审查上一次的手术记录报告,隧道建立和肌切开术应避开之前的治疗位置。

表 5.1　Eckardt 症状评分系统

评分	体重减轻(kg)	吞咽困难	反流	胸痛
0	无	无	无	无
1	<5	偶尔	偶尔	偶尔
2	5~10	每天	每天	每天
3	>10	每餐	每餐	每天数次

影像学及诊断性检查

　　影像学及诊断性检查对于确诊和排除其他可以导致类似症状的病原(如严重胃食管反流、消化性狭窄、阻塞性肿块或假性贲门失弛缓症)是至关重要的。首先,性能灵活的内镜可对这些病因进行排除。其次,内镜检查结果提示阴性的患者应进行高分辨率测压(HRM)检查,以诊断贲门失弛缓症或其他食管动力障碍性疾病。第 3 版芝加哥标准根据 HRM 的结果对贲门失弛缓症进行了分类[13,14]。最后,定时钡餐食管造影(TBE)有助于术前的解剖学评估[15],扩张、扭曲明显,以及胃食管交界处成角会增加 POEM 的难度。此外,如在内镜检查或 X 线检查中发现食管裂孔疝,要重新考虑肌切开术的手术方式,因为食管裂孔疝患者 POEM 术后发生反流的风险会增加。腹腔镜下治疗可同时进行裂孔疝修补、肌切开术和抗反流术,是并发裂孔疝患者的首选干预手段。

手术方法

POEM 通过内镜黏膜下剥离术(endoscopic submucosal dissection,ESD)对黏膜下空间进行干预,创建黏膜下隧道。该隧道使肌切开区域的黏膜保持完整,从而使纵隔和腹膜不与胃肠道内容物接触。完成内镜下黏膜下肌切开术后,关闭隧道入口点,手术完成,患者无外部切口。该术式实施的几个具体方式已经在前文描述过,现将讨论我们的术式,这与 Inoue 和他的同事的方法类似[3]。除了严格遵守外科手术的基本原则外,术者应使用他们最熟悉的方法,以避免并发症的出现。

术前准备

患者术前口服氟康唑,连用 7 天。贲门失弛缓症患者感染食管念珠菌的风险较高,如患者存在念珠菌感染,手术将被取消。除术前晚禁食外,患者术前要求进食流质饮食 2 天,以避免食管内大量食物潴留。POEM 应该在手术室或高级内镜室由具备专业技术的医护团队来完成。除内镜装备外,还应准备好胸腔或腹腔快速减压装置。在我们的操作中,患者采取仰卧位,麻醉团队对患者快速地行气管内插管,因为在麻醉诱导时食管内容物有误吸的风险。如已知或预测插管困难,应在光纤镜引导下插管。

内镜检查

插管成功后,将二氧化碳注入高清纤维内镜进行检查。有时,食管极度扩张的患者可行食管插管。当意外进入纵隔或腹膜腔时,为了防止引起血流动力学变化,必须停止注气。需要时,可在内镜下对食管、胃进行冲洗和吸引,同时评估是否存在念珠菌食管炎或明显的固体食物潴留,因为我们曾遇到过这种导致手术停止的情况。如果食管足够清晰,用镜身测量门齿距胃食管交界处的距离。在手术中根据这些测量数据,可以保持对手术范围和位置的认识,并评估肌切开术的进展,以确保充分切开。一些医疗中心将蓝色染料注入胃小弯前壁的黏膜下层,即胃食管交界处远端 2~3cm 处,以帮助识别黏膜下层剥离的终点。这为内镜医师提供了一个额外的视觉提示,以确保肌切开术贯穿整个 LES 并延伸至胃壁,但这可能造成远端黏膜损伤。

黏膜下注射和黏膜切开术

黏膜切开和建立隧道的起始位置是事先选择好的,我们习惯采取前路肌切开术,有过前路肌切开手术史的患者则选择后路肌切开术。因此,黏膜下切开的起始位置通常选在食管前 12 点至 1 点钟位置,距离计划的肌切开术起始点 4~6cm。通过内镜下注射针注射来使黏膜隆起,该技术通过黏膜下注射使肌肉与黏膜分离产生黏膜下空间。用于注射的溶液通常是含盐的,但也可以是不易吸收的溶液,如羟丙基甲基纤维素或透明质酸钠。接下来,用电刀通过隆起的黏膜进行纵向黏膜切开术,此时应采用切割模式以减少热扩散(图 5.1a)。内镜前端装有一个有角度的透明解剖帽,然后通过黏膜切开处直接进入黏膜下空间。

黏膜下剥离和隧道建立

一旦内镜进入黏膜下隧道,解剖帽便在两层之间拉伸分离(图 5.1b),便于内镜医师使用专门的 ESD 电刀在尾部进行电切。大多数医疗中心使用 Olympus 三角尖刀或 Erbe 混合刀。沿隧道路径继续行盐水注射,以协助内镜下解剖分离。在黏膜下隧道的狭窄空间内,为了保持方向正确和防止螺旋运动,在剥离过程中应始终将环形肌层保持在前位,当向前解剖剥离靠近肌纤维时使黏膜瓣保持在后方有助于防止黏膜损伤。黏膜下隧道的剥离应至胃壁上约 3cm 处。在黏膜下剥离过程中,可以通过以下几种方法找到胃食管交界处。在狭窄的隧道与黏膜/肌肉交界面,可以见到杂乱分布的栅栏状或大口径血管、胃斜行肌纤维、镜下位置与解剖前内镜测量值的比较,最后一个办法是用另外一根镜子在胃内翻转可视化确定隧道的位置[16]。在剥离胃食管交界处时应格外小心,因为此处是黏膜意外损伤最常见的部位(图 5.1c)[17]。

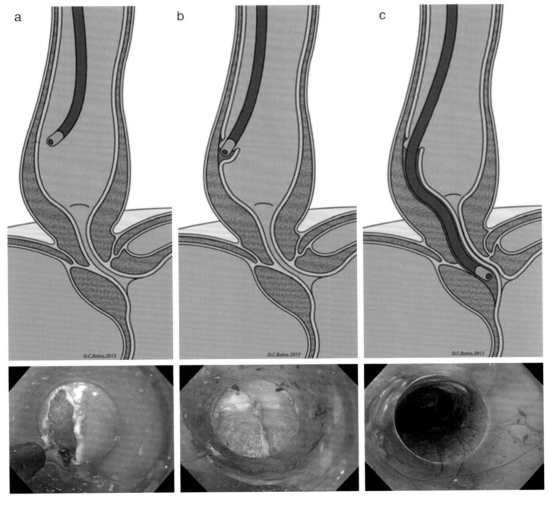

图 5.1　经口内镜下肌切开术的步骤示意图和具有代表性的内镜图像:a. 黏膜切开术;b. 戴上清晰的解剖帽进入黏膜下间隙,肌肉在图像上位于前/上,黏膜在图像上位于后/下;c. 完成内镜下黏膜下剥离和隧道建立

肌切开术

一旦建立了穿过胃食管交界处的黏膜下隧道,就进行肌切开术。切开的长度取决于许多因素,包括适应证、食管扩张的程度,以及贲门失弛缓症的芝加哥诊断分型。Ⅲ型贲门失弛缓症患者应进行较长长度的肌切开术,可根据术前 HRM 的结果建立较长的隧道[18,19]。我们对固有肌层的环形肌纤维进行选择性的肌切开术,同时保留纵行肌纤维(图 5.1d)。选择性肌切开术有助于保护纵隔结构,并可降低肌切开术后反流的发生率。肌切开术的起始位置应在胃食管交界处上 6cm 处,并穿过胃食管交界处,到达胃部 2～3cm。在切割环形肌纤维时,可以看到下面的纵行肌纤维,但通常很薄,经常被拉伸或切割开(图 5.1e)。

关闭

肌切开术完成后,将内镜从黏膜下隧道中取出。切开的黏膜用夹子关闭,夹子可提供安全和有效的闭合(图 5.1f)。也有治疗中心选择使用内镜缝合器缝合修补技术。

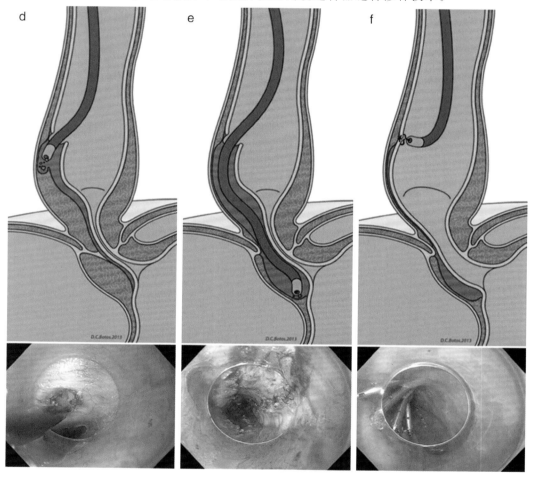

图 5.1(续) d. 开始环形肌纤维肌切开术;e. 肌切开术完成;f. 用夹子关闭切开的黏膜(经许可转载自 © Wolters Kluwer Health)

并 发 症

POEM 如果是由有经验的从业人员操作,并发症发生率很低[20]。然而,由于在黏膜下操作仍是一项新兴的技术,因此,即使是资深的内镜医师,也存在一个重要的学习曲线。围手术期并发症(如黏膜穿孔)已被证明与操作者的学习曲线相关[17,21]。因此,建议初学 POEM 者先花时间观察有经验的医师操作,然后在模拟器、死体动物模型和活体动物模型中有意识地进行练习,以确保熟练掌握每一步操作[22]。最终,他们可在指导下完成操作,并最终独立完成 POEM。只有经验丰富的内镜介入医师才可以进行 POEM 治疗。

出血是一种常见的术中并发症,该并发症会影响黏膜下隧道的狭小工作空间的可视性。当出现出血时,操作者必须努力进行止血。轻度出血通常可以通过电凝来止血,但当遇到较大的血管出血时,应使用凝血钳止血。出血如使视野模糊可通过另外一个系统进行冲洗,或使用具有 ESD/冲洗系统的冲洗部分来冲洗。也有报道在隧道中使用稀释的肾上腺素溶液可止血[23]。也可施加外部压力进行压迫止血,将内镜从黏膜下隧道中取出,并从腔内侧直接向隧道施压。考虑到在肌切开术中有食管穿孔的风险,应绝对避免使用腔内球囊止血。严重出血或需要输血,但所需血液制品罕见者则需要转腹腔镜手术或开放手术。与麻醉人员密切沟通,确保手术期间患者的收缩压保持在 120mmHg 以下,这将有助于减少易破裂的黏膜下血管的充盈。

腹膜气肿是一种较为常见的术中事件,发生率为 20%~40%[21,24],然而,它不应该被认为是一个真正的并发症,除非它导致了腹腔间室综合征。当充分胃减压后仍然出现进行性腹胀时,就可以诊断为腹膜气肿。对于这些患者,可应用气腹针来降低腹压,该方法是一种简单而有效的治疗方法。腹膜气肿是不常见的,即使发生也很少导致血流动力学的改变[25,26]。然而,我们仍然建议在进行 POEM 操作时准备好可快速进行胸部或腹部减压的器械。

术 后 护 理

POEM 术后的常规护理各个治疗中心可能略有不同。只要术后患者没有明显的恶心,我们允许患者手术当天晚上进食全流质饮食。所有患者都在术后使用质子泵抑制剂直至出院后 6 个月,届时将进行测酸检查。患者一般在术后第 1 天出院,有些患者可能感觉良好,在手术当天就出院了。我们要求术后 1 周逐渐开始进食软食,术后 3~4 周开始进食固体食物。常规门诊随访从术后 2~4 周开始,直至术后 6 个月。随访期间,除了 pH 监测外,患者还要接受症状评估、内镜检查、HRM 检查和 TBE 检查。由于检查对临床相关并发症的特异性较低,我们不再进行术后即刻食管造影;但是,我们建议初学 POEM 者在 POEM 术后早期常规进行这项检查[27]。

结 果

自 2008 年首次在临床应用以来,POEM 在过去的 10 余年中不断完善。该手术已被证明是安全有效的,围手术期并发症与标准医疗干预相似[20,28-31]。如前所述,绝大多数的围手术期并发症都发生在学习曲线的早期阶段[17,20,23]。严重并发症（如食管穿孔、气胸）或其他需要再次干预的并发症的发生率不到 1%[32]。与 LHM 相比，POEM 的恢复期明显缩短，从而缩短了住院时间[20,33-36]。如前所述，一些治疗中心甚至已经将 POEM 作为门诊手术来开展，手术当天即可出院。

POEM 术后患者症状改善明显，吞咽困难和反流症状在短期和中期内均可显著改善[30,33,37-39]。随访 1~2 年，90%~95% 的患者有明显的症状改善（Eckardt 评分≤3 分），5 年成功率保持在 80% 以上，与 LHM 和 PD 的 5 年效果相当[7,24,30,40]。多项研究表明，与 LHM 相比，POEM 由于食管近端肌切开更广泛，能为Ⅲ型贲门失弛缓症患者提供更好的治疗结局[18,19]。

POEM 术后生理参数也被证明得以改善：HRM 检查显示胃食管交界处基础压力显著降低[40-42]，术后阻抗测面积法显示胃食管交界处扩张指数持续下降[43]，TBE 检查显示潴留改善[44]。建议患者术后间隔 2~3 年进行 EGD、HRM 和 TBE 监测。

肌切开术后胃食管反流病（GERD）是 POEM 术后早期关注的问题。Heller 肌切开术在肌切开术后进行部分胃底折叠，以减少术后反流，而 POEM 没有这种抗反流步骤。但 POEM 的一个理论上的优点是手术没有破坏人体天然的抗反流解剖结构，即 His 角和膈食管韧带。GERD 有多种临床评估工具，包括主观症状问卷和客观检查，如 pH 监测和内镜下评估。在使用何种评估方法方面，各治疗中心之间没有统一的标准，这限制了跨机构的比较研究。另一个复杂的因素是患者对术后生理研究的依从性[20,34,40]。最可靠的长期数据结果估计 POEM 术后 GERD 的发生率为 20%~30%，内镜下食管炎的发生率和 pH 监测的阳性率分别为 30%~56% 和 40%~60%。与附加部分胃底折叠术的肌切开术后的反流率相比，这些数值略高，据严谨的研究报道，前者反流的发生率为 21%~42%[8,45]。幸运的是，肌切开术后反流可以通过抑酸药物得到控制，并且在长期随访中很少遇到需要干预处理的病例[28,40]。

结　论

POEM 是随着内镜下技术的发展和黏膜下手术的出现而产生的，在过去的 10 年里，它被证明是一种安全有效的治疗贲门失弛缓症的方法。由于贲门失弛缓症的罕见性，POEM 治疗仍应该由资深的内镜医师在患者较多的大型治疗中心进行。想学习这个操作的医师应接受指导、逐步学习，尽量减少学习曲线相关的并发症。稳健的短期和中期数据结果可与目前的标准治疗方法相媲美，一些权威的研究中心提供的长期数据表明疗效非常好。由于具有恢复期短、疗效好且持久的优点，一些患者已经开始选择 POEM 治疗而不是选择 Heller 肌切开术。随着更多长期数据的发表，POEM 将有望成为贲门失弛缓症和类似食管动力障碍疾病的首选初始治疗方案。

参考文献

[1] Teitelbaum EN, Swanstrom LL. Submucosal surgery: novel interventions in the third space. Lancet Gastroenterol Hepatol. 2018;3(2):134-40.

[2] Pasricha PJ, Hawari R, Ahmed I, Chen J, Cotton PB, Hawes RH, et al. Submucosal endoscopic esophageal myotomy: a novel experimental approach for the treatment of achalasia. Endoscopy. 2007;39(9):761-4.

［3］ Inoue H，Minami H，Kobayashi Y，Sato Y，Kaga M，Suzuki M，et al. Peroral endoscopic myotomy（PO-EM）for esophageal achalasia. Endoscopy. 2010；42（4）：265-71.

［4］ Goldblum JRWR，Orringer MB，Appelman HD. Achalasia. A morphologic study of 42 resected specimens. Am J Surg Pathol. 1994；4（18）：327-37.

［5］ Sadowski DC，Ackah F，Jiang B，Svenson LW. Achalasia：incidence，prevalence and survival. A population-based study. Neurogastroenterol Motil. 2010；22（9）：e256-61.

［6］ Pandolfino JE，Gawron AJ. Achalasia：a systematic review. JAMA. 2015；313（18）：1841-52.

［7］ Moonen A，Annese V，Belmans A，Bredenoord AJ，Bruley des Varannes S，Costantini M，et al. Long-term results of the European achalasia trial：a multicentre randomised controlled trial comparing pneumatic dilation versus laparoscopic Heller myotomy. Gut. 2016；65（5）：732-9.

［8］ Boeckxstaens GE，Annese V，des Varannes SB，Chaussade S，Costantini M，Cuttitta A，et al. Pneumatic dilation versus laparoscopic Heller's myotomy for idiopathic achalasia. N Engl J Med. 2011；364（19）：1807-16.

［9］ Patti MG，Pellegrini CA，Horgan S，Arcerito M，Omelanczuk P，Tamburini A，et al. Minimally invasive surgery for achalasia：an 8-year experience with 168 patients. Ann Surg. 1999；230（4）：587.

［10］ Zaninotto G，Costantini M，Molena D，Portale G，Costantino M，Nicoletti L，et al. Minimally invasive surgery for esophageal achalasia. JLaparoendoscAdv Surg Tech. 2001；11（6）：351-9.

［11］ Eckardt VF. Clinical presentation and complications of achalasia. Gastrointest Endosc Clin N Am. 2001；11（2）：281-92.

［12］ Taft TH，Carlson DA，Triggs J，Craft J，Starkey K，Yadlapati R，et al. Evaluating the reliability and construct validity of the Eckardt symptom score as a measure of achalasia severity. Neurogastroenterol Motil. 2018；30（6）：e13287.

［13］ Bredenoord AJ，Fox M，Kahrilas PJ，Pandolfino JE，Schwizer W，Smout AJPM. Chicago classification criteria of esophageal motility disorders defined in high resolution esophageal pressure topography1. NeurogastroenterolMotil. 2012；24（s1）：57-65.

［14］ Kahrilas PJ，Bredenoord AJ，Fox M，Gyawali CP，Roman S，Smout AJPM，et al. The Chicago classification of esophageal motility disorders，v3. 0. NeurogastroenterolMotil. 2014；27（2）：160-74.

［15］ Kachala SS，Rice TW，Baker ME，Rajeswaran J，Thota PN，Murthy SC，et al. Value of routine timed barium esophagram follow-up in achalasia after myotomy. J Thorac Cardiovasc Surg. 2018；156：871.

［16］ Stavropoulos SN，Modayil RJ，Friedel D，Savides T. The International Per Oral Endoscopic Myotomy Survey（IPOEMS）：a snapshot of the global POEM experience. Surg Endosc. 2013；27（9）：3322-38.

［17］ Teitelbaum EN，Soper NJ，Arafat FO，Santos BF，Kahrilas PJ，Pandolfino JE，et al. Analysis of a learning curve and predictors of intraoperative difficulty for peroral esophageal myotomy（POEM）. J Gastrointest Surg. 2014；18（1）：92-9.

［18］ Kumbhari V，Tieu AH，Onimaru M，El Zein MH，Teitelbaum EN，Ujiki MB，et al. Peroral endoscopic myotomy（POEM）vs laparoscopic Heller myotomy（LHM）for the treatment of type Ⅲ achalasia in 75 patients：a multicenter comparative study. Endosc Int Open. 2015；3（03）：E195-201.

［19］ Rohof WO，Salvador R，Annese V，Bruley des Varannes S，Chaussade S，Costantini M，et al. Outcomes of treatment for achalasia depend on manometric subtype. Gastroenterology. 2013；144（4）：718-25.

［20］ Hungness ES，Sternbach JM，Teitelbaum EN，Kahrilas PJ，Pandolfino JE，Soper NJ. Per-oral endoscopic myotomy（POEM）after the learning curve：durable long-term results with a low complication rate. Ann Surg. 2016；264（3）：508-17.

［21］ Kurian AA，Dunst CM，Sharata A，Bhayani NH，Reavis KM，Swanström LL. Peroral endoscopic esophageal myotomy:defining the learning curve. Gastrointest Endosc. 2013;77(5):719-25.

[22] Swanstrom LL,Rieder E,Dunst CM. A stepwise approach and early clinical experience in peroral endo-scopic myotomy for the treatment of achalasia and esophageal motility disorders. J Am Coll Surg. 2011; 213(6):751-6.

[23] Hungness ES,Jorge JM. Per-oral esophageal myotomy:is it a safe and durable procedure for achalasia? Adv Surg. 2017;51(1):193-205.

[24] Hungness ES,Teitelbaum EN,Santos BF,Arafat FO,Pandolfino JE,Kahrilas PJ,et al. Comparison of perioperative outcomes between peroral esophageal myotomy(POEM)and laparoscopic Heller myotomy. J Gastrointest Surg. 2013;17(2):228-35.

[25] von Renteln D,Inoue H,Minami H,Werner YB,Pace A,Kersten JF,et al. Peroral endoscopic myotomy for the treatment of achalasia:aprospective single center study. Am J Gastroenterol. 2011;107:411.

[26] Von Renteln D,Fuchs KH,Fockens P,Bauerfeind P,Vassiliou MC,Werner YB,et al. Peroral endoscopic myotomy for the treatment of achalasia:an international prospective multicenter study. Gastroenterology. 2013;145(2):309-11.

[27] El Khoury R,Teitelbaum EN,Sternbach JM,Soper NJ,Harmath CB,Pandolfino JE,et al. Evaluation of the need for routine esophagram after peroral endoscopic myotomy(POEM). Surg Endosc. 2016;30(7): 2969-74.

[28] Inoue H,Sato H,Ikeda H,Onimaru M,Sato C,Minami H,et al. Per-oral endoscopic myotomy:a series of 500 patients. J Am Coll Surg. 2015;221(2):256-64.

[29] Werner YB,Costamagna G,Swanström LL,von Renteln D,Familiari P,Sharata AM,et al. Clinical re-sponse to peroral endoscopic myotomy in patients with idiopathic achalasia at a minimum follow-up of 2 years. Gut. 2016;65(6):899-906.

[30] Bhayani NH,Kurian AA,Dunst CM,Sharata AM,Rieder E,Swanstrom LL. A comparative study on comprehensive,objective outcomes of laparoscopic Heller myotomy with per-oral endoscopic myotomy (POEM)for achalasia. Ann Surg. 2014;259(6):1098-103.

[31] Crespin OM,Liu LWC,Parmar A,Jackson TD,Hamid J,Shlomovitz E,et al. Safety and efficacy of PO-EM for treatment of achalasia:a systematic review of the literature. Surg Endosc. 2017;31(5):2187-201.

[32] Barbieri LA,Hassan C,Rosati R,Romario UF,Correale L,Repici A. Systematic review and meta-analy-sis:efficacy and safety of POEM for achalasia. United European Gastroenterol J. 2015;3(4):325-34.

[33] Marano L,Pallabazzer G,Solito B,Santi S,Pigazzi A,De Luca R,et al. Surgery or peroral esophageal my-otomy for achalasia:a systematic review and meta-analysis. Medicine(Baltimore). 2016;95(10):e3001.

[34] Talukdar R,Inoue H,Reddy DN. Efficacy of peroral endoscopic myotomy(POEM)in the treatment of achalasia:a systematic review and meta-analysis. Surg Endosc. 2015;29(11):3030-46.

[35] Sharata AM,Dunst CM,Pescarus R,Shlomovitz E,Wille AJ,Reavis KM,et al. Peroral endoscopic myot-omy(POEM)for esophageal primary motility disorders:analysis of 100 consecutive patients. J Gastroint-est Surg. 2015;19(1):161-70;discussion 70.

[36] Ward MA,Gitelis M,Patel L,Vigneswaran Y,Carbray J,Ujiki MB. Outcomes in patients with over 1-year follow-up after peroral endoscopic myotomy(POEM). Surg Endosc. 2017;31(4):1550-7.

[37] Teitelbaum EN,Soper NJ,Santos BF,Arafat FO,Pandolfino JE,Kahrilas PJ,et al. Symptomatic and physiologic outcomes one year after peroral esophageal myotomy(POEM)for treatment of achalasia. Surg Endosc. 2014;28(12):3359-65.

[38] von Renteln D,Inoue H,Minami H,Werner YB,Pace A,Kersten JF,et al. Peroral endoscopic myotomy for the treatment of achalasia:a prospective single center study. Am J Gastroenterol. 2012;107(3):

411-7.

[39] Chen X,Li Q-p,Ji G-z,Ge X-x,Zhang X-h,X-y Z,et al. Two-year follow-up for 45 patients with achalasia who underwent peroral endoscopic myotomy. Eur J Cardiothorac Surg. 2015;47(5):890-6.

[40] Teitelbaum EN,Dunst CM,Reavis KM,Sharata AM,Ward MA,DeMeester SR,et al. Clinical outcomes five years after POEM for treatment of primary esophageal motility disorders. Surg Endosc. 2018;32(1):421-7.

[41] Swanstrom LL,Kurian A,Dunst CM,Sharata A,Bhayani N,Rieder E. Long-term outcomes of an endoscopic myotomy for achalasia:the POEM procedure. Ann Surg. 2012;256(4):659-67.

[42] Costamagna G,Marchese M,Familiari P,Tringali A,Inoue H,Perri V. Peroral endoscopic myotomy(POEM)for oesophageal achalasia:preliminary results in humans. Dig Liver Dis. 2012;44(10):827-32.

[43] Rohof WO,Hirsch DP,Kessing BF,Boeckxstaens GE. Efficacy of treatment for patients with achalasia depends on the distensibility of the esophagogastric junction. Gastroenterology. 2012;143(2):328-35.

[44] Akintoye E,Kumar N,Obaitan I,Alayo QA,Thompson CC. Peroral endoscopic myotomy:a meta-analysis. Endoscopy. 2016;48(12):1059-68.

[45] Rawlings A,Soper NJ,Oelschlager B,Swanstrom L,Matthews BD,Pellegrini C,et al. Laparoscopic Dor versus Toupet fundoplication following Heller myotomy for achalasia:results of a multicenter,prospective,randomized-controlled trial. Surg Endosc. 2012;26(1):18-26.

第 6 章

腹腔镜下Heller肌切开术附加部分（Dor）胃底折叠术

Francisco Schlottmann，Marco Di Corpo，and Marco G. Patti
纪　涛　胡志伟　吴继敏　译

简　介

贾门失弛缓症是一种原发性食管动力障碍性疾病，其特征是食管蠕动缺失，吞咽时 LES 不能松弛。贾门失弛缓症是一种罕见的疾病，发病率约为 1/10 万，男女发病率相同[1]。

该疾病的病理生理过程涉及食管肌间神经丛抑制性神经元的选择性变性，而食管肌间神经丛抑制性神经元是食管体部平滑肌蠕动和 LES 松弛所必需的[2]。吞咽困难、反流、胃灼热和胸痛是贾门失弛缓症患者最常见的症状。

贾门失弛缓症尚无治愈的方法，治疗主要是减轻胃食管交界处由于不能松弛和高压引起的流出阻力。目前，腹腔镜下 Heller 肌切开术（LHM）联合部分（Dor）胃底折叠术被认为是最好的治疗方法，正确执行手术操作是 LHM 成功的关键。

操作方法及步骤

患者体位

气管内插管全身麻醉诱导后，插入胃管以持续胃减压。患者取仰卧低截石位，下肢置于支脚架上，双膝屈曲 20°～30°。为了避免在整个手术过程中因陡峭的头高脚低位而导致滑动，需要在会阴部下方填塞豆袋，形成一个"马鞍"。充气压力袜和皮下肝素通常被用于预防深静脉血栓形成（原因是气腹引起的腹压升高和陡峭的头高脚低位减少了静脉回流）。主刀医师站在患者的双腿之间，第一助手和第二助手分别站在手术台的左侧和右侧（图 6.1）。

套管针位置

手术需要打 5 个直径为 10mm 的孔，第一个孔位于剑突下约 14cm 处，也可以位于中线稍微偏左，与食管裂孔位于同一水平线上，该孔用于插入腹腔镜。第二个孔位于左锁骨中线，且与第一个孔处于同一水平，该孔用于插入用以牵引的巴布科克（Babcock）钳和用以分离胃短

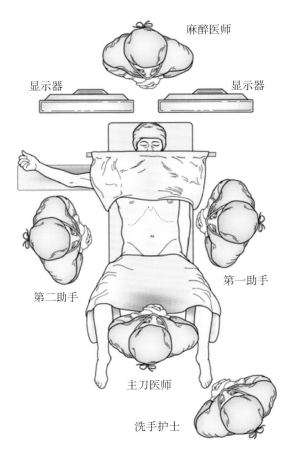

图 6.1 患者体位(经许可转载自© Springer Nature)

血管的器械。第三个孔位于右锁骨中线,且与第一个孔、第二个孔处于同一水平,该孔用于插入肝脏牵开器。第四个孔和第五个孔分别位于左、右肋缘下,这样它们的轴和腔镜便形成一个约 120°的夹角,这两个孔用于插入钳子、剪刀以及解剖和缝合工具(图 6.2)。

注意:套管针位置不能太低,因为这样可能会增加手术难度(例如,胃短血管难以离断,Babcock 钳无法到达胃食管交界处)。

肝胃韧带的分离及右膈脚和后迷走神经的识别

牵拉肝左叶以显露胃食管交界处,然后将肝胃韧带分离。从肝尾状叶上方开始分离,并继续近端解剖分离,直到完全暴露右膈脚。然后通过钝性分离将膈脚与右侧食管分离,并识别出后迷走神经。

注意:如果遇到起源于胃左动脉的肝左副动脉,通常是可以被安全离断的;在右膈脚附近使用超声刀烧灼时应小心,因为电流的横向扩散可能会损伤后迷走神经。

食管上方腹膜和膈食管膜的分离及左膈脚和前迷走神经的识别

用电刀切断食管上方的腹膜和膈食管膜,识别前迷走神经。将左膈脚与食管分离,分离仅

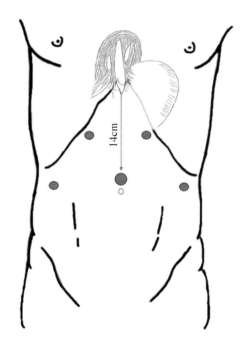

图 6.2　套管针位置

限于食管的前部和侧部,如果要进行 Dor 胃底折叠术,则不需要进行后路分离。

注意:为了避免损伤前迷走神经或食管壁,该神经应始终附着于食管壁。在切断之前,应将腹膜和膈食管膜先从食管壁上钝性分离出来。

胃短血管的分离

从胃大弯的中间开始分离胃短血管,一直分离到左膈脚(图 6.3)。

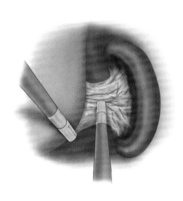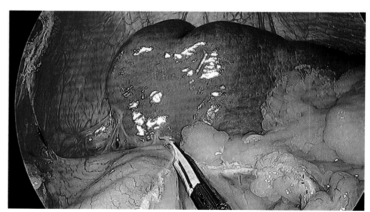

图 6.3　胃短血管的分离

注意:胃短血管或脾脏出血通常是由于过度牵拉或胃短血管未完全夹闭所致。此外,器械抓握或电灼伤也可造成胃壁损伤。

食管肌层切开

首先取下食管壁和胃壁上的脂肪垫,显露胃食管交界处。然后用 Babcock 钳在交界处将食管向左下拉,以暴露食管的右侧。肌切开术在 11 点钟位置进行,从胃食管交界处上方约 3cm 处开始,切至适当的黏膜下平面。在胃食管交界处向上方延伸约 6cm,向胃壁延伸约 2.5cm,因此,肌切开术的总长度一般约为 8.5cm(图 6.4)。在胃壁向下延长切开是彻底处理 LES 不松弛的关键[3]。

注意:肌切开术不应该在靠近胃食管交界处的地方开始,因为在这一水平,肌层的界限往往很模糊,尤其是在之前进行过扩张或注射过肉毒毒素的情况下。一旦到达胃食管交界处以上黏膜下平面,则更容易将肌切开术向近端和远端延伸。有很多工具可以用来进行肌切开术,我们更喜欢使用带有 90°钩的电钩,因为利用它可以小心地抬升和分割环形肌纤维。如果切断的肌纤维出血,轻压止血比电灼止血效果更好;任何穿孔都应使用可吸收缝合线(4-0 或 5-0)进行修补。

Dor 胃底折叠术

Dor 胃底折叠(前置 180°)有两排缝线,一左一右。左边一排包括 3 针:最上面的一针缝合胃底、食管壁和左膈脚,另外 2 针分别缝合胃底和食管壁(图 6.5)。然后将胃底折叠在暴露的黏膜上,使胃大弯挨着右膈脚。右边一排包括缝合胃底和右膈脚的 3 针,另外附加的 2 针包括缝合折叠瓣上缘和食管裂孔边缘(图 6.6)。附加的 2 针可以消除第二排缝线的张力。

是选择 Dor(前置 180°)胃底折叠术还是 Toupet(后置 270°)胃底折叠术通常取决于外科医师的喜好。Dor 胃底折叠术的优点是不需要进行后路分离(避免损伤后迷走神经),并可覆盖暴露的食管黏膜。Toupet 胃底折叠术的优点是它使肌切开的边缘保持分离,而且从理论上讲可更好地控制反流。两项随机对照试验试图确定哪种胃底折叠对患者最有益,结果发现两种方式在控制症状和术后反流方面没有显著差异[4,5]。

注意:切断胃短血管对于在没有张力的情况下进行胃底折叠很重要。

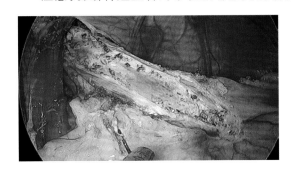

图 6.4　Heller 肌切开术

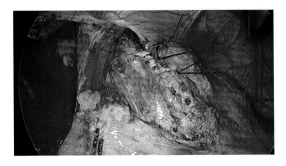

图 6.5　Dor 胃底折叠术的左边一排缝线

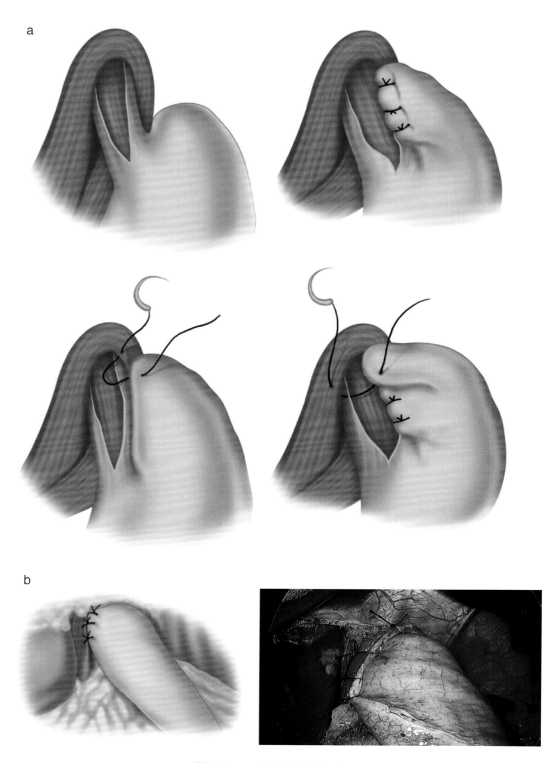

图 6.6　Dor 胃底折叠术(a 和 b)

结　论

对贲门失弛缓症患者来说,正确执行操作的 LHM 是一种有效且疗效持久的治疗方式[6]。因此,为获得症状缓解和避免术后并发症,应严格掌握手术的技术要点。

参考文献

［1］ Schlottmann F,Patti MG. Esophageal achalasia:current diagnosis and treatment. Expert Rev Gastroenterol Hepatol. 2018;12(7):711-21.

［2］ Schlottmann F,Neto RML,Herbella FAM,Patti MG. Esophageal achalasia:pathophysiology,clinical presentation,and diagnostic evaluation. Am Surg. 2018;84(4):467-72.

［3］ Oelschlager BK,Chang L,Pellegrini CA. Improved outcome after extended gastric myotomy for achalasia. Arch Surg. 2003;138(5):490-5.

［4］ Rawlings A,Soper NJ,Oelschlager B,et al. Laparoscopic Dor versus Toupet fundoplication following Heller myotomy for achalasia:results of a multicenter,prospective,randomized-controlled trial. Surg Endosc. 2012;26(1):18-26.

［5］ Kumagai K,Kjellin A,Tsai JA,et al. Toupet versus Dor as a procedure to prevent reflux after cardiomyotomy for achalasia:results of a randomised clinical trial. Int J Surg. 2014;12(7):673-80.

［6］ Borraez B,Ramirez M,Patti MG. Patient positioning. In:Fisichella PM,Patti MG,editors. Atlas of esophageal surgery. New York:Springer;2015. p. 39-44.

第 7 章

腹腔镜下Heller肌切开术附加 后置部分胃底折叠术

Timothy M. Farrell，Marco Di Corpo，and Marco G. Patti

纪　涛　胡志伟　吴继敏　译

简　介

贲门失弛缓症是一种罕见的疾病，传统上认为其患病率为 1/10 万[1]。然而，最近的数据显示，这一比例至少比之前估计的高出 2～3 倍[2]。发病率随年龄增长而增加，且无性别和种族差异[1,3,4]。

贲门失弛缓症是一种慢性进行性疾病，以食管蠕动缺失和吞咽时 LES 部分或完全失松弛为特征[5,6]。贲门失弛缓症一般来说是特发性的[7,8]，病理生理过程涉及食管肌间神经丛抑制性神经元的选择性退行性变性，而食管肌间神经丛抑制性神经元是 LES 松弛、食管平滑肌蠕动所必需的[9]。不管原因是什么，食管体部蠕动的缺失和 LES 失松弛会影响食物从食管排空进入胃内，最终导致食管体部的扩张和扭曲[10]。因此，食物进入胃部的过程受到了影响，患者通常会出现吞咽困难、反流和呼吸系统症状（咳嗽、气喘、吸入性肺炎等）[1]。此外，患食管鳞状细胞癌的风险已被证实会增加[11]。治疗后并发胃食管反流的患者患巴雷特食管和腺癌的风险增加[12]。

治疗主要是缓解症状，其目的是减少 LES 功能障碍引起的流出阻力。平滑肌松弛剂如钙离子拮抗剂和长效硝酸盐[13]或者在内镜下注射肉毒毒素等治疗效果有限[14]。内镜下球囊扩张、经口内镜下肌切开术（POEM）、腹腔镜下肌切开术是最常用的治疗方式[3,15]。

先前的研究报道，外科肌切开术比药物治疗或球囊扩张术（PD）有更好的长期疗效[16,17]。3 个荟萃分析证实了腹腔镜下 Heller 肌切开术（LHM）比 PD 更为优越[18-20]。Patti 和他的同事也证明了 LHM 的优越性，并将其作为大多数贲门失弛缓症患者治疗的金标准[6,21]。在美国胃肠道与内镜外科医师学会（SAGES）指南中，LHM 被认为是一种安全、低风险的治疗方法，可以控制大部分患者的吞咽困难症状，提高生活质量（推荐＋＋＋＋，有力证据）[13]。

尽管已证实 LHM 对贲门失弛缓症患者有积极的长期疗效（90％以上患者的吞咽困难症状得到长期改善[22]）[3,13,17,23]，但是在 LHM 后需行胃底折叠术来防止术后反流[24,25]，这是从胸腔镜微创到腹腔镜微创治疗贲门失弛缓症的演变过程中得到的教训[26,27]。例如，Richards 和他的同事在 LHM 后 6 个月的随访中报告了 47.6％的病理性反流，但是在附加了 Dor 胃底折叠术后,这一数字仅为 9.1%[28]。胃底折叠术的价值也被其他研究所证实[29-31]。

本章回顾了 LHM 后不同类型的胃底折叠术的优缺点,并对后置部分胃底折叠做一技术推荐。

胃底折叠:做还是不做

1956 年,Rudolph Nissen 推广 360°胃底折叠术来治疗胃食管反流[32],但是直到 1962 年,来自法国马赛的 J. Dor 才提出了"Heller-Nissen 改进技术"来预防 Heller 肌切开术后的反流[33],该手术采用经腹入路,将肌切开左侧缝合于胃前壁,再将胃前壁向前折叠,然后用另一排缝线将胃前壁固定于肌切开右侧边缘。1963 年,André Toupet 设计了 Heller 肌切开术后的后置部分胃底折叠术[34]。这些技术被建议用来控制胃食管反流和缓解吞咽困难。

随着微创技术在 Heller 肌切开术中的应用,附加一个胃底折叠术的价值仍然是不确定的。一些作者认为在 Heller 肌切开术后不需要进行胃底折叠,因为它会导致由于蠕动障碍而引起的吞咽困难的复发[35,36];另一些人则是 LHM 肌切开术后常规进行胃底折叠的支持者。

2003 年,Falkenback 和他的同事报告了一项前瞻性随机试验,对 20 例开腹 Heller 肌切开术附加或未附加宽松的 Nissen 胃底折叠术的患者进行了比较[37]。经过 3 年以上随访,作者通过 pH 检测发现,非胃底折叠组有 13.1% 的患者存在病理性胃食管反流,而胃底折叠组这一数据仅为 0.15%。

2004 年,Richards 和他的同事在一项前瞻性随机双盲临床试验中,通过术后 24 小时 pH 监测,证实 LHM 附加 Dor 胃底折叠的患者术后胃食管反流的发生率要少于单纯行 Heller 肌切开术的患者[28]。此外,一项包括 3000 多例 LHM 术后患者的大型荟萃分析发现,当未行胃底折叠术时,术后胃食管反流的发生率明显更高(32% vs 9%)[18]。根据这些数据,全世界大多数治疗中心认为附加胃底折叠的 LHM 是贲门失弛缓症手术治疗的金标准。

LHM 附加胃底折叠术:部分还是完全?

那些支持 LHM 后附加胃底折叠术者,在应用胃底折叠的类型上存在分歧。由于已经证明宽松的完全胃底折叠对食管蠕动动力较差的病例有效[38],所以一些作者最初尝试在 LHM 后应用完全胃底折叠[37,39]。然而,由于贲门失弛缓症是一种食管蠕动停止的状态,其他人认为完全胃底折叠会产生太多的阻力,阻碍食管排空,导致持续性或复发性吞咽困难[31,40];他们指出,在术后控制吞咽困难复发及胃食管反流方面,部分胃底折叠术优于完全胃底折叠术[41]。在文献方面,有一些病例系列和回顾性比较研究,还有一项随机试验比较了 LHM 后附加部分和完全胃底折叠。

病例系列的结果是相互矛盾的:Topart 和他的同事发现[42],82% 的 LHM 后附加完全胃底折叠的患者在 10 年后出现复发性吞咽困难;而 Rossetti 等[43]报道,在平均随访 83 个月后,90% 的患者其吞咽困难得到了很好的缓解且未出现胃食管反流。di Martino 和他的同事[44]进行了一项回顾性比较研究,研究对象是在 LHM 后进行前置和后置胃底折叠的匹配良好的患者,经过 2 年的随访,他们报道了相似的胃食管反流和吞咽困难症状评分,附加部分胃底折叠的患者术后胃食管交界处压力更低,食管远端酸暴露更高。

Rebecchi 和他的同事进行了一项前瞻性随机试验,将 Heller 肌切开术后行 Dor 与行 Nissen 胃底折叠的患者进行比较[41]。他们入选了 144 例患者:72 例行 Dor 胃底折叠,72 例行 Nissen 胃底折叠。在 5 年的随访中,两组的胃食管反流发生率较低且相似,但 Nissen 胃底折叠术后 15％的患者有吞咽困难,而 Dor 胃底折叠术后这一数据仅为 2.8％。

类似的发现最近也得到了几组研究的证实,这表明 LHM 附加胃底折叠可以缓解吞咽困难症状,同时术后发生胃食管反流的概率较低,从而提高了患者的生活质量。此外,他们还强调,吞咽困难的缓解并不受部分胃底折叠的影响[17,30,45]。另外,最近的一篇综述文章详细介绍了几位完全胃底折叠术的早期支持者,他们在认识到晚期食管失代偿可能导致吞咽困难复发后如何改变了他们的观点[40]。

因此,目前普遍认为 LHM 术后 360°包绕会增加术后吞咽困难的发生率[3,13]。正如 2018 年国际食管疾病协会(ISDE)指南所述[3],LHM 附加部分胃底折叠被认为是贲门失弛缓症的最佳选择,因为它在缓解吞咽困难和预防反流之间达到了最佳的平衡。

LHM 附加胃底折叠:前置还是后置?

哪种类型的部分胃底折叠更有优势仍不清楚。目前,两项随机对照试验和一项荟萃分析解决了这个问题。Rawlings 和他的同事[30]随机选择 60 例 LHM 后行 Dor 胃底折叠($n=36$)或 Toupet 胃底折叠($n=24$)的患者,经过 1 年随访,发现两组在症状控制方面没有显著差异,尽管 Dor 组 24 小时 pH 检测结果异常的患者比例更高,但差异无统计学意义。

Kumagai 和他的同事[46]将 42 例患者随机分为两组:一组在 LHM 后行 Dor 胃底折叠($n=20$),另一组在 LHM 后行 Toupet 胃底折叠($n=22$),并观察 1 年内的结果。通过 pH 检测,术后胃食管反流发生率无显著差异,1 年后两种术式的 Eckardt 评分都显著提高,但定时钡餐食管造影(TBE)评估的某些功能评分和排空情况,Toupet 术后的相对较好。

一项包括近 3000 例患者的荟萃分析研究了 LHM 附加前置、后置部分折叠的应用[47],作者的结论是,两组胃底折叠术均可降低术后胃食管反流的发生率,无显著性差异,后置部分胃底折叠术可能与术后吞咽困难的再干预率显著降低有关。

值得注意的是,有些外科医师更喜欢后置部分胃底折叠[Toupet 胃底折叠(约 270°)],因为它使肌切开术的边缘保持分离,从而降低了吞咽困难复发的风险[48,49]。其他专家则认为,使用部分前置胃底折叠[Dor 胃底折叠(180°)]解剖少,避免破坏有助于控制胃食管反流的解剖结构,并可覆盖暴露的食管黏膜[31,50]。

技术推荐

腹腔镜下 Heller 肌切开术附加后置部分胃底折叠术

建立气腹,打 5 个孔,患者取反 Trendelenburg 体位(头高脚低位),用牵开器将左肝抬高,打开肝胃网膜带(图 7.1)并切开膈食管膜(图 7.2),注意避开前迷走神经和食管。从胃食管交界处解剖膈脚横膈膜(图 7.3),游离提拉胃大弯,用 Penrose 管包绕食管和 2 条迷走神经(图 7.4)。

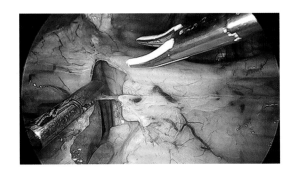

图 7.1　分离肝胃韧带

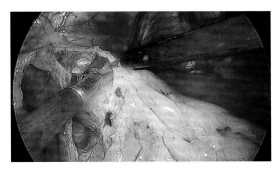

图 7.2　分离膈食管膜

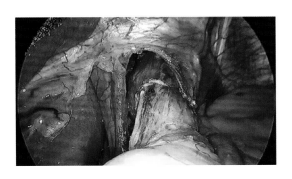

图 7.3　食管周向暴露

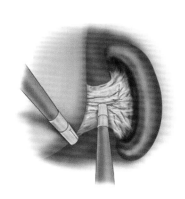
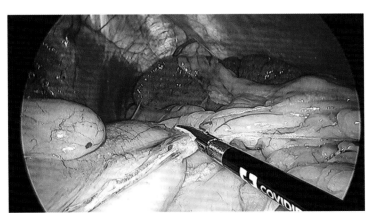

图 7.4　分离胃短血管

　　在胃底包绕之前,先切除胃食管交界处脂肪垫(图 7.5),然后从胃食管交界处向下或向上做一纵向浆肌层切口。纵向和周向分离肌纤维,直到黏膜清晰可见。在胃食管交界处向上切开约 6cm,向下切开 2～3cm(图 7.6a,b),切开时注意避开前迷走神经。Heller 肌切开术有黏膜穿孔的风险,之前做过球囊扩张或肉毒毒素注射的患者穿孔的风险更大。术中穿孔可立即用可吸收缝线修复,通常不会增加其他并发症。许多外科医师在完成肌切开术时,常规通过滴

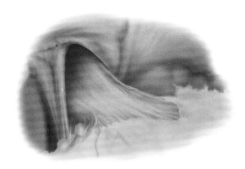
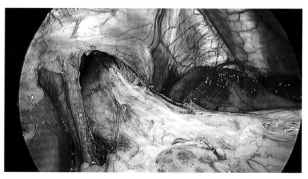

图 7.5 暴露胃食管交界处

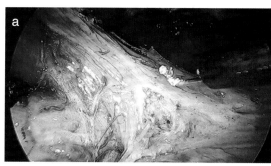
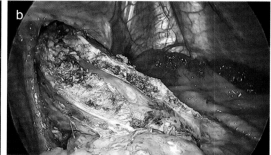

图 7.6 开始肌切开术(a);肌切开约 6cm(b)

入亚甲蓝或注入空气来评估黏膜的完整性。如果出现穿孔,修复后通常选择 Dor 胃底折叠术,这样胃会覆盖修复的区域。

这时膈脚在食管后重新贴近,将胃底固定在食管切开肌层的边缘上,形成约 240°的后置部分胃底折叠,以帮助维持切开肌层的分离状态。

结 论

大量的科学证据支持在 Heller 肌切开术后附加部分胃底折叠术。文献未显示前置、后置部分胃底折叠间有显著性差异。在缺乏进一步的大型随机对照试验的情况下,进行前置或后置胃底折叠的决定取决于外科医师的经验和偏好[29]。

参考文献

[1] Boeckxstaens GE,Zaninotto G,Richter JE. Achalasia. Lancet. 2014;383(9911):83-93. https://doi.org/10.1016/S0140-6736(13)60651-0.

[2] Samo S,Carlson DA,Gregory DL,Gawel SH,Pandolfino JE,Kahrilas PJ. Incidence and prevalence of achalasia in Central Chicago,2004-2014,since the widespread use of high-resolution manometry. Clin

Gastroenterol Hepatol. 2014;15(1):34-48. https://doi. org/10. 1016/j. cgh. 2016. 08. 030.

[3] Zaninotto G,Bennett C,Boeckxstaens G,et al. The 2018 ISDE achalasia guidelines. Dis Esophagus. 2018; 31(9):1-29. https://doi. org/10. 1093/dote/doy071.

[4] Enestvedt BK,Lucas Williams J,Sonnenberg A. Epidemiology and practice patterns of achalasia in a large multi-center database. Aliment Pharmacol Ther. 2013;33(11):1-9. https://doi. org/10. 1111/j. 1365-2036. 2011. 04655. x. Epidemiology.

[5] Molena D,Yang SC. Surgical management of end-stage achalasia. Semin Thorac Cardiovasc Surg. 2012;24 (1):19-26. https://doi. org/10. 1053/j. semtcvs. 2012. 01. 015.

[6] Schlottmann F,Patti MG. Esophageal achalasia:current diagnosis and treatment. Expert Rev Gastroenterol Hepatol. 2018;12(7):711-21. https://doi. org/10. 1080/17474124. 2018. 1481748.

[7] Pressman A,Behar J. Etiology and pathogenesis of idiopathic achalasia. J Clin Gastroenterol. 2017;51 (3):195-202. https://doi. org/10. 1097/MCG. 0000000000000780.

[8] Gockel I,Bohl JRE,Doostkam S,Eckardt VF,Junginger T. Spectrum of histopathologic findings in patients with achalasia reflects different etiologies. J Gastroenterol Hepatol. 2006;21(4):727-33. https://doi. org/10. 1111/j. 1440-1746. 2006. 04250. x.

[9] Goyal RK,Chaudhury A. Pathogenesis of achalasia:lessons from mutant mice. Gastroenterology. 2010; 139(4):1086-90. https://doi. org/10. 1053/j. gastro. 2010. 08. 013.

[10] Schlottmann F,Herbella F,Allaix ME,Patti MG. Modern management of esophageal achalasia:from pathophysiology to treatment. Curr Probl Surg. 2018;55(1):10-37. https://doi. org/10. 1067/j. cpsurg. 2018. 01. 001.

[11] Leeuwenburgh I,Scholten P,Alderliesten J,et al. Long-term esophageal cancer risk in patients with primary achalasia:a prospective study. Am J Gastroenterol. 2010;105(10):2144-9. https://doi. org/10. 1038/ajg. 2010. 263.

[12] Tustumi F,Bernardo WM,da Rocha JRM,et al. Esophageal achalasia:a risk factor for carcinoma. A systematic review and meta-analysis. Dis Esophagus. 2017;30(10):1-8. https://doi. org/10. 1093/dote/dox072.

[13] Stefanidis D,Richardson W,Farrell TM,Kohn GP,Augenstein V,Fanelli RD. SAGES guidelines for the surgical treatment of esophageal achalasia. Surg Endosc Other Interv Tech. 2012;26(2):296-311. https://doi. org/10. 1007/s00464-011-2017-2.

[14] Yamaguchi D,Tsuruoka N,Sakata Y,Shimoda R,Fujimoto K,Iwakiri R. Safety and efficacy of botulinum toxin injection therapy for esophageal achalasia in Japan. J Clin Biochem Nutr. 2015;57(3):239-43. https://doi. org/10. 3164/jcbn. 15-47.

[15] Inoue H,Sato H,Ikeda H,et al. Per-Oral endoscopic Myotomy:a series of 500 patients. J Am Coll Surg. 2015;221(2):256-64. https://doi. org/10. 1016/j. jamcollsurg. 2015. 03. 057.

[16] Lopushinsky SR,Urbach DR. Pneumatic dilatation and surgical myotomy for achalasia. J Am Med Assoc. 2006;296(18):2227-33. https://doi. org/10. 1001/jama. 296. 18. 2227.

[17] Weber CE,Davis CS,Kramer HJ,Gibbs JT,Robles L,Fisichella PM. Medium and long-term outcomes after pneumatic dilation or laparoscopic heller myotomy for achalasia:a meta-analysis. Surg Laparosc Endosc Percutaneous Tech. 2012;22(4):289-96. https://doi. org/10. 1097/SLE. 0b013e31825a2478.

[18] Campos GM,Vittinghoff E,Rabl C,et al. Endoscopic and surgical treatments for achalasia:a systematic review and meta-analysis. Ann Surg. 2009; 249 (1): 45-57. https://doi. org/10. 1097/SLA. 0b013e31818e43ab.

[19] Schoenberg MB,Marx S,Kersten JF,et al. Laparoscopic Heller myotomy versus endoscopic balloon dila-

tation for the treatment of achalasia:a network meta-analysis. Ann Surg. 2013;258(6):943-52. https://doi. org/10. 1097/SLA. 0000000000000212.

[20] Yaghoobi M,Mayrand S,Martel M,Roshan-Afshar I,Bijarchi R,Barkun A. Laparoscopic Heller's myotomy versus pneumatic dilation in the treatment of idiopathic achalasia:a meta-analysis of randomized,controlled trials. Gastrointest Endosc. 2013;78(3):468-75. https://doi. org/10. 1016/j. gie. 2013. 03. 1335.

[21] Patti MG,Andolfi C,Bowers SP,Soper NJ. POEM vs laparoscopic Heller Myotomy and fundoplication:which is now the gold standard for treatment of achalasia? J Gastrointest Surg. 2017;21(2):207-14. https://doi. org/10. 1007/s11605-016-3310-0.

[22] Zaninotto G,Costantini M,Rizzetto C,et al. Four hundred laparoscopic myotomies for esophageal achalasia a single centre experience. Ann Surg. 2008; 248 (6): 986-93. https://doi. org/10. 1097/SLA. 0b013e3181907bdd.

[23] SAGES. Quality of life outcomes after Heller Myotomy for achalasia comparing Dor and Toupet Fundoplications. https://www. sages. org/meetings/annual-meeting/abstracts-archive/quality-of-life-outcomes-after-heller-myotomy-for-achalasia-comparing-dor-and-toupet-fundoplications/.

[24] Wei MT,He YZ,Deng XB,et al. Is Dor fundoplication optimum after laparoscopic Heller myotomy for achalasia? A meta-analysis. World J Gastroenterol. 2013;19(43):7804-12. https://doi. org/10. 3748/wjg. v19. i43. 7804. T. M. Farrell et al. 59

[25] Andolfi C,Baffy G,Fisichella PM. Whose patient is it? The path to multidisciplinary management of achalasia. J Surg Res. 2018;228:8-13. https://doi. org/10. 1016/j. jss. 2018. 02. 047.

[26] Pellegrini C,Wetter LA,Patti M,et al. Thoracoscopic esophagomyotomy. Initial experience with a new approach for the treatment of achalasia. Ann Surg. 1992;216(3):291-6;discussion 296-9. http://www. ncbi. nlm. nih. gov/pubmed/1417178.

[27] Patti MG,Pellegrini CA,Horgan S,et al. Minimally invasive surgery for achalasia:an 8-year experience with 168 patients. Ann Surg. 1999; 230 (4): 587-93; discussion 593-4. https://doi. org/10. 1097/MPG. 0b013e318032062f.

[28] Richards WO,Torquati A,Holzman MD,et al. Heller myotomy versus heller myotomy with dor fundoplication for achalasia:a prospective randomized double-blind clinical trial. Ann Surg. 2004;240(3):405-15. https://doi. org/10. 1097/01. sla. 0000136940. 32255. 51.

[29] Rebecchi F,Allaix ME,Schlottmann F,Patti MGMM. Laparoscopic Heller myotomy and fundoplication:what is the evidence ? Am Surg. 2018;84(4):481-9. http://libproxy. lib. unc. edu/login? url=https://search. proquest. com/docview/2042 209620? accountid=14244.

[30] Rawlings A,Soper NJ,Oelschlager B,et al. Laparoscopic Dor versus Toupet fundoplication following Heller myotomy for achalasia:results of a multicenter,prospective,randomized-controlled trial. Surg Endosc Other Interv Tech. 2012;26(1):18-26. https://doi. org/10. 1007/s00464-011-1822-y.

[31] Tomasko JM,Augustin T,Tran TT,Haluck RS,Rogers AM,Lyn-Sue JR. Quality of life comparing Dor and Toupet after Heller Myotomy for achalasia. JSLS J Soc Laparoendosc Surg. 2014;18(3):e2014. 00191. https://doi. org/10. 4293/JSLS. 2014. 00191.

[32] Nissen R. A simple operation for control of reflux esophagitis. Schweiz Med Wochenschr. 1956;86(Suppl 20):590-2. http://www. ncbi. nlm. nih. gov/pubmed/13337262.

[33] Dor J,Humbert P,Dor V,Figarella J. L'interet de la technique de Nissen modifiee dans la prevention du reflux apres cardiomyotomie extramuqueuse de Heller. Mem Acad Chir. 1962;88:877-83.

[34] Toupet A. Technique d'oesophago-gastroplastie avec phréno-gastropexie appliquée dans la cure radicale

des hernies hiatales et comme complément de l'opération de Heller dans les cardiospasmes. Acad Chir. 1963;89:394-9.

［35］Wang PC,Sharp KW,Holzman MD,Clements RH,Holcomb GW,Richards WO. The outcome of laparoscopic Heller myotomy without antireflux procedure in patients with achalasia. Am Surg. 1998;64(6): 515-20;discussion 521. http://www.ncbi.nlm.nih.gov/pubmed/9619171.

［36］Diamantis T,Pikoulis E,Felekouras E,et al. Laparoscopic esophagomyotomy for achalasia without a complementary antireflux procedure. J Laparoendosc Adv Surg Tech. 2006;16(4):345-9. https://doi.org/10.1089/lap.2006.16.345.

［37］Falkenback D,Johansson J,Öberg S,et al. Heller's esophagomyotomy with or without a 360° floppy Nissen fundoplication for achalasia. Long-term results from a prospective randomized study. Dis Esophagus. 2003;16(4):284-90. https://doi.org/10.1111/j.1442-2050.2003.00348.x.

［38］Patti MG,Robinson T,Galvani C,et al. Total fundoplication is superior to partial fundoplication even when esophageal peristalsis is weak. J Am Coll Surg. 2004;198(6):863-70. https://doi.org/10.1016/j.jamcollsurg.2004.01.029.

［39］Donahue PE,Schlesinger PK,Sluss KF,et al. Esophagocardiomyotomy-floppy Nissen fundoplication effectively treats achalasia without causing esophageal obstruction. Surgery. 1994;116(4):719-24;discussion 724-5. http://www.ncbi.nlm.nih.gov/pubmed/7940171.

［40］Patti MG,Herbella FA. Fundoplication after laparoscopic Heller Myotomy for esophageal achalasia:what type? J Gastrointest Surg. 2010;14(9):1453-8. https://doi.org/10.1007/s11605-010-1188-9.

［41］Rebecchi F,Giaccone C,Farinella E,Campaci R,Morino M. Randomized controlled trial of laparoscopic heller myotomy plus dor fundoplication versus nissen fundoplication for achalasialong-term results. Ann Surg. 2008;248(6):1023-9. https://doi.org/10.1097/SLA.0b013e318190a776.

［42］Topart P,Deschamps C,Taillefer R,Duranceau A. Long-term effect of total fundoplication on the myotomized esophagus. Ann Thorac Surg. 1992;54(6):1046-52. https://doi.org/10.1016/0003-4975(92)90068-F.

［43］Rossetti G,Brusciano L,Amato G,et al. A total fundoplication is not an obstacle to esophageal emptying after heller myotomy for achalasia:results of a long-term follow up. Ann Surg. 2005;241(4):614-21. http://www.ncbi.nlm.nih.gov/pubmed/15798463.

［44］di Martino N,Brillantino A,Monaco L,et al. Laparoscopic calibrated total vs partial fundoplication following heller myotomy for oesophageal achalasia. World J Gastroenterol. 2011;17(29):3431-40. https://doi.org/10.3748/wjg.v17.i29.3431.

［45］Ortiz A,De Haro LFM,Parrilla P,et al. Very long-term objective evaluation of Heller myotomy plus posterior partial fundoplication in patients with achalasia of the cardia. Ann Surg. 2008;247(2):258-64. https://doi.org/10.1097/SLA.0b013e318159d7dd.

［46］Kumagai K,Kjellin A,Tsai JA,et al. Toupet versus Dor as a procedure to prevent reflux after cardiomyotomy for achalasia:results of a randomised clinical trial. Int J Surg. 2014;12(7):673-80. https://doi.org/10.1016/j.ijsu.2014.05.077.

［47］Kurian AA,Bhayani N,Sharata A,Reavis K,Dunst CM,Swanström LL. Partial anterior vs partial posterior fundoplication following transabdominal esophagocardiomyotomy for achalasia of the esophagus:meta-regression of objective postoperative gastroesophageal reflux and dysphagia. JAMA Surg. 2013;148(1):85-90. https://doi.org/10.1001/jamasurgery.2013.409.7 Laparoscopic Heller Myotomy and Posterior Partial Fundoplication 60.

［48］Hunter JG,Trus TL,Branum GD,Waring JP. Laparoscopic Heller myotomy and fundoplication for achalasia. Ann Surg. 1997；225（6）：655-64；discussion 664-5. http：∥www. ncbi. nlm. nih. gov/pubmed/9230806.

［49］Tatum RP，Pellegrini CA. How I do it：laparoscopic heller myotomy with toupet fundoplication for achalasia. J Gastrointest Surg. 2009；13(6)：1120-4. https：∥doi. org/10. 1007/s11605-008-0585-9.

［50］Patti MG，Fisichella PM. Laparoscopic heller myotomy and dor fundoplication for esophageal achalasia. How I do it. J Gastrointest Surg. 2008；12(4)：764-6. https：∥doi. org/10. 1007/s11605-007-0368-8.

膈上憩室：诊断和治疗

Jennifer A. Minneman and Andrew S. Wright

纪　涛　胡志伟　译

背　景

膈上憩室（epiphrenic diverticulum，ED）是发生在食管远端 10cm 处的黏膜外翻。与咽下部憩室一样，膈上憩室为外压性憩室，不包括食管壁的全层。它们与食管动力障碍有关，憩室被认为继发于动力障碍。这些憩室是相当罕见的[1]，在美国每年只有不到 120 例这种疾病的手术，因此管理这种疾病的证据是有限的，主要基于小的病例系列和专家意见。

虽然多达 57% 的 ED 患者存在贲门失弛缓症[2-5]，但患者也可能被诊断为远端食管痉挛和高收缩性蠕动（胡桃夹食管）。虽然 Mondiere 在 1833 年首次提出憩室与食管动力之间的联系[6]，但直到 20 世纪 60 年代，Belsey 和 Effler 才开始在憩室治疗中解决有关动力障碍的问题[7,8]。如今，ED 的治疗重点是处理潜在的动力障碍问题，治疗方案通常是肌切开术联合或不联合憩室切除。

评　估

如果根据症状或影像学检查怀疑有 ED，还需要做上消化道造影（upper GI，UGI）、食管测压和食管胃十二指肠镜检查（EGD）。UGI 检查通常是 ED 诊断的首要检查（图 8.1），而且能为手术治疗提供信息（如憩室的大小、宽度和颈部的位置，位于食管的左侧还是右侧）。UGI 还可显示食管动力障碍的征象，包括不规则的收缩、鸟嘴状或螺旋状食管。此外，UGI 还可显示其他解剖细节，如裂孔疝或食管内、外狭窄。

通常很难区分出吞咽困难、反流、胸痛和误吸是 ED 的症状还是潜在的动力障碍的症状，因为这些症状在这两种情况下均可出现，实际上，ED 的大小与症状的严重程度之间似乎没有相关性[9]。因此，所有的 ED 患者都应该进行食管测压，以确定蠕动障碍的程度，并指导治疗方案和预期，但传统的测压法无法识别很多 ED 患者（占 40%）的运动障碍[5,10]。

24 小时动态测压可显示出传统测压无法提供的动力障碍的更多的细节，在一个小系列中，21 例患者中有 6 例（28%）通过 24 小时测压确定了潜在的动力障碍问题：4 例患者为弥漫性食管痉挛,2 例患者为非特异性动力障碍[11]。因此,一些作者建议对初始动力检查正常的患者做 24 小时测压检查[5,11]。高分辨率测压(HRM)是比传统测压更敏感的检查。在一个小系列中已显示 HRM(图 8.2)可检测出所有被研究患者的动力异常,其中包括在传统测压法中可能会被忽略的微小的未命名的动力障碍[12]。一些外科医师认为,测压结果正常并不能排除需要行肌切开术的可能性。因此,目前还不清楚测压结果"正常"的患者是否需要进行额外的评估。

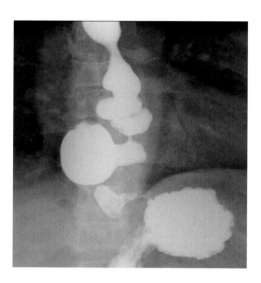

图 8.1　一个 Ⅱ 型贲门失弛缓症患者的上消化道造影显示膈上憩室和食管动力障碍

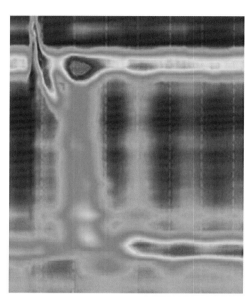

图 8.2　来自同一患者的高分辨率食管测压,全段食管加压提示为 Ⅱ 型贲门失弛缓症

少数情况下,牵拉也可能引起 ED,特别是外部的肿瘤。引起"假性贲门失弛缓"的肿块导致的阻塞也可引发 ED。至少有一例报道是由腹腔镜下可调节胃束带术治疗肥胖症所致的假性贲门失弛缓引起的[13]。上消化道内镜检查可检测出黏膜病变,包括癌前病变(巴雷特食管)、溃疡、憩室或胃的恶性肿瘤。在 EGD 之前进行 UGI 可以让内镜医师发现 ED,从而减少盲插导致穿孔的潜在风险。如果考虑有外来牵拉引起憩室的可能,可行胸部成像检查评估是否有胸腔感染或恶性肿瘤,这种憩室和真正的 ED 相比更多发生于食管中部。

观　察

40％以上的憩室因没有症状或症状轻微而未被治疗[14]。不建议对已确诊并处于期待观察中的 ED 患者进行监测[14]。ED 发生自发性破裂[15]、出血[16]、鳞状细胞癌(squamous cell carcinoma,SCC)[17]的报道罕见。SCC 的并发症发生率约为 0.6％,可能是由憩室内淤血、炎症所致[17]。如果确诊为 ED 的患者表现为吞咽疼痛逐渐加重、反流或呕血,应进行恶性肿瘤评估。

即使患者有症状,如果这些症状被认为是由于潜在的动力障碍而不是憩室所致,那么仅治疗动力障碍而不进行憩室切除术可能就足够了。例如,Zaninotto 等[4,10]报道了 19 例 ED 患者,他们要么不干预[15],要么只进行球囊扩张[3]。采用球囊扩张术的患者症状评分有所改善,非干预组的 2 例患者最终进展到需要手术治疗,剩下的 14 例患者症状在随访期间(中位数 46个月)没有变化。作者的结论是,无症状或症状轻微的小憩室患者可不需要手术。也有病例报道,有症状但由于风险高不能进行手术治疗的患者可行肉毒毒素注射[18]或食管支架[19]治疗。

腹腔镜治疗

ED 手术治疗的关键是在胃食管交界处行肌切开术,并至少延伸至憩室基底部。虽然曾经食管憩室的处理方法是经胸手术,但随着腹腔镜的出现,大多数前肠外科医师现在更喜欢腹腔镜手术。腹腔镜手术避免了单肺通气、开胸或胸腔镜手术的并发症及胸腔插管。除了创伤少和恢复快之外,腹腔镜方法可以更容易地进入胃食管交界处,从而在胃贲门处行延长肌切开术,这在贲门失弛缓症中已被证明可以减少吞咽困难复发的风险[20]。如果需要,通过腹腔镜手术还可以较容易地进行部分胃底折叠术。

腹腔镜下憩室的处理存在诸多争议,包括肌切开术的范围,是否需要行憩室切除术,是否需要抗反流术。因为这是一种相对罕见的疾病,大多数病例系列都很小,而且几乎没有证据来指导这些决定。

考虑到与 ED 相关的动力障碍的多样性,包括有时存在食管体部功能障碍但 LES 功能正常的情况,外科医师对肌切开术的范围意见不一。尤其是经胸手术时,对无贲门失弛缓症或其他 LES 疾病的患者要保留 LES 的功能,以避免术后反流。然而,由于可更容易地延伸到胃,并能增加一个抗反流步骤,腹腔镜手术越来越受欢迎。现在完全肌切开术,甚至在非贲门失弛缓症患者中也已经被证实有效[5]。

基于贲门失弛缓症相关文献[20],肌切开术应向胃远端延伸 3cm,近端应至少延伸至憩室基底部,最好延伸至憩室基底部以外。如果肌切开术不能直接延伸到憩室基底部,术后复发的风险就会增加[21]。据报道,术中使用 Endoflip TM 装置(Medtronic Inc.)可以通过膨胀食管来指导肌切开术的范围,然而,据我们所知,这还没有相关文献发表或显示其可改善结果。肌切开术本身不应走到憩室基底部,否则有憩室穿孔的危险。相反,大多数外科医师会在憩室基底外侧至少 1~2cm 处进行肌切开术。

是否需要憩室切除术也存在争议,因为许多患者的症状不是由憩室引起的,而是由潜在的动力障碍引起的。在一些患者中,憩室切除术可能不会增加任何益处,只会增加潜在的钉线穿孔的风险。目前还不清楚实际钉线穿孔的发生率,但有报道为 0~23%[3,5,22,23]。另外,大的憩室会引起潴留,并可能会引起食物发酵、胸闷和疼痛,以及反流。Patti 的小组报道了 13 例因憩室行肌切开术的患者,6 例同时行憩室切除术,7 例未行憩室切除[24]。未行憩室切除的患者中,3 例因憩室小未切除,4 例因憩室太近或因粘连不能充分解剖分离而未切除。术后两组患者的症状均控制很好且相当,这表明在选定的患者中,只进行肌切开术可能就足够了。

在我们的实践中,通过术前仔细检查上消化道造影,对于一个有动力障碍(如贲门失弛缓症)的患者,若具有典型的贲门失弛缓症状和一个小的宽口憩室,可能会考虑不处理憩室。如果患者很虚弱,我们也会选择只进行肌切开术,原因在于我们判断他们不能耐受像钉线穿孔这样的并发症。如果手术难度太大,如胸腔憩室较高,术中也可考虑只进行肌切开术。另外,如果患者的主要症状看起来只来自憩室本身,或者如果憩室很大、潴留明显或颈部狭窄,我们将会更积极地进行憩室切除术。

由于我们通常在胃食管交界处进行贲门肌切开术,所以需要进行胃底折叠术以减少术后反流的风险。在贲门失弛缓症患者中行 Dor 和 Toupet 胃底折叠术的随机试验显示,术后反流无差异,根据医师的喜好选择即可[25]。虽然这项研究没有显示出明显的差异性,但支持后置(Toupet)胃底折叠的趋势略大一些。在实践中,我们更倾向于使用 Toupet 胃底折叠术,除非考虑有黏膜损伤的可能,在这种情况下,我们会行 Dor 胃底折叠术来覆盖黏膜。

腹腔镜下 ED 治疗效果总体上不错。在一个较大的病例系列中,来自卡罗来纳的 Heniford 团队报告了病史超过 20 年的 27 例患者[5],所有患者都进行了憩室切除术,90%的患者进行了肌切开术,85%的患者进行了抗反流手术。随访时间中位数为 36 个月,无穿孔、无死亡、无复发。89%的患者症状消失,11%的患者残留一些吞咽困难症状。

腹腔镜手术技法

进行肌切开术时,不论是否切除憩室,手术技法都与之前描述的贲门失弛缓症肌切开术完全一样[26]。需要和麻醉师仔细沟通,我们要求快速诱导插管。患者取头高脚低的分腿位或改良截石位,并保护好受压部位。在左锁骨中线的肋缘处插入气腹针并进行充气。布孔方法和食管裂孔疝手术一样:镜头孔在脐上偏左,手术操作孔在镜头孔上方两侧肋缘下,肝脏牵开器孔在上腹,助手操作孔在腋前线近肋缘下(图 8.3)。

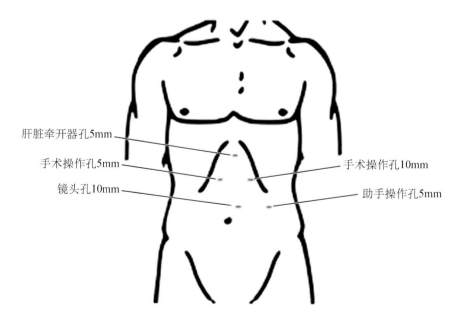

图 8.3 肌切开术和膈上憩室切除术的套管针位置

　　放置肝脏牵开器后,助手轻轻地把胃向下方和外侧牵拉,切开 His 角处胃膈韧带,切除胃食管交界处脂肪垫,分离连接着横膈膜的腹膜,在胃短血管上方创造空间。如果计划行后置胃底折叠,则沿着胃大弯向下约 6cm 进入小腹膜腔,用双极电刀切断胃短血管及后部附属物。向上切开肝胃韧带至右膈脚,切开膈食管膜暴露食管,沿食管进入纵隔,应特别注意识别并保护前、后迷走神经。用 Penrose 管包绕食管并下拉,在憩室基底部近端切开食管后,继续游离憩室直至整个颈部和憩室袋无粘连。应用内镜使憩室充气或放气,以利于解剖分离。

　　当憩室完全游离后,放置一发光探条(52Fr)以防止钉合使食管变窄,这可能是一个危险的步骤,因为探条可能会在无意中导致憩室或食管穿孔。与麻醉团队仔细沟通至关重要,如果有疑问,应该由外科医师放置探条,或者用内镜代替探条,以便在插入时可直视观察。将内镜下吻合器放置于左侧肋下操作口,进入纵隔并沿憩室颈部完成切割闭合。切除的憩室放置在一边。憩室不包含肌层(没有切割闭合肌层),因此需越过钉线间断缝合肌层。

　　在探条或内镜还在食管内时,开始行肌切开术。首先利用胃食管结合处脂肪垫使前迷走神经偏离胃食管结合处手术位置,在胃食管交界处远端 3cm 处黏膜下平面进行肌切开术,在迷走神经下一直延伸到憩室水平,与钉线保持至少 1cm 的横向距离,然后撤出探条。

　　在必要时我们间断缝合裂孔,但为了预防狭窄和吞咽困难,我们通常不会像在抗反流手术或食管旁疝手术中那样积极地关闭裂孔。然后行 Toupet 胃底折叠术。距胃食管结合处 3cm 及距胃大弯 2cm 标记胃底后壁,将标记好的胃底后壁置于食管后,将有标记的胃底后壁缝合于右膈脚、距胃食管结合处 3cm 的肌切开的边缘,构建胃底折叠。然后把包绕的胃底与下面的膈脚缝合 1~2 针来固定胃,将右侧的包绕胃与肌切开的边缘缝合 2~3 针,总长度约 3cm。然后取胃前壁来组成包绕的左侧,同样距胃食管结合处 3cm 及距胃大弯 2cm,缝合固定于左膈脚及肌切开的左侧边缘。然后行内镜检查,以确保没有穿孔及堵塞,取出憩室,缝合切口,我们通常不放置引流管。

经胸憩室切开术

　　虽然现在这些手术大部分是通过腹腔镜进行的,但对于那些憩室位置较高,腹腔镜手术变得困难或不可能实施及经腹有禁忌证的患者来说,经胸手术仍然是有用的方式。Varghese 等报道了最大系列的超过 29 年的 35 例患者在密歇根大学行经胸治疗 ED 的结果,大多数患者接受了憩室切除术、延长肌切开术和抗反流手术(Nissen、Collis-Nissen 或改良的 Belsey)。只有 1 例患者没有行抗反流手术,还有 1 例患者没有行憩室切除而是行胃底折叠术。其中有 2 例患者穿孔,1 例因穿孔死亡。74% 的患者症状完全缓解,20% 的患者因吞咽困难需要行球囊扩张。

　　尽管经胸手术可以开放也可以微创,但它们的机制是一样的。在开放手术中,即使大多数憩室向右胸投射,仍需实施左胸后外侧切开术,因为左胸为肌切开术和部分胃底折叠术提供了通向胃食管交界处的优越通道。Macke 等更倾向于采用微创经胸手术,他们发表了一个 33 例患者的经 VATS 治疗食管憩室的系列病例,他们更喜欢从右侧行 VATS[27]。

　　在两种入路中,肺下韧带被分开,肺向前回缩;分开纵隔胸膜,转动食管,识别并保留前、后迷走神经,找出憩室并与周围组织完全分离,显露憩室颈部,可见环绕整个圆周的肌肉层。像腹腔镜手术一样,放置探条以防止狭窄,在憩室侧与食管平行放置吻合器。

　　然后在离憩室切除点至少 1cm 和 180° 的地方进行肌切开术,向上延伸至肺下静脉,向下延伸至胃食管交界处外 2cm 处。检查食管和胃是否有瘘,并在憩室切除术部位关闭肌肉层。

如有瘘,可应用可吸收线修补,也可将肋间肌瓣置于憩室切除部位或黏膜损伤修复部位。

内镜治疗

现在有一些关于经口内镜下肌切开术(peroral endoscopic myotomy,POEM)治疗 ED 的报道[28,29],可能包括内镜下纵隔分离[30]。这种方法的长期结果尚不清楚,适应证、禁忌证和风险也不清楚。鉴于切除的作用本身是不明确的,对特定的患者来说内镜下肌切开术可能就足够了,但 POEM 治疗 ED 还需要考虑。对于那些动力障碍症状明显但不想行外科肌切开术和憩室切除术的患者来说,POEM 可能是最适合的选择,需要进一步的研究来评估在憩室存在时内镜治疗的安全性和长期效果。

结　论

ED 较罕见,大多数被认为与潜在的动力障碍有关。可通过 UGI、食管测压和上消化道内镜检查。当无症状或症状轻微时,只需观察小概率的并发症,如穿孔、出血或恶性肿瘤。对于有症状的憩室,应行肌切开术,大多数患者还要同时行憩室切除术和胃底折叠术。虽然没有直接比较胸腔镜和腹腔镜手术的研究,但两种方法的症状缓解率相似,一般在 80%～100% 之间[3,14,23]。在一项对全国住院患者样本数据库的分析中,经胸入路手术比腹腔镜手术治疗 ED 的并发症高出 7 倍以上[1],因此,我们建议如果可行的话还是选择腹腔镜手术。内镜下肌切开术的作用尚不清楚,虽发展迅速,但目前仍处于研究阶段。由于 ED 是一种罕见的疾病,且手术的并发症发生率很高(高达 20% 的穿孔率),所以手术应该由经验丰富的食管外科医师来操作。

参考文献

[1] Onwugbufor MT,Obirieze AC,Ortega G,Allen D,Cornwell EE 3rd,Fullum TM. Surgical management of esophageal diverticulum:a review of the Nationwide inpatient sample database. J Surg Res. 2013;184 (1):120-5.

[2] D'Journo XB,Ferraro P,Martin J,Chen LQ,Duranceau A. Lower oesophageal sphincter dysfunction is part of the functional abnormality in epiphrenic diverticulum. Br J Surg. 2009;96(8):892-900.

[3] Rossetti G,Fei L,del Genio G,et al. Epiphrenic diverticula mini-invasive surgery:a challenge for expert surgeons-personal experience and review of the literature. Scand J Surg. 2013;102(2):129-35.

[4] Zaninotto G,Portale G,Costantini M,et al. Long-term outcome of operated and unoperated epiphrenic diverticula. J Gastrointest Surg. 2008;12(9):1485-90.

[5] Kao AM,Arnold MR,Schlosser KA,et al. Epiphrenic diverticulum:20-year single-institution experience. Am Surg. 2018;84(7):1159-63.

[6] Mondiere J. Notes sur quelques maladies de i'oesophage. Arch Gen Med Paris. 1833;3:28-65.

[7] Belsey R. Functional disease of the esophagus. J Thorac Cardiovasc Surg. 1966;52(2):164-88.

[8] Effler DB,Barr D,Groves LK. Epiphrenic diverticulum of the esophagus:surgical treatment. Arch Surg. 1959;79:459-67.

[9] Thomas ML,Anthony AA,Fosh BG,Finch JG,Maddern GJ. Oesophageal diverticula. Br J Surg. 2001;88 (5):629-42.

第 8 章　膈上憩室：诊断和治疗

[10] Zaninotto G,Portale G,Constantini M,et al. Long-term outcome of operated and unoperated epiphrenic diverticulum. J Gastrointest Surg. 2008;12:1485-90.

[11] Nehra D,Lord RV,DeMeester TR,et al. Physiologic basis for the treatment of epiphrenic diverticulum. Ann Surg. 2002;235(3):346-54.

[12] Vicentine FP,Herbella FA,Silva LC,Patti MG. High resolution manometry findings in patients with e-sophageal epiphrenic diverticula. Am Surg. 2011;77(12):1661-4.

[13] Stroh C,Hohmann U,Meyer F,Manger T. Epiphrenic esophageal diverticulum after laparoscopic place-ment of an adjustable gastric band. Obes Surg. 2006;16(3):372-4.

[14] Fisichella PM,Jalilvand A,Dobrowolsky A. Achalasia and epiphrenic diverticulum. World J Surg. 2015;39(7):1614-9.

[15] Stalheim AJ. Spontaneous perforation of diverticulum of distal esophagus. Minn Med. 1978;61(7):424-6.

[16] Tse CS,Parikh ND. An uncommon source of upper gastrointestinal bleeding:epiphrenic esophageal diver-ticulum. Gastroenterol Rep(Oxf). 2017;5(4):313-5.

[17] Herbella FA,Dubecz A,Patti MG. Esophageal diverticula and cancer. Dis Esophagus. 2012;25(2):153-8.

[18] Katsinelos P,Chatzimavroudis G,Zavos C,Pilpilidis I,Paroutoglou G,Kountouras J. Long-term botuli-num toxin treatment for dysphagia due to large epiphrenic diverticulum in elderly patients:a report of two cases. Dysphagia. 2009;24(1):109-13.

[19] Aiolfi A,Bona D,Bonavina L. Endoscopic treatment of an epiphrenic diverticulum using a fully covered self-expanding metal stent. Endoscopy. 2013;45:E101.

[20] Wright AS,Williams CW,Pellegrini CA,Oelschlager BK. Long-term outcomes confirm the superior effi-cacy of extended Heller myotomy with Toupet fundoplication for achalasia. Surg Endosc. 2007;21(5):6.

[21] Valentini M,Pera M,Vidal O,Lacima G,Belda J,de Lacy AM. Incomplete esophageal myotomy and early recurrence of an epiphrenic diverticulum. Dis Esophagus. 2005;18(1):64-6.

[22] Rosati R,Fumagalli U,Elmore U,de Pascale S,Massaron S,Peracchia A. Long-term results of minimally invasive surgery for symptomatic epiphrenic diverticulum. Am J Surg. 2011;201(1):132-5.

[23] Herbella FA,Patti MG. Achalasia and epiphrenic diverticulum. World J Surg. 2015;39(7):1620-4.

[24] Allaix ME,Borraez Segura BA,Herbella FA,Fisichella PM,Patti MG. Is resection of an esophageal epi-phrenic diverticulum always necessary in the setting of achalasia? World J Surg. 2015;39(1):203-7.

[25] Rawlings A, Soper NJ,Oelschlager B, et al. Laparoscopic dor versus Toupet fundoplication following Heller myotomy for achalasia:results of a multicenter,prospective,randomized-controlled trial. Surg En-dosc. 2012;26(1):18-26.

[26] Tatum RP,Pellegrini CA. How I do it:laparoscopic Heller myotomy with Toupet fundoplication for achalasia. J Gastrointest Surg. 2009;13(6):1120-4.

[27] Macke RA,Luketich JD,Pennathur A,et al. Thoracic esophageal diverticula:a 15-year experience of mini mally invasive surgical management. Ann Thorac Surg. 2015;100(5):1795-802.

[28] Yang J,Zeng X,Yuan X,et al. An international study on the use of peroral endoscopic myotomy(POEM) in the management of esophageal diverticula:the first multicenter D-POEM experience. Endoscopy. 2019;51(4):346-9.

[29] Demeter M,Banovcin P Jr,Duricek M,Kunda R,Hyrdel R. Peroral endoscopic myotomy in achalasia and large epiphrenic diverticulum. Dig Endosc. 2018;30(2):260-2.

[30] Nabi Z,Ramchandani M,Darisetty S,Kotla R,Reddy DN. Per-oral endoscopic myotomy with endoscopic septum division in a case of achalasia with large epiphrenic diverticulum. VideoGIE. 2019;4(1):14-6.

第9章

贲门失弛缓症行Heller肌切开术后的持续性或复发性症状：评估和治疗

Marco G. Patti,Francisco Schlottmann,and Marco Di Corpo

陈　冬　　胡志伟　　吴继敏　　译

简　介

由于微创手术的引入,贲门失弛缓症的治疗方案在过去的 30 年间慢慢地发生着转变。微创技术已经随时间逐渐发展起来了,目前在大部分治疗中心,腹腔镜下 Heller 肌切开术＋部分胃底折叠术是治疗的选择[1-14]。

1992 年,我们报道了经左侧胸腔镜入路行肌切开术的初步经验[15]。在术中胃镜的引导下我们完成了肌切开术,当时切口只向胃延伸了 5mm,并且没有附加抗反流手术。我们很快就知道,相比传统开胸手术,胸腔镜手术的住院时间更短,术后不适更少,恢复也更快[15]。长期随访结果显示,吞咽困难在约 90％的患者中得到缓解,但动态 pH 监测显示有 60％的患者出现了病理性反流[1]。为此,胸腔镜入路被放弃,腹腔镜入路成为选择,原因是腹腔镜可以更好地暴露胃食管交界处和进行胃底折叠术[1]。随着时间的推移,肌切开向胃壁延伸的长度增加,因为研究显示,更长的切开长度能更好地缓解吞咽困难[3,6]。

总体上,目前有 90％～95％的患者的吞咽状态能得到显著的改善[4,6,7,10]。然而,一些患者的症状会随时间而复发(复发性吞咽困难)。本章主要描述对手术成功非常重要的技术要素以及我们对于 Heller 肌切开术后持续性或复发性吞咽困难的诊断和治疗方法。

持续性吞咽困难

持续性吞咽困难定义为 Heller 肌切开术后立即或短时间内出现吞咽困难,通常是由操作中的技术性问题所导致的。

肌切开过短

持续性吞咽困难的最常见原因是胃壁侧的切开长度过短(图 9.1)。这在我们的早期经验中就很明显,当时是经胸入路进行肌切开术,向胃壁侧延伸切口的能力有限。随着腹腔镜入路的出现,从胸腔镜入路转为腹腔镜入路。通过腹腔镜入路,能够在胃壁侧进行更长的切开,最初只选择将切口延伸至胃食管交界处下方 1～1.5cm。几年后,我们发现延长切口似乎能更好地解决吞咽困难,于是我们决定将切口延伸至胃食管交界处下方 2.5～3.0cm。在一项里程碑式的研究中,Oelschlager 等对比了传统的肌切开术(胃食管交界处下 1.5cm)和延长的肌切开术(胃食管交界处下 3.0cm)[3],结果发现长期的吞咽困难缓解率分别为 83% 和 97%[6]。现今,我们的技术标准是切开 8cm,其中胃壁侧切开 2.5cm。术中胃镜对于评估自鳞柱交界向远端延伸的距离十分重要。随着经验的积累,可以不再使用术中胃镜,转而使用胃左动脉的第一根分支来作为衡量肌切开术在胃壁侧延伸范围的标志。

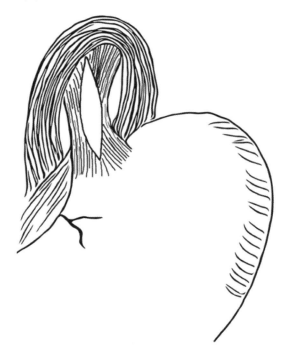

图 9.1　肌切开长度过短

不完整的肌切开

这可能因胃食管交界处存在瘢痕组织而发生,而这些瘢痕组织是由之前的内镜治疗所导致的[2,7,16-18]。球囊扩张和括约肌内肉毒毒素注射都可能引起胃食管交界处水平的瘢痕形成、纤维化和正常解剖平面的丢失。在这些情况下,肌切开术难度更高,黏膜穿孔更常见,并且结果更加难以预测[16]。

未分离肌层切缘

在完成肌切开术后,分离肌层切缘以暴露 30%～40% 的黏膜是非常重要的[2]。该步骤能减少肌层切缘远端在愈合过程中重新靠近的机会,并减少了导致食管狭窄的新瘢痕的形成(图9.2)。

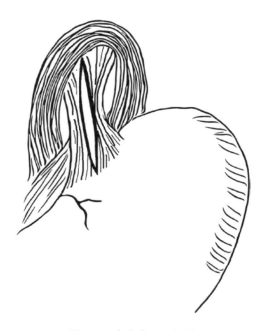

图 9.2　未分离肌层切缘

食管裂孔关闭过紧

我们不提倡对普通的贲门失弛缓症患者进行食管裂孔修补,因为缝合缩小食管裂孔可能影响食管排空。只有对罕见的伴有食管巨大裂孔疝的患者,我们才考虑关闭食管裂孔,并且在这些患者中,我们推荐只关闭部分食管裂孔,以避免持续性的吞咽困难。

胃底折叠类型错误

360°折叠可能会造成机械性梗阻,因为贲门失弛缓症患者的食管缺乏蠕动功能(图 9.3)。

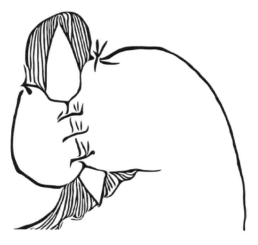

图 9.3　胃底折叠类型错误

胃底折叠方式错误

前置或后置部分胃底折叠术都可能引起持续的吞咽困难。Dor 胃底折叠术（前置 180°）必须仅由两排缝线构成，一排位于左侧，一排位于右侧[9]。左侧应该缝合 3 针，其中最上方一针缝合食管壁、胃底和左膈脚。第 2 针和第 3 针缝合胃底和食管壁左侧（图 9.4 a 和 b）。牵拉胃底至覆盖暴露的食管黏膜后，缝合另外 3 针。第 1 针包括胃底、食管壁和右膈脚；第 2 针和第 3 针应该只包括食管壁和胃底。顶部的缝合与胃短血管离断也非常重要，它们能避免折叠瓣形成张力。

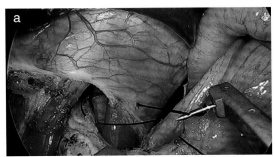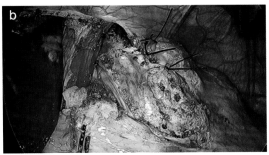

图 9.4　Dor 胃底折叠术的第一排缝线

a. 第一个三角形的缝合，包括胃底、食管壁和左膈脚；b. Dor 胃底折叠术的第一排缝线

在该水平进行太多的缝合将导致胃食管交界处的狭窄。Patti 等的研究显示，Dor 胃底折叠术构建中的问题可能引起持续性和复发性吞咽困难[2]。Toupet 胃底折叠术（后置 240°）也可能引起食管成角及食管排空的问题[11]。

复发性吞咽困难

这些患者的吞咽困难在最初的 Heller 肌切开术后数月或数年内得到显著的缓解，之后出现进行性的复发。其原因很多，疾病的进展、先前 Heller 手术区域的瘢痕形成或癌症都可能引起复发性吞咽困难。复发性吞咽困难最常见的原因如下。

肌切开远端的瘢痕形成

当患者的症状在消失很长一段时间后复发时，肌切开远端的瘢痕形成就是最常见的原因（图 9.5）[2,19,20]。然而，目前尚无研究明确该问题的特定预测因素。我们认为，在最初的手术中实施更长的切口和更宽的肌层切缘分离可能会减少以上问题发生的频率[3,6]。

360°折叠

由于考虑到食管蠕动的缺乏，建议 Heller 肌切开术后附加部分胃底折叠术。因为 Dor 和 Toupet 胃底折叠术都只能有效控制 80%～90% 患者的反流，一些作者提议使用 Nissen 胃底折叠术[21]。然而，Nissen 术式的长期效果很差[22,23]。例如，Rebecchi 等对 71 例行腹腔镜下

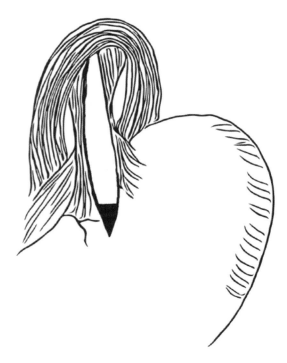

图 9.5 肌切开远端瘢痕形成

Heller 肌切开术＋Dor 胃底折叠术和 67 例行腹腔镜下 Heller 肌切开术＋Nissen 胃底折叠术的患者进行了对比,术后 10 年时,两组的吞咽困难发生率分别为 2.8％和 15％[23]。其他研究者也报道了相似的问题[22]。

胃食管反流病

当仅仅行肌切开术时,术后反流的发生率为 50％～60％,当附加部分胃底折叠术时,这一比例为 10％～20％。异常反流被认为是复发性吞咽困难的常见原因之一。Csendes 等的研究显示,随着时间的推移,最初良好的结果逐渐出现临床恶化,并且这种恶化主要归因于病理性反流的增加和短段或长段巴雷特食管的形成[24]。不幸的是,大部分出现病理性反流的患者都是无症状的[1]。因此,在术后(特别是对年轻患者)进行动态 pH 监测十分重要[25]。如果存在异常反流,应该给予抑酸治疗,并且进行密切的内镜随访。

食管癌

贲门失弛缓症患者出现鳞状细胞癌的风险增加。此外,如果在肌切开术后出现病理性反流,可能发展成巴雷特食管和腺癌,并引起复发性吞咽困难[26]。虽然尚无指南明确地指出贲门失弛缓症患者的内镜随访问题,但每隔 3～5 年应该进行常规内镜检查。

诊断性评估

当患者主诉复发性吞咽困难时,进行完善的检查以明确原因并制订个体化的治疗方案显得十分重要[27]。

第一步应该是回顾整个病史（尤其是第一次手术之前的病史），如有可能，回顾第一次手术前的诊断性检查。正是在这个时候，我们发现一部分患者起初并没有贲门失弛缓症。一旦完成这个过程，我们倾向于回顾初次手术记录。通常会发现一些能解释这些症状的线索，如对先前治疗导致的瘢痕组织的描述、术中未能明确解剖平面或肌切开长度过短。

下一步是评估症状。明确目前存在什么症状，并将其与术前存在的症状进行比较。此外，还需要区分持续性和复发性吞咽困难。

钡餐造影在明确吞咽困难病因方面十分有用：它能明确梗阻的区域，评估食管扩张的程度及食管的排空情况，并且可显示食管的整体形态；它还可能有助于鉴别肌切开长度过短、食管裂孔关闭过紧和限制性或异位性胃底折叠。Loviscek 等报道了一系列在 Heller 肌切开术后出现复发性吞咽困难而接受二次手术的患者，结果提示可以将术前的钡餐造影发现与术后症状的改善联系起来。所有食管比较直（正常或扩张）的患者在二次手术后吞咽困难都得到缓解，而食管扭曲的患者，其吞咽困难缓解不一[27]。

对所有患者都应该进行上消化道内镜检查，因为它能够显示是否有反流性黏膜损伤、排空减慢导致的念珠菌食管炎及癌症。内镜评估也可显示胃底折叠异位或过紧而导致的远端食管成角。

食管测压对于明确贲门失弛缓症的诊断和测量 LES 的压力和松弛度至关重要。当与术前检查结果对比时，它能显示出肌切开术是否适当地向胃壁侧延伸，或是否仍然存在残余的高压区。

对复发性吞咽困难的患者，应该进行动态 24 小时 pH 监测。解读结果时不仅要看反流评分，也要看 pH 曲线，以鉴别真正的反流和潴留及发酵所导致的假性反流。即使对 Heller 肌切开术后无症状的患者，也要常规进行 pH 监测，因为反流常常是"无症状性的"[1]。这一点对儿童患者尤为重要，因为终身性的反流能引起巴雷特食管甚至食管癌[24,26,28]。

当怀疑癌症引起假性贲门失弛缓症时，超声内镜和 CT 将有助于明确诊断[29]。

治　疗

球囊扩张

对复发性吞咽困难的患者应考虑球囊扩张。与常识相反，此时球囊扩张的穿孔率非常低，因为切口被胃壁（Dor）或肝左叶（Toupet）覆盖。Zaninotto 等报道，113 例行腹腔镜下 Heller 肌切开术＋Dor 胃底折叠术的患者中有 9 例（8%）出现了复发性吞咽困难[19]，其中 7 例通过球囊扩张（中位数 2 次扩张，范围 1～4 次）得到有效缓解，另外 2 例需要二次手术。Sweet 等报道了相似的结果[7]。

再次手术

如果球囊扩张后吞咽困难没有得到缓解，则必须考虑再次手术。当与患者交流时，应该指出，虽然大多病例可以通过腹腔镜完成，但也可能需要进行开腹手术。此外，患者必须意识到，如果术中黏膜严重受损，可能需要进行食管切除。

　　手术的第一步是将肝与胃和食管游离开。随后拆解折叠瓣，将胃底还原至左侧，充分暴露食管壁。一旦暴露了之前的食管切口和明确了狭窄的区域，我们就开始在原先切口旁进行新的肌切开术。相比试图延长之前的切口，在原切口旁进行新的肌切开术更简单，因为手术区域的食管壁没有瘢痕（图 9.6）[27]。切口应该延伸至胃食管交界处下方 2.5～3.0cm，并且应该进行术中胃镜以评估不经意的食管或胃黏膜损伤。在完成肌切开术后，应考虑是否附加胃底折叠术。如果发生了黏膜损伤，则应该进行 Dor 胃底折叠术，以覆盖损伤的区域。在没有穿孔的情况下，我们通常不附加胃底折叠术，主要是基于以下考虑：①吞咽困难是导致再次手术的主要问题；②因吞咽困难而导致的第三次手术难度很高；③有时胃底折叠术可能导致吞咽困难；④相比吞咽困难，药物治疗可以更轻松地控制异常反流。Loviscek 等最近展示了使用这种方法能取得极好的结果[27]。作者对 1994—2011 年间 43 例因复发性吞咽困难行二次 Heller 肌切开术的贲门失弛缓症患者的结果进行了分析，其中 3 例只拆除了先前的胃底折叠，而剩余的 40 例患者进行了二次肌切开术，切口延伸至胃壁侧 3cm，其中在 1/3 的患者中附加了新的胃底折叠术，在中位数随访时间为 63 个月的 24 例患者中，19 例（79%）患者报道吞咽困难改善，中位数总体满意评分为 7（范围 3～10）分，4 例患者因持续性吞咽困难而需行食管切除。其他研究也报道了相似的结果[30-32]。

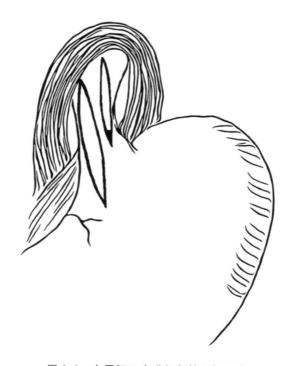

图 9.6　在原切口旁进行新的肌切开术

　　有时，一些复发性吞咽困难患者也接受左侧开胸入路或左侧胸腔镜入路的二次手术[33]。因为腹部和食管右侧没有第一次手术导致的粘连和瘢痕组织，所以腹腔镜入路能够在食管右侧进行肌切开术，并且取得极好的效果[33]。根据食管的大小，可以附加部分胃底折叠术。

经口内镜下肌切开术

经口内镜下肌切开术（peroral endoscopic myotomy，POEM）能极好地缓解贲门失弛缓症患者的吞咽困难[34,35]。短期随访结果显示，大部分患者的吞咽状态得到改善。由于腹腔镜入路是在食管前壁进行切开，而 POEM 是在食管后壁切开，因此，POEM 可以作为持续性或复发性吞咽困难的补救措施。

食管切除术

如有可能，应该尽可能避免食管切除术，因为即使由专家主刀，死亡率也有 2% ～ 4%[36,37]。此外，它还伴有较高的并发症发生率。例如，Devaney 等报道，93 例患者因贲门失弛缓症行食管切除术，其中吻合口瘘发生率为 10%，声音嘶哑发生率为 5%，因出血和乳糜胸而需开胸手术的发生率为 2%[37]。再者，46% 的患者因吞咽困难需要扩张吻合口，42% 的患者有反流，39% 的患者有倾倒综合征，平均住院天数为 12.5 天。

尽管存在这些缺点，但食管切除术有时是唯一的治疗选择。对于食管严重扩张、扭曲而无法行 Heller 肌切开术，以及再次行 Heller 肌切开术或 POEM 治疗失败的患者尤其如此。当实施食管切除术时，我们倾向于使用胃来替代食管。由于食管常常有扩张，且有大血管供应，我们倾向于在经胸腔镜或右侧开胸直视下解剖胸段食管。食管－胃吻合口可以置于颈部，也可置于右胸顶部。

结　论

目前，腹腔镜下 Heller 肌切开术＋部分胃底折叠术被认为是贲门失弛缓症患者的外科治疗选择。此手术的技术步骤已经清晰明确，如果不能遵循相关步骤将导致持续性或复发性症状。虽然该手术有非常高的成功率，但一些患者最终需要进一步的治疗，尤其是初次手术时患者很年轻。当发生这种情况时，进行仔细的检查以尝试明确原因并制订个体化的治疗方案是十分重要的。如果在一个治疗中心，放射学家、胃肠病学家和外科医师都具有诊断和治疗这种罕见疾病的丰富经验，那么往往能取得非常好的结果。

参考文献

[1] Patti MG，Pellegrini CA，Horgan S，Arcerito M，Omelanczuk P，Tamburini A，Diener U，Eubanks TR，Way LW. Minimally invasive surgery for achalasia：an 8-year experience with 168 patients. Ann Surg. 1999；230：587-93.

[2] Patti MG，Molena D，Fisichella PM，Whang K，Yamada H，Perretta S，Way LW. Laparoscopic Heller myotomy and Dor fundoplication for achalasia：analysis of successes and failures. Arch Surg. 2001；136：870-7.

[3] Oelschlager BK，Chang L，Pellegrini CA. Improved outcomeafterextendedgastricmyotomy for achalasia. Arch Surg. 2003；138：490-5.

[4] Patti MG，Fisichella PM，Perretta S，Galvani C，Gorodner MV，Robinson T，Way LW. Impact of minimally invasive surgery on the treatment of esophageal achalasia：a decade of change. J Am Coll Surg. 2003；

196:698-703.

[5] Richards WO,Torquati A,Holzman MD,Khaitan L,Byrne D,Lutfi R,Sharp KW. Heller myotomy versus Heller myotomy with Dor fundoplication for achalasia:a prospective randomized double-blind clinical trial. Ann Surg. 2004;240:405-12.

[6] Wright AS,Williams CW,Pellegrini CA,Oelschlager BK. Long-term outcomes confirm the superior efficacy of extended Heller myotomy with Toupet fundoplication for achalasia. Surg Endosc. 2007;21:713-8.

[7] Sweet MP,Nipomnick I,Gasper WJ,Bagatelos K,Ostroff JW,Fisichella PM,Way LW,Patti MG. The outcome of laparoscopic Heller myotomy for achalasia is not influenced by the degree of esophageal dilatation. J Gastrointest Surg. 2008;12:159-65.

[8] Wang YR,Dempsey DT,Friedenberg FK,Richter JE. Trends of Heller myotomy hospitalizations for achalasia in the United States,1993-2005:effect of surgery volume on perioperative outcomes. Am J Gastroenterol. 2008;103:2454-64.

[9] Patti MG,Fisichella PM. Laparoscopic Heller myotomy and dor fundoplication for esophageal achalasia. How I do it. J Gastrointest Surg. 2008;12:764-6.

[10] Zaninotto G,Costantini M,Rizzetto C,Zanatta L,Guirroli E,Portale G,Nicoletti L,Cavallin F,Battaglia G,Ruol A,Ancona E. Four hundred laparoscopic myotomies for esophageal achalasia:a single centre experience. Ann Surg. 2008;248:893-986.

[11] Tatum RP,Pellegrini CA. How I do it:laparoscopic Heller myotomy with Toupet fundoplication for achalasia. J Gastrointest Surg. 2009;13:1120-4.

[12] Patti MG,Herbella FA. Fundoplication after laparoscopic Heller myotomy for esophageal achalasia:what type? J Gastrointest Surg. 2010;14:1453-8.

[13] Roll GR,Ma S,Gasper WJ,Patti M,Way LW,Carter J. Excellent outcomes of laparoscopic esophagomyotomy for achalasia in patients older than 60 years of age. Surg Endosc. 2010;24:2562-6.

[14] Rawlings A,Soper NJ,Oelschlager B,Swanstrom L,Matthews BD,Pellegrini C,Pierce RA,Pryor A,Martin V,Frisella MM,Cassera M,Brunt LM. Laparoscopic dor versus Toupet fundoplication following Heller myotomy for achalasia:results of a multicenter,prospective,randomized-controlled trial. Surg Endosc. 2012;26:18-26.

[15] Pellegrini C,Wetter LA,Patti M,Leichter R,Mussan G,Mori T,Bernstein G,Way L. Thoracosc opicesophagomyotomy. Initialexperience with a new approach for the treatment of achalasia. Ann Surg. 1992;216:291-6.

[16] Patti MG,Feo CV,Arcerito M,De Pinto M,Tamburini A,Diener U,Gantert W,Way LW. Effects of previous treatment on results of laparoscopic Heller myotomy for achalasia. Dig Dis Sci. 1999;44:2270-6.

[17] Snyder CW,Burton RC,Brown LE,Kakade MS,Finan KR,Hawn MT. Multiple preoperative endoscopic interventions are associated with worse outcomes after laparoscopic Heller myotomy for achalasia. J Gastrointest Surg. 2009;13:2095-103.

[18] Smith CD,Stival A,Howell DL,Swafford V. Endoscopic therapy for achalasia before Heller myotomy results in worse outcomes than Heller myotomy alone. Ann Surg. 2006;243:579-84.

[19] Zaninotto G,Costantini M,Portale G,Battaglia G,Molena D,Carta A,Costantino M,Nicoletti L,Ancona E. Etiology,diagnosis,and treatment of failures after laparoscopic Heller myotomy for achalasia. Ann Surg. 2002;235:186-92.

[20] Gockel I,Junginger T,Eckardt VF. Persistent and recurrent achalasia after Heller myotomy:analysis of different patterns and long-term results of reoperation. Arch Surg. 2007;142:1093-7.

[21] Rossetti G,Brusciano L,Amato G,Maffettone V,Napolitano V,Russo G,Izzo D,Russo F,Pizza F,Del

Genio G,Del Genio A. A total fundoplication is not an obstacle to esophageal emptying after heller myot omy for achalasia:results of a long-term follow up. Ann Surg. 2005;241;614-21.

[22] Zhu ZJ,Chen LQ,Duranceau A. Long-term result of total versus partial fundoplication after esophago-myotomy for primary esophageal motor disorders. World J Surg. 2008;32;401-7.

[23] Rebecchi F,Giaccone C,Farinella E,Campaci R,Morino M. Randomized controlled trial of laparoscopic Heller myotomy plus Dor fundoplication versus Nissen fundoplication for achalasia:long-term results. Ann Surg. 2008;248;1023-30.

[24] Csendes A,Braghetto I,Burdiles P,Korn O,Csendes P,Henriquez A. Very late results of esophagomyot-omy for patients with achalasia:clinical,endoscopic,histologic,manometric,and acid reflux studies in 67 patients for a mean follow-up of 190 months. Ann Surg. 2006;243;196-203.

[25] Patti MG,Diener U,Molena D. Esophageal achalasia:preoperative assessment and postoperative follow-up. J Gastrointest Surg. 2001;5;11-2.

[26] Lopes AB,Fagundes RB. Esophageal squamous cell carcinoma-precursor lesions and early diagnosis. World J Gastrointest Endosc. 2012;4;9-16.

[27] Loviscek MF,Wright AS,Hinojosa MW,Petersen R,Pajitnov D,Oelschlager BK,Pellegrini CA. Recur-rent dysphagia after Heller myotomy:is esophagectomy always the answer? J Am Coll Surg. 2013;216; 736-43.

[28] Patti MG,Albanese CT,Holcomb GW 3rd,Molena D,Fisichella PM,Perretta S,Way LW. Laparoscopic Heller myotomy and Dor fundoplication for esophageal achalasia in children. J Pediatr Surg. 2001;36; 1248-51.

[29] Moonka R,Patti MG,Feo CV,Arcerito M,De Pinto M,Horgan S,Pellegrini CA. Clinical presentation and evaluation of malignant pseudoachalasia. J Gastrointest Surg. 1999;3;456-61.

[30] Iqbal A,Tierney B,Haider M,Salinas VK,Karu A,Turaga KK,Mittal SK,Filipi CJ. Laparoscopic reop-eration for failed Heller myotomy. Dis Esophagus. 2006;19;193-9.

[31] Grotenhuis BA,Wijnhoven BP,Myers JC,Jamieson GG,Devitt PG,Watson DI. Reoperation for dysphagia after cardiomyotomy for achalasia. Am J Surg. 2007;194;678-82.

[32] Wang L,Li YM. Recurrent achalasia treated with Heller myotomy:a review of the literature. World J Gastroenterol. 2008;14;7122-6.

[33] Robinson TN,Galvani CA,Dutta SK,Gorodner MV,Patti MG. Laparoscopic treatment of recurrent dys-phagia following transthoracic myotomy for achalasia. J Laparoendosc Adv Surg Tech A. 2003;13;401-3.

[34] Swanstrom LL,Kurian A,Dunst CM,Sharata A,Bhayani N,Rieder E. Long-term outcomes of an endo-scopic myotomy for achalasia:the POEM procedure. Ann Surg. 2012;256;659-67.

[35] Hungness ES,Teitelbaum EN,Santos BF,Arafat FO,Pandolfino JE,Kahrilas PJ,Soper NJ. Comparison of perioperative outcomes between peroral esophageal myotomy (POEM) and laparoscopic Heller myot-omy. J Gastrointest Surg. 2013;17;228-35.

[36] Pinotti HW,Cecconello I,da Rocha JM,Zilberstein B. Resection for achalasia of the esophagus. Hepato-Gastroenterology. 1991;38;470-3.

[37] Devaney EJ,Lannettoni MD,Orringer MB,Marshall B. Esophagectomy for achalasia:patient selection and clinical experience. Ann Thorac Surg. 2001;72;854-8.

第 10 章

食管切除术治疗终末期贲门失弛缓症

John Waters and Daniela Molena

陈　冬　胡志伟　译

简介和历史

终末期贲门失弛缓症是该疾病的最严重形式[1]。目前来自美国胃肠病学会(American College of Gastroenterology,ACG)和国际食管疾病学会(International Society for Diseases of the Esophagus,ISDE)的指南同时使用测压和放射学标准来定义该疾病。

测压方面,贲门失弛缓症表现为 LES 不能松弛,伴综合松弛压(integrated relaxation pressure,IRP)大于 15mmHg。根据失蠕动的程度、食管压力和早熟收缩将贲门失弛缓症分为 Ⅰ、Ⅱ 和Ⅲ型(表 10.1)[2-4]。放射学方面,终末期贲门失弛缓症的证据包括巨食管(>6cm)、远端食管成角和乙状结肠样食管(图 10.1)[3,4]。

表 10.1　贲门失弛缓症亚型的测压特点

贲门失弛缓症亚型	IRP(mmHg)	蠕动	其他考虑
Ⅰ 型	>15	100%无效	早熟收缩,伴 DCI<450mmHg/(s·cm),可以替代失蠕动
Ⅱ 型	>15	100%无效	≥20%的吞咽出现全食管增压
Ⅲ 型	>15	无正常蠕动	早熟收缩,>20%的吞咽出现 DCI>450mmHg/(s·cm)

注:IRP—综合松弛压;DCI—远端收缩积分。

贲门失弛缓症的患病率为 1.6/10 万人,30～60 岁的男女患病率相等[5-7]。终末期贲门失弛缓症患者通常有吞咽困难、复发性食物梗塞、食管清除能力差、误吸、复发性肺炎、胃灼热,偶尔有胃肠道出血和胸骨后疼痛[8],患食管鳞状细胞癌的风险也有所升高[9,10]。

文献对贲门失弛缓症的表现和食管形态有充分的描述。Ellis 等早期的一项研究对 1933—1948 年诊断的 85 例贲门失弛缓症患者进行了随访,结果描述了贲门失弛缓症的 3 个阶段:起始、沉默期和进展性恶化[11]。贲门失弛缓症被描述为一种具有静止期和间断性进展的疾病,但食管由正常大小转变为扩张的具体时间和机制尚不清楚。

更多近期的研究提供了关于贲门失弛缓症测压结果的描述,但每种亚型进展为巨食管的风险尚不清楚[12]。据推断,未解决的远端食管梗阻最终可能导致扩张的袋状食管的形成。正常形态的食管退行为扩张和乙状结肠样食管可能需要 12~15 年[13,14]。

贲门失弛缓症病理生理学

外科手术标本的病理学检查提示,贲门失弛缓症是一种特发性神经退行性疾病,是由 T 淋巴细胞破坏食管远端 2/3 平滑肌细胞的肠神经元所引起[15-18]。也有人认为感染和先天性的病因也可引起该病[19]。

终末期贲门失弛缓症和 Chagas 病(也称美洲锥虫病)的巨食管具有同源性。Chagas 病是通过锥蝽传染给人类的[20],包括急性期和慢性期[21]。急性期可以无症状,通常发生在小于 1 岁的患者中。如果确实出现症状,通常也是全身性和非特异性的:发热、叮咬部位炎症、淋巴结病和眼睑肿胀,可持续 4~8 周。约 30% 的患者将出

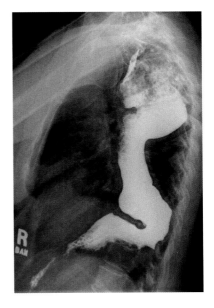

图 10.1　终末期食管特点:扩张、弯曲和远端扭曲

现该疾病的系统性后遗症。在胃肠道,这种后遗症被描述为食管、胃、十二指肠、空肠、胆囊和结肠的扩大[22]。内脏标本分析显示,受 Chagas 病影响的食管表现为固有肌层和肌间神经丛的炎症和纤维化,单核细胞被嗜酸性粒细胞围绕。此外,肥大细胞和罕见的浆细胞也充满肌层和肌间神经丛。

食管切除术的指征

对于终末期贲门失弛缓症患者,如果伴有巨食管,先前治疗失败(球囊扩张、Heller 肌切开术或 POEM),且放射学证据提示疾病进展,则具有行食管切除术的指征[3,4]。在术前必须进行仔细的评估,并且患者必须接受全面的咨询,以了解食管切除术的细节和潜在并发症。

贲门失弛缓症和食管切除术历史

在 20 世纪,关于贲门失弛缓症和食管切除术的外科经验是平行的,直到 20 世纪 70 年代末两个领域才有了交集。

贲门失弛缓症的外科历史

1913 年 4 月 14 日,Ernst Heller(1877—1964)对一名主诉咽部食物嵌塞的 49 岁德国男性实施了第一台食管纵向肌切开术[23,24]。在实施了前侧肌切开术后,因对术中食管的外观不满意,他又实施了后侧肌切开术。

4 年后,Heller 最初的食管纵向肌切开术发展为前侧肌切开术(改良的 Heller 肌切开

术)[25,26]。该术式很快就流行起来,之后还附加了部分胃底折叠术以减少术后胃食管反流。目前,"Heller 肌切开术＋部分胃底折叠术"已经成为贲门失弛缓症公认的外科治疗术式[4,27]。第一台腹腔镜下 Heller 肌切开术在 1991 年由 Cuschieri 等[28]完成。目前,关于 Heller 肌切开术的结果显示,高达 90% 的症状得到改善。贲门失弛缓症指南推荐 Heller 肌切开术作为贲门失弛缓症的一线治疗方法。球囊扩张和 POEM 也是微创的,并且能提供很好的短期效果[29,30],但它们不能提供抗反流作用。

食管切除术历史

1913 年,纽约市德国医院的 Franz Torek 医师实施了第一台成功的食管切除术[31]。通过左侧开胸入路,Torek 将一位患有食管鳞状细胞癌的 67 岁女性的食管切除,并通过假体管道连接颈段食管造口和胃造口,以保持胃肠道的连续性。进食后手动移除假体管道。患者在术后存活了 13 年。

随后进行的食管切除术的效果很差[32]。出血、气胸、食管瘘、纵隔炎、食管坏死、肺炎和死亡是常见的并发症。原因包括患者选择不理想、对食管癌认识不足、麻醉能力有限、缺乏标准化的手术技术以及重症监护和抗菌能力不足。

20 世纪 30 年代末,人们对食管切除术又重新产生了兴趣。1938 年,Adams 和 Phemister 通过左侧开胸入路实施了食管切除术,并且重塑了胃肠道的连续性[33]。Sweet 重复了该技术,并报道了 141 例患者的良好结果[34,35]。

Sweet 的经验恢复了食管切除术的应用,并且发展出了其他的手术技术。1946 年,Ivor Lewis 通过右侧开胸和正中开腹入路实施了食管切除术[36]。1969 年,K. C. McKeown 通过右侧开胸、开腹及右侧颈部切口实施了食管切除术[37,38]。1976 年,Marc Orringer 医师普及了经食管裂孔食管切除术(transhiatal esophagectomy,THE)[39]。

20 世纪 90 年代出现了微创食管切除术。Dallemagne 等实施了第一台微创 McKeown 食管切除术[40]。Azagra 等报道了 8 例接受胸腔镜下食管游离和颈部游离及开腹 McKeown 食管切除术的患者[41]。来自日本和美国的腹腔镜先驱发表的结果显示,微创食管切除术相比开放手术更能降低术后并发症发生率[42-45]。随着腹腔镜和胸腔镜的经验积累,微创手术变得更加流行。对比经胸和非经胸食管切除术治疗癌症的荟萃分析和前瞻性研究显示:经胸入路有更高的肺部并发症、淋巴瘘和伤口并发症风险;经食管裂孔手术有更高的吻合口瘘和喉返神经损伤风险。

食管切除术治疗贲门失弛缓症

1977 年,H. W. Pinotti 报道了经纵隔入路,对一名因患有 Chagas 病而出现终末期食管扩张的巴西患者实施食管切除的技术[46]。南美洲 Chagas 病的高患病率导致大量的早期食管切除病例来自巴西。

1988 年,Pinotti 的团队报道了 108 例因贲门失弛缓症而接受 THE 手术的病例,结果发现死亡率为 3.4%[46]。1989 年,Devaney 等报道了 26 例因终末期贲门失弛缓症于密歇根大学接受 THE 手术的病例,结果发现有 1 例死亡[47]。其他病例系列也报道了食管切除术治疗终末期贲门失弛缓症取得了较好的效果。表 10.2~10.5 详细描述了这些病例系列的各个方面。

　　McKeown 式式、Ivor Lewis 式式、经食管裂孔式式和经胸腹式式之间的手术方法不同。根据各治疗中心的经验,使用的连接管的类型也不同,其中最常使用的连接管是胃和结肠。

表 10.2　手术技术、吻合口位置和随访时间

作者(时间)	病例数	手术技术	吻合口位置	随访时间(平均)
Pinotti 等(1988)[48]	108	THE-108(100%)	颈部-108(100%)	NA
Orringer 等(1989)[49]	26	THE-24(92%) McKeown-2(8%)	颈部-26(100%)	3~91(30)个月
Miller 等(1995)[14]	37	THE-9(24%) IL-12(32%) McKeown-11(30%) 远端食管切除 RY-5(13%)	颈部-20(54%) 胸部-17(46%)	1.4~16(6.3)年
Peters 等(1995)[50]	15	McKeown-15(100%)	颈部-15(100%)	1~14(中位数 6)年
Banbury 等(1999)[51]	32	THE-21(66%) 经胸-11(34%)	颈部-30(94%) 胸部-2(6%)	3~115(43)个月
Hsu 等(2003)[52]	9	左侧胸腹-9(100%)	胸部-9(100%)	1~12(6)年
Devaney 等(2001)[53]	93	THE-87(93%) McKeown-6(7%)	颈部-93(100%)	1~190(38)个月
Gockel 等(2004)[54]	8	THE-6(75%) McKeown-2(25%)	颈部-8(100%)	3~92(中位数 43.5)个月
Crema 等(2005)[55]	30	腹腔镜下 THE-30(100%)	颈部-30(100%)	未提供
Glatz 等(2007)[13]	8	IL-8(100%)	胸部-8(100%)	(中位数 6 年)
Schuchert(2009)[56]	6	McKeown-6(100%)	颈部-6(100%)	NA
Crema(2009)[57]	60	腹腔镜下 THE-60(100%)	颈部-60(100%)	6~118(NA)个月
Crema(2017)[58]	231	腹腔镜下 THE-231(100%)	颈部-231(100%)	7 个月~20 年(NA)

　　注:THE—经食管裂孔食管切除术;McKeown—三区域食管切除术;IL—Ivor Lewis 食管切除术;NA—未记录。

表 10.3　术中并发症

作者(时间)	出血	气道损伤	非计划性中转开胸
Pinotti 等(1988)[48]	2(1.8%)	1(0.9%)	NA
Orringer 等(1989)[49]	2(7.7%)	0(0)	2(7.7%)
Peters 等(1995)[50]	1(6.7%)	0(0)	NA
Miller 等(1995)[14]	2(5.4%)	0(0)	2(5.4%)
Banbury 等(1999)[51]	0(0)	0(0)	5(15.6%)
Devaney 等(2001)[53]	2(2.0%)	1(1.0%)	2(2.0%)
Hsu(2003)[52]	0(0)	0(0)	NA
Gockel 等(2004)[54]	0(0)	0(0)	0(0)

（续 表）

作者（时间）	出血	气道损伤	非计划性中转开胸
Crema 等（2005）[55]	0（0）	0（0）	0（0）
Glatz 等（2007）[13]	0（0）	0（0）	NA
Schuchert（2009）[56]	1（16.7%）	0（0）	NA
Crema（2009）[57]	0（0）	0（0）	0（0）
Crema（2017）[58]	0（0）	0（0）	0（0）

注：NA—未记录。

表 10.4　术后并发症

作者（时间）	吻合口瘘	连接管坏死	发声困难	肺炎	胸腔积液	肺栓塞
Pinotti 等（1988）[48]	9（8.3%）	0（0）	NA	9（8.3%）	23（21%）	NA
Orringer 等（1989）[49]	1（3.8%）	0（0）	2（7.7%）	NA	NA	NA
Peters 等（1995）[50]	0（0）	0（0）	0（0）	1（6.7%）	1（6.7%-乳糜胸）	NA
Miller 等（1995）[14]	2（6.2%）	0（0）	2（6.2%）	2（6.2%）	NA	2（6.2%）
Banbury 等（1999）[51]	4（13%）	0（0）	2（6%）	7（22%）	1（3%-乳糜胸）	NA
Devaney 等（2001）[53]	9（10%）	1（1%）	5（5%）	2（2%）	2（2%-乳糜胸）	1（1%）
Hsu 等（2003）[52]	0（0）	1（11%）	0（0）	0（0）	0（0）	0（0）
Gockel 等（2004）[54]	1（12.5%）	0（0）	NA	NA	1（12.5%-乳糜胸）	0（0）
Crema（2005）[55]	2（6.7%）	0（0）	7（23.0%）	0（0）	0（0）	0（0）
Glatz 等（2007）[13]	0（0）	0（0）	0（0）	0（0）	0（0）	0（0）
Crema 等（2009）[57]	4（6.7%）	0（0）	9（15.0%）	0（0）	8（13.3%）	0（0）
Schuchert 等（2009）[56]	1（16.7%）	0（0）	0（0）	0（0）	1（16.7%）	0（0）
Crema（2017）[58]	11（4.76%）	0（0）	18（7.80%）	NA	22（9.52%）	NA

注：NA—未记录。

表 10.5　长期并发症

作者（时间）	吞咽困难	胃排空问题	平均体重增加	死亡
Pinotti 等（1988）[48]	NA	NA	NA	4（3.4%）
Orringer 等（1989）[49]	10（38.4%）	5（19.2%）	+11.8kg +5.9kg	1（3.8%）
Peters 等（1995）[50]	3（20%）	8（61%）	+6.3kg	0（0）
Miller 等（1995）[14]	5（20.8%）	0（0）	NA	2（6.3%）
Banbury 等（1999）[51]	5（17.0%）	10（34.0%）	NA	1（3.1%，术后 6 个月）
Devaney 等（2001）[53]	43（46.0%）	36（39.0%）	NA	2（2.1%）
Hsu（2003）[52]	NA	3（33.3%）	NA	0（0）
Gockel 等（2004）[54]	3（37.5%）	NA	NA	1（12.5%）
Crema（2005）[55]	1（3.3%）	NA	NA	0（0）

（续　表）

作者（时间）	吞咽困难	胃排空问题	平均体重增加	死亡
Glatz 等（2007）[13]	0（0）	0（0）	＋10.4kg（术后 1 年）	0（0）
Crema 等（2009）[57]	2（3.3%）	3（5.0%）	NA	0（0）
Schuchert 等（2009）[56]	NA	NA	NA	NA
Crema 等（2017）[58]	NA	11（4.76%）	NA	2（0.80%）

注：NA—未记录。

贲门失弛缓症食管切除术的技术要素

食管切除治疗贲门失弛缓症需要精心的术前、术中、术后及长期护理。虽然食管切除术治疗食管癌和贲门失弛缓症具有相似性，但必须重视贲门失弛缓症患者手术的特定细节。

术前

终末期贲门失弛缓症患者必须接受全面的术前检查，必须研究所有先前的临床数据和手术报告，经测压检查证实，并复查胸、腹和盆腔横断面影像。

上消化道内镜检查应该由食管切除术外科团队施行。我们建议至少实施一次术前内镜检查，以增加外科医师对患者解剖的熟悉程度，同时清理食管和评估其他食管疾病（尤其是食管癌）。上消化道内镜检查也有一定风险，对于贲门失弛缓症患者来说，最常见的就是诱导麻醉过程中的吸入风险。我们推荐在半直立位或完全直立位且清醒时插管。然而，快速诱导插管伴环状软骨压迫也是一个很好的选择，但是伴有较高的吸入和致肺炎风险。

应使用标准的上消化道内镜装备全面清理食管。一旦全面清理了食管，并且明确没有伴其他食管疾病，我们建议给予全流质饮食，直至术前 2 天，而在术前 48 小时内只给予清流质饮食。应进行标准化的生化检查和营养评估。还应常规行结肠镜检查以评估腔内恶性肿瘤或息肉病综合征，因为对于有胃手术史、消化性溃疡并发症、前肠干预史或严重的外周血管疾病，尤其是腹腔和肠系膜上动脉（superior mesenteric artery，SMA）疾病患者，可能需要使用结肠。有结肠癌或结肠切除史、炎性肠病、憩室炎、严重的肠系膜血管疾病以及肠系膜下动脉（inferior mesenteric artery，IMA）闭塞时则禁用结肠。

通过 CT 血管造影评估 SMA 和 IMA 的通畅性。对肾功能不全的患者，如果对碘造影剂过敏，可以使用标准造影剂或 CO_2 进行主动脉造影。

必须进行标准的心血管风险评估。根据美国心脏病学会指南，应在术前评估患者的体力状态和心脏风险指数。

推荐术前清肠，尤其是对先前进行过 Heller 肌切开术＋胃底折叠术的患者，因为游离胃时可能损伤胃网膜血管弓，并且通过术前的影射学检查很难对其进行评估。

术中

贲门失弛缓症的食管切除术具有难度并且耗时。食管切除的范围将由食管扩张的长度和程度而决定。不同的切除技术包括保留迷走神经的食管切除、部分食管切除和全食管切除。

术者首先要决定食管切除的范围。食管大部分切除＋高位胸内吻合或食管全切＋颈部吻合是最合适的方法，因为胸段食管常常存在扭曲和成角。然而，罕见情况下，对短段食管扩张、成角，而中、上段食管相对较直且正常的患者，也可以进行部分食管切除术。根据食管切除的长度不同，重建方法也不同。对于远端食管短段切除，可以经开腹入路使用长段空肠 Roux-en-Y 方式进行重建。对于长段食管切除，可以通过经食管裂孔、Ivor Lewis 和 McKeown 技术使用胃、结肠和小肠代食管完成插入"手术"。

应预先考虑到，食管由扩张的主动脉-食管侧支供应而呈扩张和红肿状态。食管可能部分或完全填充左侧或右侧胸膜腔，并且可能与周围的纵隔结构紧密粘连。最安全的食管切除技术将取决于外科医师的经验和相关的解剖发现。

进行食管切除时，应紧贴食管解剖，以减少对周围结构的损伤，可以采用经胸或经食管裂孔技术。如果要进行食管全切，我们通常会使用胸腔镜来协助解剖。胸腔镜允许在直视下游离胸段食管，如果遇到意外的出血，还可以在良好的暴露下快速开胸。开胸手术也很安全，如果术者没有胸腔镜经验，那么应该首先进行开胸手术。

经食管裂孔食管切除术

患者取仰卧位，在开始手术之前，做好整个胸部的准备。接下来同时进行腹部和颈部的手术。腹部手术小组实施正中开腹，游离左肝外侧段。进入小网膜囊，分离胃左血管，游离胃近端。切开胃结肠韧带，游离胃大弯至左膈脚。钝性分离纵隔。实施胃排空操作，使用胃肠道吻合器将胃管状化。颈部手术小组识别和游离颈部食管，并通过头端和尾端入路完成纵隔的解剖。

值得注意的是，使用这种技术对后纵隔进行解剖时，主动脉-食管侧支血管、左心房和气管损伤的风险增加，这可能导致大量的失血，因此，我们倾向于经胸入路。在大量出血且出血区域视野不佳的情况下，应该行开胸手术。如果发生出血，通过前外侧开胸术暴露后纵隔可能很困难，而右后侧开胸术能提供最好的暴露。

在腹部横断胃，并送至颈部，通过手工缝合或钉合技术完成食管胃吻合术。然后放置空肠营养管及引流管，关闭腹部和颈部切口。

Ivor Lewis 食管切除术

Ivor Lewis 食管切除术通过两个阶段完成。手术从腹部探查开始。如果实施开放手术，则通过开腹解剖胃和食管，形成连接管，实施胃排空操作和放置"J"形管。然后将患者置于左侧卧位，实施右侧胸腔镜或开胸手术。游离食管，分离奇静脉，结扎主动脉-食管穿支及淋巴通道，在奇静脉水平以上横断食管。将连接管送至胸部，通过吻合器或手工缝合形成吻合口。放置引流管，关闭胸腔。

McKeown 食管切除术

McKeown 食管切除术（三区域食管切除术）最初通过右侧胸腔镜或开胸手术进行。与 Ivor Lewis 技术相同，游离食管，将其与纵隔分离。游离食管至胸廓入口水平，注意在上胸部紧贴食管。用引流管包绕解剖好的近端食管。同时进行腹部和颈部手术，与经食管裂孔技术相同，将连接管送至颈部。

连接管选择

胃是贲门失弛缓症食管切除术中最常用的连接管，易于游离，只需要一个吻合口，并且可以延长至跨越整个胸部。其他连接管包括右结肠、左结肠和小肠。

关于食管切除术后连接管的选择方面尚无指南。连接管的选择需要考虑患者的并发症和手术条件。

连接管的技术性考虑

胃

胃是贲门失弛缓症食管切除术中最常用的连接管。制作胃连接管时，应明确和解剖角切迹水平的胃小弯。可以使用 EndoGIA 或 GIA 钉合器来将胃管状化。这个手术步骤可使用 GIA 蓝钉合器或 EndoGIA 紫钉合器或黑钉合器完成。组织可以较厚，因为较宽的钉合模块可以协助组织贴合。然后向头侧形成直径约 4cm 的连接管。狭小的连接管容易缺血和出现吻合口并发症[56-58]。食管胃吻合术可以通过手动缝合、钉合或混合技术完成。健康组织的无张力贴合是必不可少的。连接管应该是有方向性的，较大的弯曲应朝向患者的左侧。

结肠

结肠是贲门失弛缓症患者中第二常用的连接管。左结肠和右结肠均可使用（优先顺蠕动方向）。结肠代食管的优点包括长度足够及反流发生率低。缺点包括需要 3 处吻合及远期蠕动功能差。

左结肠连接管的动脉血供来自 IMA 的左结肠动脉的升支。右结肠连接管的动脉血供来自结肠中动脉系统。结肠静脉回流和动脉供应相伴行。左结肠静脉与脾静脉和门静脉汇合；边缘静脉通过结直肠系统和下腔静脉回流。右侧的静脉回流更多变，通常没有优势引流静脉。

无论使用右结肠还是左结肠，开腹手术时都需要游离全结肠。如果使用左结肠，必须识别中结肠动、静脉，并解剖至其在肠系膜上动、静脉的起始部位。使用哈巴狗夹（bulldog clamps）夹闭这些血管的根部，并沿着回结肠和右结肠侧支血管评估动脉血供情况。肉眼观察、双向强信号多普勒检查或荧光成像有助于明确左结肠和横结肠的血供情况。血供不足时，可以考虑在颈部增加左结肠的血供。结肠通常通过后纵隔放置，并通过隧道到达颈部。使用带子测量以确定合适的长度。使用手动缝合或钉合技术完成食管-结肠吻合和结肠-胃吻合术。通过结肠-结肠吻合术重建结肠的连续性。

右结肠移植物由中结肠动脉供血。短暂性夹闭右结肠和回结肠动脉分支，以评估移植物活力。然后将这些动脉近端结扎以保留侧支血流，并在盲肠远端横断结肠。在无菌腹腔镜摄像头袋的帮助下将结肠送至颈部。在结肠左曲分离远端结肠。使用手动缝合或钉合技术完成食管-结肠吻合术和结肠-胃吻合术。通过结肠-结肠吻合术重建结肠的连续性。

虽然后纵隔路径最短，但结肠也可以经胸骨后或皮下隧道放置。胸骨后途径需要进行左半胸骨柄切除，以避免连接管在胸廓入口处形成狭窄。必须小心以避免连接管受压和周围动静脉损伤[59]。

小肠

超血供带蒂空肠于 1957 年第一次被 Thomas 和 Merendino 报道用于间置技术[60]。于十二指肠悬韧带远端 20cm 处,获取 35～40cm 长的空肠。保留第 1 个动脉弓,以接受来自 SMA 的血液供应。分离第 2 个动脉弓近端并保留以便之后和左侧胸廓内动脉吻合。分离第 3 个动脉弓;保留第 4 个动脉弓,以接受来自 SMA 的血液供应。小肠可以穿过后纵隔或胸骨后隧道[61]。关于超血供空肠连接管在贲门失弛缓症人群中应用的经验很少。

并 发 症

食管切除术是一种并发症较多的手术。接受食管切除术治疗的贲门失弛缓症患者与接受食管切除术的其他患者有类似的并发症:吻合口瘘和狭窄、连接管坏死、心脏相关问题、深静脉血栓、倾倒综合征、胃出口梗阻、呼吸衰竭、乳糜胸和喉返神经损伤。

吻合口瘘和连接管坏死

在接受食管切除术的贲门失弛缓症患者中,吻合口瘘很常见,发生率为 0～16%。其诊断取决于临床观察、影像学评估和上消化道内镜检查。处理方法主要是及时引流和清除失活组织。

在贲门失弛缓症相关文献中,连接管坏死是一种不常见的并发症。然而,术者必须意识到它的存在。其诊断取决于高度的临床怀疑和紧急的上消化道内镜检查。发热、低血压、心动过速和呼吸功能不全可能是连接管坏死的标志。连接管坏死的治疗包括快速静脉内应用抗生素、急诊手术、切除坏死组织和食管分流。胃肠道的连续性可以在后期重建。

气道损伤

在贲门失弛缓症相关文献中,气道损伤是一种罕见但严重的并发症,主要出现在经食管裂孔技术中。气道损伤的风险可以通过经胸腔镜游离及紧贴食管解剖而降低。治疗方法主要是迅速识别并使用带蒂肌瓣经右后外侧开胸入路紧急修复。

心律失常

高达 40% 的患者在食管切除术后出现心律失常[62]。最常见的心律失常类型是房颤,但也可以出现其他类型的心律失常。对于稳定型房颤,我们建议排除可能同时存在的心肌缺血、改善电解质水平紊乱和快速化学复律。对于不稳定型房颤,应进行同步复律。

肺炎和肺栓塞

接受食管切除术的患者中有 20%～30% 出现呼吸道并发症。其中,肺炎、肺栓塞、误吸和胸腔积液是最常见的类型[62-65]。在贲门失弛缓症相关文献中,肺炎发生率为 0～9%。治疗主要是快速使用针对性的抗生素。对 X 线片提示黏液阻塞和肺不张的患者,建议进行急诊支气管镜检查。肺栓塞应该由 CT 血管造影诊断,可使用系统性抗凝治疗。

胸腔积液和乳糜胸

贲门失弛缓症患者中胸腔积液的发生率难以确定。在经食管裂孔食管切除术的相关文献中,术者描述在 76% 的患者中放置了胸腔引流管。当明确发生胸腔积液时,应予以经皮胸腔管置入。

在贲门失弛缓症相关文献中,乳糜胸的发生率为 0~13%。其诊断依赖于临床和生化两方面(胸腔积液中甘油三酯>110mg/dl 和淋巴细胞百分比>90%)。高输出性乳糜胸的治疗应该是手术结扎胸导管。低输出性瘘可以通过禁食、肠外营养以及奥曲肽保守治疗。治疗失败则需要再次外科探查。胸导管结扎后的难治性瘘可能需要采用胸膜固定术或胸膜腹膜分流术治疗。

声带麻痹

贲门失弛缓症患者行食管切除术后发生短暂性声带麻痹的比例为 0~20%,通常和颈部解剖有关。使用由 Orringer 报道的技术(在颈部使用双极电凝,颈深筋膜使用最低程度的烧灼,颈深筋膜以下不使用金属拉钩)进行颈部食管探查可降低损伤的风险。当有所怀疑时,应该通过间接喉镜来明确,并通过声带注射治疗声带麻痹。双侧声带损伤可能需要气管切开置管。

吻合口狭窄

在贲门失弛缓症相关文献中,多达 46% 的食管切除术患者出现术后吞咽困难。其治疗常由上消化道内镜引导。我们常规进行上消化道内镜检查并使用球囊进行数次扩张;然而,也可以在透视引导下使用导丝和探条进行扩张。

连接管排空问题

食管切除术后,高达 60% 的患者将出现连接管排空问题。使用结肠连接管时发生率最高,但在胃代食管中描述的很多。一些团队表示,保留迷走神经技术能降低这种并发症的发生率。治疗方法主要是服用促动力药,在个别病例中可实施胃排空操作。

结　论

贲门失弛缓症的食管切除术适用于难治性患者(其他方法治疗效果不佳)。食管切除术可以通过多种技术进行,但经胸入路是首选。连接管的选择包括胃、结肠和小肠。食管切除术后并发症发生率较高,及时诊断这些并发症是改善预后的必要条件。在大型治疗中心且由经验丰富的外科医师主刀时,食管切除术治疗贲门失弛缓症的总体效果较好。

参考文献

[1]　Boeckxstaens GE,Zaninotto G,Richter JE. Achalasia. Lancet. 2014;383;83-93.
[2]　Kahrilas PJ,Bredenoord AJ,Fox M,Gyawali CP,Roman S,Smout AJ,Pandolfino JE. The Chicago Clas-

sification of esophageal motility disorders,v3. 0. Neurogastroenterol Motil. 2015;27(2);160-74.

[3]　Zaninotto G,Bennett C,Boeckxstaens G,Costantini M,Ferguson MK,Pandolfino JE,et al. The 2018 IS-DE achalasia guidelines. Dis Esophagus. 2018;31;1-29.

[4]　Vaezi MF,Pandolfino JE,Vela MF. ACG clinical guideline;diagnosis and management of achalasia. Am J Gastroenterol. 2013;108(8);1238-49.

[5]　O'Neill OM,Johnston BT,Coleman HG. Achalasia;a review of clinical diagnosis,epidemiology,treatment and outcomes. World J Gastroenterol. 2013;19(35);5806-12.

[6]　Sadowski DC,Ackah F,Jiang B,Svenson LW. Achalasia;incidence,prevalence and survival. A population-based study. NeurogastroenterolMotil. 2010;22(9);e256-61.

[7]　Tuason J,Inoue H. Current status of achalasia management;a review on diagnosis and treatment. Neuro-gastroenterolMotil. 2010;22;e256-61.

[8]　Winter H,Shukla R,Elshaer M,Ali RA. Current management of achalasia-areview. Br JMedPract. 2015; 8(2);a810.

[9]　Leeuwenburgh I,Scholten P,Alderliesten J,Tilanus HW,Looman CW,Steijerberg EW,Kuipers EJ. Longterm esophageal cancer risk in patients with primary achalasia;a prospective study. Am J Gastroenterol. 2010;105(10);2144-9.

[10]　Zendehdel K,Nyrén O,Edberg A,Ye W. Risk of esophageal adenocarcinoma in achalasia patients, a retrospective cohort study in Sweden. Am J Gastroenterol. 2011;106(1);57-61.

[11]　Ellis FG. The natural history of achalasia of the cardia. Proc R Soc Med. 1960;53(8);663-6.

[12]　Salvador R. The natural history of achalasia;evidence of a continuum-"The evolutive pattern theory". Dig Liver Dis. 2018;50(4);342-7.

[13]　Glatz SM,Richardson JD. Esophagectomy for end stage achalasia. J Gastrointest Surg. 2007;11;1134-7.

[14]　Miller DL,Allen MS,Trastek VF,Deschamps C,Pairolero P. Esophageal resection for recurrent achalasia. Ann Thorac Surg. 1995;60;922-6.

[15]　Goldblum JR,Whyte RI,Orringer MB,Appelman HD. Achalasia. A morphologic study of 42 resected specimens. Am J Surg Pathol. 1994;18(4);327-37.

[16]　Qualman SJ,Haupt HM,Yang P,Hamilton SR. Esophageal Lewy bodies associated with ganglion cell loss in achalasia. Similarity to Parkinson's disease. Gastroenterology. 1984 Oct;87(4);848-56.

[17]　Csendes A,Srnok G,Braghetto I. Gastroesphagealsphincter pressure and histologic changes in distal e-sophagus in patients with achalasia of the esophagus. Dig Dis Sci. 1985;30;941-5.

[18]　Singaram C,Koch J,Gaumnitz EA. Nature of neuronal loss in human achalasia. Gastroenterology. 1996; 110;A259.

[19]　Stavrapoulos SN,Friedel D,Modayil R,Parkman HP. Diagnosis and management of esophageal achalasia. Clin RevBMJ. 2016;354;i2785.

[20]　Ximenes-Netto M. Chapter 68. In;Pearson's thoracic and esophageal surgery. 3rd ed. 2002.

[21]　Pérez-Molina JA,Molina I. Chagas disease. Lancet. 2018;391;82-94.

[22]　Matsuda NM,Miller SM,Barbosa Evora PR. The chronic gastrointestinal manifestations of chagasdisease. Clinics (Sao Paulo). 2009;64(12);1219-24.

[23]　Heller E. Extramukose Cardiaplastik beim chronischen Cardiospasmusmit Dilatation des Oesophagus. Mitt Grenzgeb Med Chir. 1914;27;141-9.

[24]　Gottstein G. Technik und Klinik der Oesophagoskopie. Mitt Grenzgeb Med Chir. 1901;8;57-152.

[25]　De Brui'neGroeneveldt JR. Over cardiospasmus. Ned Tijd-schrGeneeskd. 1918;54(Sect 2);1281-2.

[26]　Zaaijer JH. Cardiospasm in the aged. Ann Surg. 1923;77;615.

[27] Stefanidis D,Richardson W,Farrell TM,Kohn GP,Augenstein V,Fanelli RD. SAGES guidelines for the surgical treatment of esophageal achalasia. SurgEndosc. 2012;26:296-311.

[28] Shimi S,Nathanson LK,Cuschieri A. Laparoscopic cardiomyotomy for achalasia. J R Coll Surg Edinb. 1991;36:152-4.

[29] Vela MF,Richter JE,Khandwala F,Blackstone EH,Wachsberger D,Baker ME,Rice TW. The long-term efficacy of pneumatic dilatation and Heller myotomy for the treatment of achalasia. Clin Gastroenterol Hepatol. 2006;4(5):580-7.

[30] Campos GM,Vittinghoff E,Rabl C,Takata M,Gadenstätter M,Lin F,Ciovica R. Endoscopic and surgical treatments for achalasia:a systematic review and meta-analysis. Ann Surg. 2009;249(1):45-57.

[31] Torek F. The first successful case of resection of the thoracic portion of the oesophagus for carcinoma. Surg GynecolObstet. 1913;16:614-7.

[32] Torek F. The causes of failure in the operative treatment of carcinoma of the esophagus. Ann Surg. 1929 Oct;90(4):496-506.

[33] Klingman RR,DeMeester TR. Surgery for carcinoma of the thoracic esophagus:Adams and Phemister in perspective. AnnThorac Surg. 1988;46(6):699-702.

[34] Sweet RH. Surgical management of carcinoma of the midthoracic esophagus:preliminary report. N Engl J Med. 1945;233(1):1-7.

[35] Sweet RH. Carcinoma of the esophagus and the cardiac end of the stomach:immediate and late results of treatment by resection and primary esophagogastric anastomosis. JAMA. 1947;135(8):485-90.

[36] Lewis I. The surgical treatment of carcinoma of the oesophagus with special reference to a new operation for growths of the middle third. Br JSurg. 1946;34:18-31.

[37] McKeown KC. Total oesophagectomy. British Medical Association Film 439,1969,"By kind permission of Editor Surgery Annual".

[38] McKeown KC. Total three-stage oesophagectomy for cancer of the oesophagus. Ann R Australas Coll Dent Surg. 1972;51:213-38.

[39] Orringer M. Esophagectomy without thoracotomy. JTCVS. 1978;76:643-54.

[40] Dallemagne B,Weerts JM,Jehaes C,Markiewicz S,Bona S,Hosselet JL,et al. Case report:subtotal oesophagectomy by thoracoscopy and laparoscopy. Minim Invasive Ther. 1992;1:183-5.

[41] Azagra JS,Ceuterick M,Goergen M. Thoracoscopy in oesophagectomy for oesophageal cancer. Br J Surg. 1993;80:320-1.

[42] Akaishi T,Kaneda I,Higuchi N,Kuriya Y,Kuramoto J,Toyoda T,Wakabayashi A. Thoracoscopic en bloc total esophagectomy with radical mediastinal lymphadenectomy. J Thorac Cardiovasc Surg. 1996; 112:1533-41.

[43] Kawahara K,Maekawa T,Okabayashi K,Hideshima T,Shirashi T,Yoshinaga Y,et al. Video-assisted thoracoscopic esophagectomy for esophageal cancer. Surg Endosc. 1999;13:218-23.

[44] Taguchi S,et al. Comparison of three-field esophagectomy for esophageal cancer incorporating open or thoracoscopic thoracotomy. Surg Endosc. 2003;17:1445-50.

[45] Osugi H,et al. Learning curve of video-assisted thoracoscopic esophagectomy and extensive lymphadenectomy for squamous cell cancer of the thoracic esophagus and results. Surg Endosc. 2003;17:515-9.

[46] Luketich JD,Nguyen NT,Weigel T,Ferson P,Keenan R,Schauer P. Minimally invasive approach to esophagectomy. JSLS. 1998;2(3):243-7.

[47] Pinotti HW. Esofagectomia subtotal por túneltransme-diastinalsemtoracotomia. Rev da Assoc MedBrasil. 1977;23:395-8.

[48] Pinotti HW, Nasi A, Cecconello I, Zilberstein B, Pollara W. Chagas' disease of the esophagus. Dis Esophagus. 1988;1(1):65-71.

[49] Orringer MB, Stirling MC. Esophageal resection for achalasia: indications and results. AnnThorac Surg. 1989;47:340-5.

[50] Peters JH, Kauer WK, Crookes PF, Ireland AP, Bremner CG, DeMeester TR. Esophageal resection with colon interposition for end-stage achalasia. Arch Surg. 1995;130:632-7.

[51] Banbury MK, Rice TW, Goldblum JR, et al. Esophagectomy with gastric reconstruction for achalasia. J Thorac Cardiovasc Surg. 1999;117:1077-85.

[52] Hsu H-S, Wang C-Y, Hsieh C-C, et al. Short-segment colon interposition for end-stage achalasia. Ann Thorac Surg. 2003;76:1706-10.

[53] Devaney EJ, Iannettoni MD, Orringer MB, Marshall B. Esophagectomy for achalasia: patient selection and clinical experience. Ann Thorac Surg. 2001;72:854-8.

[54] Gockel I, Kneist W, Eckardt VF, et al. Subtotal esophageal resection in motility disorders of the esophagus. Dig Dis. 2004;22:396-401.

[55] Crema E, Ribeiro LBP, Terra JA Jr, Silva AA. Laparoscopic transhiatal subtotal esophagectomy for the treatment of advanced megaesophagus. Ann Thorac Surg. 2005;80:1196-201.

[56] Schuchert MJ, Luketich JD, Landreneau RJ, et al. Minimally invasive surgical treatment of sigmoidal esophagus in achalasia. J Gastrointest Surg. 2009;13:1029-35.

[57] Crema E, Ribeiro LB, Sousa RC, et al. Laparoscopic transhiatal esophagectomy for the treatment of advanced megaesophagus: an analysis of 60 cases. Rev Col Bras Cir. 2009;36:118-22.

[58] Crema E, JAT J, Terra GA, Teles CJO, da Silva AA. Minimally invasive esophagectomy in achalasia: a more liberal approach to esophageal resection. Minim Invasive Surg. 2017;1:160-6.

[59] Collard JM, Tinton N, Malaise J, Romagnoli R, Otte JB, Kestens PJ. Esophageal replacement: gastric tube or whole stomach? Ann Thorac Surg. 1995;60:261-7.

[60] Pierie JP, de Graaf PW, van Vroonhoven TJ, Obertop H. The vascularization of a gastric tube as a substitute for the esophagus is affected by its diameter. Dis Esophagus. 1998;11(4):231-5.

[61] Liebermann-Meffert DM, Meier R, Siewert JR. Vascular anatomy of the gastric tube used for esophageal reconstruction. Ann Thorac Surg. 1992;54(6):1110-5.

[62] Bakshi A, Sugarbaker DJ, Burt BM. Alternative conduits for esophageal replacement. AnnCardiothor Surg. 2017;6(2):137-43.

[63] Thomas GI, Merendino KA. Jejunal interposition operation: analysis of thirty-three clinical cases. JAMA. 1958;168:1759-66.

[64] Al-Tarshihi MI, Ghanma IM, Khamash FA, AlIbrahim AE. Cardiac complications in the first week post transhiatal esophagectomy for esophageal cancer. JRMS. 2008;15(3):29-33.

[65] Avendano CE, Flume PA, Silvestri GA, King LB, Reed CE. Pulmonary complications after esophagectomy. Ann Thorac Surg. 2002;73:922-6.

第 11 章

贲门失弛缓症不同治疗方法的对比

Nicolás H. Dreifuss，Francisco Schlottmann，Marco Di Corpo，and Marco G. Patti

陈　冬　胡志伟　译

简　介

贲门失弛缓症有许多治疗方法，其目的都是降低 LES 压力和改善食管向胃的排空。目前的治疗方法都不是治愈性的，而只是帮助缓解患者的症状。非手术治疗方法包括药物治疗、内镜下肉毒毒素注射（endoscopic botulinum toxin injection，EBTI）、球囊扩张（pneumatic dilatation，PD）和经口内镜下肌切开术（peroral endoscopic myotomy，POEM）。外科治疗方法包括腹腔镜下 Heller 肌切开术（laparoscopic Heller myotomy，LHM）和食管切除术[1,2]。

药物治疗

治疗药物包括平滑肌松弛剂（如长效硝酸盐）、钙通道阻滞剂和 5'-磷酸二酯酶抑制剂。这些药物的作用机制是使 LES 的平滑肌松弛。这些药物大多是舌下含服，因为食管转运和排空延长使得药物的吸收和药代动力学难以预测（例如，硝苯地平 10~30mg 于餐前 30~45 分钟舌下含服或硝酸异山梨酯 5mg 于餐前 10~15 分钟舌下含服）[3,4]。

有几个因素限制了这些药物在贲门失弛缓症治疗中的应用，包括作用时间短、症状改善非常有限、疗效随时间下降。此外，这些药物有副作用，如外周性水肿、头痛和低血压，且这些症状的发生率高达 30%[5]。

2012 年的美国胃肠道与内镜外科医师学会（Society of American Gastrointestinal and Endoscopic Surgeons，SAGES）指南[2]和 2018 年的国际食管疾病学会（ISDE）指南[6]都反对使用硝酸盐、钙通道阻滞剂或 5'-磷酸二酯酶抑制剂来缓解贲门失弛缓症的症状，原因是缺乏令人信服的证据。只有对不愿或不能耐受侵入性治疗方法的患者，才考虑使用药物治疗。

内镜下肉毒毒素注射

肉毒毒素是一种强力的乙酰胆碱抑制剂，能有效降低 LES 的压力。EBTI 的标准方案是在胃食管交界处上方约 1cm 处,使用硬化治疗针在四个象限内注射 100 单位肉毒毒素[7]。EBTI 由 Pasricha 等[8] 在 1995 年首次描述。他指出,术后 EBTI 组的症状改善率为 82%,而安慰剂组为 10%;在 6 个月后,有效率降低至约 57%(范围 33%~77%);在 12 个月后,有效率降低至约 48%(范围 15%~76%)[8-13]。一项之前的系统评价和荟萃分析显示,EBTI 术后 1 个月时的症状缓解或改善率为 80%[14]。然而,症状缓解率在术后 3 个月、6 个月和 12 个月分别降低至 70%、53% 和 40%。47% 的患者至少进行了第 2 次 EBTI。

EBTI 是一种安全的治疗方法,可能的并发症包括一过性胸痛(20%)和胃灼热(5%~10%)。少量的文献报道了气胸、心传导阻滞、纵隔炎、胃轻瘫和心律失常[7]。

肉毒毒素治疗长期有效的预测因素包括存在强力型贲门失弛缓症、非强力型贲门失弛缓症患者中 LES 压力不超过正常上限的 50%、年龄超过 55 岁[11,15]。疗效差的主要预测因素包括最初症状无改善和 LES 残余压力大于或等于 18mmHg。

总体上,EBTI 的疗效随时间延长逐渐减弱,超过 60% 的患者在 1 年后出现复发性症状[16]。此外,由于轴突的再生和抗体的产生,大部分患者需要进行多次 EBTI 治疗,以便获得一些持续时间很短的疗效[17-19]。再者,对于有 EBTI 治疗史的患者,随后的外科肌切开术通常更具有挑战性,因为胃食管交界处水平存在纤维化,正常的解剖平面丢失[20]。当存在纤维化时,黏膜穿孔的风险更高,结果难以预测。

内镜下肉毒毒素注射对比球囊扩张

Cochrane 最近的一项系统评价[21] 回顾了 7 项随机对照试验(randomized controlled trials,RCT),纳入了 178 例贲门失弛缓症患者,对比了 EBTI 和 PD[22-27]。所有的研究都在治疗后 1~4 周进行了临床和测压评估,且都具有术后 1 年随访时的症状评分,但只有 3 项 RCT 在术后 12 个月时评估了 LES 压力。5 项 RCT[23-27] 报道了术后 6 个月和 12 个月时的内镜治疗效果。总体上,术后 1 个月时 EBTI 和 PD 组在症状缓解和 LES 压力方面无显著差异。术后 6 个月和 12 个月时,EBTI 组的症状缓解率低于 PD 组(52% vs 81%,$P = 0.0015$;37.5% vs 73%,$P = 0.0002$)。PD 组有 3 例(1.6%)患者出现食管穿孔。

基于这些数据,相比 PD,EBTI 的临床中远期效果似乎更差。

内镜下肉毒毒素注射对比腹腔镜下 Heller 肌切开术

众所周知,LHM 优于 EBTI。Zaninotto 等[28] 将 100 例新近诊断的贲门失弛缓症患者随机分配入 EBTI 或 LHM 组。术后 6 个月时,两组间的 LES 压力无显著差别,但 LHM 的症状评分改善更好,且食管直径降低更明显;术后 2 年时,EBTI 组无症状患者的比例更低(35% vs 87.5%,$P < 0.05$)。

2018 年的 ISDE 指南[6] 建议 EBTI 应该用于不适合手术的患者,或作为更有效的治疗方式(如手术或内镜下扩张)的过渡治疗。

球囊扩张

多年来,PD 一直被当作贲门失弛缓症的一线非手术治疗方式。其目的是通过产生径向压力撕裂 LES 的肌纤维而弱化 LES。该操作通过使用 Rigiflex 球囊完成。到目前为止,尚无共识明确 PD 的最佳球囊直径、扩张持续时间、球囊压力或连续扩张的间隔时间。一些团队[29,30]推荐逐步法,首次使用直径为 30mm 的球囊扩张,2～4 周后如果还存在持续的症状则用直径更大的球囊(35mm 和 40mm)扩张。逐步进行 PD 能有效地缓解症状,但成功率随时间降低,并且通常需要进一步扩张。应告知患者,当使用直径为 40mm 的球囊扩张后吞咽困难迅速复发时,进一步行 PD 不太可能有效[31]。

食管穿孔是 PD 治疗后最严重的并发症,当患者在术后出现胸痛、皮下气肿、气短和(或)发热时,应考虑食管穿孔的可能。PD 后穿孔率为 2.0%～5.4%,多见于年龄大于 65 岁、远端食管收缩幅度高和使用 Witzel 扩张器的患者[32]。

2018 年的 ISDE 指南[6]建议,患者在 PD 后应该至少观察 4 小时,如果任何症状提示穿孔可能存在,则应该进行选择性食管造影(泛影葡胺)或口服造影剂进行 CT 扫描。

长期随访研究报道了 PD 后 5 年(40%～78%)或 15 年(12%～58%)时不同的吞咽困难缓解率。这种宽的范围取决于对成功的定义、用于评估患者症状的方法和 PD 治疗的次数。即使在报道了最好的长期效果的病例系列,也有高达 1/3 的患者需要进行重复的 PD 治疗[33]。

PD 治疗效果差的公认预测因素包括第一次或第二次 PD 治疗失败、年龄小于 40 岁、女性、食管直径较大、Ⅰ 和 Ⅲ 型贲门失弛缓症以及术后 LES 压力降低小于 50%[34-37]。

球囊扩张对比腹腔镜下 Heller 肌切开术

在过去 10 年间,研究者发表了一些对比 PD 和 LHM 的 RCT[38-47]。

对这些 RCT 进行综合分析显示,LHM 组在术后 3 个月和 1 年有更高的症状缓解率,而在术后 2 年和 5 年的症状缓解率似乎相当(术后 5 年症状缓解率:LHM 组 85.3%,PD 组 78.2%)。总体上,25% 的患者需要再次治疗,其中 PD 组更频繁。术后 LES 压力和病理性反流发生率以及生活质量改善在两组间无显著差异。

虽然这些数据支持两种方法的等效性,但 PD 组术后需要干预(通常是食管穿孔)的并发症发生率更高(4.9% vs 0.8%)。此外,对于结果的解读可能受这些 RCT 的方法学问题影响而出现偏倚。这些方法学问题包括大部分试验的样本量较小、PD 和 LHM 技术不同、缺乏关于食管酸暴露和相关症状的客观数据。

球囊扩张对比经口内镜下肌切开术

一项回顾性研究在老年患者(>65 岁)中对比了 PD 和 POEM,结果发现两组在术后 3、6、12、24 和 36 个月时的治疗成功(Eckardt 评分<3 分)率相当[48]。该研究也显示存在巨食管是 POEM 和 PD 组治疗失败的预测因素。Meng 等[49]在新近诊断的贲门失弛缓症患者中对比了 POEM(n=32)和 PD(n=40),结果发现 PD 组在术后 3、6、12、24 和 36 个月时的治疗成功率分别为 95%、88%、75%、72% 和 60%,POEM 组在术后 3、6、12、24 和 36 个月时的治疗成功率分别为 96%、96%、96%、93% 和 93%(P=0.013)。亚组分析中,POEM 组的治疗成功率在三种类型中都高于 PD 组,但只有在 Ⅲ 型贲门失弛缓症中,这种差异才有统计学意义。

近期,Ponds 等[50]实施了一项多中心随机对照试验,在新近诊断的贲门失弛缓症患者中对比了 PD(n=66)和 POEM(n=67),结果发现,POEM 组和 PD 组在术后 1 年的临床缓解率分别为 92% 和 70%(P<0.01)。PD 组有 1 例出现穿孔,POEM 组未出现严重不良反应。

腹腔镜下 Heller 肌切开术

LHM 治疗贲门失弛缓症已经显示出极好的效果和较低的并发症发生率。Boec 等[39] 报道 106 例患者接受 LHM＋Dor 胃底折叠术,术后 1 年和 2 年的治疗成功(Eckardt 症状评分减少至 3 分或以下)率分别为 93％和 90％。Moonen 等[40] 对上述病例系列进行了更长时间的随访,结果发现术后 5 年的成功率为 82％。另一项随机试验发现,在 LHM 术后 5 年,只有 8％的患者出现了症状复发[42]。

Zaninotto 等[51] 报道,在 1992—2007 年期间,407 例连续性患者接受了 LHM＋Dor 胃底折叠术,结果在中位数随访时间为 30 个月时的成功率为 90％。Perrone 等[52] 分析了接受 LHM＋Toupet 胃底折叠术的连续性病例系列,结果发现在中位数随访时间为 26 个月时,97％的患者取得了极好的效果。

一些研究表明,Ⅰ 型和 Ⅱ 型贲门失弛缓症患者采用 LHM 治疗效果最好。Pandolfino 等[53] 发现,Ⅱ 型患者(100％)相比 Ⅰ 型(56％)和 Ⅲ 型(29％)患者更可能获得好的 LHM 治疗效果(差异有统计学意义)。Salvador 等[54] 报道 246 例患者接受 LHM 治疗,结果发现失败率具有显著差异:Ⅰ、Ⅱ、Ⅲ 型分别为 14.6％、4.7％和 29％。

据报道,贲门失弛缓症患者在肌切开术后出现症状性胃食管反流的比例为 48％,因此目前公认需要附加胃底折叠术[55]。

最初,Nissen 胃底折叠术(360°)用于减少肌切开相关反流的发生[56]。然而,目前学者普遍认为 360°折叠将导致术后吞咽困难发生率的增加。Rebecchi 等[57] 实施了一项 RCT,对比了前置部分胃底折叠术(Dor)和 360°胃底折叠术(Nissen),结果明确了 Nissen 胃底折叠组相比 Dor 胃底折叠组有更高的术后吞咽困难发生率(15％ vs 2.8％),但反流控制方面无显著差异。

2018 年的 ISDE 指南[6] 推荐部分胃底折叠术(而不是 Nissen 胃底折叠术)用于减少肌切开术后胃食管反流和吞咽困难的长期风险。而前置 180°(Dor)或后置 270°(Toupet)胃底折叠术的选择应基于外科医师的经验和偏好[58,59]。

经口内镜下肌切开术

2010 年,日本的 Haruhiro Inoue 教授发表了一种新的内镜技术(称 POEM)治疗 17 例贲门失弛缓症患者的效果[60]。该手术包括以下 4 步。

(1)黏膜下注射和黏膜切开(图 11.1)。

(2)建立黏膜下隧道(图 11.2)。

(3)肌切开术(图 11.3)。

(4)关闭黏膜入口(图 11.4)。

该研究显示,POEM 可显著改善每个患者的吞咽困难评分(从平均 10 分降至 1.3 分)并可降低 LES 的静息压(平均为 19.9～52.4mmHg),但无手术相关的严重并发症发生。该报道是贲门失弛缓症治疗史上的一个里程碑。之后,POEM 被引入到世界各地贲门失弛缓症治疗的整体框架中,并且很快,许多胃肠病学家和外科医师开始考虑将 POEM 作为贲门失弛缓症的主要治疗方法。

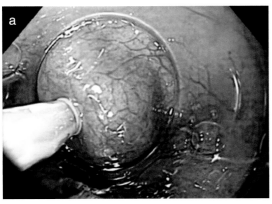
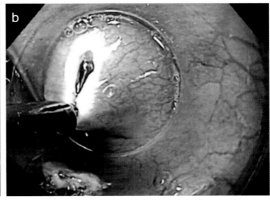

图 11.1　黏膜下注射和黏膜切开。a. 黏膜下注射生理盐水、靛胭脂和稀释的肾上腺素；b. 用电刀切开黏膜层 (经许可转载自 © Springer Nature)

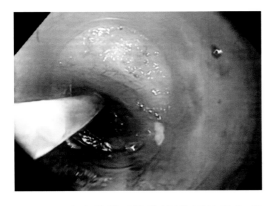
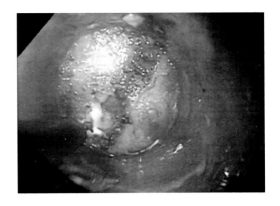

图 11.2　建立黏膜下隧道 (经许可转载自 © Springer Nature)

图 11.3　肌切开术 (经许可转载自 © Springer Nature)

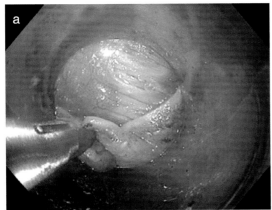
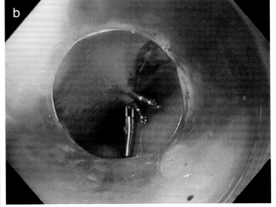

图 11.4　关闭黏膜入口。a. 关闭黏膜切口的第一夹；b. 逐渐关闭 (经许可转载自 © Springer Nature)

Von Renteln 等[61]进行了一项前瞻性、国际性的多中心研究，在欧洲和北美的 5 个医疗中心纳入了 70 例接受 POEM 的患者，结果显示术后 12 个月时 82.4％的患者得到改善。2015年，Inoue[62]研究了 500 例行 POEM 的患者，结果发现术后 2 个月、1 年和 3 年时 Eckardt 评分和 LES 压力显著降低，不良事件发生率为 3.2％且无死亡病例。2016 年，Familiari 等[63]报道了 94 例患者的 POEM 治疗结果，在中位数随访时间为 11 个月时，临床成功率为 94.5％。一项近期的荟萃分析纳入了 36 项研究共计 2373 例患者，结果发现 POEM 术后 98％的患者获得临床成功（Eckardt 评分≤3）[64]。

POEM 术后的发生率胃食管反流较高（LES 被切开但没有附加抗反流手术）。在对比 POEM 和 PD 的 RCT 中[50]，术后 1 年复查内镜显示，反流性食管炎在 POEM 组更多见（POEM 组 40％为 LA-A/B，8.3％为 LA-C/D；PD 组 13％为 LA-A/B，无 LA-C/D）。Inoue[62]报道称，414 例患者中有 268 例（64.7％）出现内镜下反流性食管炎。2017 年，Kumbhari 等[65]进行了一项多中心病例对照研究，纳入了 282 例患者，结果发现 POEM 术后 58％的患者出现GERD（通过内镜或 pH 监测明确）。Sharata 等[66]在平均随访时间为 20 个月时对 68 例患者进行了 pH 监测，结果发现反流的发生率为 38.2％。Worrell 等[67]发现，POEM 术后 12 个月时，70％的患者有病理性反流（通过 pH 监测明确）。

腹腔镜下 Heller 肌切开术对比经口内镜下肌切开术

POEM 相比 LHM 的潜在优势包括无需腹部切口、恢复快、易于实施更长的肌切开术、避免迷走神经损伤和腹部无粘连（以免影响必要的外科手术）[68]。

对比 LHM 和 POEM 的数据很有限，目前为止，尚无两者对比的 RCT。Swanstrom 等[69]对比了 LHM（$n=64$）和 POEM（$n=37$）的结果，在平均 6 个月的随访期，两组的 Eckardt 评分都获得相似的改善（1.7 vs 1.2，$P=0.1$）。有趣的是，POEM 组术后 LES 静息压更高（16 vs 7.1mmHg，$P=0.006$）。Bhayani 等[70]对比了 LHM 和 POEM，术后 6 个月时两组的 Eckardt 评分都有相似的改善（1.7 vs 1.2，$P=0.1$）。术后 pH 监测显示 POEM 组和 LHM 组的异常酸暴露率分别为 39％和 32％。Chan 等[71]实施了一项回顾性队列研究，对比了 LHM（$n=23$）和 POEM（$n=33$）术后的临床结果和生活质量，两组在术后 1、3、6 个月时都获得相似的吞咽困难评分和相当的生活质量结果。

Schlottmann 等[72]实施了一项系统评价和荟萃分析，纳入了 53 项 LHM 报道（5834 例患者）和 21 项 POEM 报道（1958 例患者）的研究，在术后 24 个月时，LHM 和 POEM 组的吞咽困难缓解率分别为 90.0％和 92.7％（$P=0.01$）。接受 POEM 治疗的患者更容易出现 GERD症状（$OR=1.69$）、反流性食管炎（$OR=9.31$）和 pH 监测阳性（$OR=4.30$）。

对于Ⅲ型贲门失弛缓症患者，POEM 似乎能取得更好的结果。Kumbhari 等[65]报道，在Ⅲ型贲门失弛缓症患者中，LHM 组和 POEM 组的成功率分别为 80.8％和 98.0％（$P=0.01$）。Khashab 等[73]报道，54 例经药物治疗无效的Ⅲ型贲门失弛缓症患者在接受 POEM 治疗后获得 96.3％的临床成功率。近期，Zhang 等[74]研究了 32 例连续的、接受 POEM 治疗的Ⅲ型贲门失弛缓症患者，在中位数随访时间为 27 个月时，90.6％的患者治疗获得了成功。

表 11.1 总结了 LHM 和 POEM 在改善吞咽困难和术后 GERD（通过 pH 监测明确）方面的结果。

表 11.1　LHM 和 POEM 改善吞咽困难和术后 GERD 的结果

研究(时间)	术式	病例数	随访时间(月)	吞咽困难改善率(%)	pH 监测明确的反流(%)
Rossetti(2005)[85]	LHM	195	83.2	91.8	0/15(0)
Katada(2006)[86]	LHM	30	51	80.0	3/25(12.0)
Zaninotto(2008)[51]	LHM	407	30	90.4	17/260(6.5)
Rebecchi(2008)[57]	LHM	138	125	91.3	2/138(1.4)
Sasaki(2010)[87]	LHM	35	94	94.3	0/35(0)
Parise(2011)[88]	LHM	137	65	94.8	2/15(13.3)
Di Martino(2011)[89]	LHM	56	24	92.9	4/56(7.1)
Cuttitta(2011)[90]	LHM	49	75	93.9	2/49(4.1)
Rosati(2013)[91]	LHM	173	50	99.4	8/47(17.0)
Salvador(2016)[92]	LHM	806	49	88.9	40/463(8.6)
Sharata(2015)[66]	POEM	75	20.1	97.9	26/68(38.2)
Schneider(2016)[93]	POEM	25	9	91.0	4/8(50.0%)
Worrell(2016)[67]	POEM	35	12	90.9	7/10(70.0)
Hungness(2016)[94]	POEM	112	28	92.0	10/22(45.4)
Familiari(2016)[63]	POEM	100	11	94.5	39/73(53.4)

注:LHM—腹腔镜下 Heller 肌切开术;POEM—经口内镜下肌切开术。

　　总体上看,LHM 和 POEM 似乎获得相似的症状缓解率。然而,接受 POEM 的患者在术后有更高的 GERD 风险。对于Ⅲ型贲门失弛缓症患者,POEM 可以作为一线治疗方法。

腹腔镜下 Heller 肌切开术治疗失败:下一步是什么?

　　有 10%～20%的患者在接受 LHM 治疗后因在中远期复发而需要进一步治疗。对这些患者来说,最佳的治疗方法仍然在讨论当中,可选择 PD、EBTI、POEM、二次肌切开术或食管切除术等。

　　Zaninotto 等[51]对 407 例患者实施了 LHM,失败率为 10%(39/407),大部分失败的病例都接受了 PD 治疗,其中 75%的患者症状得到改善。Schlottmann 等[75]对 147 例贲门失弛缓症患者实施了 LHM 治疗,在中位数随访时间为 22 个月时,19 例患者的症状复发而需要进一步治疗,其中 12 例仅通过 PD(中位数每个患者 2 次)而获得成功的治疗,4 例通过 PD 联合 EBTI(每个患者 1 次)而获得成功的治疗。

　　LHM 术后 PD 治疗的成功率似乎比初次 PD 治疗低。然而,LHM 失败后 PD 治疗和二次手术的对比结果提示,两者的疗效相似[76]。

　　POEM 的确是 LHM 失败后的另一个选择。一项近期的研究报道了 90 例患者在 LHM 失败后接受 POEM 治疗,结果发现临床成功率为 81%[77]。

　　2018 年的 ISDE 指南[6]指出,对于 LHM 失败的患者,PD(而不是二次肌切开术或 POEM)是一线的治疗选择。

终末期贲门失弛缓症的治疗

重度扩张和乙状结肠样食管是贲门失弛缓症长期未治疗或先前治疗复发或失败的结果（图 11.5）。终末期贲门失弛缓症的治疗方法通常是食管切除术。然而，众所周知，它有较高的并发症发生率和死亡率。

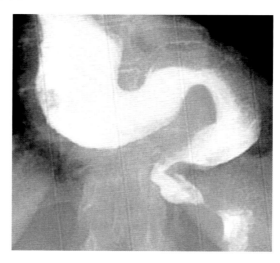

图 11.5　终末期贲门失弛缓症：钡餐造影显示扩张和乙状结肠样食管

在终末期贲门失弛缓症患者中，实施 PD 较为困难，并且 PD 作为一线治疗方法的证据有限。Khan 等[78]报道 9 例巨食管（直径大于 7cm）患者接受了 PD 治疗，随访 12 个月症状改善良好且无并发症。

在终末期贲门失弛缓症患者中实施 LHM 颇具挑战，因为术中需要广泛地解剖后纵隔，以便纵向拉直食管。此外，由于之前的干预或长期食物潴留导致的食管炎，食管周围通常有显著的炎症。Mineo 等[79]报道了一个小型病例系列的经验，发现 LHM 能有效改善乙状结肠样食管的主观、客观和生活质量结果。同样，Sweet 等[80]显示，LHM 的疗效不受食管扩张程度的影响。在 12 例食管直径大于 6cm 且食管呈乙状结肠样的患者中，91% 的患者取得极好的结果，且没有需要行食管切除术者。

POEM 治疗终末期贲门失弛缓症似乎也是有效的。Hu 等[81]实施了一项前瞻性研究，对 32 例连续性、进展期、食管呈乙状结肠样的贲门失弛缓症患者进行 POEM，在平均随访时间为 30 个月时，治疗成功率为 96.8%。

在其他治疗方法失败后，应考虑食管切除术。在患者的营养和一般情况恶化到增加手术风险之前，应及时识别可能需要手术切除的患者。

2018 年的 ISDE 指南[6]推荐对食管呈乙状结肠样的患者实施标准的内镜（PD 或 POEM）或外科（LHM）治疗，如果这些治疗失败，将食管切除术作为最后的选择。

贲门失弛缓症的整体治疗框架

对于高龄或有严重并发症而不适合行 LHM 或 POEM 的贲门失弛缓症患者,应该考虑药物治疗和(或)EBTI 治疗。对于适合外科手术的患者应接受 LHM(Ⅰ 和 Ⅱ 型)或 POEM(Ⅲ 型)。初次治疗失败的患者应该接受 PD 治疗。如果症状持续存在,对于最初行 LHM 的患者,应考虑行 POEM;对于最初行 POEM 的患者,应该考虑行 LHM[77,82-95]。食管切除术应保留给前述所有治疗方法均失败的患者(图 11.6)。

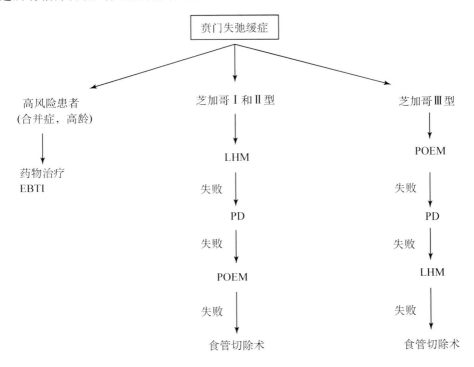

图 11.6　食管贲门失弛缓症的整体治疗框架
EBTI—内镜下肉毒毒素注射;LHM—腹腔镜下 Heller 肌切开术;PD—球囊扩张

参考文献

[1]　Vaezi MF,Pandolfino JE,Vela MF. ACG clinical guideline:diagnosis and management of achalasia. Am J Gastroenterol. 2013;108(8):1238-49.

[2]　Stefanidis D,Richardson W,Farrell TM,Kohn GP,Augenstein V,Fanelli RD. SAGES guidelines for the surgical treatment of esophageal achalasia. Surg Endosc. 2012;26(2):296-311.

[3]　Wen ZH,Gardener E,Wang YP. Nitrates for achalasia. Cochrane Database Syst Rev. 2004;(4):CD002299.

[4]　Eckardt AJ,Eckardt VF. Current clinical approach to achalasia. World J Gastroenterol. 2009;15:3969-75.

[5]　Vaezi MF,Richter JE. Diagnosis and management of achalasia. American College of Gastroenterology

Practice Parameter Committee. Am J Gastroenterol. 1999;94;3406-12.

[6] Zaninotto G,Bennett C,Boeckxstaens G,Costantini M,et al. The 2018ISDE achalasia guidelines. Dis Esophagus. 2018;31(9). https;//doi. org/10. 1093/dote/doy071.

[7] Shim CS. Endoscopic botulinum toxin injection;benefit and limitation. Gastrointest Interv. 2014;3;19-23.

[8] Pasricha P,Ravich W, Hendrix T,Sostre S,et al. Intrasphinteric botulinum toxin for the treatment of achalasia. N Engl J Med. 1995;332;774-8.

[9] Pasricha P,Ravich W,Hendrix T,Kalloo A,et al. Treatment of achalasia with intrasphinteric injection of botulinum toxin;a plot trial. Ann Intern Med. 1994;121;590-1.

[10] Cuilliere C,Ducrotte P,Zerbib F,Metman E,de Looze D,Guillemot F,et al. Achalasia;outcome of patients treated with intrasphinteric injection of botulinum toxin. Gut. 1997;41;87-92.

[11] Pasricha P,Rai R,Ravich W,Hendrix T,Kaloo A. Botulinum toxin for achalasia;long term outcomes and predictors of response. Gastroenterology. 1996;110;1410-5.

[12] Fishman V,Parkman H,Schiano T,Hills C,Dabezies M,et al. Symptomatic improvement in achalasia after botulinum toxin injection of the lower esophageal sphincter. Am J Gastroenterol. 1996;91;1724-30.

[13] Annesse V,Basciani M,Borrelli O,Leandro G,Simone P,et al. Intrasphinteric injection of botulinum toxin is effective in long-term treatment of esophageal achalasia. Muscle Nerve. 1998;21;1540-2.

[14] Campos GM,Vittinghoff E,Rabl C,Takata M,Gadenstätter M,Lin F,et al. Endoscopic and surgical treatments for achalasia;a systematic review and meta-analysis. Ann Surg. 2009;249;45-57.

[15] Neubrand M,Scheurlen C,Schepke M,Sauerbruch T. Long-term results and prognostic factors in the treatment of achalasia with botulinum toxin. Endoscopy. 2002;34;519-23.

[16] Allescher HD,Storr M,Seige M,Gonzales-Donoso R,Ott R,Born P,et al. Treatment of achalasia;botulinum toxin injection vs. pneumatic balloon dilation. A prospective study with long-term follow-up. Endoscopy. 2001;33;1007-17.

[17] Pasricha PJ,Rai R,Ravich WJ,Hendrix TR,Kalloo AN. Botulinum toxin for achalasia;long-term outcome and predictors of response. Gastroenterology. 1996;110;1410-5.

[18] Fishman VM,Parkman HP,Schiano TD,Hills C,Dabezies MA,Cohen S,et al. Symptomatic improvement in achalasia after botulinum toxin injection of the lower esophageal sphincter. Am J Gastroenterol. 1996;91;1724-30.

[19] Annese V,Basciani M,Perri F,Lombardi G,Frusciante V,Simone P,et al. Controlled trial of botulinum toxin injection versus placebo and pneumatic dilation in achalasia. Gastroenterology. 1996;111;1418-24.

[20] Patti MG,Feo CV,Arcerito M,De Pinto M,Tamburini A,Diener U,et al. Effects of previous treatment on results of laparoscopic Heller myotomy for achalasia. Dig Dis Sci. 1999;44(11);2270-6.

[21] Leyden JE,Moss AC,MacMathuna P. Endoscopic pneumatic dilation versus botulinum toxin injection in the management of primary achalasia. Cochrane Database Syst Rev. 2014;12;CD005046.

[22] Vaezi MF,Richter JE,Wilcox CM,Schroeder PL,Birgisson S,Slaughter RL,et al. Botulinum toxin versus pneumatic dilatation in the treatment of achalasia;a randomized trial. Gut. 1999;44(2);231-9.

[23] Muehldorfer SM,Schneider TH,Hochberger J,Martus P,Hahn EG,Ell C. Esophageal achalasia;intrasphincteric injection of botulinum toxin A versus balloon dilation. Endoscopy. 1999;31(7);517-21.

[24] Ghoshal UC,Chaudhuri S,Pal BB,Dhar K,Ray G,Banerjee PK. Randomized controlled trial of intrasphincteric botulinum toxin A injection versus balloon dilatation in treatment of achalasia cardia. Dis Esophagus. 2001;14(3-4);227-31.

[25] Mikaeli J,Fazel A,Montazeri G,Yaghoobi M,Malekzadeh R. Randomized controlled trial comparing botulinum toxin injection to pneumatic dilatation for the treatment of achalasia. Aliment Pharmacol Ther.

2001;15(9):1389-96.

[26] Bansal R,Nostrant TT,Scheiman JM,Koshy S,Barnett JL,Elta GH,et al. Intrasphincteric botulinum toxin versus pneumatic balloon dilation for treatment of primary achalasia. J Clin Gastroenterol. 2003;36 (3):209-14.

[27] Zhu Q,Liu J,Yang C. Clinical study on combined therapy of botulinum toxin injection and small balloon dilation in patients with esophageal achalasia. Dig Surg. 2009;26:493-8.

[28] Zaninotto G,Annese V,Costantini M,Del Genio A,Costantino M,Epifani M,et al. Randomized controlled trial of botulinum toxin versus laparoscopic Heller myotomy for esophageal achalasia. Ann Surg. 2004; 239:364-70.

[29] Karamanolis G,Sgouros S,Karatzias G,Papadopoulou E,Vasiliadis K,Stefanidis G,et al. Long-term outcome of pneumatic dilation in the treatment of achalasia. Am J Gastroenterol. 2005;100:270-4.

[30] Mikaeli J,Bishehsari F,Montazeri G,Yaghoobi M,Malekzadeh R. Pneumatic balloon dilatation in achalasia:a prospective comparison on safety and efficacy with different balloon diameters. Aliment Pharmacol Ther. 2004;20(4):431-6.

[31] Hungness ES,Kahrilas PJ. Endoscopic management of achalasia. In:Fisichella PM,Soper NJ,Pellegrini CA,Patti MG,editors. Surgical management of benign esophageal disorders. The Chicago approach. London:Springer; 2014. p. 141-54.

[32] Borotto E,Gaudric M,Danel B,et al. Risk factor of esophageal perforation during pneumatic dilatation for achalasia. Gut. 1996;39:9-12.

[33] Zerbib F,Thetiot V,Richy F,Benajah D,Message L,et al. Repeated pneumatic dilations as long-term maintenance therapy for esophageal achalasia. Am J Gastroenterol. 2006;101:692-7.

[34] Eckardt VF,Gockel I,Bernhard G. Pneumatic dilation for achalasia:late results of a prospective follow up investigation. Gut. 2004;53:629-33.

[35] Gockel I,Junginger T,Bernhard G,Eckardt VF. Heller myotomy for failed pneumatic dilation in achalasia:how effective is it? Ann Surg. 2004;239:371-7.

[36] Farhoomand K,Connor JT,Richter JE,Achkar E,Vaezi MF. Predictors of outcome of pneumatic dilation in achalasia. Clin Gastroenterol Hepatol. 2004;2:389-94.

[37] Dagli U,Kuran S,Savas N,Ozin Y,Alkim C,Atalay F,et al. Factors predicting outcome of balloon dilatation in achalasia. Dig Dis Sci. 2009;54:1237-42.

[38] Cheng JW,Li Y,Xing WQ,Lv HW,Wang HR. Laparoscopic Heller myotomy is not superior to pneumatic dilation in the management of primary achalasia:conclusions of a systematic review and meta-analysis of randomized controlled trials. Medicine (Baltimore). 2017;96(7):e5525.

[39] Boeckxstaens GE,Annese V,des Varannes SB,et al. Pneumatic dilation versus laparoscopic Heller myotomy for idiopathic achalasia. N Engl J Med. 2011;364:1807-16.

[40] Moonen A,Annese V,Belmans A,et al. Long-term results of the European achalasia trial:a multicentre randomized controlled trial comparing pneumatic dilation versus laparoscopic Heller myotomy. Gut. 2016;65:732-9.

[41] Kostic S,Kjellin A,Ruth M,et al. Pneumatic dilatation or laparoscopic cardiomyotomy in the management of newly diagnosed idiopathic achalasia. Results of a randomized controlled trial. World J Surg. 2007;31:470-8.

[42] Persson J,Johnsson E,Kostic S,et al. Treatment of achalasia with laparoscopic myotomy or pneumatic dilatation:long-term results of a prospective,randomized study. World J Surg. 2015;39:713-20.

[43] Borges AA,Lemme EM,Abrahao LJ Jr,et al. Pneumatic dilation versus laparoscopic Heller myotomy for

the treatment of achalasia:variables related to a good response. Dis Esophagus. 2014;27:18-23.

[44] Hamdy E,El Nakeeb A,El Hanfy E,et al. Comparative study between laparoscopic Heller myotomy versus pneumatic dilatation for treatment of early achalasia:a prospective randomized study. J Laparoendosc Adv Surg Tech A. 2015;25:460-4.

[45] Novais PA,Lemme EM. 24-h pH monitoring patterns and clinical response after achalasia treatment with pneumatic dilation or laparoscopic Heller myotomy. Aliment Pharmacol Ther. 2010;32:1257-65.

[46] Wang L,Li YM,Li L. Meta-analysis of randomized and controlled treatment trials for achalasia. Dig Dis Sci. 2009;54(11):2303-11.

[47] Richter JE,Boeckxstaens GE. Management of achalasia:surgery or pneumatic dilation. Gut. 2011;60(6):869-76.

[48] Wang X,Tan Y,Lv L,Zhu H,Chu Y,Li C,et al. Peroral endoscopic myotomy versus pneumatic dilation for achalasia in patients aged >65 years. Rev Esp Enferm Dig. 2016;108(10):637-41.

[49] Meng F,Li P,Wang Y,Ji M,Wu Y,Yu L,et al. Peroral endoscopic myotomy compared with pneumatic dilation for newly diagnosed achalasia. Surg Endosc. 2017;31(11):4665-72.

[50] Ponds F,Fockens P,Neuhaus H,et al. Peroral endoscopic myotomy (POEM) versus pneumatic dilatation in therapy naïve patients with achalasia:results of a randomized controlled trial. Gastroenterology. 2017;152(5 Suppl 1):S139.

[51] Zaninotto G,Costantini M,Rizzetto C,Zanatta L,Guirroli E,Portale G,et al. Four hundred laparoscopic myotomies for esophageal achalasia:a single centre experience. Ann Surg. 2008;248(6):986-93.

[52] Perrone JM,Frisella MM,Desai KM,Soper NJ. Results of laparoscopic Heller-Toupet operation for achalasia. Surg Endosc. 2004;18(11):1565-71.

[53] Pandolfino JE,Kwiatek M,Nealis T,Bulsiewicz W,et al. Achalasia:a new clinically relevant classification by high-resolution manometry. Gastroenterology. 2008;135:1526-33.

[54] Salvador R,Constantini M,Zaninotto G,et al. The preoperative manometric pattern predicts the outcome of surgical treatment for esophageal achalasia. J Gastrointest Surg. 2010;14:1635-45.

[55] Richards WO,Torquati A,Holzman MD,Khaitan L,Byrne D,Lutfi R,et al. Heller myotomy versus Heller myotomy with Dor fundoplication for achalasia:a prospective randomized double-blind clinical trial. Ann Sug. 2004;240(3):405-12.

[56] Falkenback D,Johansson J,Öberg S,Kjellin A,Wenner J,Zilling T,et al. Heller's esophagomyotomy with or without a 360° floppy Nissen fundoplication for achalasia. Long-term results from a prospective randomized study. Dis Esophagus. 2003;16(4):284-90.

[57] Rebecchi F,Giaccone C,Farinella E,Campaci R,Morino M. Randomized controlled trial of laparoscopic Heller myotomy plus Dor fundoplication versus Nissen fundoplication for achalasia:long-term results. Ann Surg. 2008;248(6):1023-30.

[58] Rawlings A,Soper NJ,Oelschlager B,Swanstrom L,Matthews BD,Pellegrini CA,et al. Laparoscopic Dor versus Toupet fundoplication following Heller myotomy for achalasia:results of a multicenter,prospective,randomized-controlled trial. Surg Endosc. 2012;26(1):18-26.

[59] Kumagai K,Kjellin A,Tsai JA,Thorell A,Granqvist S,Lundell L,et al. Toupet versus Dor as a procedure to prevent reflux after cardiomyotomy for achalasia:results of a randomized clinical trial. Int J Surg. 2014;12(7):673-80.

[60] Inoue H,Minami H,Kobayashi Y,Sato Y,Kaga M,Suzuki M,et al. Peroral endoscopic myotomy (POEM) for esophageal achalasia. Endoscopy. 2010;42(4):265-71.

[61] Von Renteln D,Fuchs KH,Fockens P,Bauerfeind P,Vassiliou MC,Werner YB,et al. Peroral endo scopic

myotomy for the treatment of achalasia：an international prospective multicenter study. Gastroenterology. 2013；145（2）：309-11.

［62］ Inoue H，Sato H，Ikeda H，et al. Peroral endoscopic myotomy：a series of 500 patients. J Am Coll Surg. 2015；221：256-64.

［63］ Familiari P，Gigante G，Marchese M，Boskoski I，Tringali A，Perri V，et al. Peroral endoscopic myotomy for esophageal achalasia：outcomes of the first 100 patients with short-term follow-up. Ann Surg. 2016；263（1）：82-7.

［64］ Akintoye E，Kumar N，Obaitan I，Alayo QA，Thompson CC. Peroral endoscopic myotomy：a metaanalysis. Endoscopy. 2016；48（12）：1059-68.

［65］ Kumbhari V，Familiari P，Bjerregaard NC，et al. Gastroesophageal reflux after peroral endoscopic myotomy：a multicenter case-control study. Endoscopy. 2017；49：634-42.

［66］ Sharata AM，Dunst CM，Pescarus R，Shlomovitz E，Wille AJ，Reavis KM，et al. Peroral endoscopic myotomy （POEM） for esophageal primary motility disorders：analysis of 100 consecutive patients. J Gastrointest Surg. 2015；19（1）：161-70.

［67］ Worrell SG，Alicuben ET，Boys J，DeMeester SR. Peroral endoscopic myotomy for achalasia in a thoracic surgical practice. Ann Thorac Surg. 2016；101（1）：218-24.

［68］ Kahrilas P，Katzka D，Richter J. Clinical practice update：the use of peroral endoscopic myotomy in achalasia：expert review and best practice advice from the American Gastroenterological Association. Gastroenterology. 2017；153（5）：1205-11.

［69］ Swanstrom LL，Kurian A，Dunst CM，Sharata A，Bhayani N，Rieder E. Long-term outcomes of an endoscopic myotomy for achalasia：the POEM procedure. Ann Surg. 2012；256（4）：659-67.

［70］ Bhayani NH，Kurian AA，Dunst CM，Sharata AM，Rieder E，Swanstrom LL. A comparative study on comprehensive，objective outcomes of laparoscopic Heller myotomy with per-oral endoscopic myotomy （POEM） for achalasia. Ann Surg. 2014；259（6）：1098-103.

［71］ Chan S，Wu J，Teoh A，et al. Comparison of early outcomes and quality of life after laparoscopic Heller's cardiomyotomy to peroral endoscopic myotomy for treatment of achalasia. Dig Endosc. 2016；28：27-32.

［72］ Schlottmann F，Luckett DJ，Fine J，Shaheen NJ，Patti MG. Laparoscopic Heller myotomy versus Peroral Endoscopic Myotomy （POEM） for achalasia：asystematic review and meta-analysis. Ann Surg. 2018；267 （3）：451-60.

［73］ Khashab MA，Messallam AA，Onimaru M，Teitelbaum EN，Ujiki MB，Gitelis ME，et al. International multicenter experience with peroral endoscopic myotomy for the treatment of spastic esophageal disorders refractory to medical therapy （with video）. Gastrointest Endosc. 2015；81（5）：1170-7.

［74］ Zhang W，Linghu EQ. Peroral endoscopic myotomy for type III achalasia of Chicago classification：outcomes with a minimum follow-up of 24 months. J Gastrointest Surg. 2017；21（5）：785-91.

［75］ Schlottmann F，Andolfi C，Kavitt RT，Konda VJA，Patti MG. Multidisciplinary approach to esophageal achalasia：asingle center experience. J Laparoendosc Adv Surg Tech A. 2017；27（4）：358-62.

［76］ Vela MF，Richter JE，Wachsberger D，Connor J，et al. Complexities of managing achalasia at tertiary referral center：use of pneumatic dilatation，Heller myotomy and botulinum toxin injection. Am J Gastroenterol. 2004；99：1029-36.

［77］ Ngamruengphong S，Inoue H，Ujiki MB，Patel LY，Bapaye A，Desai PN，et al. Efficacy and safety of Peroral endoscopic myotomy for treatment of achalasia after failed Heller myotomy. Clin Gastroenterol Hepatol. 2017；15（10）：1531-7.

［78］ Khan A，Shah S，Alam A，Butt A，et al. Massively dilated esophagus in achalasia：response to balloon pneumatic dilation. Am J Gastroenterol. 1999;94:2363-6.

[79] Mineo TC,Pompeo E. Long-term outcome of Heller myotomy in achalasic sigmoid esophagus. J Thorac Cardiovasc Surg. 2004;128(3):402-7.

[80] Sweet MP,Nipomnick I,Gasper WJ,Bagatelos K,Ostroff JW,Fisichella PM,et al. The outcome of laparoscopic Heller myotomy for achalasia is not influenced by the degree of esophageal dilatation. J Gastrointest Surg. 2008;12(1):159-65.

[81] Hu J,Li Q,Zhou P,Yao L,et al. Peroral endoscopic myotomy for advanced achalasia with sigmoid-shaped esophagus:long term outcomes from a prospective,single center study. Surg Endosc. 2015;29:2841-50.

[82] Zhang X,Modayil RJ,Friedel D,Gurram KC,Brathwaite CE,Taylor SI,et al. Peroral endoscopic myotomy in patients with or without prior Heller myotomy:comparing long-term outcomes in a large U. S. single-center cohort (with videos). Gastrointest Endosc. 2018;87(4):972-85.

[83] Tyberg A,Sharaiha RZ,Familiari P,Costamagna G,Casas F,Kumta NA,et al. Peroral endoscopic myotomy as salvation technique post-Heller:international experience. Dig Endosc. 2018;30(1):52-6.

[84] van Hoeij FB,Ponds FA,Werner Y,Sternbach JM,Fockens P,Bastiaansen BA,et al. Management of recurrent symptoms after peroral endoscopic myotomy in achalasia. Gastrointest Endosc. 2018;87(1):95-101.

[85] Rossetti G,Brusciano L,Amato G,Maffettone V,Napolitano V,Russo G,et al. A total fundoplication is not an obstacle to esophageal emptying after Heller myotomy for achalasia:results of a long-term follow up. Ann Surg. 2005;241(4):614-21.

[86] Katada N,Sakuramoto S,Kobayashi N,Futawatari N,Kuroyama S,Kikuchi S,et al. Laparoscopic Heller myotomy with Toupet fundoplication for achalasia straightens the esophagus and relieves dysphagia. Am J Surg. 2006;192(1):1-8.

[87] Sasaki A、Obuchi T,Nakajima J,Kimura Y,Koeda K,Wakabayashi G. Laparoscopic Heller myotomy with Dor fundoplication for achalasia:long-term outcomes and effect on chest pain. Dis Esophagus. 2010;23(4):284-9.

[88] Parise P,Santi S,Solito B,Pallabazzer G,Rossi M. Laparoscopic Heller myotomy plus Dor fundoplication in 137 achalasic patients:results on symptoms relief and successful outcome predictors. Updat Surg. 2011;63(1):11-5.

[89] Di Martino N,Brillantino A,Monaco L,Marano L,Schettino M,Porfidia R,et al. Laparoscopic calibrated total vs partial fundoplication following Heller myotomy for oesophageal achalasia. World J Gastroenterol. 2011;17(29):3431-40.

[90] Cuttitta A,Tancredi A,Andriulli A,De Santo E,Fontana A,Pellegrini F,et al. Fundoplication after Heller myotomy:a retrospective comparison between Nissen and Dor. Eurasian J Med. 2011;43(3):133-40.

[91] Rosati R,Fumagalli Romario U,Ceolin M,Massaron S,Peracchia A. Laparoscopic Heller-Dor for primary esophageal achalasia:outcomes in 173 patients. Ann Ital Chir. 2013;84(5):515-9.

[92] Salvador R,Pesenti E,Gobbi L,Capovilla G,Spadotto L,Voltarel G,et al. Postoperative gastroesophageal reflux after laparoscopic Heller-Dor for achalasia:true incidence with an objective evaluation. J Gastrointest Surg. 2017;21(1):17-22.

[93] Schneider AM,Louie BE,Warren HF,Farivar AS,Schembre DB,Aye RW. A matched comparison of per oral endoscopic myotomy to laparoscopic Heller myotomy in the treatment of achalasia. J Gastrointest Surg. 2016;20(11):1789-96.

[94] Hungness ES,Sternbach JM,Teitelbaum EN,Kahrilas PJ,Pandolfino JE,Soper NJ. Peroral Endoscopic

Myotomy（POEM）after the learning curve；durable long-term results with a low complication rate. Ann Surg. 2016；264（3）；508-17.

［95］Hungness ES，El Khoury F. Peroral Endoscopic Myotomy（POEM）. In；Risichella PM，Patti MG，editors. Atlas of esophageal surgery. Springer International Publishing Switzerland；2015. p. 85-93.

第二部分

胃食管反流病

第 12 章

胃食管反流病外科治疗的历史记录

Vera Lucia Ângelo Andrade and Fernando A. M. Herbella

陈　冬　　胡志伟　译

简　介

胃食管反流病(gastroesophageal reflux disease,GERD)是一种患病率高且对生活质量有重大影响的疾病。因此,合适的治疗是必不可少的。保守治疗的目的是通过行为和药物治疗来减轻症状,愈合病变,防止复发和并发症的发生。而外科治疗可以修复胃和食管之间的防御性屏障。对每个患者而言,都应采用个体化的方法,以提供最好的治疗[1,2]。

GERD 外科治疗的目的是重建抗反流屏障,而不阻止食团从食管进入胃内。换言之,GERD 的外科治疗需要在顺行和反流之间达到平衡。然而,由于解剖学、组织学和生理学问题,食管手术对外科医师来说是一个挑战[3]。食管外科治疗的开始要追溯到 17 世纪,当时主要是用于治疗创伤,随后用于治疗食管癌。GERD 的手术治疗首次报道于 20 世纪。GERD 手术发展的延迟可能与对 GERD 的病理生理学缺乏了解和诊断方法的局限性有关[4]。

自古罗马时期就有关于 GERD 症状的描述,但在 20 世纪之前,它们都被认为没有什么临床意义。直到 1935 年,Winkelstein 才将反流性食管炎作为一种新的病理实体进行推广[5](虽然 Quincke 在 1859 年首次报道了反流性食管炎[6])。Rokitansky 在 1855 年证明食管炎是由胃食管反流引起的[7]。

抗反流手术的历史反映了对 GERD 病理生理学的逐渐理解。例如,Allison 是抗反流手术的先驱,但他所在的那个时期,GERD 和食管裂孔疝(hiatal hernia,HH)被认为是同义词[8]。他提议还纳 HH 以解决 GERD 症状[8,9]。可以预见的是,复发率非常高,并且症状控制不是很理想。对 Nissen 在胃底折叠术历史中的作用以及之后提出的各种技术的变化,应该予以重视[10-12]。然而在今天,许多过去的教训被忽视了,那些不记得这些教训的人注定要犯同样的错误。

本章将回顾 GERD 治疗历史的重要方面。

食管裂孔疝修补:控制胃食管反流病的早期尝试

在很长一段时间内,GERD 和 HH 都被认为是同义词[7,9,13]。Morgagni(图 12.1)在 1769 年基于尸体解剖首次对 HH 进行报道[14,15]。

　　有趣的是,首次对 HH 的描述是基于 X 线完成的。在同一年,研究者第一次描述了对
HH 的外科治疗[16]。Eppinger 在 1911 年总结了关于膈疝的文献,报道了 635 例位于膈肌不
同部位的疝,其中只有 11 例累及食管裂孔[15]。Akerlund 在 1926 年提出了 HH 这一术语,并
且将 HH 分成我们今天仍在使用的三种类型[7]。Bernstein 在 1947 年回顾了 HH 这一主题,
并且得出结论:HH 诊断数量很低的原因之一是尸体解剖时肌肉松弛、腹内压降低,从而使得
HH 未被检出[17]。患者直立位进行 X 线检查通常也不能检出这些疝。仰卧位或头低脚高位
外加在上腹部手动加压对于检出 HH 是必要的。一旦患者恢复直立姿势,或者对腹部施加的
压力消失,这些疝就可能会消失[16]。

　　Angelo Soresi[18] 在 1919 年首次报道了 HH 的选择性外科修复,尽管 HH 和胃食管反流
之间的病理生理学关联在 20 世纪后半叶才由英国利兹的 Allison(图 12.2)和英国伦敦的 Bar-
rett 医师建立。我们认为现代抗反流外科起自英国外科医师 Allison,他在 1951 年将患者的
胃还纳入腹腔并且在食管后方缝合缩小了食管裂孔[19]。

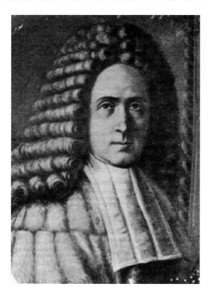

图 12.1　Giovanni Battista Morgagni
(1682－1771)是一位意大
利解剖学家,被誉为"现代
解剖病理学之父"(转载自
公共网站 Wikipedia.org)

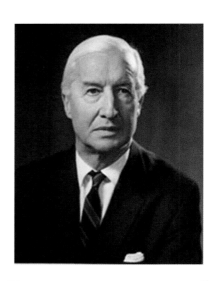

图 12.2　Philip R. Allison(1908－1974)是
一位来自英国利兹的胸外科
医师(经允许转载自 © Nuffield
Department of Surgical Sci-
ences,University of Oxford)

　　Allison 的 20 年随访显示,80% 的患者症状得到改善,效果良好。现代修复 HH 而不添加
胃底折叠术的尝试未能充分控制 GERD[20]。然而,HH 修补却被当作用于控制 GERD 的解剖
重塑的必要部分。

His 角重建:控制胃食管反流病的早期尝试

　　与 HH 修补相似,一些外科医师重点关注 His 角这一抗反流机制(图 12.3)[21]。

Barrett[22]（图 12.4）和 Lortat-Jacob[23]（图 12.5）是将重塑 His 角作为预防 GERD 的一个要素的先驱。

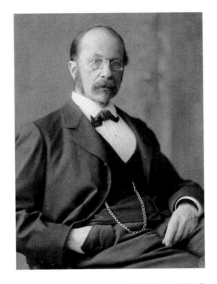

图 12.3　Wilhelm His（1831－1904）是一位德国解剖学家，描述了以他名字命名的角（转载自公共网站 Wikipedia.org）

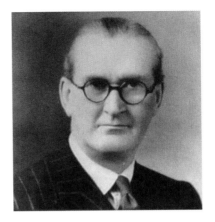

图 12.4　Norman R. Barrett（1903－1979）是一位胸外科医师，主要因描述巴雷特食管而闻名（根据 CC 2.0 许可证转载自 Researchgate）

因此，His 角作为一种不可缺少的抗反流机制受到重视。需要注意的是，当 Allison 重点关注还纳 HH 和充分关闭食管裂孔时，Barrett 优先考虑重塑 His 角来作为预防反流的关键因素[7]。

胃底折叠术的兴起

谈到 GERD 的外科史，就不能不提到 Rudolph Nissen 的关键作用（图 12.6）。Nissen 于 1896 年出生于西里西亚，1921 年在德国开始了他的职业生涯，1981 年在巴塞尔去世。他在胸外科方面的造诣颇深，如成功地完成了第一例全肺切除术。然而，是他的抗反流手术使他闻名世界[24-28]。

关于 Nissen 技术的首次描述出现在一例远端食管溃疡穿孔患者的手术中，在切除远端食管和贲门后，通过使用胃后壁包绕远端食管而保护吻合口，结果患者恢复良好，并且没有出现食管炎。值得注意的是，当时没有结扎胃短血管，也没有关闭食管裂孔。因此，当时的抗反流手术并不完善[25-28]。

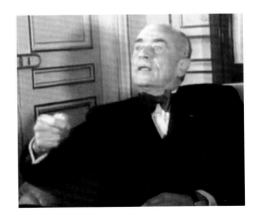

图 12.5　Jean-Louis Lortat-Jacob（1908－1992）是一位法国外科医师，也被认为是法国第一位在食管切除术后重建消化道的医师，同时也是第一位实施肝切除术的医师

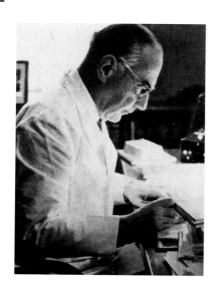

图 12.6　Rudolph Nissen（1896－1981）是一位德国外科医师，同时也在土耳其、美国和瑞士工作过（图片转载自 History of Medicine—National Library of Medicine）

胃底折叠术的技术演变

André Toupet（图 12.7）在许多手术的发展中都起着重要作用，但他以 Toupet 胃底折叠术式而闻名于世。与 Nissen 实施 360°折叠不同，Toupet 提议 270°后置折叠，这样相比 Nissen 胃底折叠术能导致更少的术后吞咽困难[29]。

其他学者如 Jacques Dor[30] 和 Vicente Guarner[31] 也提出了不同的部分胃底折叠术式[32]。Dor 提出了前置 180°胃底折叠术，而 Guarner 提出了后置部分胃底折叠术并关闭食管裂孔。

对比 Lortat-Jacob[23]、Toupet 和 Nissen 术式的研究证实，单纯性 His 角重建的疗效不如胃底折叠术[33-35]。历史表明，纠正单一的天然抗反流机制是不够的。

一些学者实施 Nissen 胃底折叠术而不行食管裂孔修补，忽视了膈肌这一抗反流机制，结果显示大量 HH 复发，且反流控制非常差。这些结果进一步强化了膈肌这一抗反流机制的作用。1965 年，Nissen 和 Rossetti 在超重患者中提出了胃底折叠术的变式，即使用胃前壁来包绕远端食管[27]。对 590 例患者的随访显示，90% 的症状得到缓解[36,37]。与此同时，他们也进行了其他技术改变，如增加幽门成形术或迷走神经切除术，但最终都被放弃了[38-42]。

然而，有两种改良术式显示结果得到改善，特别是降低了吞咽困难和胀气的发生率。Donahue 等[43] 使 Nissen 折叠瓣变"松"，有关这种改进在避免胀气综合征中的优势记录翔实，并且是一个重要的历史知识点（图 12.8）[44]。

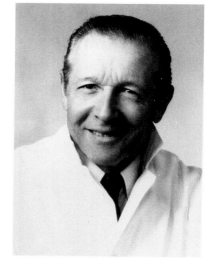

图 12.7　André Toupet（1915－2015）是一位法国外科医师，发明了 20 种新的仪器和 40 种术式（经允许转载自 © French Academie Nationale de Chirurgie）

DeMeester 等(图 12.9)让折叠瓣变"短",使胃底折叠纵向长度从 5cm 减小至 1.5～2cm。对 100 例患者的初步评估显示出极好的结果,并且目前大部分外科医师更喜欢这种较短的折叠[45]。

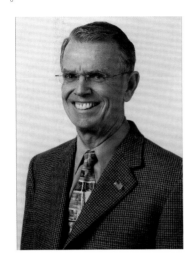

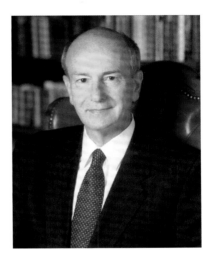

图 12.8　Philip E. Donahue(1942－2009)是一位美国外科医师,也是腹腔镜手术的先驱(经允许转载自 © Department of Surgery, University of Illinois at Chicago)

图 12.9　Tom Ryan DeMeester(1938－)是一位美国外科医师,他把整个职业生涯都献给了食管研究,也因在 pH 监测中定义反流的合成积分而闻名(由 Carol DeMeester 女士提供)

Bernard Dallemagne[46] 在 1991 年实施了第一例腹腔镜下 Nissen 胃底折叠术。第一次机器人(抗反流)手术实施于 1998 年[47,48]。图 12.10 显示了 Nissen 胃底折叠术及其改良术式。

胃底折叠术以外的技术

现在有许多尝试替代 Nissen 胃底折叠术的术式。这些技术通过人工括约肌植入、腔内折叠或电刺激 LES 来增强食管胃屏障而起作用,但都不能像 Nissen 胃底折叠＋食管裂孔修补术一样重建所有的自然抗反流机制。时间会告诉我们这些方法能否持续存在于 GERD 的治疗中[49-51]。

结　论

目前 GERD 外科治疗的"金标准"是腹腔镜下 360°"短松 Nissen"胃底折叠＋食管裂孔修补(图 12.11)。当前和将来的改进技术必须和这个已经经过时间认证

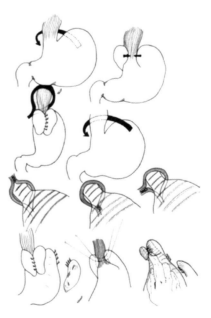

图 12.10　Nissen 胃底折叠术及其改良术式(经许可转载自 © Oxford University Press)

的术式进行对比。

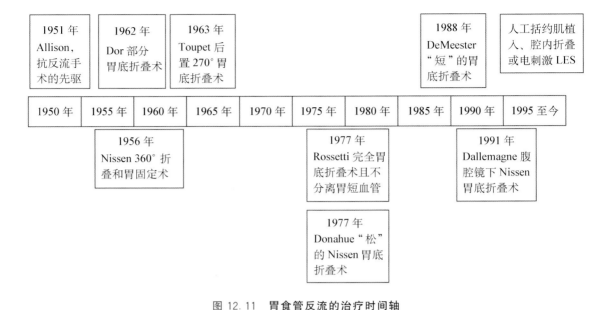

图 12. 11 **胃食管反流的治疗时间轴**

参考文献

[1] Wiklund I. Review of the quality of life and burden of illness in gastroesophageal reflux disease. Dig Dis. 2004;22(2):108-14.

[2] El-Serag HB,Sweet S,Winchester CC,Dent J. Update on the epidemiology of gastro-oesophageal reflux disease;a systematic review. Gut. 2014;63(6):871-80.

[3] Takassi GF,Herbella FA,Patti MG. Anatomic variations in the surgical anatomy of the thoracic esophagus and its surrounding structures. Arq Bras Cir Dig. 2013;26(2):101-6.

[4] Modlin IM,Kidd M,Lye KD. Historical perspectives on the treatment of gastroesophageal reflux disease. Gastrointest Endosc Clin N Am. 2003;13:19-55.

[5] Winkelstein A. Peptic esophagitis;a new clinical entity. JAMA. 1935;104:906-11.

[6] Quincke H. Ulcusoesophagiexdigestione. Deutsch Arch KilnMed. 1879;24:72-9.

[7] Stylopoulos N,Rattner DW. The history of hiatal hernia surgery:from Bowditch to laparoscopy. Ann Surg. 2005;241(1):185-93.

[8] Anonymous. Philip Rowland Allison. Lancet. 1974;16:465-6.

[9] Cross FS,Kay EB,Smith GV Jr. The treatment of regurgitant esophagitis by reconstruction of the cardiac sphincter mechanism in patients with no demonstrable hiatal hernia. Dis Chest. 1961;39:530-4.

[10] Hunter JG,Trus TL,Branum GD,et al. A physiologic approach to laparoscopic fundoplication for gastroesophageal reflux disease. Ann Surg. 1996;223(6):673-85; discussion 685-7.

[11] Bhandarwar AH,Kasat GV,Palep JH,et al. Impact of laparoscopic Nissen's fundoplication on response of disease specific symptoms and quality of life. Updat Surg. 2013;65(1):35-41.

[12] Kamolz T,Granderath FA,Bammer T,et al. Dysphagia and quality of life after laparoscopic Nissen fun-

doplication in patients with and without prosthetic reinforcement of the hiatal crura. Surg Endosc. 2002；16(4)：572-7.

[13] Jobe BA，Richter JE，Hoppo T，et al. Preoperative diagnostic workup before antireflux surgery：an evidence and experience-based consensus of the Esophageal Diagnostic Advisory Panel. J Am Coll Surg. 2013；217(4)：586-97.

[14] Ghosh SK. Giovanni Battista Morgagni (1682-1771)：father of pathologic anatomy and pioneer of modern medicine. Anat Sci Int. 2017；92(3)：305-12.

[15] Eppinger H. Pathologie des Zwerchfelles. Supplement zu Northmage Spezielle Pathologie und Therapie. Wien und Leipzig：Holder；1911.

[16] Herbella FA，Patti MG，Del Grande JC. When did the esophagus start shrinking? The history of the short esophagus. Dis Esophagus. 2009；22(7)：550-8.

[17] Bernstein A. Hiatal hernia，a frequent and clinically important condition. Univ W Ont J. 1947；17：159.

[18] Soresi AL. Diaphragmatic hernia：its unsuspected frequency：diagnosis and technique for radical cure. Ann Surg. 1919；69：254-70.

[19] Allison PR. Reflux esophagitis，sliding hiatal hernia，and the anatomy of repair. Surg Gynecol Obstet. 1951；92(4)：419-31.

[20] Allison PR. Hiatus hernia：(a 20-year retrospective survey). Ann Surg. 1973；178(3)：273-6.

[21] Lortat-Jacob JL. Traitment chirurgical du cardiospasme. Ann Chir. 1997；51：403-4.

[22] Barrett NR. Hiatus hernia：a review of some controversial points. Br J Surg. 1954；42：231-43.

[23] Boutelier P. Eulogy of Jean-Louis Lortat-Jacob(1908-1992). Chirurgie. 1996；21(8)：589-96.

[24] Nissen R. Die transpleurale Resection der Kardia. Dtsch Z Chir. 1937；249：311-6.

[25] Nissen R. Gastropexy as lone procedure in surgical repair of hiatus hernia. Am J Surg. 1956；92；389-92.

[26] Nissen R. Gastropexy and "fundoplication" in surgical treatment of hiatal hernia. Am J Dig Dis. 1961；6：95441.

[27] Nissen R，Rossetti M. Surgery of hiatal and other diaphragmatic hernias. J Int Coll Surg. 1965；43：663-74.

[28] Liebermann-Meffert D，Rossetti M. The 100th birthday of Rudolf Nissen. Chirurgie. 1996；67(10)：1053-9.

[29] Toupet A. Techinic of esophago-gastroplasty with phenp-gastropexy used in radical treatment of hiatal hernia as a supplement to Heller's operation in cardiospasms. Mem Acad Chir. 1963；89；284-389.

[30] Dor J，Humbet P，Dor V，et al. L'intéret de la technique de Nissenmodiféedans la prévention du reflux après cardiomyotomie extra-muqueuse de Heller. Mem AcadChir. 1962；3；877-84.

[31] Guarner V，Degollade JR，Tore NM. A new antireflux procedure at the esophagogastric junction：experimental and clinical evaluation. Arch Surg. 1975；110(1)：101-6.

[32] Patti MG，Robinson T，Galvani C，et al. Total fundoplication is superior to partial fundoplication even when esophageal peristalsis is weak. J Am Coll Surg. 2004；198(6)：863-9； discussion 869-70.

[33] Erenoğlu C，Miller A，Schirmer B. Laparoscopic Toupet versus Nissen fundoplication for the treatment of gastroesophageal reflux disease. Int Surg. 2003；88(4)：219-25.

[34] Segol P，Hay JM，Pottier D. Surgical treatment of gastroesophageal reflux：which operation to choose：Nissen，Toupet or Lortat-Jacob? A multicenter randomized trial. GastroenterolClin Biol. 1989；13(11)：873-9.

[35] Herbella FA，Tedesco P，Nipomnick I，et al. Effect of partial and total laparoscopic fundoplication on esophageal body motility. Surg Endosc. 2007；21(2)：285-8.

[36] Rossetti M, Hell K. Fundoplication for the treatment of gastroesophageal reflux in hiatal hernia. World J Surg. 1977;1:43.

[37] Chysos F, Tzortzinis A, Tsiaoussis J, et al. Prospective randomized trial comparing Nissen to Nissen-Rosseti technique for laparoscopic fundoplication. Am J Surg. 2001;182(3):215-21.

[38] Watson DI, Jamieson GG, Devitt PG, et al. Changing strategies in the performance of laparoscopic Nissen fundoplication as a result of experience with 230 operations. Surg Endosc. 1995;9(9):961-6.

[39] Hunter JG, Swanstrom L, Waring JP. Dysphagia after laparoscopic antireflux surgery. The impact of operative technique. Ann Surg. 1996;224(1):51-7.

[40] Soper NJ, Dunnegan D. Antomic fundoplication failure after laparoscopic antireflux surgery. Ann Surg. 1999;229(5):669-77.

[41] Perez AR, Moncure AC. Obesity adversely affects the outcome of antireflux operations. Surg Endosc. 2001;15(9):986-95.

[42] Farah JF, Grande JC, Goldenberg A, et al. Randomized trial of total fundoplication and fundal mobilization with or without divisor of short gastric vessels: a short-term clinical evaluation. Acta Cir Bras. 2007;22(6):422-39.

[43] Donahue PE, Larson GM, Stewardson RH, et al. "Floppy" Nissen fundoplication. Rev Surg. 1977;34:223-4.

[44] Donahue PE, Samelson S, Nyhus LM, Bobeck T. The floppy Nissen fundoplication: effective long-term control of pathologic reflux. Arch Surg. 1985;120:663-8.

[45] DeMeester TR, Bonavina L, Albertucci M. Nissen fundoplication for gastroesophageal reflux disease. Evaluation of primary repair in 100 consecutive patients. Ann Surg. 1986;204(1):9-20.

[46] Dallemagne B, Weents JM, Jehaes C, et al. Laparoscopic Nissen fundoplication: preliminary report. Surg Laparosc Endosc. 1991;1(3):138-43.

[47] Davis CS, Baldea JR, Johns JR, et al. The evolution and long-term results of laparoscopic antirefluz surgery for the treatment of gastroesphageal reflux disease. JSLS. 2010;14(3):332-41.

[48] Herbella FA, Oliveira DR, Del Grande JC. Eponyms in esophageal surgery. Dis Esophagus. 2004;17(1):1-9.

[49] Watson TJ, Peters JH. Lower esophageal sphincter injections for the treatment of gastroesophageal reflux disease. Thorac Surg Clin. 2005;15(3):405-15.

[50] Lo W-K, Mashimo H. Critical assessment of endoscopic techniques for gastroesophageal reflux disease. J Clin Gastroent. 2015;49(9):720-4.

[51] Catarci M, Gentileschi P, Papi C, et al. Evidencebased appraisal of antireflux surgery. Ann Surg. 1996;224(1):51-7.

第 13 章

胃食管反流病的临床表现和诊断评估

Francisco Schlottmann，Martín Galvarini，and Marco G. Patti

张　玉　　胡志伟　　吴继敏　　译

简　介

　　胃食管反流病(gastroesophageal reflux disease，GERD)影响着大约 20% 的美国人口，肥胖的高发使其患病率在全世界范围内都有所增加[1]。该病有显著的经济影响，每年的直接医疗费用约为 100 亿美元，其中质子泵抑制剂(PPI)是主要医疗费用来源(近 60 亿美元)[2,3]。

　　GERD 患者可能表现出各种各样的症状。蒙特利尔分类法于 2006 年创建，为该病的症状学提供了诊断标准[4]。该分类法将 GERD 定义为"一种由胃内容物反流引起的恼人的，对个人健康有不利影响的症状或并发症，每周至少发生 2 次"。共识小组指出，GERD 可能具有典型的"食管症状"(如胃灼热、反流和吞咽困难)和不典型的"食管外症状"(如慢性咳嗽、喉炎、声音嘶哑，甚至哮喘)。

　　由于 GERD 临床表现复杂，对疑似 GERD 患者的诊断评估应包括多项检查。食管诊断专家组(由经验丰富的胃肠病学家和外科医师组成的多学科小组)就 GERD 患者的最佳术前评估达成共识，提示术前需行内镜检查、钡餐造影、食管测压及 pH 监测。专家小组还建议对选定的患者进行胃排空检查和 pH 联合多通道阻抗(combined multichannel impedance pH)监测[5]。

临床表现

　　胃灼热、反流和吞咽困难被认为是该病典型的食管症状。GERD 还可引起不典型的食管外症状，如慢性咳嗽、喘息、胸痛、声音嘶哑和牙齿腐蚀。有两种机制被认为是导致呼吸道症状的原因：①迷走神经反射导致支气管收缩；②气管支气管的微量吸入。声音嘶哑和牙齿腐蚀是胃酸向上反流直接损害声带或牙齿导致的(表 13.1)。

　　临床评价还应研究抗反流药物缓解症状的效果。事实上，对 PPI 治疗反应良好是存在异常反流和抗反流手术成功的良好预测因素[6-8]。

在许多患者中,仅仅依据症状诊断 GERD 是错误的,因为 GERD 的临床表现既不敏感也不特异,而且与其他胃肠疾病有相当程度的重叠[9]。例如,Patti 及其同事的研究显示,对 822 例根据症状评估诊断为 GERD 准备做抗反流手术的患者进行 pH 监测后,其中 247 例(30%)的反流评分正常[10]。因此,必须进行客观的食管检查,以证明 GERD 的存在,特别是考虑到手术治疗时。

表 13.1　胃食管反流病的症状

食管	烧灼感
	反流
	吞咽困难
胃	腹胀
	早饱
	呃逆
	恶心
肺	误吸
	呼吸困难
	喘息
	咳嗽
	哮喘
耳鼻喉	癔球症
	声音嘶哑
心脏	胸痛

诊断性评估

可疑 GERD 患者应行上消化道内镜检查、钡餐造影、食管测压和动态 pH 监测。在某些病例中,可能需要行胃排空检查和 pH 联合多通道阻抗监测。

上消化道内镜检查

对于疑似 GERD 的患者,首选的检查是上消化道内镜检查。然而,50%~60%通过 pH 监测证实有异常反流的患者没有任何黏膜损伤的证据[11,12]。糜烂性反流性食管炎的诊断是指食管远端黏膜有斑片状、条状或融合性环状上皮破损糜烂。

洛杉矶(Los Angeles,LA)分级是对食管炎最有价值的分级系统[13](表 13.2)。LA-A 级是指一个或多个长度小于或等于 5mm 的黏膜破损,无融合性病变(图 13.1)。LA-B 级是指一个或多个长度大于 5mm 的黏膜破损,但无融合性病变(图 13.2)。LA-C 级的定义为一个或多个黏膜破损,破损顶部融合,累及 75%以下的食管周径(图 13.3)。LA-D 级的定义为一个或多个黏膜破损,破损顶部融合,累及 75%或 75%以上的食管周径(图 13.4)。

内镜检查也有助于 GERD 并发症的诊断,如巴雷特食管和(或)狭窄。此外,该检查对于排除嗜酸性食管炎、胃炎、消化性溃疡和癌症等其他疾病也有价值。

表 13.2　洛杉矶食管炎分级系统

洛杉矶分级法	
LA-A 级	黏膜破损长度≤5mm,无融合性病变
LA-B 级	黏膜破损长度>5mm,亦无融合性病变
LA-C 级	一个或多个黏膜破损,破损顶部融合,累及 75%以下的食管周径
LA-D 级	一个或多个黏膜破损,破损顶部融合,累及 75%或 75%以上的食管周径

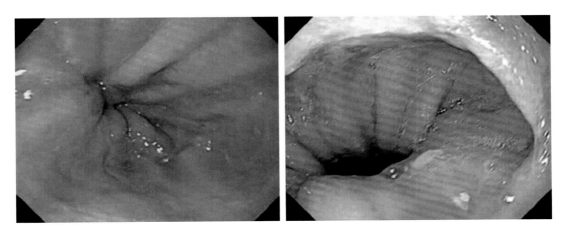

图 13.1　LA-A 级:一个或多个长度小于或等于 5mm 的黏膜破损,无融合性病变

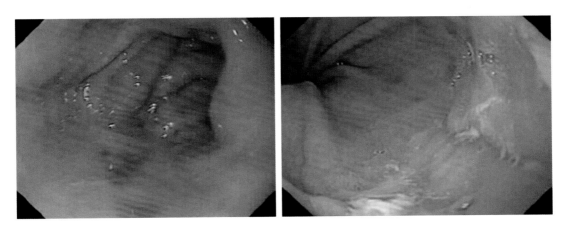

图 13.2　LA-B 级:一个或多个长度大于 5mm 的黏膜破损,但无融合性病变

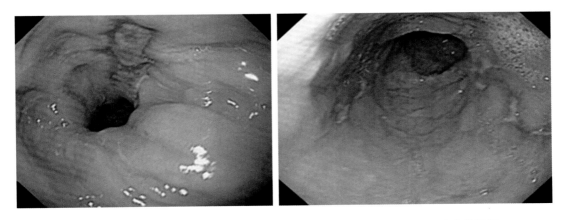

图 13.3　LA-C 级:一个或多个黏膜破损,破损顶部融合,累及 75% 以下的食管周径

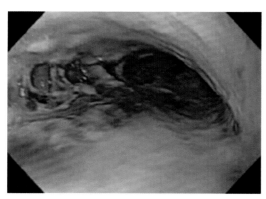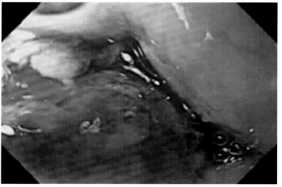

图 13.4　LA-D 级：一个或多个黏膜破损，破损顶部融合，累及 75% 或 75% 以上的食管周径

钡餐造影

钡餐造影本身没有诊断作用，因为检查期间胃食管反流的存在与 pH 监测数据不能匹配。例如，先前的一项研究发现，经过 24 小时动态 pH 监测证实为 GERD 患者中，有 53% 的患者没有任何影射学的反流征象[11]。

虽然这项检查没有提供 GERD 的客观证据，但其在手术方案的制订中有重要作用，因为它提供了许多解剖信息（例如，短食管、食管憩室、食管狭窄以及 HH 的存在及程度）。此外，其可区分 Ⅰ 型和 Ⅲ 型食管裂孔疝，这对手术的复杂性有一定的提示作用。

食管测压

食管测压对 GERD 的诊断价值有限。然而，它在评估疑似 GERD 患者的过程中起着重要的作用。首先，正确放置 pH 监测电极（LES 上缘上方 5cm）；其次，可以排除与 GERD 患者症状相似的原发性食管动力障碍（主要是贲门失弛缓症）；最后，大多数外科医师会根据食管蠕动的协调性和食管体部的收缩力来调整胃底折叠的程度（完全或部分）（图 13.5）。

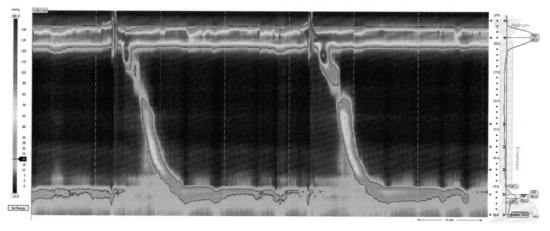

图 13.5　高分辨率测压显示正常蠕动（经许可转载自 © Springer Nature）

动态 pH 监测

动态 pH 监测可为胃食管反流异常提供客观证据,被认为是诊断 GERD 的金标准。该检查应在以下情况下进行:①在 PPI 治疗期间仍有持续症状的患者或那些有症状但内镜检查无证据的患者;②停药后复发的患者;③在进行抗反流手术之前;④评估不典型症状,如咳嗽、声音嘶哑和胸痛等。

接受该检查的患者应停药(H_2 受体阻断剂停药 3 天,PPI 停药 7 天)[15],在检查期间不限制饮食和运动,以模拟患者的日常生活。DeMeester 评分是一种综合评分,由 6 个参数的评分相加而成,每个参数都有标准参考值范围。该评分自 20 世纪 70 年代开始应用,通过 pH 监测将患者分为 GERD 阳性或 GERD 阴性(表 13.3)[16]。患者症状与反流事件之间的时间相关性也很重要(如果一个给定的症状发生在反流事件后的 2 分钟内,则被认为与反流事件有关),可以通过症状指数或症状相关概率来确定[17,18]。

pH 监测可经鼻放置导管(位于 LES 上方 5cm 处)24 小时或在内镜下放置 BRAVO(位于胃食管交界处上 6cm)无线胶囊进行,后者可收集 48 小时的 pH 数据。常规 pH 监测和 48 小时无线 pH 监测均为 GERD 的有效诊断方法。各治疗中心应根据其临床经验和专业知识选择检查方法[19]。

表 13.3　动态 pH 监测正常值

动态 pH 监测正常值	24 小时 pH 监测正常值
总反流时间百分比(pH<4.0)	4.5%
直立反流时间百分比(pH<4.0)	8.4%
仰卧反流时间百分比(pH<4.0)	3.5%
反流次数	47
长反流次数(>5 分钟)	3.5
最长反流(分钟)	20
DeMeester 评分	14.7

注:DeMeester 评分是根据 6 个评估参数的每个参考值的标准偏差之上的分数计算得出的综合得分。

食管 pH 监测也可以与阻抗相结合以监测任何类型的反流事件(酸性、弱酸性或非酸性)。该检查可能对难治性或 PPI 治疗无反应的患者具有特殊的价值[20,21]。然而,阻抗监测容易出现判读错误,抗反流手术对异常非酸反流患者的酸抑制作用尚不清楚(图 13.6)[22,23]。

胃排空检查

胃轻瘫可能与极少数患者的 GERD 相关。因此,在对 GERD 患者进行抗反流手术的准备过程中,不应常规进行该检查,而应在选定的病例中进行,例如有恶心和餐后腹胀的患者、尽管经过一夜的禁食但胃内仍有食物的患者,以及有其他危险因素(如糖尿病和长期使用阿片类药物)的患者。

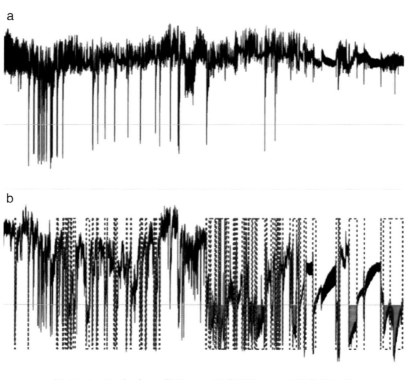

图 13.6　24 小时 pH 监测。a. 正常结果；b. 不正常的结果

结　论

　　GERD 患者可能出现各种各样的症状，临床表现无特异性，且与其他胃肠疾病有相当多的重叠。因此，怀疑 GERD 并计划进行抗反流手术的患者需要进行全面的诊断性检查，包括内镜检查、钡餐造影、食管测压和动态 pH 监测等。

参考文献

［1］ El-Serag HN，Sweet S，Winchester CC，et al. Update on the epidemiology of gastro-esophageal reflux disease：a systematic review. Gut. 2014；63；871-80.

［2］ Sandler RS，Everhart JE，Donowitz M，et al. The burden of selected digestive diseases in the United States. Gastroenterology. 2002；122；1500-11.

［3］ Shaheen NJ，Hansen RA，Morgan DR，et al. The burden of gastrointestinal and liver diseases，2006. Am J Gastroenterol. 2006；101(9)；2128-38.

［4］ Vakil N，van Zanten SV，Kahrilas P，Dent K，Jones R，Global Consensus Group. The Montreal definition and classification of gastroesophageal reflux disease：a global evidence-based consensus. Am J Gastroenterol. 2006；101(8)；1900-20.

［5］ Jobe BA，Richter JE，Hoppo T，et al. Preoperative diagnostic workup before antireflux surgery：an evidence and experience-based consensus of the Esophageal Diagnostic Advisory Panel. J Am Coll Surg.

2013;217(4):586-97.

[6] Campos GM,Peters JH,DeMeester TR,et al. Multivariate analysis of factors predicting outcome after laparoscopic Nissen fundoplication. J Gastrointest Surg. 1999;3(3):292-300.

[7] Morgenthal CB,Lin E,Shane MD,et al. Who will fail laparoscopic Nissen fundoplication? Preoperative prediction of long-term outcomes. Surg Endosc. 2007;21:1978-84.

[8] Schlottmann F,Herbella FA,Allaix ME,et al. Surgical treatment of gastroesophageal reflux disease. World J Surg. 2017;41(7):1685-90.

[9] Gerson LB,Kahrilas PJ,Fass R. Insights into gastroesophageal reflux diseases-associated dyspeptic symptoms. Clin Gastroenterol Hepatol. 2011;9:824-33.

[10] Patti MG,Diener U,Tamburini A,et al. Role of esophageal function tests in diagnosis of gastroesophageal reflux disease. Dig Dis Sci. 2001;46(3):597-602.

[11] Sonnenberg A,Delcò F,El-Serag HB. Empirical therapy versus diagnostic tests in gastroesophageal reflux disease:a medical decision analysis. Dig Dis Sci. 1998;43(5):1001-8.

[12] Ates F,Vaezi MF. New approaches to management of PPI-refractory gastroesophageal reflux disease. Curr Treat Options Gastroenterol. 2014;12(1):18-33.

[13] Nasseri-Moghaddam S,Razjouyan H,Nouraei M,et al. Inter and intra-observer variability of the Los Angeles classification:a reassessment. Arch Iran Med. 2007;10:48-53.

[14] Bello B,Zoccali M,Gullo R,et al. Gastroesophageal reflux disease and antireflux surgery-what is the proper preoperative work-up? J Gastrointest Surg. 2013;17(1):14-20.

[15] Hirano I,Richter JE,Practice Parameters Committee of the American College of Gastroenterology. ACG practice guidelines:esophageal reflux testing. Am J Gastroenterol. 2007;102(3):668-85.

[16] Neto RML,Herbella FAM,Schlottmann F,et al. Does DeMeester score still define GERD? Dis Esophagus. 2019;32(5):doy118.

[17] Wiener GJ,Morgan TM,Cooper JB,et al. Ambulatory 24-hour esophageal ph monitoring. Reproducibility and variability of ph parameters. Dig Dis Sci. 1988;33:1127-33.

[18] Weusten BL,Roelofs JM,Akkermans LM,et al. The symptom-association probability:an improved method for symptom analysis of 24-hour esophageal ph data. Gastroenterology. 1994;107:1741-5.

[19] Schlottmann F,Andolfi C,Herbella FA,et al. GERD:presence and size of hiatal hernia influence clinical presentation,esophageal function,reflux profile,and degree of mucosal injury. Am Surg. 2018;84(6):978-82.

[20] Agrawal A,Castell DO. Clinical importance of impedance measurements. J Clin Gastroenterol. 2008;42:579-83.

[21] Vela MF. Non-acid reflux:detection by multichannel intraluminal impedance and ph,clinical significance and management. Am J Gastroenterol. 2009;104:277-80.

[22] Francis DO,Goutte M,Slaughter JC,et al. Traditional reflux parameters and not impedance monitoring predict outcome after fundoplication in extraesophageal reflux. Laryngoscope. 2011;121:1902-9.

[23] Allaix ME,Borraez BA,Patti MG. Gastroesophageal reflux disease:diagnostic evaluation. In:Fisichella PM,Allaix ME,Morino M,Patti MG,editors. Esophageal disease. New York:Springer Nature;2014. 53-67.

第 14 章

胃食管反流病的内科治疗

Charles Muller，Natalie Tapaskar，and Robert T. Kavitt

张　玉　胡志伟　译

生活方式调整

调整生活方式被认为是治疗胃食管反流病(gastroesophageal reflux disease，GERD)的一线方案。GERD 的相关症状和黏膜损伤是由于胃内分泌的胃酸异常反流突破食管下括约肌(lower esophageal sphincter，LES)进入食管导致的。通常建议 GERD 患者避免某些食物或行为，以免导致胃内容物病理性反流至食管和酸暴露症状[1-4]。这些建议可分为 3 类：避免导致反流的食物(如咖啡、巧克力、薄荷、酒精、高脂肪食物)，避免引起胃灼热的辛辣或酸性食物(柑橘、番茄)，以及通过行为(戒烟、饭后 2～3 小时避免仰卧位、抬高床头、减肥)来保持 LES 的健全，以防止食管酸暴露。

虽然已有研究证明这种生活方式的改变能够改善 GERD 的生理参数(如 LES 压力、食管 pH)，但尚缺乏支持这种干预措施能够改善症状或其他可测量的疾病结局的数据。一项关于饮食和生活方式改变治疗 GERD 的系统综述表明，几乎没有证据支持停止饮酒、吸烟以及停止食用巧克力、咖啡或酸性食物能改善 GERD 的观点[5]，尽管研究表明这些行为和食物对 LES 压力[6-13]或食管 pH[14-19]有影响。尽管避免某些食物和行为的建议是建立在观察性证据的基础之上，没有可证实的 GERD 结局的改善，但是仍有一部分患者的症状可以从这些干预措施中得到改善。因此，建议在考虑避免触发反应的情况下，研究饮食暴露与症状之间的关系。

餐后平躺被认为是通过减少重力介导的酸清除而促进食管酸暴露。因此，饭后建议抬高床头，避免睡前 2～3 小时进食。几项随机对照研究显示，将床头抬高 15～20cm 可以改善食管酸暴露[20,21]、减轻症状[7]、愈合 GERD 患者的食管炎[22]。有关深夜用餐的数据一直存在矛盾。有一项研究表明，健康患者在深夜进食后，夜间胃内 pH 降得更低[23]；而对 GERD 患者的研究表明，进食时间对食管 pH 或反流症状没有影响[24]。

肥胖通过多种机制促进 GERD 的进展，包括胃食管压力梯度增加、食管裂孔疝(HH)的发生率增加和胃食管交界处的完整性减弱[25]。多项大型观察性研究表明，体重指数(BMI)与 GERD 症状和并发症之间存在剂量依赖性关系[26-28]。减肥已被证明对 LES 功能和食管酸暴露有益处[29-31]。一项大型病例对照研究进一步表明，体重明显减轻后 GERD 症状减少了

40％[26]。尽管早期关于减肥对 GERD 症状影响的前瞻性研究产生了相互矛盾的结果[32,33]，但更多的最新数据表明减肥是有效的[34]。尽管设计良好的前瞻性研究的结果好坏参半，减肥仍然是一个有希望的治疗选择，仍然是超重的 GERD 患者的推荐治疗方法[4]。

非质子泵抑制剂类药物治疗

不可吸收剂

抗酸剂

抗酸剂是一种非处方药物，通常用于暂时缓解每周少于一次的轻度 GERD 发作性症状[35]。抗酸剂是无机盐，其化学成分多种多样，包括铝、钙、镁和（或）钠。通常认为它们能部分中和胃酸。然而，最近的数据对这一机制提出了挑战，并证明某些抗酸剂对提高食管而不是胃的 pH 有更大的作用[36-38]。最有效的制剂是碳酸钙，其次是碳酸氢钠，然后是镁盐，最后是铝盐（表 14.1）[39]。

比较不同抗酸剂服用方法的研究表明，咀嚼片和液体抗酸剂相比，抗酸剂咀嚼片能更快、更持久地缓解症状和控制 pH。这可能是因为咀嚼片停留在口腔内的时间更长，使食管暴露在小剂量抗酸剂的时间比液体更长[38,40,41]。抗酸剂起效迅速，但作用时间短，而且它们不能显著改变胃内 pH，因此不能防止随后发生的胃酸反流，从而会使食管暴露在具有腐蚀性的胃酸中。

抗酸剂与其他药物进行比较的数据有限。有两项研究评估了抗酸剂对食管炎愈合率的影响，发现与安慰剂相比没有改善[2,42-44]。两项研究发现，与安慰剂相比，服用抗酸剂的患者症状有所改善，尽管这仅在一项研究中有显著性意义[2,42,43]。三项研究比较了西咪替丁 1200 mg/d[45,46] 或雷尼替丁 300mg/d[47] 与抗酸剂治疗 6 周和 12 周的效果。结果发现，抗酸剂与 H_2 受体阻滞剂（H_2RA）的对症效果基本相同或更好，然而，这只在一项研究中有显著性意义[45]。

抗酸剂的耐受性一般较好，服用剂量越大、使用时间越长，其不良反应越显著。抗酸剂有许多潜在的药物相互作用，其中一些列于表 14.2。总的来说，抗酸剂对反流性食管炎的治疗作用不大，但也可能与 H_2RA 一样有效。对于病情较轻的患者，抗酸剂可能比安慰剂更有效，由于它们起效快，可能对症状较轻的患者有效，或在使用 PPI 或 H_2RA 时用作突击性缓解。

海藻酸盐

另一种治疗 GERD 的方法是阻止酸性液体反流。酸袋是一个相对无缓冲的高度酸性物质区域，位于餐后的近端胃。海藻酸盐是一种天然的多糖类聚合物，可以对胃酸反流形成机械屏障。在胃酸存在的情况下，它们沉淀成一种黏性凝胶，pH 接近中性，像充气船漂浮在胃内，将餐后酸袋从胃食管交界处隔开。这种机械屏障可减少进食后 4 小时内的反流[2,48]。2017年，一项基于海藻酸盐与安慰剂、抗酸剂、H_2RA 和 PPI 相对比的荟萃分析，纳入了 14 个随机对照试验，表明海藻酸盐治疗在非糜烂性 GERD 患者的症状缓解方面优于安慰剂和抗酸剂[48]。与 H_2RA 和 PPI 治疗相比，海藻酸盐治疗在症状控制方面效果较差，但在统计学上没有显著性差异[48]。

海藻酸盐被认为是其他抗酸剂的替代品，对那些不常发作、轻微症状的患者，尤其是那些反流主要发生在餐后的患者，它们也可以作为 PPI 维持治疗的辅助药物[49]。

表 14.1　非质子泵抑制剂类药物治疗 GERD 的特点[39]

药物	机制	酸中和能力 （mEq/15ml 商业产品）	剂量	不良反应
抗酸剂				
氢氧化铝	在胃中中和盐酸形成 Al $(Cl)_3 + H_2O$，导致胃内 pH 升高，胃蛋白酶活性受到抑制	29	640mg/袋，每天 5～6 袋，饭后和睡前服用（24 小时内最多 3840mg）	便秘 肾衰竭时可发生明显的铝潴留，引起神经毒性
碳酸钙	中和胃酸导致胃和十二指肠球部 pH 升高；如果 pH 增加超过 4，则会抑制胃蛋白酶的蛋白水解活性，并增加 LES 压力	58	按需服药 1～4 片；24 小时内不超过 8000mg	摄入过量的碳酸钙抗酸剂和其他含钙化合物会导致一种罕见的并发症——乳碱综合征
氢氧化镁	与胃酸反应生成氯化镁，提高 pH	35	311mg/片：每 4 小时服用 2～4 片（24 小时内最多服用 1244mg）	慎用于重症肌无力或其他神经肌肉疾病患者，因为其可能会加重肌无力，肾衰竭时可发生明显的镁潴留，导致高镁血症
氧化镁	与胃酸反应生成氯化镁，提高 pH	8～20	400mg/片：每日 2 次，每次 1 片（24 小时内最多 800mg）	
碳酸氢钠	解离提供碳酸氢盐离子，其可中和氢离子浓度，从而提高血液和尿液的 pH	17	（325mg～2g）/片（24 小时内 1～4 片）	如果与钙过量服用，可能会导致乳碱综合征；肾衰竭时可能发生明显的钠潴留
海藻酸盐	在与胃酸接触的几分钟内便形成 pH 接近中性的黏性凝胶，从而触发配方中的碳酸氢钠释放二氧化碳，二氧化碳被困在海藻酸凝胶中，使其漂浮到胃内容物的顶部		氢氧化铝 160mg/碳酸镁 105mg；每天 4 次，每次 2～4 片（24 小时内最多 16 片）	肾衰竭时可能发生明显的铝潴留，引起神经毒性 便秘 某些剂型可能含有苯甲醇，这可能会对服用大剂量的新生儿造成致命毒性
巴氯芬	选择性 GABA-B 受体激动剂在脊髓水平上抑制单突触和多突触反射的传导，从而缓解肌肉痉挛		起始量：每天 3 次，每次 5mg。每 3 天每次剂量增加 5mg，直至达到最佳反应。一般用量：每日 40～80mg（24 小时内最多 80mg）	透过血脑屏障：嗜睡、意识模糊、头晕、头痛 恶心、呕吐

硫糖铝

硫糖铝的使用将在本章稍后的"妊娠期 GERD 的处理"一节中讨论。

一过性食管下括约肌松弛（transient lower esophageal sphincter relaxations，TLESR）抑制剂

巴氯芬

对于维持治疗中使用 PPI 药物的患者，持续的 GERD 症状可能是由于持续的弱酸性或碱性反流。在这种情况下，增加胃酸抑制，症状不太可能进一步减轻[2,50]。通过神经递质和神经受体，如 γ-氨基丁酸（GABA）、一氧化氮、胆囊收缩素和代谢型谷氨酸受体 5（mGluR5）抑制 TLESR 可改善症状。到目前为止，GABA 和 mGluR5 被认为是主要的信号通路，但巴氯芬（一种 GABA-B 激动剂）是唯一一种被证明在减少 TLESR 和反流方面有效的药物[2,51]。

9 个随机对照试验的荟萃分析，比较了巴氯芬和安慰剂，结果显示巴氯芬减少了反流发生的次数、平均发作时间和 TLESR 的发生率[52]。小型非对照试验已经证明，巴氯芬治疗顽固性十二指肠反流对 PPI 治疗仍有持续症状的患者是有益的[53]。餐前服用巴氯芬（每天 3 次），可作为对 PPI 治疗仍有持续症状的患者的一种辅助治疗。其药代动力学和不良反应见表 14.1 和 14.2。

表 14.2　与使用抗酸剂或巴氯芬有关的药物相互作用

药物	抗酸药物相互作用（对第 1 列药物的影响）	机制
阿司匹林（肠溶片）	吸收速率增加	增强药物从剂型中释放
β-受体阻滞药		
阿替洛尔	生物利用度降低和半衰期延长（含钙的抗酸剂）	不清楚
美托洛尔	提高生物利用度（含镁和含铝的抗酸剂）	不清楚
普萘洛尔	生物利用度和吸收速率降低（含氢氧化铝的抗酸剂）	胃排空速率下降
糖皮质激素（泼尼松、地塞米松）	减少吸收	未知，疑似吸附
地高辛	减少吸收	吸附和胃排空速率加快
吲哚美辛	生物利用度下降	胃内 pH 升高导致电离的吲哚美辛增加，吸收减少
酮康唑	生物利用度下降	胃 pH 升高导致胃内溶解减少
左旋多巴	减少在胃部的分解，增加吸收	胃排空速率加快
锂	碳酸氢钠降低血清浓度	尿液碱化可提高肾脏清除率
氨甲蝶呤	碳酸氢钠使作用减弱	尿液碱化可提高肾脏清除率
苯妥英钠	吸收减少	未知

（续　表）

药物	抗酸药物相互作用（对第 1 列药物的影响）	机制
水杨酸盐类	尿液重吸收减少，血清浓度降低	尿 pH 升高，尿液重吸收减少
磺酰脲类药物	吸收增加，效果增强，可能会因服用含镁抗酸剂而导致低血糖	未知
四环素	四环素吸收减少（显著的螯合作用）	螯合作用

药物	巴氯芬药物相互作用（对第 1 列药物的影响）
氮斯汀	增强中枢神经抑制作用
溴哌利多	增强中枢神经抑制作用
邻甲苯海拉明	增强中枢神经抑制作用
奥索马嗪	增强中枢神经抑制作用
沙利度胺	增强中枢神经抑制作用

抗分泌剂

H_2 受体阻滞剂（H_2RA）

H_2RA 通过竞争性和可逆地结合胃壁细胞上的 H_2 受体来抑制胃酸的分泌。与抗酸剂相比，H_2RA 的作用开始较慢（给药后 1～3 小时达到浓度峰值），但作用时间较长（可达 4～10 小时）[1,38]。单剂 H_2RA 可短期缓解胃灼热，但对反流性食管炎患者的疗效有限，在缓解症状和 6 个月后维持症状缓解方面不如 PPI[2]。重复使用 H_2RA 也会导致快速耐药反应，耐药的机制尚不清楚，但已在禁食和进食条件下观察到。增加 H_2RA 的剂量并不能抵消耐药，并且在停药后耐药性仍可持续数天[38,54]。

尽管 H_2RA 具有耐药性，但它们已被证明在短期内缓解胃酸反流和 PPI 难治性夜间症状方面是有用的。在接受 PPI 治疗的患者中，超过 70% 的患者有夜间酸突破。在每天 1 次或 2 次的 PPI 治疗中加入睡前 H_2RA 可以降低夜间酸突破的百分比，改善反流相关的睡眠障碍[55-58]。最近一项比较不同 H_2RA 疗效的荟萃分析显示，与西咪替丁、雷尼替丁和尼扎替丁[59]相比，法莫替丁对 GERD 的短期疗效最好[59]。药代动力学和主要药物相互作用列于表 14.3～14.5。

表 14.3　H_2RA 的药代动力学[1,196]

指标	西咪替丁	雷尼替丁	尼扎替丁	法莫替丁
生物利用度（%）	80	50	70	40
相对效能	1	5～10	5～10	32
半衰期（小时）	6	8	8	12
达到浓度峰值的时间（小时）	1～2	1～3	1～3	1～3.5
肝清除率（%）				
口服	60	73	22	50～80
静脉	25～40	30	25	25～30

（续　表）

指标	西咪替丁	雷尼替丁	尼扎替丁	法莫替丁
肾清除率（%）				
口服	40	27	57～65	25～30
静脉	50～80	50	75	65～80
对 P450 代谢的相对影响	1	0.1	0	0

表 14.4　H₂RA 的剂量调整及不良反应[1,96]

药物	肌酐清除率（ml/min）	剂量（mg/d）	不良反应
西咪替丁	＞30	800	男性乳房发育、阳痿；腹泻；中枢神经系统：神
	15～30	600	志不清，头晕，躁动，头痛[a]
	＜15	400	
雷尼替丁	＞75	300	男性乳房发育；中枢神经系统：神志不清，头
	30～75	225	晕，躁动，头痛[a]
	15～30	150	
	＜15	75	
法莫替丁	＞75	40	中枢神经系统：神志不清，头晕，躁动，头痛
	30～75	30	
	15～30	20	
	＜15	10	
尼扎替丁	＞75	300	中枢神经系统：神志不清，头晕，躁动，头痛
	30～75	225	
	15～30	150	
	＜15	75	

注：[a] 其他罕见的不良反应（＜1%）：肝炎、全血细胞减少、多发性肌炎、过敏反应、房室传导阻滞、QT 延长、低血压（快速输注）

表 14.5　西咪替丁的药物相互作用[1,96]

药物	西咪替丁的效应		机制
	药物血清浓度	药物清除率 [减少的百分比（%）]	
咖啡因	增加	31～42	去甲基化作用下降
卡马西平	增加	10～20	环氧化作用下降
地昔帕明	增加	36	羟化作用下降
酮康唑	减少	无变化	胃内 pH 升高导致吸收减少，溶解减慢
利多卡因	增加	14～30	N-脱烷基反应减少
甲硝唑	增加	29	羟基化作用下降
硝苯地平	增加	38	不确定
苯妥英	增加	21～24	羟基化作用下降
普萘洛尔	增加	20～27	羟基化作用下降
普鲁卡因胺	增加	28	肾小管分泌竞争
华法林	增加	23～36	羟基化作用下降

质子泵抑制剂治疗

质子泵抑制剂的历史

20 世纪 60 年代末,Hassle 制药公司成立了一个胃肠研究部门,目的是为消化性溃疡患者寻找一种抑制胃酸分泌的药物。H^+/K^+ ATP 酶(质子泵)是酸分泌的最后一步,这一重大认识导致了质子泵抑制剂(PPI)的开发[60]。1975 年,人们发现替莫拉唑能抑制酸分泌。然而,由于其会抑制碘吸收,所以会导致甲状腺肿大。经过多次动物模型和试验,于 1979 年发现了替莫拉唑的衍生物,即奥美拉唑。奥美拉唑是大鼠和犬体内胃酸分泌最强的抑制剂,且对碘摄取无影响[61,62]。1980 年提出了研究性新药(Investigational New Drug,IND)申请,奥美拉唑于 1982 年进入人体试验。奥美拉唑被发现在治疗控制 GERD 症状[63]、十二指肠症状[64]、胃溃疡症状[65]方面优于 H_2RA。因此,奥美拉唑于 1988 年在欧洲上市,1990 年在美国上市[62]。

奥美拉唑依赖于代谢速度,具有明显的个体差异。在西方人群中,2%～4% 的人缺乏 2C19。2C19 是 P450 酶的一种,对许多药物的代谢很重要,包括奥美拉唑[66]。因此,Astra 公司于 1987 年开始了一项新的研究计划,目标是寻找一种减少肝脏清除率并提高生物利用度的抑酸化合物。筛选了几百种化合物,最后得到了奥美拉唑的异构体——埃索美拉唑[62]。

质子泵抑制剂治疗 GERD 的益处

通过抑制酸分泌的最后一步,PPI 是最有效的酸抑制剂。Cochrane 对 34 项试验 1300 例患者进行了回顾性分析,在经验性治疗 GERD 和内镜下非糜烂性 GERD 患者中,PPI 比 H_2RA 能更有效地缓解胃灼热症状[67]。PPI 在反流性食管炎的治疗和减少复发率方面也比 H_2RA 和安慰剂更有效[68,69]。荟萃分析显示,与 H_2RA、硫糖铝酸盐和安慰剂相比,PPI 在治疗各种级别的反流性食管炎方面具有优势[70]。因此,PPI 目前是 GERD 的一线治疗手段[4],治疗 8 周可以缓解症状以及愈合反流性食管炎[4,56]。

质子泵抑制剂的药理学

至 2015 年,美国食品药品监督管理局(Food and Drug Administration,FDA)已批准 6 种 PPI:奥美拉唑、埃索美拉唑、兰索拉唑、右旋兰索拉唑、泮托拉唑、雷贝拉唑(表 14.6)[71]。所有的 PPI 都有一个共同的结构主体。这些化合物与 H^+/K^+ ATP 酶上的半胱氨酸受体(Cys813 亚基)结合,从而抑制酸的分泌,直至合成替代泵(最多 36 小时)。所有 PPI 都需要积累和酸活化,因此,它们的作用是被延迟的[1,71]。

PPI 是最有效的胃酸分泌抑制剂。然而,当进餐刺激壁细胞时,它们最有效。因此,PPI 应只在饭前服用(饭前 30～60 分钟),并且不应与 H_2RA 或其他抗分泌药物一起使用,因为这会降低 PPI 的抑酸作用[72]。当存在大量非活性 H^+/K^+ ATP 酶的情况下,长时间禁食后 PPI 最有效[1]。用餐时,并不是所有的壁细胞或质子泵都处于激活状态,因此,PPI 仅能抑制活化的 H^+/K^+ ATP 酶。单剂量 PPI 仅能抑制 2/3 的质子泵。随着更多的非活性酶被募集,酸的分泌将会继续(尽管会减少)。每天 1 次的 PPI 给药会在 5 天后导致 66% 的酸抑制,而最初每天 2 次的给药可能有助于在头 2~3 天更快地抑制酸分泌。由于这些特性,零星使用 PPI 不太可能有效[1,73]。

表 14.6　美国市售的 PPI 的药效学[71]

指标	奥美拉唑	埃索美拉唑	兰索拉唑	右旋兰索拉唑	泮托拉唑	雷贝拉唑
剂量(mg)	10,20,40	20,40	15,30	30,60	20,40	20
治疗糜烂性或非糜烂性 GERD	每次 20mg,每天 1~2 次;或每次 40mg,每天 1 次	每次 20mg,每天 1~2 次	每次 30mg,每天 1~2 次	每次 30mg,每天 1~2 次	每次 40mg,每天 1~2 次	每次 20mg,每天 1~2 次
静脉注射剂型	是的	是的	是的	是的	是的	不是
液体混悬剂	不是	是的	是的	不是	是的	不是
通用的	是的	是的	是的	不是	是的	是的
非处方药	是的	是的	是的	不是	不是	不是
生物利用率(%)	30~40	64~90	80~85	—	77	52
血药浓度到达峰值的时间(小时)	0.5~3.5	1.5	1.7	1~2,4~5	2~3	2~5
半衰期(小时)	0.5~1	1~1.5	1.6	1~2	1~1.9	1~2
蛋白质结合率(%)	95	97	97	96	98	96.3
主要的排泄途径	肝脏	肝脏	肝脏	肝脏	肝脏	肝脏
肝脏代谢	CYP2C19	CYP2C19	CYP2C19	CYP2C19,CYP3A4	CYP2C19,CYP3A4	CYP2C19

奥美拉唑

奥美拉唑是 20 世纪 70 年代开发的第一个 PPI。它在用药后 1.5~3.5 小时开始起效,在所有的 PPI 中起效最快,但在所有 PPI 中半衰期最短。它几乎完全被 CYP2C19 代谢,因此具有最大的药物相互作用潜力(表 14.6 和 14.7)[71]。

常规的 PPI 由于其肠溶包衣的作用而延迟释放,通常需要数次剂量才能达到足够的抑酸作用。为了克服这一问题,人们已经努力开发具有起效快、释放时间长或半衰期长的新型 PPI 制剂。即刻释放型奥美拉唑是在睡前而不是在晚餐前服用,以更好地控制夜间反流。即刻释放型制剂为非肠溶包衣,并与碳酸氢钠结合使用,以保护 PPI 免受酸降解。与缓释型 PPI 相比,即刻释放型奥美拉唑抗分泌作用更快,且不影响酸抑制时间,旨在减少夜间酸突破[71-74]。与泮托拉唑、埃索美拉唑和兰索拉唑相比,睡前服用即刻释放型奥美拉唑能更快地控制夜间胃内 pH 和夜间酸突破[75]。与兰索拉唑和泮托拉唑相比,即刻释放型奥美拉唑也能更好地控制 24 小时的胃内 pH[76]。然而,尽管与缓释型 PPI 相比,即刻释放型奥美拉唑改善了胃和食管的酸度,但这并不意味着它对 GERD 的症状控制更好。多中心随机对照试验显示,与奥美拉唑相比,即刻释放型奥美拉唑不能更快地缓解胃灼热症状[77]。

埃索美拉唑

　　埃索美拉唑是奥美拉唑的一种异构体,可在静脉注射、液体混悬剂和即刻释放型配方中使用。它比奥美拉唑具有更高的生物利用度(表 14.6)。大型荟萃分析显示,与奥美拉唑、兰索拉唑和泮托拉唑相比,埃索美拉唑 8 周治愈反流性食管炎的概率相对增加 5%,GERD 症状缓解的概率相对增加 8%。多年来,许多其他分析一致认为,埃索美拉唑 40mg 是唯一比奥美拉唑 20mg 具有更高愈合率的 PPI[79-81]。然而,这些微小差异的临床相关性仍不清楚[4,78]。

泮托拉唑

　　泮托拉唑是首个口服和静脉注射均可使用的 PPI。它最初被批准用于反流性食管炎的治疗和维持用药(40mg/d,8～16 周),但后来静脉制剂(40mg/d)被批准用于不能耐受口服泮托拉唑的有反流性食管炎病史的 GERD 患者的短期治疗(7～10 天)[82]。与其他的 PPI 相比,泮托拉唑在中性到中等酸性环境中不太可能被激活,从而阻止其作用于身体其他部位,并减少不良影响(表 14.7)[83]。泮托拉唑的作用时间比其他 PPI 更长,因其结合了 H^+/K^+ ATP 酶的两个半胱氨酸亚单位(表 14.6)。与其他 PPI 不同,其血清浓度不是剂量依赖性的,因此,一次给药后的浓度与多次给药后的浓度相似[82]。

表 14.7　PPI 药物相互作用[197-199]

药物	奥美拉唑	埃索美拉唑	兰索拉唑	右旋兰索拉唑	泮托拉唑	雷贝拉唑
安替比林	清除↓		清除↑		无	
卡马西平	清除↓				清除↓	
西酞普兰	清除↓					
氯吡格雷	吸收↓	吸收↓	无	无	无	
地西泮	清除↓	清除↓	无		无	无
地高辛	吸收↑			无	无	吸收↑
苄腈	清除↓					
HIV 蛋白酶抑制剂	吸收↓		吸收↓			
氨甲蝶呤	清除↓					
硝苯地平	吸收↑清除↓				无	
苯丙香豆素	清除↓					
苯妥英	清除↓	清除↓	无	无	无	无
他克莫司			清除↓		无	无
茶碱			吸收↑	无		
华法林	清除↓	清除↓	无	无	无	无

泮托拉唑 40mg/d 与埃索美拉唑 40mg/d 产生的食管 pH 相当[84]。在 4 周和 8 周时,泮托拉唑 40mg/d、奥美拉唑 20mg/d 和兰索拉唑 30mg/d 的内镜下食管炎的愈合率没有差异[85]。然而,与埃索美拉唑 40mg/d 相比,服用泮托拉唑 40mg/d 的患者在 1 周时症状复发较少[86]。由于泮托拉唑能有效控制 GERD 的症状和提高患者的生活质量,因此,可将其用于按需治疗。虽然尚无 FDA 的批准,但已经证明其对轻度 GERD 有效[87]。

雷贝拉唑

雷贝拉唑是一种起效慢(2～5 小时)、半衰期短(1～2 小时)的 PPI 处方药(表 14.6)。雷贝拉唑缓释片通过在小肠和结肠内分别释放单脉冲缓释片和多脉冲缓释片来延长药效,从而达到 24 小时以上的抑酸作用。与埃索美拉唑 40mg 相比,每天 1 次的雷贝拉唑缓释片 50mg 显示更长的酸抑制时间和更好的夜间酸抑制[88]。然而,在重度食管炎患者中,与埃索美拉唑相比,其在愈合食管炎和改善胃灼热症状方面没有优势[89]。在这项研究之后,没有进一步的研究来评估雷贝拉唑缓释片,并且这种药物的开发似乎已经停止[56]。

兰索拉唑

兰索拉唑有口服片剂、液体混悬剂、口腔崩解片和静脉注射等剂型。它起效相对较快,可在 130 分钟内将胃内 pH 增加到 4 以上(表 14.6)[71-90]。与奥美拉唑相比,兰索拉唑治疗的反流性食管炎患者在第 1 天白天出现胃灼热的可能性更小[75]。

兰索拉唑是一种含有活性颗粒的口服胶囊,活性颗粒可以从胶囊中取出混合到食品和饮料中,也可以通过鼻胃管进行鼻饲[91]。兰索拉唑口腔崩解片与胶囊具有相同的药理作用,但提供了更大的灵活性,因为其可以用或不用水送服,并可用于特殊人群,如儿童、老年人和吞咽困难患者[91]。

右旋兰索拉唑

右旋兰索拉唑缓释片是一种新型的 PPI 缓释片,具有双重延迟释放配方,有较长的半衰期。由于其具有双重延迟释放特性,在给药后 1～2 小时和 4～5 小时可达到峰值浓度(表 14.6)。一个胶囊中包含两种类型的颗粒,可在小肠中提供两个不同的药物释放期,以缩短治疗时间。在非糜烂性 GERD 患者中,右旋兰索拉唑缓释片 30mg 在症状控制方面优于埃索美拉唑 20mg 或 40mg[92]。但是,它在治疗食管炎方面并没有提供更好的疗效[93]。右旋兰索拉唑缓释片的优点是具有更大的剂量灵活性,不受进餐时间的限制,可以控制夜间症状[94,95],并且可作为一种降阶梯疗法用于每天服用 2 次 PPI 的患者[96]。与 CYP2C19 相比,其对 CYP3A4 的亲和力更强,从而减少了药物相互作用的可能性(表 14.7)[71]。

GERD 的治疗方法

为 GERD 患者选择初始药物的总体方法仍然相对不清楚。目前有升阶梯和降阶梯两种方法。对于没有反流性食管炎证据的轻度和间歇性症状患者,采用升阶梯治疗是合理的。起始治疗可使用抗酸剂/海藻酸盐和 H_2RA,逐渐增加治疗的剂量直到症状得到控制,一般每 2～4 周调整一次剂量。如果无效,建议开始每日 PPI,一旦症状得到控制,继续治疗 8 周。相反,有反流性食管炎、症状频繁发作或严重症状的患者可从初始的每日 PPI(持续 8 周)中获益,如果症状得到控制,则可降至 H_2RA。对于那些严重糜烂性疾病患者,可继续维持 PPI 治疗[97-99]。

PPI 最佳剂量的选择也是一个值得研究的课题。当评估胃内 pH 的控制作为 PPI 有效性模型时,PPI 显示出剂量反应性[100]。非处方药(OTC)奥美拉唑 20.6mg 在维持胃内 pH>4 方面优于 OTC 兰索拉唑 15mg[101]。然而,埃索美拉唑 20mg 与奥美拉唑 20mg 在维持胃内 pH>4 方面没有区别[102]。总的来说,PPI 在一定剂量范围内维持胃内 pH>4 的持续时间有显著差异,但在同等 OTC(20mg)剂量下没有显著差异[38]。此外,虽然胃内 pH>4 持续时间的差异可能与反流性食管炎的相对愈合率相关,但与症状控制没有相似的相关性[38]。这是由于 PPI 剂量为 20mg 时出现剂量上限效应,小于或等于 20mg 的 PPI 剂量有剂量反应,大于或等于 20mg 的 PPI 剂量不能显示一致的剂量反应性[38,103,104]。总的来说,当治疗频繁发作的胃灼热时,20mg 的 PPI 剂量是最佳的,虽然大于 20mg 的剂量显示了酸控制的差异,但这并不能预测更优越的临床效益[38]。

更换 PPI 的做法很常见,但支持数据不足。一项研究显示,将患者每日使用兰索拉唑 1 次换为每日使用埃索美拉唑 1 次或每日使用兰索拉唑 2 次,疗效相同[105]。一项每日 PPI 患者的随机对照试验显示,20% 的患者通过增加到每日 2 次 PPI 或切换使用另一个 PPI 有症状改善[106]。然而,即使每天 2 次 PPI,近 10% 的患者仍持续有症状[107]。荟萃分析显示,PPI 在缓解反流性食管炎症状和食管炎愈合方面无显著差异[56,78,81]。

目前在停用 PPI 方面尚未达成共识。在一项分析降阶梯治疗效果的前瞻性研究中,117 名接受单剂量以上 PPI 治疗的患者被降阶梯到单剂量 PPI,并对症状复发进行为期 6 个月的评估。症状复发患者仅占 20.5%,其中在研究之前就已经长时间使用 PPI 的患者,其复发可能性更大[98]。另一项研究评估了 73 例患者停用 PPI 后的生活质量和症状复发情况,随访 1 年,41% 的患者脱离 PPI 仍无症状,34% 的患者需要使用 H₂RA,7% 的患者需要使用促动力药,1% 的患者需要同时服用 H₂RA 和促动力药,15% 的患者在没有药物治疗的情况下保持无症状。降阶梯治疗后生活质量没有改变[97]。其他研究表明,全剂量 PPI 降阶梯疗法在缓解症状和成本效益方面均优于 H₂RA 疗法和小剂量 PPI 升阶梯疗法[108,109]。一项多中心研究显示,从奥美拉唑 20mg 治疗 8 周降至奥美拉唑 10mg 治疗 6 个月,成功率为 80%[99]。对于使用 PPI 超过 6 个月的患者,逐渐减量是合理的。患者服用最低剂量药物 1 周后,可以建议停药[97,110]。

药物相互作用

PPI 在肝脏中快速代谢,主要由 CYP2C19 和 CYP3A4 共同参与。基因变异导致了快代谢和慢代谢,这可能解释了个体对 PPI 反应的一些差异[111]。总体而言,大多数与 PPI 相互作用的临床意义较低,但也有一些例外。有关潜在药物相互作用的机制包括降低其他药物的生物利用度(这些药物需要酸性的胃内 pH 来溶解)并影响细胞色素功能(表 14.7)。

当与 PPI 同时服用时,其他药物可能会产生不良反应,包括利塞膦酸盐(胃肠道效应)、HIV 蛋白酶抑制剂(抗药性)、左甲状腺素(吸收减少)、氯氮平(中性粒细胞减少和粒细胞缺乏症)和麦考酚酯(吸收减少)[111]。

2009 年,FDA 发布了一项关于氯吡格雷和奥美拉唑合用的心血管不良反应的警告。氯吡格雷需要通过 CYP2C19 激活,这导致在奥美拉唑存在时血小板聚集减少。两项研究除右旋兰索拉唑外的所有 PPI 的随机对照试验表明,同时使用氯吡格雷不会增加心血管不良事件的风险[4,112,113]。

PPI 治疗的并发症

尽管 PPI 可有效治疗 GERD 患者的症状和并发症,而且患者普遍耐受良好。但长期 PPI 治疗的安全性越来越受到关注。大量流行病学研究表明,PPI 的使用与肾脏疾病、脑血管疾病、心肌梗死、骨质疏松、骨折、营养缺乏、胃肠道恶性肿瘤和多种感染之间存在关联[114]。然而,大多数研究表明,PPI 与不良结果之间的关联是观察性的,并且受到混杂变量的限制,使得因果关系难以证明。关于长期使用 PPI 的并发症的现有证据回顾如下。

PPI 被认为除了能直接抑制破骨细胞活性外,还可通过 pH 依赖性的钙吸收减少和高胃泌素血症介导的继发性甲状旁腺功能亢进症来影响骨代谢[115-117]。许多研究已经证明了 PPI 的使用与骨折之间的联系[118-123]。两项大型荟萃分析表明 PPI 的使用与髋部或脊椎骨折之间存在一定的关联[117,124,125]。2010 年,FDA 发布了一项关于使用 PPI 导致手腕、髋部和脊柱骨折风险的警告。尽管在理论上 PPI 对骨强度和代谢有负面影响,但多项研究未能证明 PPI 的使用与可测量的骨密度损失之间存在相关性[119,126-128]。尽管 PPI 有可能通过某种未被发现的机制对骨的完整性产生负面影响,但将其与骨折联系起来的研究都是观察性的,其因果关系尚未得到证实。此外,现有的研究已经证明了混杂因素对骨折风险等复杂结果的显著作用[120,123]。目前不建议对长期使用 PPI 者进行骨质疏松的常规筛查[129]。

PPI 的使用也与急性和慢性肾脏疾病的发展有关。几项基于人群的大型研究表明,PPI 的使用与慢性肾病(chronic kidney disease,CKD)、急性肾损伤(AKI)、终末期肾病(end-stage renal disease,ESRD)和急性间质性肾炎(acute interstitial nephritis AIN)的发病风险增加之间存在关联[130-133]。此外,这些研究显示,在 PPI 剂量较高[130]或累积暴露时间较长[131,133]的患者中,CKD 风险增加具有剂量依赖性。虽然 PPI 对 CKD 的作用机制尚未明确,但有一种理论认为复发性 AIN 可能加剧进行性损伤。研究表明,使用 PPI 可稍稍增加患 AIN 的风险,但与典型的免疫介导药物毒性相比,损伤的发生是多种多样的,而且往往更为隐蔽[114,134-136]。一些数据进一步表明,即使在控制 AKI 后,PPI 的使用与 CKD 之间的联系仍然存在,PPI 引起的慢性肾损伤是否由 AIN 介导仍有争议[131]。尽管大量大型研究提供了令人信服的数据,但 PPI 与肾脏疾病之间的关联完全基于观察数据,而观察数据受 PPI 使用者之间未测量的并发症等混杂因素的高度影响,因此很难得出 PPI 的使用与肾脏疾病风险之间的确切结论。不建议对 PPI 患者行常规肾功能监测[129]。

胃酸的杀菌活性是机体抵御细菌增殖和病原菌侵入的防御措施之一。通过提高胃内 pH,PPI 可以促进小肠细菌过度生长(small intestinal bacterial overgrowth,SIBO),这是一种以小肠中细菌过度发酵、炎症和偶尔小肠吸收不良为特征的情况[137-139]。两项前瞻性研究和一项大型荟萃分析表明,PPI 的使用与 SIBO 之间存在着密切的联系[139-141]。尽管从客观测量上显示出 PPI 促进了小肠细菌定植,但与症状性 SIBO 的发生之间的关系仍然不太清楚,值得进一步研究。

PPI 诱导的胃酸缺乏理论上也可以促进艰难梭菌感染(*Clostridium difficile* infection,CDI)。尽管艰难梭菌芽孢对胃酸具有抵抗力[142],但人们认为胃酸的降低可以提高产毒细菌营养体的存活率。此外,PPI 已经被证明可以改变肠道菌群的组成,从而有利于 CDI 的发展[143,144]。SIBO 及其相关的肠道胆汁酸解结合增加也可能促进艰难梭菌芽孢向营养体的转化。尽管一些观察性研究表明 PPI 的使用和 CDI 之间存在适度的关联[145-148]，但其他研究表明，在控制了并发症或抗生素使用这些因素后则没有关联[149,150]。鉴于这些矛盾点，PPI 和 CDI 之间的因果关系有待验证。

PPI 一直被认为是社区获得性肺炎（community-acquired pneumonia，CAP）的危险因素，这可能是由胃酸缺乏诱导的胃厌氧菌微吸入，甚至中性粒细胞功能改变造成的[151]。虽然有几项研究表明 PPI 的使用与 CAP 之间存在关联[152-154]，但其他研究要么没有显示出两者之间的关联[155,156]，要么表明这种风险在 PPI 开始的前 30 天内最高[157-159]，任何观察到的关联是由于混杂因素而不是因果关联的可能性增加。

PPI 的使用也与痴呆有关。神经毒性 β-淀粉样蛋白积累的增加被认为是阿尔茨海默病发病的关键步骤。PPI 可能通过抑制小胶质细胞的 V 型 ATP 酶而促进 β-淀粉样蛋白的积累，而 V 型 ATP 酶是降解 β-淀粉样蛋白的重要介质。支持这一假设的是试验发现，兰索拉唑可导致小鼠脑内 β-淀粉样蛋白的产生增加[160]。两项大型前瞻性观察性研究发现，在老年人群中，PPI 与痴呆的发展有一定的关联[161,162]。然而，随后的前瞻性研究表明，PPI 不会增加认知能力下降或阿尔茨海默病的发病风险[163,164]，这表明从对老年患者或痴呆患者的观察研究中很难得出使用 PPI 有危害的结论，在这些患者中，混杂变量的影响较大，如并发症或多药合用等。

通过改变胃和小肠的生化和微生物环境，PPI 的使用可能会导致微量营养素缺乏，尤其是维生素 B$_{12}$、铁和镁。维生素 B$_{12}$ 依赖胃酸吸收。钴胺素进入胃后与膳食蛋白结合，盐酸和胃蛋白酶介导其释放，随后与 R 蛋白结合，接着转移到内因子。钴胺素-内因子复合物可以被回肠末端吸收。大量研究表明，使用 PPI 或 H$_2$RA 会使维生素 B$_{12}$ 缺乏的风险增加 2 倍[165]。胃酸对非血红素铁的吸收也很重要，这需要一个低 pH 的环境来促进铁还原成亚铁状态[166]。然而，PPI 对铁吸收的影响的研究并不一致[167-171]。

镁的吸收不依赖胃酸，主要通过小肠被动吸收。尽管如此，PPI 与潜在危险水平的低镁血症的发展有关[172,173]。尽管 PPI 介导的低镁血症的机制尚不清楚，但使用 H$_2$RA 治疗似乎并不会导致镁缺乏。据观察，尽管给予补充，低镁血症仍持续存在，并在 PPI 停药后迅速恢复[174]，这进一步支持了一种特殊的药物因果效应。这些数据促使 FDA 对 PPI 的使用与低镁血症之间的关系发出警告。然而，目前还没有具体的指导性建议，建议对长期 PPI 治疗的患者常规进行监测或补充微量营养素[129]。

妊娠期 GERD 的处理

妊娠期 GERD 的发生率增加，40%～80% 的患者在妊娠期间的某个时段出现 GERD 症状[175,176]。GERD 可以在妊娠的任何阶段发生[177]，并且症状在妊娠过程中变得越来越严重[178]。妊娠期 GERD 的危险因素包括孕前 GERD 和经产，但不包括孕前肥胖和妊娠期间的体重增加[178]。妊娠期雌激素和孕酮增加的联合作用导致 LES 压力降低，并对导致 LES 收缩的正常生理刺激的反应减弱[179,180]。腹腔内压力的增加和胃排空的改变也被认为起到了一定的作用[179]。

妊娠期 GERD 轻度症状的初步治疗通常从调整生活方式开始，如避免在深夜进食、避免触发性食物，以及抬高床头[181]。胎儿器官发育在最后一个月经期后的 31～71 天，因此，如果可能的话，通常避免在这段畸胎发生率增高的时期使用药物治疗[182]。抗酸剂不会全身吸收，因此被认为是一线用药[183,184]。然而，由于含有三硅酸镁和碳酸氢钠的化合物对母体和胎儿有潜在副作用,所以通常避免使用[181,183]。硫糖铝是一种硫酸化二糖的铝盐,也是一种不可吸收的药剂,通过局部作用促进黏膜保护,并且在一项随机试验(RCT)中已经证明,硫糖铝在控制 GERD 症状方面比安慰剂更有效,并且没有母体或胎儿不良事件的报告[185]。在动物模型中,硫糖铝对胎儿也是安全的[186]。目前的指南不支持硫糖铝用于治疗非妊娠期 GERD 患者。抗酸剂和硫糖铝在母乳中的分泌量极小,在哺乳期被认为是安全的[182]。

H_2RA 是治疗妊娠期 GERD 最常用、最安全的全身吸收性药物。西咪替丁和雷尼替丁已在这一人群中使用,在观察性研究中没有发现增加妊娠相关不良结局风险的证据[187,188]。一项 RCT 研究证明了雷尼替丁治疗妊娠期 GERD 患者是安全有效的[189]。雷尼替丁受到一些人的青睐,因为来自动物模型的数据表明,西咪替丁有微弱的抗雄激素作用,而雷尼替丁则没有这种作用[190]。尽管研究较少,法莫替丁在动物[191]和人类[186]研究中被发现是安全的。尼扎替丁的动物研究显示胎儿并发症的风险增加[192],但在人类研究中没有发现明显的危害。H_2RA 可被分泌到母乳中,但在哺乳期被认为是安全的(尼扎替丁除外,因为尼扎替丁在动物研究中被证明可导致生长迟缓[189,192])。

与 H_2RA 相比,PPI 在妊娠期的疗效和安全性研究较少。除了奥美拉唑外,所有的 PPI 在妊娠期都被 FDA 列为 B 类药物;奥美拉唑在动物研究中因为胚胎和胎儿死亡率增加而被列为 C 类药物[182]。关于婴儿 PPI 暴露的几项大型观察性研究表明,任何 PPI 特别是奥美拉唑不会增加先天性畸形的风险[193-199]。目前关于 PPI 在哺乳期或在母乳中排泄的安全性,人们知之甚少[182]。妊娠期 GERD 药物治疗的安全性见表 14.8。

表 14.8　妊娠期 GERD 药物治疗的安全性[182]

药物	FDA 级别	备注
抗酸剂		
含铝、钙或镁的抗酸剂	无	大多数在妊娠期间是安全的,因为全身吸收极少
三硅酸镁	无	避免在妊娠期间进行长期、高剂量的治疗
碳酸氢钠	无	在妊娠期间使用不安全,因为可能导致母体和胎儿液体过载或代谢性碱中毒
硫糖铝	B	RCT 证实了妊娠期的安全性 在母乳中的分泌量极小
H_2RA		
西咪替丁	B	在前瞻性人类研究中发现在妊娠期间是安全的 在动物研究中发现可能有抗雄激素作用
雷尼替丁	B	妊娠期 RCT 仅进行了系统药物治疗研究;无抗雄激素作用
法莫替丁	B	在动物研究中是安全的,缺乏强有力的人体研究
尼扎替丁	B	在动物研究中发现胎儿并发症增加。在人类研究中没有显示出明显的并发症,但缺乏大规模的研究。哺乳期动物研究显示可能导致生长迟缓

（续 表）

药物	FDA 级别	备注
PPI		
奥美拉唑	C	在动物研究中发现胚胎和胎儿丢失增加。有一些人类先天性缺陷的病例报告 已经证明是通过母乳排出的。哺乳期动物研究显示婴儿体重增加
兰索拉唑	B	无明显胎儿并发症或致畸作用 可用的数据很少
雷贝拉唑	B	无明显胎儿并发症或致畸作用 可用的数据很少
泮托拉唑	B	无明显胎儿并发症或致畸作用 可用的数据很少
艾司奥美拉唑	B	无明显胎儿并发症或致畸作用 可用的数据很少
右旋兰索拉唑	B	无明显胎儿并发症或致畸作用 可用的数据很少

参考文献

[1] Wolfe MM，Sachs G. Acid suppression：optimizing therapy for gastroduodenal ulcer healing，gastroesophageal reflux disease，and stress-related erosive syndrome. Gastroenterology. 2000；118(2)：S9-S31.

[2] Kroch DA，Madanick RD. Medical treatment of gastroesophageal reflux disease. World J Surg. 2017；41(7)：1678-84.

[3] Kahrilas PJ，Shaheen NJ，Vaezi MF，Institute AGA，Committee CPaQM. American Gastroenterological Association Institute technical review on the management of gastroesophageal reflux disease. Gastroenterology. 2008；135(4)：1392-413. e1-5.

[4] Katz PO，Gerson LB，Vela MF. Guidelines for the diagnosis and management of gastroesophageal reflux disease. Am J Gastroenterol. 2013；108(3)：308-28.

[5] Kaltenbach T，Crockett S，Gerson LB. Are lifestyle measures effective in patients with gastroesophageal reflux disease? An evidence-based approach. Arch Intern Med. 2006；166(9)：965-71.

[6] Dua K，Bardan E，Ren J，Sui Z，Shaker R. Effect of chronic and acute cigarette smoking on the pharyngo-upper oesophageal sphincter contractile reflex and reflexive pharyngeal swallow. Gut. 1998；43(4)：537-41.

[7] Stanciu C，Bennett JR. Smoking and gastrooesophageal reflux. Br Med J. 1972；3(5830)：793-5.

[8] Bujanda L. The effects of alcohol consumption upon the gastrointestinal tract. Am J Gastroenterol. 2000；95(12)：3374-82.

[9] Grande L，Monforte R，Ros E，Toledo-Pimentel V，Estruch R，Lacima G，et al. High amplitude contractions in the middle third of the oesophagus：a manometric marker of chronic alcoholism? Gut. 1996；38(5)：655-62.

[10] Cranley JP, Achkar E, Fleshler B. Abnormal lower esophageal sphincter pressure responses in patients with orange juice-induced heartburn. Am J Gastroenterol. 1986;81(2):104-6.

[11] Thomas FB, Steinbaugh JT, Fromkes JJ, Mekhjian HS, Caldwell JH. Inhibitory effect of coffee on lower esophageal sphincter pressure. Gastroenterology. 1980;79(6):1262-6.

[12] Wright LE, Castell DO. The adverse effect of chocolate on lower esophageal sphincter pressure. Am J Dig Dis. 1975;20(8):703-7.

[13] Nebel OT, Castell DO. Inhibition of the lower oesophageal sphincter by fat-a mechanism for fatty food intolerance. Gut. 1973;14(4):270-4.

[14] Kadakia SC, Kikendall JW, Maydonovitch C, Johnson LF. Effect of cigarette smoking on gastroesophageal reflux measured by 24-h ambulatory esophageal pH monitoring. Am J Gastroenterol. 1995;90(10):1785-90.

[15] Pehl C, Pfeiffer A, Wendl B, Kaess H. The effect of decaffeination of coffee on gastro-oesophageal reflux in patients with reflux disease. Aliment Pharmacol Ther. 1997;11(3):483-6.

[16] Wendl B, Pfeiffer A, Pehl C, Schmidt T, Kaess H. Effect of decaffeination of coffee or tea on gastro-oesophageal reflux. Aliment Pharmacol Ther. 1994;8(3):283-7.

[17] Murphy DW, Castell DO. Chocolate and heartburn: evidence of increased esophageal acid exposure after chocolate ingestion. Am J Gastroenterol. 1988;83(6):633-6.

[18] Allen ML, Mellow MH, Robinson MG, Orr WC. The effect of raw onions on acid reflux and reflux symptoms. Am J Gastroenterol. 1990;85(4):377-80.

[19] Iwakiri K, Kobayashi M, Kotoyori M, Yamada H, Sugiura T, Nakagawa Y. Relationship between postprandial esophageal acid exposure and meal volume and fat content. Dig Dis Sci. 1996;41(5):926-30.

[20] Hamilton JW, Boisen RJ, Yamamoto DT, Wagner JL, Reichelderfer M. Sleeping on a wedge diminishes exposure of the esophagus to refluxed acid. Dig Dis Sci. 1988;33(5):518-22.

[21] Pollmann H, Zillessen E, Pohl J, Rosemeyer D, Abucar A, Armbrecht U, et al. Effect of elevated head position in bed in therapy of gastroesophageal reflux. Z Gastroenterol. 1996;34 Suppl 2:93-9.

[22] Harvey RF, Gordon PC, Hadley N, Long DE, Gill TR, Macpherson RI, et al. Effects of sleeping with the bed-head raised and of ranitidine in patients with severe peptic oesophagitis. Lancet. 1987;2(8569):1200-3.

[23] Duroux P, Bauerfeind P, Emde C, Koelz HR, Blum AL. Early dinner reduces nocturnal gastric acidity. Gut. 1989;30(8):1063-7.

[24] Orr WC, Harnish MJ. Sleep-related gastrooesophageal reflux: provocation with a late evening meal and treatment with acid suppression. Aliment Pharmacol Ther. 1998;12(10):1033-8.

[25] Pandolfino JE, El-Serag HB, Zhang Q, Shah N, Ghosh SK, Kahrilas PJ. Obesity: a challenge to esophagogastric junction integrity. Gastroenterology. 2006;130(3):639-49.

[26] Jacobson BC, Somers SC, Fuchs CS, Kelly CP, Camargo CA. Body-mass index and symptoms of gastroesophageal reflux in women. N Engl J Med. 2006;354(22):2340-8.

[27] Hampel H, Abraham NS, El-Serag HB. Metaanalysis: obesity and the risk for gastroesophageal reflux disease and its complications. Ann Intern Med. 2005;143(3):199-211.

[28] Ness-Jensen E, Lindam A, Lagergren J, Hveem K. Weight loss and reduction in gastroesophageal reflux. A prospective population-based cohort study: the HUNT study. Am J Gastroenterol. 2013;108(3):376-82.

[29] Mathus-Vliegen LM, Tytgat GN. Twenty-four-hour pH measurements in morbid obesity: effects of massive overweight, weight loss and gastric distension. Eur J Gastroenterol Hepatol. 1996;8(7):635-40.

[30] Mathus-Vliegen EM,Tygat GN. Gastro-oesophageal reflux in obese subjects:influence of overweight, weight loss and chronic gastric balloon distension. Scand J Gastroenterol. 2002;37(11):1246-52.

[31] Mathus-Vliegen EM,van Weeren M,van Eerten PV. Los function and obesity:the impact of untreated o-besity,weight loss,and chronic gastric balloon distension. Digestion. 2003;68(2-3):161-8.

[32] Fraser-Moodie CA,Norton B,Gornall C,Magnago S,Weale AR,Holmes GK. Weight loss has an inde-pendent beneficial effect on symptoms of gastro-oesophageal reflux in patients who are overweight. Scand J Gastroenterol. 1999;34(4):337-40.

[33] Kjellin A,Ramel S,Rössner S,Thor K. Gastroesophageal reflux in obese patients is not reduced by weight reduction. Scand J Gastroenterol. 1996;31(11):1047-51.

[34] Singh M,Lee J,Gupta N,Gaddam S,Smith BK,Wani SB,et al. Weight loss can lead to resolution of gas-troesophageal reflux disease symptoms:a prospective intervention trial. Obesity (Silver Spring). 2013;21(2):284-90.

[35] Sontag SJ. The medical-management of reflux esophagitis-role of antacids and acid inhibition. Gastroen-terol Clin N. 1990;19(3):683-712.

[36] Decktor DL,Robinson M,Maton PN,Lanza FL,Gottlieb S. Effects of aluminum/magnesium hydroxide and calcium carbonate on esophageal and gastric pH in subjects with heartburn. Am J Ther. 1995;2(8):546-52.

[37] Decktor DL,Robinson M,Gottlieb S. Comparative effects of liquid antacids on esophageal and gastric pH in patients with heartburn. Am J Ther. 1995;2(7):481-6.

[38] McRorie JW Jr,Gibb RD,Miner PB Jr. Evidencebased treatment of frequent heartburn:the benefits and limitations of over-the-counter medications. J Am Assoc Nurse Pract. 2014;26(6):330-9.

[39] Maton PN,Burton ME. Antacids revisited-a review of their clinical pharmacology and recommended ther-apeutic use. Drugs. 1999;57(6):855-70.

[40] Collings KL,Rodriguez-Stanley S,Proskin HM,Robinson M,Miner PB. Clinical effectiveness of a new antacid chewing gum on heartburn and oesophageal pH control. Aliment Pharm Therap. 2002;16(12):2029-35.

[41] Robinson M,Rodriguez-Stanley S,Miner PB,McGuire AJ,Fung K,Ciociola AA. Effects of antacid for-mulation on postprandial oesophageal acidity in patients with a history of episodic heartburn. Aliment Pharm Therap. 2002;16(3):435-43.

[42] Grove O,Bekker C,Jeppe-Hansen MG,Karstoft E,Sanchez G,Axelsson CK,et al. Ranitidine and high-dose antacid in reflux oesophagitis. A randomized,placebo-controlled trial. Scand J Gastroenterol. 1985;20(4):457-61.

[43] Weberg R,Berstad A. Symptomatic effect of a lowdose antacid regimen in reflux oesophagitis. Scand J Gastroenterol. 1989;24(4):401-6.

[44] Graham DY,Patterson DJ. Double-blind comparison of liquid antacid and placebo in the treatment of symptomatic reflux esophagitis. Dig Dis Sci. 1983;28(6):559-63.

[45] Petrokubi RJ,Jeffries GH. Cimetidine versus antacid in scleroderma with reflux esophagitis-randomized double-blind controlled-study. Gastroenterology. 1979;77(4):691-5.

[46] Cucchiara S,Staiano A,Romaniello G,Capobianco S,Auricchio S. Antacids and cimetidine treatment for gastro-oesophageal reflux and peptic oesophagitis. Arch Dis Child. 1984;59(9):842-7.

[47] Houcke P,Maffioli C,Corallo J,Bouxin-Sauzet A,Martin AL. Comparison of the effects of Rocgel and anti-H2 on the symptomatology of gastroesophageal reflux without esophagitis. Ann Gastroenterol Hepa-tol (Paris). 1995;31(4):264-7.

［48］ Leiman DA，Riff BP，Morgan S，Metz DC，Falk GW，French B，et al. Alginate therapy is effective treatment for GERD symptoms：a systematic review and meta-analysis. Dis Esophagus. 2017；30(5)：1-9.

［49］ Manabe N，Haruma K，Ito M，Takahashi N，Takasugi H，Wada Y，et al. Efficacy of adding sodium alginate to omeprazole in patients with nonerosive reflux disease：a randomized clinical trial. Dis Esophagus. 2012；25(5)：373-80.

［50］ Boeckxstaens GE，Smout A. Systematic review：role of acid，weakly acidic and weakly alkaline reflux in gastro-oesophageal reflux disease. Aliment Pharm Therap. 2010；32(3)：334-43.

［51］ Kessing BF，Conchillo JM，Bredenoord AJ，Smout AJPM，Masclee AAM. Review article：the clinical relevance of transient lower oesophageal sphincter relaxations in gastro-oesophageal reflux disease. Aliment Pharm Therap. 2011；33(6)：650-61.

［52］ Li S，Shi S，Chen F，Lin J. The effects of baclofen for the treatment of gastroesophageal reflux disease：a meta-analysis of randomized controlled trials. Gastroenterol Res Pract. 2014；2014：307805.

［53］ Koek GH，Sifrim D，Lerut T，Janssens J，Tack J. Effect of the GABA(B) agonist baclofen in patients with symptoms and duodeno-gastro-oesophageal reflux refractory to proton pump inhibitors. Gut. 2003；52(10)：1397-402.

［54］ Huang JQ，Hunt RH. Pharmacological and pharmacodynamic essentials of H(2)-receptor antagonists and proton pump inhibitors for the practising physician. Best Pract Res Clin Gastroenterol. 2001；15(3)：355-70.

［55］ Tutuian R，Katz PO，Castell DO. Nocturnal acid breakthrough：pH，drugs and bugs. Eur J Gastroenterol Hepatol. 2004；16(5)：441-3.

［56］ Kung YM，Hsu WH，Wu MC，Wang JW，Liu CJ，Su YC，et al. Recent advances in the pharmacological management of gastroesophageal reflux disease. Dig Dis Sci. 2017；62(12)：3298-316.

［57］ Wang Y，Pan T，Wang Q，Guo Z. Additional bedtime H2-receptor antagonist for the control of nocturnal gastric acid breakthrough. Cochrane Database Syst Rev. 2009；4：CD004275.

［58］ Rackoff A，Agrawal A，Hila A，Mainie I，Tutuian R，Castell DO. Histamine-2 receptor antagonists at night improve gastroesophageal reflux disease symptoms for patients on proton pump inhibitor therapy. Dis Esophagus. 2005；18(6)：370-3.

［59］ Zhao F，Wang S，Liu L，Wang Y. Comparative effectiveness of histamine-2 receptor antagonists as short-term therapy for gastro-esophageal reflux disease：a network meta-analysis. Int J Clin Pharmacol Ther. 2016；54(10)：761-70.

［60］ Gyawali CP. Proton pump inhibitors in gastroesophageal reflux disease：friend or foe. Curr Gastroenterol Rep. 2017；19(9)：46.

［61］ Larsson H，Carlsson E，Junggren U，Olbe L，Sjostrand SE，Skanberg I，et al. Inhibition of gastric acid secretion by omeprazole in the dog and rat. Gastroenterology. 1983；85(4)：900-7.

［62］ Olbe L，Carlsson E，Lindberg P. A proton-pump inhibitor expedition：the case histories of omeprazole and esomeprazole. Nat Rev Drug Discov. 2003；2(2)：132-9.

［63］ Klinkenberg-Knol EC，Jansen JM，Festen HP，Meuwissen SG，Lamers CB. Double-blind multicentre comparison of omeprazole and ranitidine in the treatment of reflux oesophagitis. Lancet (London，England). 1987；1(8529)：349-51.

［64］ Lauritsen K，Rune SJ，Bytzer P，Kelbaek H，Jensen KG，Rask-Madsen J，et al. Effect of omeprazole and cimetidine on duodenal ulcer. A double-blind comparative trial. N Engl J Med. 1985；312(15)：958-61.

［65］ Walan A，Bader JP，Classen M，Lamers CB，Piper DW，Rutgersson K，et al. Effect of omeprazole and ranitidine on ulcer healing and relapse rates in patients with benign gastric ulcer. N Engl J Med. 1989；320

(2):69-75.

[66] Andersson T. Pharmacokinetics, metabolism and interactions of acid pump inhibitors. Focus on omeprazole, lansoprazole and pantoprazole. Clin Pharmacokinet. 1996;31(1):9-28.

[67] Sigterman KE, van Pinxteren B, Bonis PA, Lau J, Numans ME. Short-term treatment with proton pump inhibitors, H2-receptor antagonists and prokinetics for gastro-oesophageal reflux disease-like symptoms and endoscopy negative reflux disease. Cochrane Database Syst Rev. 2013;5:CD002095.

[68] Wang WH, Huang JQ, Zheng GF, Xia HH, Wong WM, Lam SK, et al. Head-to-head comparison of H2-receptor antagonists and proton pump inhibitors in the treatment of erosive esophagitis: a meta-analysis. World J Gastroenterol. 2005;11(26):4067-77.

[69] Labenz J, Malfertheiner P. Treatment of uncomplicated reflux disease. World J Gastroenterol. 2005;11(28):4291-9.

[70] Chiba N, De Gara CJ, Wilkinson JM, Hunt RH. Speed of healing and symptom relief in grade II to IV gastroesophageal reflux disease: a metaanalysis. Gastroenterology. 1997;112(6):1798-810.

[71] Strand DS, Kim D, Peura DA. 25 years of proton pump inhibitors: a comprehensive review. Gut Liver. 2017;11(1):27-37.

[72] De Graef J, Woussen-Colle MC. Influence of the stimulation state of the parietal cells on the inhibitory effect of omeprazole on gastric acid secretion in dogs. Gastroenterology. 1986;91(2):333-7.

[73] Sachs G. Proton pump inhibitors and acid-related diseases. Pharmacotherapy. 1997;17(1):22-37.

[74] Howden CW. Review article: immediate-release proton-pump inhibitor therapy-potential advantages. Aliment Pharmacol Ther. 2005;22(Suppl 3):25-30.

[75] Castell D, Bagin R, Goldlust B, Major J, Hepburn B. Comparison of the effects of immediate-release omeprazole powder for oral suspension and pantoprazole delayed-release tablets on nocturnal acid breakthrough in patients with symptomatic gastrooesophageal reflux disease. Aliment Pharmacol Ther. 2005;21(12):1467-74.

[76] Howden CW, Ballard ED, Koch FK, Gautille TC, Bagin RG. Control of 24-hour intragastric acidity with morning dosing of immediate-release and delayed-release proton pump inhibitors in patients with GERD. J Clin Gastroenterol. 2009;43(4):323-6.

[77] Walker D, Ng Kwet Shing R, Jones D, Gruss HJ, Regula J. Challenges of correlating pH change with relief of clinical symptoms in gastro esophageal reflux disease: a phase III, randomized study of Zegerid versus Losec. PLoS One. 2015;10(2):e0116308.

[78] Gralnek IM, Dulai GS, Fennerty MB, Spiegel BM. Esomeprazole versus other proton pump inhibitors in erosive esophagitis: a meta-analysis of randomized clinical trials. Clin Gastroenterol Hepatol. 2006;4(12):1452-8.

[79] Vakil N, Fennerty MB. Direct comparative trials of the efficacy of proton pump inhibitors in the management of gastro-oesophageal reflux disease and peptic ulcer disease. Aliment Pharmacol Ther. 2003;18(6):559-68.

[80] Edwards SJ, Lind T, Lundell L. Systematic review of proton pump inhibitors for the acute treatment of reflux oesophagitis. Aliment Pharmacol Ther. 2001;15(11):1729-36.

[81] Klok RM, Postma MJ, van Hout BA, Brouwers JR. Meta-analysis: comparing the efficacy of proton pump inhibitors in short-term use. Aliment Pharmacol Ther. 2003;17(10):1237-45.

[82] Mathews S, Reid A, Tian C, Cai Q. An update on the use of pantoprazole as a treatment for gastroesophageal reflux disease. Clin Exp Gastroenterol. 2010;3:11-6.

[83] Cheer SM, Prakash A, Faulds D, Lamb HM. Pantoprazole: an update of its pharmacological properties

and therapeutic use in the management of acid-related disorders. Drugs. 2003;63(1):101-33.

[84] Simon B,Muller P,Pascu O,Gatz G,Sander P,Huber R,et al. Intra-oesophageal pH profiles and pharma-cokinetics of pantoprazole and esomeprazole:a crossover study in patients with gastrooesophageal reflux disease. Eur J Gastroenterol Hepatol. 2003;15(7):791-9.

[85] Mulder CJJ,Westerveld BD,Smit JM,Pool MO,Otten MH,Tan TG,et al. A double-blind,randomized comparison of omeprazole Multiple Unit Pellet System (MUPS) 20 mg,lansoprazole 30 mg and panto-prazole 40 mg in symptomatic reflux oesophagitis followed by 3 months of omeprazole MUPS mainte-nance treatment:a Dutch multicentre trial. Eur J Gastroen Hepat. 2002;14(6):649-56.

[86] Thomson A. Impact of PPIs on patient focused symptomatology in GERD. Ther Clin Risk Manag. 2008; 4(6):1185-200.

[87] Scholten T,Teutsch I,Bohuschke M,Gatz G. Pantoprazole on-demand effectively treats symptoms in pa-tients with gastro-oesophageal reflux disease. Clin Drug Invest. 2007;27(4):287-96.

[88] Morelli G,Chen H,Rossiter G,Rege B,Lu Y. An open-label,parallel,multiple-dose study comparing the pharmacokinetics and gastric acid suppression of rabeprazole extended-release with esomeprazole 40 mg and rabeprazole delayed-release 20 mg in healthy volunteers. Aliment Pharmacol Ther. 2011;33(7): 845-54.

[89] Laine L,Katz PO,Johnson DA,Ibegbu I,Goldstein MJ,Chou C,et al. Randomised clinical trial:a novel rabeprazole extended release 50 mg formulation vs. esomeprazole 40 mg in healing of moderate-to-severe erosive oesophagitis-the results of two double-blind studies. Aliment Pharmacol Ther. 2011;33(2): 203-12.

[90] Thoring M,Hedenstrom H,Eriksson LS. Rapid effect of lansoprazole on intragastric pH:a crossover comparison with omeprazole. Scand J Gastroenterol. 1999;34(4):341-5.

[91] Baldi F,Malfertheiner P. Lansoprazole fast disintegrating tablet:a new formulation for an established proton pump inhibitor. Digestion. 2003;67(1-2):1-5.

[92] Wu MS,Tan SC,Xiong T. Indirect comparison of randomised controlled trials:comparative efficacy of dexlansoprazole vs. esomeprazole in the treatment of gastro-oesophageal reflux disease. Aliment Pharma-col Ther. 2013;38(2):190-201.

[93] Hershcovici T,Jha LK,Fass R. Dexlansoprazole MR:a review. Ann Med. 2011;43(5):366-74.

[94] Lee RD,Vakily M,Mulford D,Wu J,Atkinson SN. Clinical trial:the effect and timing of food on the pharmacokinetics and pharmacodynamics of dexlansoprazole MR,a novel Dual Delayed Release formula-tion of a proton pump inhibitor-evidence for dosing flexibility. Aliment Pharmacol Ther. 2009;29(8): 824-33.

[95] Fass R,Johnson DA,Orr WC,Han C,Mody R,Stern KN,et al. The effect of dexlansoprazole MR on noc-turnal heartburn and GERD-related sleep disturbances in patients with symptomatic GERD. Am J Gas-troenterol. 2011;106(3):421-31.

[96] Fass R,Inadomi J,Han C,Mody R,O'Neil J,Perez MC. Maintenance of heartburn relief after stepdown from twice-daily proton pump inhibitor to once-daily dexlansoprazole modified release. Clin Gastroenterol Hepatol. 2012;10(3):247-53.

[97] Inadomi JM,Jamal R,Murata GH,Hoffman RM,Lavezo LA,Vigil JM,et al. Step-down management of gastroesophageal reflux disease. Gastroenterology. 2001;121(5):1095-100.

[98] Inadomi JM,McIntyre L,Bernard L,Fendrick AM. Step-down from multiple-to single-dose proton pump inhibitors (PPIs):a prospective study of patients with heartburn or acid regurgitation completely relieved with PPIs. Am J Gastroenterol. 2003;98(9):1940-4.

[99] Tsuzuki T，Okada H，Kawahara Y，Takenaka R，Nasu J，Ishioka H，et al. Proton pump inhibitor step-down therapy for GERD：a multi-center study in Japan. World J Gastroenterol. 2011；17(11)：1480-7.

[100] Miner P Jr，Katz PO，Chen Y，Sostek M. Gastric acid control with esomeprazole，lansoprazole，omeprazole，pantoprazole，and rabeprazole：a five-way crossover study. Am J Gastroenterol. 2003；98(12)：2616-20.

[101] Miner PB Jr，McKean LA，Gibb RD，Erasala GN，Ramsey DL，McRorie JW. Omeprazole-Mg 20. 6 mg is superior to lansoprazole 15 mg for control of gastric acid：a comparison of over-the-counter doses of proton pump inhibitors. Aliment Pharmacol Ther. 2010；31(8)：846-51.

[102] Miehlke S，Lobe S，Madisch A，Kuhlisch E，Laass M，Grossmann D，et al. Intragastric acidity during administration of generic omeprazole or esomeprazole-a randomised，two-way crossover study including CYP2C19 genotyping. Aliment Pharm Therap. 2011；33(4)：471-6.

[103] Kushner PR，Peura DA. Review of proton pump inhibitors for the initial treatment of heartburn：is there a dose ceiling effect? Adv Ther. 2011；28(5)：367-88.

[104] Armstrong D，Talley NJ，Lauritsen K，Moum B，Lind T，Tunturi-Hihnala H，et al. The role of acid suppression in patients with endoscopy-negative reflux disease：the effect of treatment with esomeprazole or omeprazole. Aliment Pharmacol Ther. 2004；20(4)：413-21.

[105] Fass R，Sontag SJ，Traxler B，Sostek M. Treatment of patients with persistent heartburn symptoms：a double-blind，randomized trial. Clin Gastroenterol Hepatol. 2006；4(1)：50-6.

[106] Fass R，Murthy U，Hayden CW，Malagon IB，Pulliam G，Wendel C，et al. Omeprazole 40 mg once a day is equally effective as lansoprazole 30 mg twice a day in symptom control of patients with gastro-oesophageal reflux disease (GERD) who are resistant to conventional-dose lansoprazole therapy-a prospective，randomized，multi-centre study. Aliment Pharmacol Ther. 2000；14(12)：1595-603.

[107] Mainie I，Tutuian R，Shay S，Vela M，Zhang X，Sifrim D，et al. Acid and non-acid reflux in patients with persistent symptoms despite acid suppressive therapy：a multicentre study using combined ambulatory impedance-pH monitoring. Gut. 2006；55(10)：1398-402.

[108] Habu Y，Maeda K，Kusuda T，Yoshino T，Shio S，Yamazaki M，et al. "Proton-pump inhibitor-first" strategy versus "step-up" strategy for the acute treatment of reflux esophagitis：a cost-effectiveness analysis in Japan. J Gastroenterol. 2005；40(11)：1029-35.

[109] Mine S，Iida T，Tabata T，Kishikawa H，Tanaka Y. Management of symptoms in step-down therapy of gastroesophageal reflux disease. J Gastroenterol Hepatol. 2005；20(9)：1365-70.

[110] Bjornsson E，Abrahamsson H，Simren M，Mattsson N，Jensen C，Agerforz P，et al. Discontinuation of proton pump inhibitors in patients on long-term therapy：a double-blind，placebo-controlled trial. Aliment Pharmacol Ther. 2006；24(6)：945-54.

[111] MacFarlane B. Management of gastroesophageal reflux disease in adults：a pharmacist's perspective. Integr Pharm Res Pract. 2018；7：41-52.

[112] O'Donoghue ML，Braunwald E，Antman EM，Murphy SA，Bates ER，Rozenman Y，et al. Pharmacodynamic effect and clinical efficacy of clopidogrel and prasugrel with or without a proton-pump inhibitor：an analysis of two randomised trials. Lancet (London，England). 2009；374(9694)：989-97.

[113] Bhatt DL，Cryer BL，Contant CF，Cohen M，Lanas A，Schnitzer TJ，et al. Clopidogrel with or without omeprazole in coronary artery disease. N Engl J Med. 2010；363(20)：1909-17.

[114] Vaezi MF，Yang YX，Howden CW. Complications of proton pump inhibitor therapy. Gastroenterology. 2017；153(1)：35-48.

[115] Yang YX. Chronic proton pump inihibitor therapy and calcium metabolism. Curr Gastroenterol Rep.

2012;14(6):473-9.

[116] O'Connell MB,Madden DM,Murray AM,Heaney RP,Kerzner LJ. Effects of proton pump inhibitors on calcium carbonate absorption in women:a randomized crossover trial. Am J Med. 2005;118(7):778-81.

[117] Mizunashi K,Furukawa Y,Katano K,Abe K. Effect of omeprazole,an inhibitor of H＋,K(＋)-ATPase,on bone resorption in humans. Calcif Tissue Int. 1993;53(1):21-5.

[118] Yang YX,Lewis JD,Epstein S,Metz DC. Long term proton pump inhibitor therapy and risk of hip fracture. JAMA. 2006;296(24):2947-53.

[119] Gray SL,LaCroix AZ,Larson J,Robbins J,Cauley JA,Manson JE,et al. Proton pump inhibitor use,hip fracture,and change in bone mineral density in postmenopausal women:results from the Women's Health Initiative. Arch Intern Med. 2010;170(9):765-71.

[120] Corley DA,Kubo A,Zhao W,Quesenberry C. Proton pump inhibitors and histamine-2 receptor antagonists are associated with hip fractures among at-risk patients. Gastroenterology. 2010;139(1):93-101.

[121] Targownik LE,Lix LM,Metge CJ,Prior HJ,Leung S,Leslie WD. Use of proton pump inhibitors and risk of osteoporosis-related fractures. CMAJ. 2008;179(4):319-26.

[122] Fraser LA,Leslie WD,Targownik LE,Papaioannou A,Adachi JD,Group CR. The effect of proton pump inhibitors on fracture risk:report from the Canadian Multicenter Osteoporosis Study. Osteoporos Int. 2013;24(4):1161-8.

[123] Khalili H,Huang ES,Jacobson BC,Camargo CA,Feskanich D,Chan AT. Use of proton pump inhibitors and risk of hip fracture in relation to dietary and lifestyle factors:a prospective cohort study. BMJ. 2012;344:e372.

[124] Ngamruengphong S,Leontiadis GI,Radhi S,Dentino A,Nugent K. Proton pump inhibitors and risk of fracture:a systematic review and meta-analysis of observational studies. Am J Gastroenterol. 2011;106(7):1209-18; quiz 19.

[125] Zhou B,Huang Y,Li H,Sun W,Liu J. Proton-pump inhibitors and risk of fractures:an update metaanalysis. Osteoporos Int. 2016;27(1):339-47.

[126] Targownik LE,Lix LM,Leung S,Leslie WD. Proton-pump inhibitor use is not associated with osteoporosis or accelerated bone mineral density loss. Gastroenterology. 2010;138(3):896-904.

[127] Targownik LE,Goertzen AL,Luo Y,Leslie WD. Longterm proton pump inhibitor use is not associated with changes in bone strength and structure. Am J Gastroenterol. 2017;112(1):95-101.

[128] Targownik LE,Leslie WD,Davison KS,Goltzman D,Jamal SA,Kreiger N,et al. The relationship between proton pump inhibitor use and longitudinal change in bone mineral density:a population-based study[corrected] from the Canadian Multicentre Osteoporosis Study (CaMos). Am J Gastroenterol. 2012;107(9):1361-9.

[129] Freedberg DE,Kim LS,Yang YX. The risks and benefits of longterm use of proton pump inhibitors:expert review and best practice advice from the American Gastroenterological Association. Gastroenterology. 2017;152(4):706-15.

[130] Lazarus B,Chen Y,Wilson FP,Sang Y,Chang AR,Coresh J,et al. Proton pump inhibitor use and the risk of chronic kidney disease. JAMA Intern Med. 2016;176(2):238-46.

[131] Xie Y,Bowe B,Li T,Xian H,Balasubramanian S,Al-Aly Z. Proton pump inhibitors and risk of incident CKD and progression to ESRD. J Am Soc Nephrol. 2016;27(10):3153-63.

[132] Antoniou T,Macdonald EM,Hollands S,Gomes T,Mamdani MM,Garg AX,et al. Proton pump inhibitors and the risk of acute kidney injury in older patients:a population-based cohort study. CMAJ Open. 2015;3(2):E166-71.

[133] Klatte DCF, Gasparini A, Xu H, de Deco P, Trevisan M, Johansson ALV, et al. Association between proton pump inhibitor use and risk of progression of chronic kidney disease. Gastroenterology. 2017;153 (3):702-10.

[134] Blank ML, Parkin L, Paul C, Herbison P. A nationwide nested case-control study indicates an increased risk of acute interstitial nephritis with proton pump inhibitor use. Kidney Int. 2014;86(4):837-44.

[135] Simpson IJ, Marshall MR, Pilmore H, Manley P, Williams L, Thein H, et al. Proton pump inhibitors and acute interstitial nephritis:report and analysis of 15 cases. Nephrology (Carlton). 2006;11(5):381-5.

[136] Sierra F, Suarez M, Rey M, Vela MF. Systematic review:proton pump inhibitor-associated acute interstitial nephritis. Aliment Pharmacol Ther. 2007;26(4):545-53.

[137] Williams C. Occurrence and significance of gastric colonization during acid-inhibitory therapy. Best Pract Res Clin Gastroenterol. 2001;15(3):511-21.

[138] Theisen J, Nehra D, Citron D, Johansson J, Hagen JA, Crookes PF, et al. Suppression of gastric acid secretion in patients with gastroesophageal reflux disease results in gastric bacterial overgrowth and deconjugation of bile acids. J Gastrointest Surg. 2000;4(1):50-4.

[139] Pereira SP, Gainsborough N, Dowling RH. Druginduced hypochlorhydria causes high duodenal bacterial counts in the elderly. Aliment Pharmacol Ther. 1998;12(1):99-104.

[140] Lo WK, Chan WW. Proton pump inhibitor use and the risk of small intestinal bacterial overgrowth:a meta-analysis. Clin Gastroenterol Hepatol. 2013;11(5):483-90.

[141] Lewis SJ, Franco S, Young G, O'Keefe SJ. Altered bowel function and duodenal bacterial overgrowth in patients treated with omeprazole. Aliment Pharmacol Ther. 1996;10(4):557-61.

[142] Wilson KH, Sheagren JN, Freter R. Population dynamics of ingested Clostridium difficile in the gastrointestinal tract of the Syrian hamster. J Infect Dis. 1985;151(2):355-61.

[143] Freedberg DE, Toussaint NC, Chen SP, Ratner AJ, Whittier S, Wang TC, et al. Proton pump inhibitors alter specific taxa in the human gastrointestinal microbiome:a Crossover Trial. Gastroenterology. 2015; 149(4):883-5. e9.

[144] Seto CT, Jeraldo P, Orenstein R, Chia N, DiBaise JK. Prolonged use of a proton pump inhibitor reduces microbial diversity:implications for Clostridium difficile susceptibility. Microbiome. 2014;2:42.

[145] Janarthanan S, Ditah I, Adler DG, Ehrinpreis MN. Clostridium difficile-associated diarrhea and proton pump inhibitor therapy:a meta-analysis. Am J Gastroenterol. 2012;107(7):1001-10.

[146] Kwok CS, Arthur AK, Anibueze CI, Singh S, Cavallazzi R, Loke YK. Risk of Clostridium difficile infection with acid suppressing drugs and antibiotics:meta-analysis. Am J Gastroenterol. 2012;107(7): 1011-9.

[147] Howell MD, Novack V, Grgurich P, Soulliard D, Novack L, Pencina M, et al. Iatrogenic gastric acid suppression and the risk of nosocomial Clostridium difficile infection. Arch Intern Med. 2010;170(9): 784-90.

[148] Tariq R, Singh S, Gupta A, Pardi DS, Khanna S. Association of gastric acid suppression with recurrent Clostridium difficile infection:a systematic review and meta-analysis. JAMA Intern Med. 2017;177(6): 784-91.

[149] Khanna S, Aronson SL, Kammer PP, Baddour LM, Pardi DS. Gastric acid suppression and outcomes in Clostridium difficile infection:a population-based study. Mayo Clin Proc. 2012;87(7):636-42.

[150] Leonard AD, Ho KM, Flexman J. Proton pump inhibitors and diarrhoea related to Clostridium difficile infection in hospitalised patients:a case-control study. Intern Med J. 2012;42(5):591-4.

[151] Wandall JH. Effects of omeprazole on neutrophil chemotaxis, super oxide production, degranulation, and

translocation of cytochrome b-245. Gut. 1992;33(5);617-21.

[152] Laheij RJ,Sturkenboom MC,Hassing RJ,Dieleman J,Stricker BH,Jansen JB. Risk of communityac-quired pneumonia and use of gastric acidsuppressive drugs. JAMA. 2004;292(16);1955-60.

[153] Gulmez SE,Holm A,Frederiksen H,Jensen TG,Pedersen C,Hallas J. Use of proton pump inhibitors and the risk of community-acquired pneumonia; a population-based case-control study. Arch Intern Med. 2007;167(9);950-5.

[154] Herzig SJ,Howell MD,Ngo LH,Marcantonio ER. Acid-suppressive medication use and the risk for hos-pital-acquired pneumonia. JAMA. 2009;301(20);2120-8.

[155] Filion KB,Chateau D,Targownik LE,Gershon A,Durand M,Tamim H,et al. Proton pump inhibitors and the risk of hospitalisation for communityacquired pneumonia; replicated cohort studies with meta-a-nalysis. Gut. 2014;63(4);552-8.

[156] Johnstone J,Nerenberg K,Loeb M. Meta-analysis; proton pump inhibitor use and the risk of commu-nityacquired pneumonia. Aliment Pharmacol Ther. 2010;31(11);1165-77.

[157] Giuliano C,Wilhelm SM,Kale-Pradhan PB. Are proton pump inhibitors associated with the development of community-acquired pneumonia? A meta-analysis. Expert Rev Clin Pharmacol. 2012;5(3);337-44.

[158] Hermos JA,Young MM,Fonda JR,Gagnon DR,Fiore LD,Lawler EV. Risk of community-acquired pneumonia in veteran patients to whom proton pump inhibitors were dispensed. Clin Infect Dis. 2012;54(1);33-42.

[159] Lambert AA,Lam JO,Paik JJ,Ugarte-Gil C,Drummond MB,Crowell TA. Risk of communityacquired pneumonia with outpatient proton-pump inhibitor therapy;a systematic review and metaanalysis. PLoS One. 2015;10(6);e0128004.

[160] Badiola N,Alcalde V,Pujol A,Münter LM,Multhaup G,Lleó A,et al. The proton-pump inhibitor lanso-prazole enhances amyloid beta production. PLoS One. 2013;8(3);e58837.

[161] Haenisch B,von Holt K,Wiese B,Prokein J,Lange C,Ernst A,et al. Risk of dementia in elderly patients with the use of proton pump inhibitors. Eur Arch Psychiatry Clin Neurosci. 2015;265(5);419-28.

[162] Gomm W,von Holt K,Thomé F,Broich K,Maier W,Fink A,et al. Association of proton pump inhibi-tors with risk of dementia;a pharmacoepidemiological claims data analysis. JAMA Neurol. 2016;73(4);410-6.

[163] Taipale H,Tolppanen AM,Tiihonen M,Tanskanen A,Tiihonen J,Hartikainen S. No association be-tween proton pump inhibitor use and risk of Alzheimer's disease. Am J Gastroenterol. 2017;112(12);1802-8.

[164] Lochhead P,Hagan K,Joshi AD,Khalili H,Nguyen LH,Grodstein F,et al. Association between proton pump inhibitor use and cognitive function in women. Gastroenterology. 2017;153(4);971-9. e4.

[165] Lam JR,Schneider JL,Zhao W,Corley DA. Proton pump inhibitor and histamine 2 receptor antagonist use and vitamin B_{12} deficiency. JAMA. 2013;310(22);2435-42.

[166] Bezwoda W,Charlton R,Bothwell T,Torrance J,Mayet F. The importance of gastric hydrochloric acid in the absorption of nonheme food iron. J Lab Clin Med. 1978;92(1);108-16.

[167] Stewart CA,Termanini B,Sutliff VE,Serrano J,Yu F,Gibril F,et al. Iron absorption in patients with Zollinger-Ellison syndrome treated with longterm gastric acid antisecretory therapy. Aliment Pharmacol Ther. 1998;12(1);83-98.

[168] Hutchinson C,Geissler CA,Powell JJ,Bomford A. Proton pump inhibitors suppress absorption of dieta-ry non-haem iron in hereditary haemochromatosis. Gut. 2007;56(9);1291-5.

[169] Sarzynski E,Puttarajappa C,Xie Y,Grover M,Laird-Fick H. Association between proton pump inhibitor

use and anemia: a retrospective cohort study. Dig Dis Sci. 2011;56(8):2349-53.

[170] Lam JR, Schneider JL, Quesenberry CP, Corley DA. Proton pump inhibitor and histamine-2 receptor antagonist use and iron deficiency. Gastroenterology. 2017;152(4):821-9. e1.

[171] Koop H, Bachem MG. Serum iron, ferritin, and vitamin B_{12} during prolonged omeprazole therapy. J Clin Gastroenterol. 1992;14(4):288-92.

[172] Epstein M, McGrath S, Law F. Proton-pump inhibitors and hypomagnesemic hypoparathyroidism. N Engl J Med. 2006;355(17):1834-6.

[173] Cheungpasitporn W, Thongprayoon C, Kittanamongkolchai W, Srivali N, Edmonds PJ, Ungprasert P, et al. Proton pump inhibitors linked to hypomagnesemia: a systematic review and meta-analysis of observational studies. Ren Fail. 2015;37(7):1237-41.

[174] Hess MW, Hoenderop JG, Bindels RJ, Drenth JP. Systematic review: hypomagnesaemia induced by proton pump inhibition. Aliment Pharmacol Ther. 2012;36(5):405-13.

[175] Bassey OO. Pregnancy heartburn in Nigerians and Caucasians with theories about aetiology based on manometric recordings from the oesophagus and stomach. Br J Obstet Gynaecol. 1977;84(6):439-43.

[176] Isolauri J, Laippala P. Prevalence of symptoms suggestive of gastro-oesophageal reflux disease in an adult population. Ann Med. 1995;27(1):67-70.

[177] Rey E, Rodriguez-Artalejo F, Herraiz MA, Sanchez P, Alvarez-Sanchez A, Escudero M, et al. Gastroesophageal reflux symptoms during and after pregnancy: a longitudinal study. Am J Gastroenterol. 2007;102(11):2395-400.

[178] Marrero JM, Goggin PM, de Caestecker JS, Pearce JM, Maxwell JD. Determinants of pregnancy heartburn. Br J Obstet Gynaecol. 1992;99(9):731-4.

[179] Richter JE. Gastroesophageal reflux disease during pregnancy. Gastroenterol Clin North Am. 2003;32(1):235-61.

[180] Tsai CC, Tey SL, Chang LC, Su YT, Lin KJ, Huang SC. Estradiol mediates relaxation of porcine lower esophageal sphincter. Steroids. 2018;136:56-62.

[181] Ali RA, Egan LJ. Gastroesophageal reflux disease in pregnancy. Best Pract Res Clin Gastroenterol. 2007;21(5):793-806.

[182] Richter JE. Review article: the management of heartburn in pregnancy. Aliment Pharmacol Ther. 2005;22(9):749-57.

[183] Richter JE. Heartburn, nausea, and vomiting during pregnancy. Pregnancy in gastrointestinal disorders, ACG Monograph American College of Physicians. 2007, p. 18-25.

[184] Ching CK, Lam SK. Antacids. Indications and limitations. Drugs. 1994;47(2):305-17.

[185] Phupong V, Hanprasertpong T. Interventions for heartburn in pregnancy. Cochrane Database Syst Rev. 2015;(9):CD011379.

[186] Eltonsy S, Martin B, Ferreira E, Blais L. Systematic procedure for the classification of proven and potential teratogens for use in research. Birth Defects Res A Clin Mol Teratol. 2016;106(4):285-97.

[187] Undeland KA, Hausken T, Svebak S, Aanderud S, Berstad A. Wide gastric antrum and low vagal tone in patients with diabetes mellitus type 1 compared to patients with functional dyspepsia and healthy individuals. Dig Dis Sci. 1996;41(1):9-16.

[188] Ruigómez A, García Rodriguez LA, Cattaruzzi C, Troncon MG, Agostinis L, Wallander MA, et al. Use of cimetidine, omeprazole, and ranitidine in pregnant women and pregnancy outcomes. Am J Epidemiol. 1999;150(5):476-81.

[189] Larson JD, Patatanian E, Miner PB, Rayburn WF, Robinson MG. Double-blind, placebo-controlled study

of ranitidine for gastroesophageal reflux symptoms during pregnancy. Obstet Gynecol. 1997;90(1): 83-7.

[190] Parker S,Schade RR,Pohl CR,Gavaler JS,Van Thiel DH. Prenatal and neonatal exposure of male rat pups to cimetidine but not ranitidine adversely affects subsequent adult sexual functioning. Gastroenterology. 1984;86(4):675-80.

[191] Savarino V,Giusti M,Scalabrini P,Bessarione D,Magnolia MR,Percario G,et al. Famotidine has no significant effect on gonadal function in man. Gastroenterol Clin Biol. 1988;12(1):19-22.

[192] Morton DM. Pharmacology and toxicology of nizatidine. Scand J Gastroenterol Suppl. 1987;136:1-8.

[193] Nikfar S,Abdollahi M,Moretti ME,Magee LA,Koren G. Use of proton pump inhibitors during pregnancy and rates of major malformations:a metaanalysis. Dig Dis Sci. 2002;47(7):1526-9.

[194] Gill SK,O'Brien L,Einarson TR,Koren G. The safety of proton pump inhibitors (PPIs) in pregnancy: a meta-analysis. Am J Gastroenterol. 2009;104(6):1541-5; quiz 0,6

[195] Pasternak B,Hviid A. Use of proton-pump inhibitors in early pregnancy and the risk of birth defects. N Engl J Med. 2010;363(22):2114-23.

[196] Feldman M,Burton ME. Histamine2-receptor antagonists. Standard therapy for acid-peptic diseases. N Engl J Med. 1990;323(24):1672-80.

[197] Wedemeyer RS,Blume H. Pharmacokinetic drug interaction profiles of proton pump inhibitors:an update. Drug Saf. 2014;37(4):201-11.

[198] Vakily M,Lee RD,Wu J,Gunawardhana L,Mulford D. Drug interaction studies with dexlansoprazole modified release (TAK-390MR),a proton pump inhibitor with a dual delayed-release formulation:results of four randomized,double-blind,crossover,placebo-controlled,single-centre studies. Clin Drug Investig. 2009;29(1):35-50.

[199] Ogawa R,Echizen H. Drug-drug interaction profiles of proton pump inhibitors. Clin Pharmacokinet. 2010;49(8):509-33.

第 15 章

腹腔镜下抗反流手术:完全胃底折叠术

Francisco Schlottmann, Marco Di Corpo, and Marco G. Patti

张 玉 胡志伟 译

简 介

约 20% 的美国人患有胃食管反流病(gastroesophageal reflux disease,GERD),由于肥胖的高发,其患病率在全世界范围内都有所增加[1]。大多数患者的症状可通过调整生活方式和使用质子泵抑制剂(PPI)治疗而得到充分的缓解。然而,有些患者由于症状只得到部分控制、不愿长期接受药物治疗或出现与 PPI 相关的并发症,因此需要外科手术治疗[2]。

腹腔镜下 Nissen 胃底折叠术(laparoscopic Nissen fundoplication,LNF)(360°)于 1991 年首次被报道[3,4],此后在 GERD 的外科治疗中得到广泛应用,如今已成为最常用的抗反流手术,可使 80%~90% 的患者取得长期的疗效[5,6]。与其他手术类似,抗反流手术在手术量大的医院具有更好的结果,如术后并发症更少、住院时间更短、医疗成本更低等[7]。

抗反流手术的目的是控制症状、提高患者的生活质量、预防 GERD 并发症(如食管出血、食管狭窄、巴雷特食管、食管腺癌)。正确执行操作对于实现这些目标至关重要。

腹腔镜下抗反流手术

患者体位

气管内插管全身麻醉诱导后,插入胃管以持续胃减压。患者取仰卧低截石位,下肢置于支脚架上,双膝屈曲 20°~30°。为了避免在整个手术过程中因陡峭的头高脚低位而导致滑动,需要在会阴部下方填塞豆袋,形成一个“马鞍”。充气压力袜和皮下肝素通常被用于预防深静脉血栓形成(原因是气腹引起的腹压升高和陡峭的头高脚低位减少了静脉回流)。主刀医师站在患者的双腿之间,第一助手和第二助手分别站在手术台的左侧和右侧(图 15.1)。

套管针位置

手术需要打 5 个直径为 10mm 的孔。第一个孔位于剑突下方约 14cm 处,也可以位于中线稍微偏左 2～3cm，与食管裂孔位于同一水平线上。此孔用于插入腹腔镜。第二个孔位于左锁骨中线，且与第一个孔处于同一水平，可插入 Babcock 钳、Penrose 引流管或分离胃短血管的器械。第三个孔位于右锁骨中线，与第一个孔和第二个孔处于同一水平，用于插入肝脏牵开器。第四个孔和第五个孔分别位于左、右肋缘下，这样它们的轴和腔镜便形成一个大约 120°的夹角，这两个孔用于插入分离和缝合器械（图 15.2）。

注意：套管针位置不能太低。如果位置太低，可能导致难以离断近端的胃短血管，或 Babcock 钳难以到达胃食管交界处。

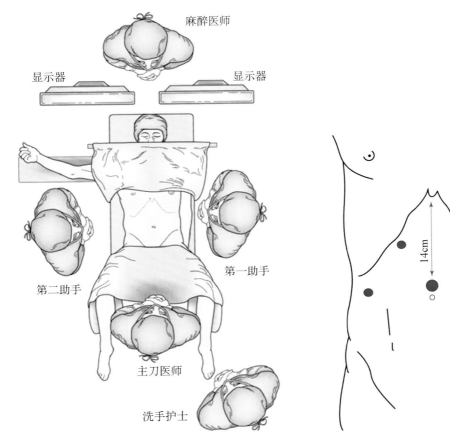

图 15.1　**患者体位**　　　　图 15.2　**腹腔镜下 Nissen 胃底折叠术的套管针位置**

肝胃韧带的分离及右膈脚和后迷走神经的识别

　　牵拉肝左叶以适当暴露胃食管交界处，然后将肝胃韧带分开。从肝尾状叶上方开始分离，并继续近端解剖分离，直到完全显露右膈脚。然后通过钝性剥离将右膈脚与右侧食管分离，并识别后迷走神经。向下游离右膈脚直至与左膈脚的相交处（图 15.3）。

　　注意：如果遇到起源于胃左动脉的肝副动脉，通常是可以被安全离断的。在右膈脚附近应谨慎使用电刀，因为单极电流的横向扩散可能损伤后迷走神经。

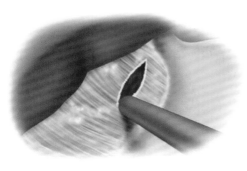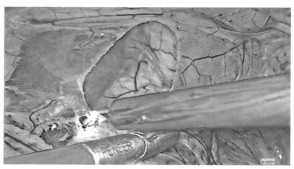

图 15.3　肝胃韧带的分离

食管上方腹膜和膈食管膜的分离及左膈脚和前迷走神经的识别

用电刀切断食管上方的腹膜和膈食管膜,识别前迷走神经。将左膈脚与食管分离,并向下钝性分离至与右膈脚相交处(图 15.4)。

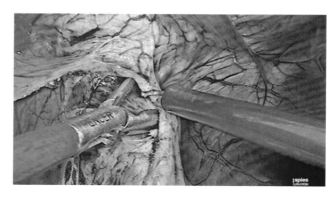

图 15.4　膈食管膜的分离

注意:为了避免损伤前迷走神经或食管壁,该神经应始终附着于食管壁。在膈食管膜被切断之前,应将膈食管膜先从食管壁上钝性分离出来。

胃短血管的分离

从胃大弯的中间开始分离胃短血管,一直分离到左膈脚。胃短血管的分离应该确保在无张力情况下进行(图 15.5)。

注意:胃短血管的过度牵拉可引起脾脏出血。此外,在夹闭胃短血管时,应避免损伤胃壁。

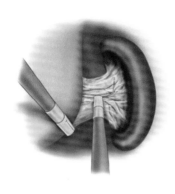
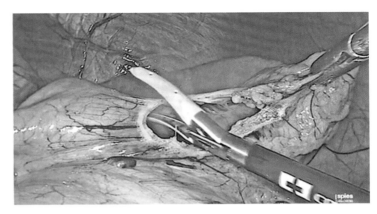

图 15.5　胃短血管的分离

在食管周围放置 Penrose 引流管

在胃食管交界处应用 Babcock 钳向上牵拉挑起食管。在胃底、食管和左膈脚之间的食管下方用钝性分离法开窗。然后扩大窗口，在食管周围（包含前迷走神经和后迷走神经）环绕放置一根 Penrose 引流管。

注意：左膈脚上方的纵隔分离（而不是膈肌和胃底之间的分离）可能导致左侧气胸。将钝头器械推入食管下方时也有可能造成胃底穿孔。

膈脚的闭合

通过 Penrose 引流管向上和向患者左侧牵引食管可更好地暴露食管裂孔。膈脚的闭合采用不可吸收缝线（2-0 丝线）间断缝合完成。第 1 针应该位于左、右膈脚连接处的正上方。另外，缝线的间距为 1cm，且最上面的缝线和食管之间要留出约 1cm 的空间（图 15.6）。

注意：缝合时，应避免损伤下腔静脉和主动脉。膈肌食管裂孔也不能闭合太紧（一个闭合的持针器应该能很容易地在食管和膈肌食管裂孔之间滑动）。

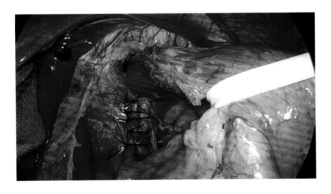

图 15.6　闭合膈脚

将探条插入食管并通过胃食管交界处

取出胃管后,麻醉医师应将56F探条插入食管,并通过胃食管交界处。使用校准探条可减少术后吞咽困难的发生率[8]。

注意:应适当润滑探条以减少食管穿孔的风险。此外,麻醉医师应缓慢推进探条,一旦遇到阻力应立即停止操作。

Nissen胃底折叠术(360°)

胃从食管后方经过,并通过"擦鞋动作"以确认胃底有充分的活动度,避免部分胃底位于折叠瓣上方。然后将胃底的左右两侧包裹在胃食管交界处上方。缝合第1针时,用Babcock钳夹住胃底的两侧。360°胃底折叠术是利用不可吸收线(2-0丝线)间隔1cm缝合3针来完成的,折叠瓣前段的长度约为2cm(图15.7)。

注意:折叠瓣不能太紧。如果将食管后的胃底拉出后折叠瓣仍在右侧,且没有向左侧缩回,则折叠瓣是宽松的,可以进行缝合。如果不是这样,则需要进行更多的后方游离。如果在这些操作后仍然存在张力,应改为部分胃底折叠术。

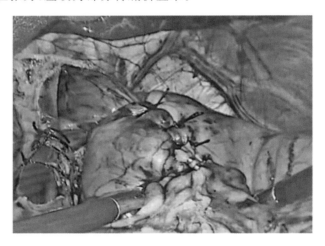

图 15.7　Nissen 胃底折叠术(360°)

术后指导

术后第1天早上,患者先吃清流食和软食。大多数患者可在术后24小时内出院,嘱患者在接下来的2周内避免肉、面包和碳酸饮料等。患者通常在术后2周可恢复正常活动。

结　论

恰当的LNF可以控制患者的症状、提高患者的生活质量、预防GERD并发症的发生。手术的每一个操作步骤都应严格遵守技术要领,以获得最佳的手术效果。

参考文献

［1］ El-Serag HN，Sweet S，Winchester CC，et al. Update on the epidemiology of gastro-esophageal reflux disease：a systematic review. Gut. 2014；63；871-80.

［2］ Schlottmann F，Herbella FA，Allaix ME，et al. Surgical treatment of gastroesophageal reflux disease. World J Surg. 2017；41（7）；1685-90.

［3］ Dallemagne B，Weerts JM，Jehaes C，et al. Laparoscopic Nissen fundoplication：preliminary report. Surg Laparosc Endosc. 1991；1（3）；138-43.

［4］ Geagea T. Laparoscopic Nissen's fundoplication：preliminary report on ten cases. Surg Endosc. 1991；5（4）；170-3.

［5］ Dallemagne B，Weerts J，Markiewicz S，et al. Clinical results of laparoscopic fundoplication at ten years after surgery. Surg Endosc. 2006；20（1）；159-65.

［6］ Broeders JA，Rijnhart-de Jong HG，Draaisma WA，et al. Ten-year outcome of laparoscopic and conventional Nissen fundoplication：randomized clinical trial. Ann Surg. 2009；250（5）；698-706.

［7］ Schlottmann F，Strassle PD，Patti MG. Antireflux surgery in the USA：influence of surgical volume on perioperative outcomes and costs-time for centralization? World J Surg. 2018；42（7）；2183-9.

［8］ Patterson EJ，Herron DM，Hansen PD，et al. Effect of an esophageal bougie on the incidence of dysphagia following Nissen fundoplication：a prospective，blinded，randomized clinical trial. Arch Surg. 2000；135（9）；1055-61.

第 16 章

腹腔镜下部分胃底折叠术

Salim Hosein,Sarah Samreen,and Dmitry Oleynikov

张　玉　胡志伟　译

简　介

胃食管反流病(gastroesophageal reflux disease,GERD)是最常见的胃肠道疾病之一,基于人群的研究估计 GERD 在北美的患病率为 $18.1\%\sim22.7\%$[1]。患者感受到的胃灼热与多种因素有关。食管下括约肌(lower esophageal sphincter,LES)的压力变化是导致胃灼热的最重要原因。这些患者的诊断、治疗和随访对于美国的医疗保健系统来说是一个重大的负担。这一点从质子泵抑制剂(PPI)是美国最贵、最常用的处方药这一事实中可以明显看出来。

与开放性手术相比,腹腔镜下抗反流手术的优点包括住院时间、费用以及围手术期并发症的发生率均减少。腹腔镜下胃底折叠术需要丰富的手术经验和技巧。与首次手术相比,再次抗反流手术在技术上更具挑战性,围手术期并发症的发生风险更高,且症状改善不持久。因此,与首次抗反流手术相比,外科医师应该更严格地把握再次手术的指征,并且手术应该由经验丰富的胃食管外科医师施行。

部分胃底折叠术适用于食管动力障碍的患者[2]。如下文所述,最常见的两种部分胃底折叠术是 Toupet 胃底折叠术和 Dor 胃底折叠术。许多研究表明,与 Nissen 胃底折叠术相比,Toupet 胃底折叠术后的吞咽困难发生率较低;随访 $1\sim5$ 年,GERD 控制情况差别不大[3]。抗反流手术,无论是 Nissen 胃底折叠术还是部分胃底折叠术,都是恢复抗反流机械性屏障的关键,应该成为所有腹腔镜下食管裂孔疝修补术的一部分。其他的部分胃底折叠术很少被采用,例如,Belsey Mark Ⅳ 就是一种这样的手术,由于需要胸腔入路及长期抗反流效果差,已经不再受欢迎。Hill 修补术不是真正的胃底折叠术,而是将胃食管交界处缝合至正中弓状韧带的折叠术,也很少被采用。

患者选择

对于 GERD 疑似患者,诊断性检查应包括上消化道检查、食管胃十二指肠镜检查、食管测压和动态 pH 监测。对于使用最大剂量药物治疗后仍有食管远端酸暴露和严重症状的患者,应强烈推荐抗反流手术。然而,由于一些使用 PPI 后症状没有改善的患者可能没有 GERD,因此,外科医师在提供外科治疗前必须仔细考虑其他原因并进行全面检查。精准的胃底折叠术可以减少胃底折叠过紧、胃底从后方(纵隔)疝入及折叠滑脱引起术后吞咽困难的发生风险。

抗反流手术包括部分后折叠、部分前折叠和 360°胃底折叠术。在抗反流手术中,关于哪种胃底折叠术能更好地控制 GERD 症状,同时还能够减轻术后副作用(如吞咽困难和腹胀)的争论由来已久。此外,研究还试图确定是否应根据患者术前的食管动力和症状来调整胃底折叠的类型。对于合并食管动力障碍的 GERD 患者,因为担心 Nissen 胃底折叠术会导致术后吞咽困难,曾经有人建议进行部分胃底折叠术。Booth 及其同事进行了一项随机对照研究,在基于术前测压结果分层的患者中,对腹腔镜下 Nissen 胃底折叠术和 Toupet 胃底折叠术进行比较[4]。术后 1 年,两组之间的胃灼热和反流没有差异,而行 Nissen 胃底折叠术的患者术后吞咽困难的发生率更高。同样,作者先前已经证明,Nissen 胃底折叠术可以在食管动力无效的患者中进行,而且不会增加吞咽困难的发生[5]。

一个包含 9 项随机试验的系统回顾显示,与其他部分或完全胃底折叠术相比,前置胃底折叠术术后 GERD 症状复发的可能性更大。尽管 Nissen 胃底折叠术后吞咽困难较多,但这些患者仅需要最低限度的治疗,不需要二次手术[6]。另一个包括 32 项随机对照试验的系统回顾比较了腹腔镜下 Nissen 胃底折叠术和腹腔镜下 Toupet 胃底折叠术[7],两组患者对手术的满意度、围手术期并发症的发生率和死亡率均无差异。当食管动力正常时,不同类型的胃底折叠术之间术后吞咽困难的发生率并无差异。然而,在食管动力异常的患者中,腹腔镜下 Nissen 胃底折叠术后吞咽困难的发生率较高。这篇综述认为,Toupet 胃底折叠术是食管动力障碍患者的首选,因为它不仅能有效控制 GERD 症状,而且术后副作用较少。有趣的是,尽管有许多随机对照试验和两项荟萃分析,但是关于哪种胃底折叠术控制反流最持久、副作用最少,仍然存在矛盾的证据。这一结果的原因可能是由于这些研究在患者特征、患者选择和手术技术方面各不相同。例如,在 Fein 和 Seyfried 的研究中,使用了 4 种不同型号的探条(34F~60F)、胃与食管和食管裂孔的固定不一致、并不总是分离胃短血管等[6]。目前,在这些研究中唯一一致的发现是,前置胃底折叠术比后置胃底部分折叠术和完全胃底折叠术更难持久地控制 GERD。

术前患者准备

我们采用腹腔镜下抗反流手术。患者采取仰卧位,头高脚低,床尾安装脚踏板,腰部和肩部用安全带固定,患者双上肢平放于身体两侧。手术医师站在患者的右侧,助手站在患者的左侧,这样可以清楚地看到食管裂孔。需使用适当的垫子来防止压疮和神经损伤。由于该手术过程可能需要较长时间,为了准确测量尿量,应考虑放置 Foley 导尿管。插入胃管持续胃减压。床头放置一个视频显示器,以便两个术者都能看到屏幕。术前应用抗生素以降低手术部位感染的风险。皮下肝素或低分子肝素和间断加压装置可降低静脉血栓栓塞事件的发生风险。

手术过程

在左上腹 Palmer 点做 2mm 的切口，插入气腹针，建立气腹。套管针的位置如图 16.1 所示。重要的是要确保腹腔镜的位置足够高并且在患者腹壁中线稍微偏左的位置。在剑突下约 10cm 且中线偏左侧 2cm 处，使用 11mm 可视套管针打孔进入腹腔（镜头孔）。3 个操作孔包括左上腹肋缘下 11mm 手术操作孔、左下腹外侧 11mm 助手操作孔和右上腹 5mm 手术操作孔（穿过镰状韧带）。此外，通过 5mm 的上腹部切口插入 Nathanson 肝脏牵开器。主刀医师站在患者右侧，并使用最靠头侧的两个孔操作。助手站在患者左侧，扶镜并通过助手操作孔进行牵拉和暴露。

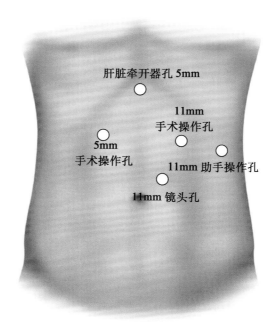

图 16.1　腹腔镜下抗反流手术的套管针位置

我们从脾脏的下缘开始手术，通过离断胃短血管进入小网膜囊。这允许早期离断胃短血管和游离胃底。从头侧开始分离，并将左侧膈食管膜切开，露出左膈脚。然后开始分离右膈脚。离断肝胃韧带，打开右侧膈食管膜，暴露右膈脚，在食管后方开窗。在整个手术过程中，应始终注意保护迷走神经的前后支。可在食管周围环绕放置一根 Penrose 引流管，有助于分离纵隔以及胃底折叠。

在纵隔内分离食管使之在无张力的情况下至少有 3cm 的腹段食管。后方膈脚用不可吸收线缝合。在手术中，我们使用 2-0 不可吸收性 V-lock 线关闭食管裂孔。要确保食管是直的（不能扭转），女性用 54F～56F 探条、男性用 56F～60F 探条可以轻松通过食管裂孔进入胃，此时，开始进行胃底折叠。

构建部分胃底折叠

部分胃底折叠术有几种类型,其中最常见的是 Toupet 胃底折叠术。在该手术中,胃和食管的解剖,以及膈脚的修复与 360°胃底折叠术相同。胃底折叠必须用胃底而不是胃体来折叠。

Toupet 胃底折叠术和 Nissen 胃底折叠术的关键区别在于,在 Toupet 胃底折叠术中胃在食管的两侧折叠 180°~270°;而在 Nissen 胃底折叠术中,胃底在食管的两侧折叠 360°。在食管两侧,最靠近头侧的胃底折叠缝合要同时包括胃底和膈脚,而其余的缝合将胃底固定于食管上。

如果要行前置胃底折叠术(Dor),则不需要破坏食管后方的附着物。我们通过靠近左膈脚的胃底和左侧食管来重建 His 角。接下来,在食管的前面进行胃底折叠,先将折叠瓣固定在右膈脚上,然后再固定在食管上。

完成胃底折叠后行食管胃十二指肠镜检查,以评估胃底折叠的情况。我们要确保食管是直的,并且在胃镜充气时 LES 容易打开。倒转胃镜有助于评估折叠的充分性,并观察折叠瓣上是否有多余的胃。

术后管理

除了有各种并发症的患者需要进行心脏或呼吸监测外,大多数患者术后都被收治到普外科病房进行通宵观察。手术当晚,给予患者清流食,同时还会按需使用止痛药和止吐药。患者可在护理人员的帮助下在走廊里走动。第 2 天早上,即术后第 1 天,可以改为全流质饮食。出院要求包括:患者可以耐受饮食以维持水和营养平衡,口服止痛药可充分止痛,以及可以自主排尿。出院后,患者可以逐渐将柔软、易吞咽和湿润的食物加入饮食中,避免食用难以吞咽的食物,如面包、生蔬菜和干肉,直到术后随访 2 周。此外,常规让患者在所有膳食中同时服用西甲硅油,以避免在术后早期出现腹胀。在出院时进行抗酸治疗。患者通常在术后 4~6 周恢复饮食。

副作用及围手术期并发症

由经验丰富的外科医师进行腹腔镜下抗反流手术比较安全,30 天死亡率低于 1%[8]。并发症的发生率因手术医师及其技术和患者随访的程度而不同。自 1993 年以来,根据国家住院数据库(National Inpatient Database)数据发现,术后并发症发生率为 4.7%~8.3%[9-11]。这些并发症通常是轻微的,并且不是抗反流手术所特有的,如尿潴留、伤口感染、静脉血栓形成和肠梗阻。而抗反流手术特有的并发症包括气胸、胃/食管损伤、脾/肝损伤等。此外,抗反流手术可能会导致术后腹胀和吞咽困难。

副作用

患者术后 2~4 周出现轻度、暂时性吞咽困难的情况并不少见,一个原因可能与食管裂孔关闭和折叠后水肿有关。绝大多数患者的吞咽困难是可以自行缓解的。另一个不太常见的但会引起吞咽困难的原因是食管/胃壁血肿,其通常在构建胃底折叠缝合时形成。虽然最初可能会造成较严重的吞咽困难,但患者大多可以耐受分泌物和液体,吞咽困难也会在几天内消失。在这两种情况下,外科医师都应该确保患者能够通过液体或软性饮食来保持营养和水平衡,很少需要额外的干预措施。

在严重吞咽困难和不能耐受液体的情况下,应该进行上消化道造影以确保不存在解剖异常,如早期食管裂孔疝复发或胃食管交界处梗阻。假设没有早期食管裂孔疝或真正的梗阻,并且患者能够耐受液体,则应遵循期待治疗 3 个月。如果患者不能保持水平衡,或吞咽困难持续超过 3 个月,应再次行上消化道造影检查,以确保没有可导致吞咽困难的解剖异常。如果上消化道造影显示横膈下的胃底折叠位置适当,则食管胃十二指肠镜下胃食管交界处扩张可缓解症状。

吞气症是导致胃扩张的主要因素,而打嗝是释放这些空气的生理机制(通过迷走神经介导的一过性 LES 松弛发生)。在抗反流手术后,患者由于一过性 LES 松弛较少而减少了打嗝[12],因此可能会出现腹胀。在一项关于气体相关症状对 Nissen 胃底折叠术和 Toupet 胃底折叠术结果影响的研究中,Kessing 和他的同事发现术前打嗝和吞咽空气不能预测术后包括腹胀在内的气体相关症状[13]。他们得出结论,与气体有关的症状是由胃肠道对气体膨胀过度敏感引起的。在这项研究中,所有患者术后都实现了食管酸暴露的正常化。然而,尽管反流消失,但术后出现气体相关症状的患者与未出现这些症状的患者相比,满意度较低。我们发现饮食和行为干预,如常规使用西甲硅油、避免嚼口香糖、避免使用吸管喝碳酸饮料,特别是在手术后的前几周,是有帮助的。

术后早期,有持续性恶心或液体饮食摄入不足的患者应接受腹部 X 线检查。如果确诊有明显的胃胀,可以放置鼻胃管对胃进行 24 小时减压。很少有患者因胃胀而需要进一步治疗。

围手术期并发症

虽然气胸是较常见的术中并发症之一,但据报道仅约 2% 的患者会发生气胸[14]。虽然术后不会常规行胸部 X 线检查,但是胸膜损伤应该在术中确定,并且应该通知麻醉小组。胸膜损伤导致二氧化碳进入胸腔内,二氧化碳会被迅速吸收。因为肺部没有潜在的损伤,肺会重新扩张。术中发现胸膜损伤时,如果技术可行,应使用缝线或圈套器重新闭合胸膜,并在术后进行 X 线检查。如果在 X 线片上发现气胸,患者可维持氧疗以利于气体的吸收。除非患者呼吸急促或需要持续氧疗以维持血氧饱和度,否则没有行进一步 X 线检查的必要。

在接受微创抗反流手术的患者中,文献报道的胃和食管损伤的发生率约为 1%[15-17]。这些损伤往往是由于不必要地粗暴操作这些器官或在放置探条的过程中造成的:由于这些原因,我们不经常使用探条。不足为奇的是,再次手术的病例更有可能发生胃和食管损伤,而在初次手术的病例中则较为罕见。若术中未发现这些损伤,患者通常需要返回手术室进行脏器修复,除外渗漏很小且已被控制。

在以人群为基础的研究中,脾脏损伤导致出血的发生率约为 2.3%,而严重肝损伤的报道很少[17]。脾脏出血相对少见,当它发生时,利用压迫法和局部止血剂通常易于控制,但在极少数情况下,可能需要脾切除术。脾脏实质损伤最常发生在胃底和胃大弯的游离过程中。这也是我们喜欢从左膈脚开始手术的原因之一,在手术早期就将胃膈韧带和胃短血管分离开。在游离胃底时必须小心,应避免过度牵拉胃脾韧带。部分性脾梗死是另一种可能发生的损伤,其通常发生在横断胃短血管和意外离断脾主动脉上极分支时[18]。部分性脾梗死很少引起任何症状,而且通常是可以耐受的。通过使用固定牵开器小心地将肝脏从手术野中拉开,可以避免左肝外侧部分的撕裂伤和包膜下血肿。

结　论

尽管有大量的随机临床试验和荟萃分析,但是对于哪种胃底折叠术控制反流最持久且副作用最少仍有争议。一个可能的原因是这些研究在患者特征、患者选择和手术技术方面各不相同。在这些研究中,唯一一致的发现是,前置胃底折叠术比后置胃底部分折叠术和完全折叠术对 GERD 的持久控制能力要差。在我们的实践中,我们常规使用术前测压来评估是否存在食管动力障碍。如果存在食管动力障碍,我们则采用 Toupet 胃底折叠术;如果食管动力正常,我们则采用 Nissen 胃底折叠术。前置胃底折叠术多作为 Heller 肌切开术的辅助术式。我们对所有患者都进行了 12 个月的随访,并在随访期间进行了上消化道检查,以更好地了解他们的个体疗效。我们还使用术后症状评分问卷帮助我们更好地了解患者的预后。

参考文献

[1] El-Serag HB, Sweet S, Winchester CC, Dent J. Update on the epidemiology of gastro-oesophageal reflux disease: a systematic review. Gut. 2014;63(6):871-80. https://doi.org/10.1136/gutjnl-2012-304269.

[2] Soper NJ, Teitelbaum EN. Laparoscopic paraesophageal hernia repair: current controversies. Surg Laparosc Endosc Percutan Tech. 2013;23(5):442-5.

[3] Stefanidis D, Hope WW, Kohn GP, Reardon PR, Richardson WS, Fanelli RD, et al. Guidelines for surgical treatment of gastroesophageal reflux disease. Surg Endosc. 2010;24(11):2647-69.

[4] Booth MI, Stratford J, Jones L, et al. Randomized clinical trial of laparoscopic total (Nissen) versus posterior partial (Toupet) fundoplication for gastro-oesophageal reflux disease based on preoperative oesophageal manometry. Br J Surg. 2008;95(1):57-63.

[5] Oleynikov D, Eubanks TR, Oelschlager BK, et al. Total fundoplication is the operation of choice for patients with gastroesophageal reflux and defective peristalsis. Surg Endosc. 2002;16(6):909-13.

[6] Fein M, Seyfried F. Is there a role for anything other than a Nissen's operation? J Gastrointest Surg. 2010;14(Suppl 1):S67-74.

[7] Shan CX, Zhang W, Zheng XM, et al. Evidence-based appraisal in laparoscopic Nissen and Toupet fundoplications for gastroesophageal reflux disease. World J Gastroenterol. 2010;16(24):3063-71.

[8] Stefanidis D, Hope WW, Kohn GP, et al. Guidelines for surgical treatment of gastroesophageal reflux disease. Surg Endosc. 2010;24(11):2647-69.

[9] Wang YR, Dempsey DT, Richter JE. Trends and perioperative outcomes of inpatient antireflux surgery in the United States, 1993-2006. Dis Esophagus. 2011;24(4):215-23.

[10] Richter JE. Gastroesophageal reflux disease treatment: side effects and complications of fundoplication. Clin Gastroenterol Hepatol. 2013;11(5):465-71.

[11] Cadiere GB, Himpens J, Rajan A, et al. Laparoscopic Nissen fundoplication: laparoscopic dissection technique and results. Hepato-Gastroenterology. 1997;44(13):4-10.

[12] Bredenoord AJ, Draaisma WA, Weusten BL, et al. Mechanisms of acid, weakly acidic and gas reflux after

anti-reflux surgery. Gut. 2008;57(2):161-6.

[13] Kessing BF,Broeders JAJL,Vinke N,et al. Gasrelated symptoms after antireflux surgery. Surg Endosc. 2013;27(10):3739-47.

[14] Bizekis C,Kent M,Luketich J. Complications after surgery for gastroesophageal reflux disease. Thorac Surg Clin. 2006;16(1):99-108.

[15] Collet D,Cadie're GB. Conversions and complications of laparoscopic treatment of gastroesophageal reflux disease. Formation for the Development of Laparoscopic Surgery for Gastroesophageal Reflux Disease Group. Am J Surg. 1995;169(6):622-6.

[16] Hunter JG,Smith CD,Branum GD,et al. Laparoscopic fundoplication failures:patterns of failure and response to fundoplication revision. Ann Surg. 1999;230(4):595-604;(discussion:604-6)

[17] Watson DI,de Beaux AC. Complications of laparoscopic antireflux surgery. Surg Endosc. 2001;15(4): 344-52.

[18] Odabasi M,Abuoglu HH,Arslan C,et al. Asymptomatic partial splenic infarction in laparoscopic floppy Nissen fundoplication and brief literature review. Int Surg. 2014;99(3):291-4.

第 17 章

食管旁疝的治疗

Francisco Schlottmann，Marco Di Corpo，and Marco G. Patti

战秀岚　胡志伟　吴继敏　译

简　介

　　食管裂孔疝（hiatus hernia，HH）在普通人群中是一种常见的疾病，随着人口的老龄化，预计今后 HH 的数量将会逐渐增加[1]。HH 的实际发病率尚不清楚，因为许多患者是没有症状的，其 HH 是在不相关疾病的胸部或腹部影像检查时偶然诊断出来的。

　　膈肌食管裂孔的逐渐扩大和膈食管膜的弱化导致了食管裂孔疝的发生。因此，胃和其他腹腔器官可能通过膈肌食管裂孔疝入纵隔。

　　食管裂孔疝分为以下 4 型（图 17.1）。

　　Ⅰ 型：滑动疝，胃食管交界处通过食管裂孔进入纵隔。

　　Ⅱ 型：胃的一部分疝入纵隔，而胃食管交界处仍位于正常解剖位置。

　　Ⅲ 型：胃食管交界处和胃的一部分均疝入胸腔。

　　Ⅳ 型：除胃以外，还有其他腹腔脏器通过食管裂孔疝入胸腔。

　　Ⅰ 型最为常见，占 95％。Ⅱ 型、Ⅲ 型和 Ⅳ 型食管裂孔疝统称为食管旁疝（paraesophageal hernia，PEH），共占 5％。

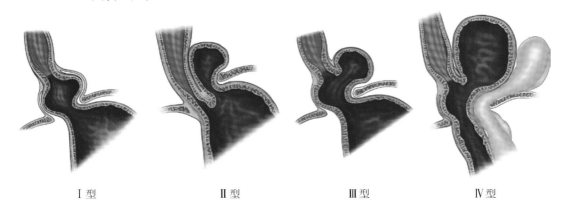

| Ⅰ 型 | Ⅱ 型 | Ⅲ 型 | Ⅳ 型 |

图 17.1　食管裂孔疝的分类

临床研究结果

如上文所述,许多患者没有症状,其 HH 是偶然诊断出来的。此外,大的 PEH 可能引起各种症状,如上腹不适、胸痛、餐后腹胀、吞咽困难或呼吸道问题(如慢性误吸引起的哮喘、咳嗽或呼吸困难)。患者还可能出现胃食管反流症状(如胃灼热或反流),以及继发于胃糜烂的贫血。

罕见情况下,患者的胃可能出现急性严重症状和潜在的致死性并发症,如扭转、绞窄、嵌顿和穿孔(图 17.2)。

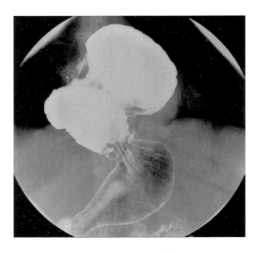

图 17.2　胃扭转

诊　断

术前需要进行几项检查以确定食管和胃的解剖和生理状况。

钡餐

这项检查对于阐明食管裂孔疝的解剖结构和类型具有重要意义。钡餐能区分疝的类型,从而有助于确定手术的复杂性(图 17.3)。

上消化道内镜

上消化道内镜检查也有助于确定是否存在胃炎或食管炎等,并排除癌症。Cameron 溃疡是食管裂孔对疝囊颈部的外部压迫而导致的胃黏膜皱襞的病变。尽管通常无症状,但可能表现为急性和严重的上消化道出血。

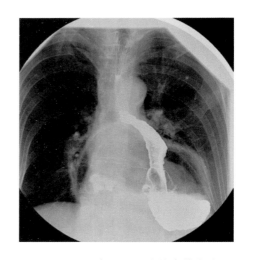

图 17.3　钡餐显示巨大的食管旁疝

胸腹部 CT 检查

如果存在Ⅳ型食管裂孔疝,CT 检查尤为重要(图 17.4)。

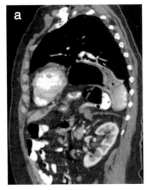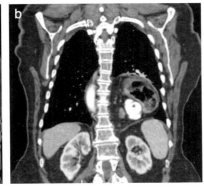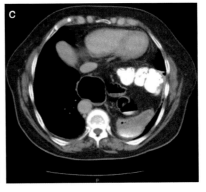

图 17.4 显示Ⅳ型食管裂孔疝的 CT 扫描。a. 矢状面;b. 冠状面;c. 水平面

食管测压

食管动力异常在此类患者中很常见。如果有严重的蠕动功能障碍,最好行部分胃底折叠术。如果不具备测压技术,或患者不能耐受导管,也应选择部分胃底折叠术。

尽管 PEH 患者通常有病理性反流,但进行 pH 监测并不能增加术前相关信息。因为无论检查结果如何,手术都会改变胃食管交界处的生理状态,所以都应该进行胃底折叠术以防止反流。

由于这些患者通常以老年人居多,所以要根据具体情况选择相应的心肺相关检查。

手术修复 PEH

在过去,由于急性嵌顿和绞窄相关的死亡率很高,所以对所有 PEH 患者(即使无症状)都主张手术修复。目前,对于无症状或症状轻微的患者,非手术治疗被认为是更好的选择,因为绞窄的风险低于手术相关风险。因此,手术修复主要是针对有症状的 PEH 患者[2]。

传统上,PEH 修补需要通过开腹或开胸手术进行,但这些方法通常合并较高的并发症发生率。自 1992 年引入腹腔镜手术以来,由于其术后效果的改善,腹腔镜手术得到了越来越多的应用[3,4]。目前,绝大多数 PEH 患者都采用腹腔镜手术治疗。

腹腔镜下 PEH 修补术

患者体位

气管内插管全身麻醉诱导后,插入胃管以持续胃减压。患者取仰卧低截石位,下肢置于支脚架上,双膝屈曲 20°~30°。为了避免在整个手术过程中因陡峭的头高脚低位而导致滑动,需要在会阴部下方填塞豆袋,形成一个"马鞍"。充气压力袜和皮下肝素通常被用于预防深静脉血栓形成(原因是气腹引起的腹压升高和陡峭的头高脚低位减少了静脉回流)。主刀医师站在患者的双腿之间,第一助手和第二助手分别站在手术台的左侧和右侧。

套管针位置

手术需要打 5 个直径为 10mm 的孔。第一个孔通常位于剑突下方约 14cm 处,也可以位于中线稍微偏左,与食管裂孔位于同一水平线上。此孔用于插入腹腔镜。第二个孔位于左锁骨中线,与第一个孔处于同一水平,此孔用于插入 Babcock 钳、Penrose 引流管或分离胃短血管的器械。第三个孔位于右锁骨中线,与第一个孔和第二个孔处于同一水平,用于插入肝脏牵开器。第四个孔和第五个孔分别位于左、右肋缘下,这样它们的轴和腔镜便形成一个大约 120° 的角,这两个孔用于插入分离和缝合器械(图 17.5)。

疝囊切开复位

用 Babcock 钳轻轻地将疝出的胃从后纵隔拉到腹部,将胃还纳到腹腔。沿着胃大弯开始剥离,将胃短血管离断,到达左膈脚。然后在与左膈脚

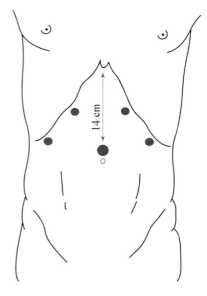

图 17.5　腹腔镜下食管旁疝修补术的套管针位置

的交界处切开疝囊,进行食管的前移和侧移。一旦从左侧开始的初步解剖完成,更多的胃被游离,将肝胃韧带从右膈脚打开,并在后纵隔进一步游离食管。在食管后面开窗,在食管周围(其中包括前迷走神经和后迷走神经)环绕放置一个 Penrose 引流管。然后通过钝性剥离将疝囊从纵隔粘连中分离出来(图 17.6)。

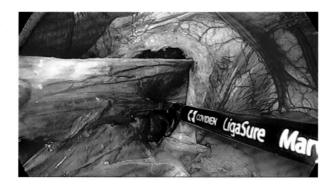

图 17.6　疝囊切开复位

注意:在胃复位过程中应避免用力过大,以防止胃损伤或穿孔。通过沿着胃大弯开始解剖离断胃短血管,减少了通过肝胃韧带开始解剖离断时可能发生的副肝左动脉损伤的风险(如果动脉残端从横膈膜上方缩入纵隔,很难控制出血)。在疝囊的剥离过程中,两侧胸膜都可能受到损伤。当胸膜开放时,应通知麻醉医师;如果气胸导致了低血压或气道压力升高时,降低充气压力通常可以纠正这些异常。

食管游离

继续向近端剥离纵隔,在膈下至少要有 3cm 无张力的食管。这减少了复发的风险,并使胃食管交界处回到其最佳的生理位置。

注意:后纵隔的食管经过游离后,出现短食管的情况很少见。因此,很少需要食管延长术(如胃楔状成形术)。

食管裂孔闭合术

由于腹段食管的延长,且用 Penrose 引流管将食管拉向患者左侧,则可获得适当的食管裂孔暴露(图 17.7)。膈脚闭合采用不可吸收缝线(2-0 丝线)间断缝合完成。第 1 针位于食管后约 1cm 处。随后的缝针都位于第 1 针的下面。通常只需要食管后缝合,但有时还需要在食管前缝合 1～2 针来进一步缩小食管裂孔(图 17.8)。

由于食管裂孔通常很大,膈脚闭合后可能会处于紧张状态。如果闭合处有相当大的张力,则可在右半横膈膜上做一个减张的切口(切口可位于右膈脚的侧面),以使左、右膈脚的张力接近。如果这样做,就需要在由此造成的膈肌缺损上加一个补片(图 17.8)。

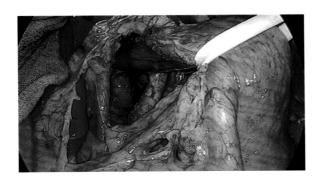

图 17.7　暴露食管裂孔

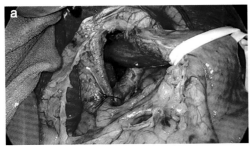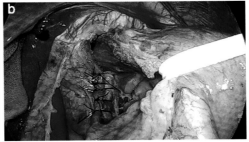

图 17.8　食管裂孔闭合术(a 和 b)

注意:放补片还是不放补片?不推荐使用不可吸收的补片,因为会出现严重的并发症,如补片腐蚀食管或主动脉。生物补片与可吸收材料是一种更安全的选择。在 2006 年,一项随机试验显示,与单纯的食管裂孔修补相比,使用生物补片可显著降低术后 6 个月的复发率(9% vs 24%)[5]。然而,同一研究组后来报告两组 5 年复发率相似(54% vs 59%)[6]。因此,我们不推荐常规使用补片,而应将其用于特定的患者(例如无法实现无张力食管裂孔修补术者,重做 PEH 修补术者)。

胃底折叠

胃底折叠是治疗胃食管反流的关键,也是防止胃食管交界处广泛剥离后再反流的关键。此外,胃底折叠有助于将胃固定在横膈膜下。

胃从食管后方经过,并通过"擦鞋动作"确认胃底有充分的活动度,避免部分胃底位于折叠瓣上方。在 360°胃底折叠术中,将 56F 探条沿食管插入胃内,防止术后吞咽困难。然后,用两个抓钩将胃底从食管下拉出,胃底的左右两侧包裹在胃食管交界处上方。在缝合第 1 针时,用 Babcock 钳夹住底部的两边。360°胃底折叠术是通过用不可吸收缝线缝合 3 针(其间隔为 1cm),以连接左右两侧胃底来完成的。胃底折叠瓣前段的长度约为 2cm(图 17.9)。

后置 240°部分胃底折叠术(Toupet 胃底折叠术)是通过不可吸收缝线缝合 6 针完成的。胃底的左右两侧分别缝合在食管的左右两侧,食管前壁 120°未被覆盖(图 17.10)。

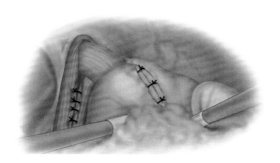

图 17.9 360°胃底折叠术

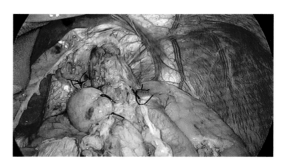

图 17.10 Toupet 胃底折叠术

注意:必须注意避免张力下的折叠。例如,如果在食管下拉动胃底并向左转动后,胃底折叠瓣不在右侧,则首选部分胃底折叠术。

术后护理

术后第 1 天早上,患者先吃清流食和软食。大多数患者可在术后 24~48 小时出院,嘱患者在接下来的 2 周内避免肉、面包和碳酸饮料等。患者通常在术后 2~3 周可恢复正常活动。

参考文献

[1] Davis SS Jr. Current controversies in paraesophageal hernia repair. Surg Clin North Am. 2008;88(5):959-78.

[2] Dallemagne B,Quero G,Lapergola A,et al. Treatment of giant paraesophageal hernia:pro laparoscopic approach. Hernia. 2018;22(6):909-19.

[3] Cuschieri A,Shimi S,Nathanson LK. Laparoscopic reduction,crural repair,and fundoplication of large hiatal hernia. Am J Surg. 1992;163(4):425-30.

[4] Schlottmann F,Strassle PD,Farrell TM,et al. Minimally invasive surgery should be the standard of care for paraesophageal hernia repair. J Gastrointest Surg. 2017;21(5):778-84.

［5］ Oelschlager BK，Pellegrini CA，Hunter J，et al. Biologic prosthesis reduces recurrence after laparoscopic paraesophageal hernia repair：a multicenter，prospective，randomized trial. Ann Surg. 2006；244（4）：481-90.

［6］ Oelschlager BK，Pellegrini CA，Hunter JG，et al. Biologic prosthesis to prevent recurrence after laparoscopic paraesophageal hernia repair：long-term follow-up from a multicenter，prospective，randomized trial. J Am Coll Surg. 2011；213（4）；461-8.

第 18 章

肥胖合并胃食管反流病的外科治疗

Marco Di Corpo, Francisco Schlottmann, and Marco G. Patti

战秀岚　胡志伟　译

简　介

胃食管反流病(Gastroesophageal reflux disease,GERD)是指胃内容物反流进入食管而引起的症状和黏膜损伤。它在西方国家的发病率一直在上升,目前为 10%～20%;而在亚洲的发病率较低[1]。肥胖是 GERD 的一个重要危险因素。肥胖与代谢不良、心血管疾病、慢性炎症和恶性疾病有关。减重手术在过去的 10 年里被越来越多地应用,因为其被证明在减重或解决并发症方面是安全有效的[2]。

美国医学会现在认为肥胖症是一种慢性多系统疾病,体重指数(BMI)大于或等于 30 则可明确诊断。肥胖症与多种解剖、生理和心理原因有关[3]。研究表明,较高的 BMI 会增加 GERD、反流性食管炎、巴雷特食管和食管腺癌的发生风险,并且 BMI 的增高与 GERD 的患病率、严重程度及其并发症之间存在剂量-反应关系[4,5]。因此,与非肥胖的 GERD 患者不同,在肥胖人群中,减重手术仍然是治疗 GERD 的推荐方法[6]。正确认识肥胖合并 GERD 的病理生理机制,对于制订正确的手术方案和获得成功的结果至关重要[7,8]。

本章回顾了 GERD 合并肥胖患者的外科治疗。

肥胖合并 GERD

肥胖及其相关并发症的全球流行已成为一个主要的公共卫生问题。在过去的 40 年里,全球范围内的肥胖症患病率在男性中从 3% 上升到 10%,在女性中从 6% 上升到 15%[9]。2016年,美国的肥胖症患病率从 33.7% 上升到 39.6%,尤其是在女性和 40 岁以上的人群中[10]。

肥胖是发生 GERD 及其相关并发症(如食管炎、巴雷特食管和食管腺癌)的公认危险因素。因此,GERD 存在于很多考虑进行减重手术的患者中[7]。有趣的是,与瘦人不同,肥胖合并 GERD 的病理生理学是多因素的(表 18.1)。24 小时 pH 监测研究的数据显示,BMI 每增加 5,DeMeester 评分就会增加 3 分[5]。此外,El Serag 等指出,BMI 每增加 1,胃/腹腔压力预计将增加 10%[11]。这种腹内压力的增加决定并增加了腹部和胸部之间的压力梯度,即所谓的跨横膈压力梯度(transdiaphragmatic pressure gradient,TDPG)。胃正压和食管/胸腔负压之间的压力差可能超过以食管下括约肌(lower esophageal sphincter,LES)和膈肌为代表的食管胃屏障的压力差。因此,肥胖患者发生 GERD 的风险更高[12]。此外,大约 70% 的患者患有阻塞性睡眠呼吸暂停综合征,这决定了更高的胸腔内负压,因此增加了 TDPG 并促进了胃内容物反流[13]。这种腹内压力的增加也会破坏胃食管交界处的完整性,从而导致食管裂孔疝的出现(约占肥胖患者的 40%),并导致出现和加重反流[12,14,15]。

表 18.1　肥胖和瘦患者 GERD 的病理生理变化

瘦患者	肥胖患者
TLESR	食管清除不良(唾液过少)
食管裂孔疝	低 TP(阻塞性睡眠呼吸暂停)
	高 AP(腰围和 BMI 增加)
	较高的 TDPG
	酸袋(餐后反流)
	食管动力改变
	过量进食引起胃扩张和 TLESR 次数增加

注:TLESR——一过性食管下括约肌松弛;TP——胸腔压力;AP——腹腔压力;TDPG——跨横膈压力梯度。

诊断和检查

对有 GERD 症状的患者进行适当的检查,对于正确诊断和制订治疗方案至关重要。评估的目的是确认反流的存在,将反流的发作与症状联系起来,识别解剖和功能异常,最后识别反流引起的并发症。

手术选择

腹腔镜下抗反流手术

腹腔镜下 Nissen 胃底折叠术(360°)是一种持久有效的手术,可控制大多数患者的异常反流[16]。因为该手术增加了 LES 的静息压力和长度,减少了一过性 LES 松弛次数,提高了食管蠕动的质量,所以被认为是目前的首选手术方法。然而,肥胖患者的预后可能不如非肥胖患者,因为该手术不会减轻体重,不会降低 TDPG,也不会改善并发症状况[17,18]。此外,许多研究表明,肥胖患者的腹腔镜下抗反流手术的手术时间和住院时间都较长[19-21],并且术后并发症的发生率(即反流和食管裂孔疝复发[20,22])较高。在先前的胃底折叠术后进行减重手术更具挑战性,且常伴有并发症(胃底折叠术后行腹腔镜下胃旁路术的并发症发生率可达 43%)[18]。此外,胃底折叠术可能对肥胖患者的整体健康有不利影响,因为如果不进行胃旁路术,他们的并发症不会随着时间的推移而改善[23]。

总的来说,虽然腹腔镜下抗反流手术解决了 GERD 的大部分病理生理机制,但它并不能影响肥胖患者(其体重促进胃内容物逆行进入食管)的腹内压升高,从而导致更糟糕的结果。因此,如果选择了胃底折叠术,在手术前必须进行行为矫正和减重,以尽量减少不良预后[24]。

减重手术

最常用的减重手术包括袖状胃切除术(sleeve gastrectomy,SG)和 Roux-en-Y 胃旁路术(Roux-en-Y gastric bypass,RYGB)。这些术式已被证明在显著减重(主要目标)和改善相关的并发症方面是有效的[25,26]。

袖状胃切除术

SG 正在成为最常用的限制性减重手术。从幽门前区缝合到 His 角,形成一个管状胃,从而使胃的储存功能下降(图 18.1)。此外,切除大部分胃底可降低胃饥饿素水平[27]。

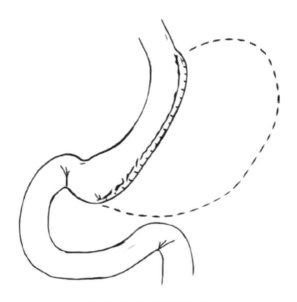

图 18.1　袖状胃切除术

2011 年,Miguel 等[28]报道了一项非随机、前瞻性、对照性临床研究的结果,其中包括 65 例随访 1 年的患者,分析了 SG 和 RYGB 对反流性食管炎的影响。在基线检查时,SG 组 33 例患者中有 6 例(18%)和 RYGB 组 32 例患者中有 9 例(28%)有内镜下可见的食管糜烂(差异无显著性)。在减重干预 1 年后,SG 组的反流性食管炎患者比例上升至 45%(14/31),RYGB 组下降至 6%(2/32)(P<0.001)。基于这些发现,作者认为 SG 增加了反流性食管炎的发病率,而 RYGB 改善了食管黏膜损伤。

有证据表明,SG 不仅加重了已有 GERD 患者的症状和食管炎,而且还会在许多患者中诱发"新生"GERD 症状[29-32]。这可能是由于 SG 影响了抗反流机制,LES 压力下降(His 角损伤所致)、胃顺应性降低、胃内压增加(继发于狭窄胃管的形成)。Mandeville 等[29]分析了 2005—2009 年间 100 例行 SG 的患者,平均随访 8.5 年。研究结束时,他们注意到 52% 的患者出现了反流症状,47% 的患者使用质子泵抑制剂。7 例患者由于 GERD 治疗无效而接受了二次减重手术(RYGB),症状得到完全缓解。Gorodner 等[30]分析了 2012—2013 年间接受 SG 的 118

例患者。在 1 年的随访中,DeMeester 评分由术前 12.6 分增加到术后 28.4 分($P<0.05$),5 例患者(36%)有新发 GERD 症状,3 例患者(21%)GERD 症状加重。Genco 等[31]在一项随访 5 年的大型研究中发现,患者的平均 BMI 从 46 下降到 29,但术后反流性食管炎(LA-C 级和 LA-D 级)的发生率为 21%,食管巴雷特上皮化生为 17%。有趣的是,只有 33% 的 LA-C 级食管炎患者和 57% 的 LA-D 级食管炎患者出现反流症状。因此,由于症状无法可靠地评估是否存在 GERD,SG 患者应进行更密切的随访,包括食管胃十二指肠镜(EGD)检查,因为存在发展为巴雷特食管的风险[32]。

最近,在芬兰和瑞士进行了两项随机多中心试验,并进行了 5 年的随访,证实了 RYGB 和 SG 在减重方面是等效的[33.34]。两项试验都强调了 SG 后二次手术最常见的原因是药物难以控制的难治性胃食管反流,需要转换为 RYGB。

综上所述,目前的数据表明,食管糜烂和复发性 GERD 在接受 SG 手术的患者中的发生率增加,因此,患有 GERD 的肥胖患者不应进行 SG。此外,如果质子泵抑制剂不能很好地控制症状,且有食管炎存在,应考虑转为 RYGB。

Roux-en-Y 胃旁路术

RYGB 包括创建一个小胃囊,然后在这个胃囊和一个 100~150cm 长的 Roux 环之间进行胃-空肠吻合。该方法对于减重非常有效[33.34],20 世纪 70 年代中期的初步研究证明了这一点(图 18.2)[35]。

RYGB 被认为是治疗肥胖患者 GERD 的首选手术方法[36],因为该手术不会破坏天然的抗胃食管反流机制,形成一个壁细胞较少(胃酸输出减少)的小胃囊,并将胆汁从胃中转移。此外,RYGB 后胃排空似乎加快[37],食管运动没有改变,与体重减轻的发生无关[38.39]。Braghetto 等

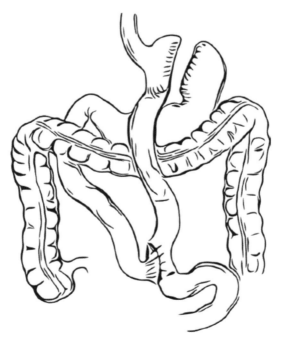

图 18.2 Roux-en-Y 胃旁路术

的研究表明,与抗反流手术相比,RYGB 可以减轻体重,同时也可以改善 GERD 症状和巴雷特食管[40]。

Langer 等发表了一篇关于 SG 转为 RYGB 的报告[41]。在 73 例 SG 患者中,有 8 例(11%)因为严重的反流($n=3$)或因为 SG 后 3 年减重失败($n=5$)而转为 RYGB。在 14 个月的中位随访时间中,在因减重失败而再次手术的患者中,体重显著减轻[(15 ± 8)kg],3 例有严重反流症状的患者改善了反流。SG 后出现反流症状的患者,转用 RYGP 后可停止抗酸药物治疗。

Mejia-Rivas 等通过食管测压和 24 小时 pH 监测研究了 20 例患者行 RYGB 后对 GERD 的影响[42],他们观察到 90% 的患者症状得到缓解。食管测压显示术后 LES 压力稍有升高,RYGB 前后分别为(18 ± 11)mmHg 和(20.1 ± 5.6)mmHg(差异无统计学意义)。在 pH 监测方面,DeMeester 评分从 48.3 分显著下降到 7.7 分($P<0.001$)。仅有 1 例(5%)有持续性胃灼热和食管酸异常。他们的结论是,行 RYGB 后体重减轻可改善反流症状和食管酸暴露。

此外,Csendes 等对 130 例 RYGB 患者行术前、术后食管胃十二指肠镜检查[43]。术前,23.8% 的患者存在远端反流性食管炎。术后平均随访 92 个月,食管胃十二指肠镜显示这些患者中有 93% 的食管炎已经治愈。

综上所述,研究显示接受 RYGB 的胃食管反流患者的反流性食管炎和反流症状有明显改善。此外,有证据表明,将 SG 转为 RYGB 在治疗新出现的反流症状和减重失败方面是成功的。

食管裂孔疝和减重手术

如果存在食管裂孔疝,应予以治疗,因为这不会增加并发症发生率或显著增加手术时间[44]。食管裂孔疝修补术可能有助于控制术前就存在的反流[45,46]。

结　论

手术的选择应根据系统的检查结果而定,不应任由患者或外科医师决定。对肥胖患者行腹腔镜下抗反流手术可能难度较大,预后也差。在肥胖症手术中,如果术前存在 GERD,SG 不是肥胖症患者的最佳手术方式。SG 后的随访不仅要关注体重减轻和并发症的解决情况,还要关注 GERD 的检测和治疗。对药物无反应的肥胖 GERD 患者的首选治疗方式是 Roux-en-Y 胃旁路术[47]。

参考文献

[1] Katz PO, Gerson LB, Vela MF. Guidelines for the diagnosis and management of gastroesophageal reflux disease. Am J Gastroenterol. 2013;108;308-28; quiz 329.

[2] Schlottmann F, Herbella FAM, Patti MG. Bariatric surgery and gastroesophageal reflux. J Laparoendosc Adv Surg Tech A. 2018;28(8);953-5.

[3] American Medical Association House of Delegates. Recognition of obesity as a disease. 2013. Accessible at http://www.npr.org/documents/2013/jun/ama-reso-lution-obesity.pdf.

[4] Hampel HH, Abraham NS, El-Serag HB. Metaanalysis;obesity and the risk for gastroesophageal reflux

disease and its complications. Ann Intern Med. 2005;143;199-211.

[5] Herbella FA,Sweet MP,Tedesco P,et al. Gastroesophageal reflux disease and obesity. Pathophysiology and implications for treatment. J Gastrointest Surg. 2007;11;286-90.

[6] Fisichella PM,Patti MG. Gastroesophageal reflux disease and morbid obesity;is there a relation? World J Surg. 2009;33(10);2034-8.

[7] Nadaleto BF,Herbella FA,Patti MG. Gastroesophageal reflux disease in the obese;pathophysiology and treatment. Surgery. 2016;159(2);475-86.

[8] Andolfi C,Fisichella PM. Epidemiology of obesity and associated comorbidities. J Laparoendosc Adv Surg Tech A. 2018;28(8);919-24.

[9] NCD Risk Factor Collaboration (NCD-RisC). Trends in adult body-mass index in 200 countries from 1975 to 2014;a pooled analysis of 1698 population-based measurement studies with 19 • 2 million participants. Lancet. 2016;387;1377-96.

[10] Hales CM,Fryar CD,Carroll MD,Freedman DS,Ogden CL. Trends in obesity and severe obesity prevalence in US youth and adults by sex and age,2007-2008 to 2015-2016. JAMA. 2018;319(16);1723-5.

[11] El-Serag HB,Tran T,Richardson P,Ergun G. Anthropometric correlates of intragastric pressure. Scand J Gastroenterol. 2006;41;887-91.

[12] Del Grande LM,Herbella FAM,Katayama RC,Schlottmann F,Patti MG. The role of the Transdiaphragmatic pressure gradient in the pathophysiology of gastroesophageal reflux disease. Arq Gastroenterol. 2018;55Suppl 1;13-7. pii;S0004-28032018005002102.

[13] Frey WC,Pilcher J. Obstructive sleep-related breathing disorders in patients evaluated for bariatric surgery. Obes Surg. 2003;13;676-83.

[14] Che F,Nguyen B,Cohen A,Nguyen NT. Prevalence of hiatal hernia in the morbidly obese. Surg Obes Relat Dis. 2013;9;920-5.

[15] Patti MG,Goldberg HI,Arcerito M,et al. Hiatal hernia size affects the lower esophageal sphincter function,esophageal acid exposure,and the degree of mucosal injury. Am J Surg. 1996;171;182-6.

[16] Bello B,Herbella FA,Allaix ME,Patti MG. Impact of minimally invasive surgery on the treatment of benign esophageal disorders. World J Gastroenterol. 2012;18;6764-70.

[17] Morgenthal CB,Lin E,Shane MD,Hunter JG,Smith CD. Who will fail laparoscopic Nissen fundoplication? Preoperative prediction of long-term outcomes. Surg Endosc. 2007;21;1978-84.

[18] Perez AR,Moncure AC,Rattner DW. Obesity adversely affects the outcome of antireflux operations. Surg Endosc. 2001;15;986-9.

[19] Tandon A,Rao R,Hotouras A,Nunes QM,Hartley M,Gunasekera R,Howes N. Safety and effectiveness of antireflux surgery in obese patients. Ann R Coll Surg Engl. 2017;99(7);515-23.

[20] Tekin K,Toydemir T,Yerdel MA. Is laparoscopic antireflux surgery safe and effective in obese patients? Surg Endosc. 2012;26;86-95.

[21] Schietroma M,Piccione F,Clementi M,et al. short-and long-term,11-22 years,results after laparoscopic nissen fundoplication in obese versus nonobese patients. J Obes. 2017;2017;7589408.

[22] Abdelrahman T,Latif A,Chan DS,Jones H,Farag M,Lewis WG,Havard T,Escofet X. Outcomes after laparoscopic anti-reflux surgery related to obesity;a systematic review and meta-analysis. Int J Surg. 2018;51;76-82.

[23] Fisichella PM,Patti MG. GERD procedures;when and what? J Gastrointest Surg. 2014;18(11);2047-53.

[24] Khan A,Kim A,Sanossian C,Francois F. Impact of obesity treatment on gastroesophageal reflux disease. World J Gastroenterol. 2016;22(4);1627-38.

[25]　Hariri K, Guevara D, Dong M, Kini SU, Herron DM, Fernandez-Ranvier G. Is bariatric surgery effective for co-morbidity resolution in the super-obese patients? Surg Obes Relat Dis. 2018;14:1261-8.

[26]　Wong AM, Barnes HN, Joosten SA, Landry SA, Dabscheck E, Mansfield DR, Dharmage SC, Senaratna CV, Edwards BA, Hamilton GS. The effect of surgical weight loss on obstructive sleep apnoea: a systematic review and meta-analysis. Sleep Med Rev. 2018;42:85-99.

[27]　Langer FB, Reza Hoda MA, Bohdjalian A, et al. Sleeve gastrectomy and gastric banding: effects on plasma ghrelin levels. Obes Surg. 2005;15:1024-9.

[28]　Miguel GP, Azevedo JL, de Souza PH, et al. Erosive esophagitis after bariatric surgery: banded vertical gastrectomy versus banded Roux-en-Y gastric bypass. Obes Surg. 2011;21:167-72.

[29]　Mandeville Y, Van Looveren R, Vancoillie PJ, et al. Moderating the enthusiasm of sleeve gastrectomy: up to fifty percent of reflux symptoms ten years in a consecutive series of 100 laparoscopic sleeve gastrectomies. Obes Surg. 2017;27:1797-803.

[30]　Gorodner V, Buxhoeveden R, Clemente G, Solé L, Caro L, Grigaites A. Does laparoscopic sleeve gastrectomy have any influence on gastroesophageal reflux disease? Preliminary results. Surg Endosc. 2015;29(7):1760-8.

[31]　Genco A, Soricelli E, Casella G, et al. Gastroesophageal reflux disease and Barrett's esophagus after laparoscopic sleeve gastrectomy: a possible, underestimated long-term complication. Surg Obes Relat Dis. 2017;13:568-74.

[32]　Gorodner V, Viscido G, Signorini F, Obeide L, Moser F. Gastroesophageal reflux disease and morbid obesity: evaluation and treatment. Updates Surg. 2018;70:331-7.

[33]　Salminen P, Helmio M, Ovaska J, et al. Effect of laparo-scopic sleeve gastrectomy vs laparoscopic Roux-en-Y gas-tric bypass on weight loss at 5 years among patients with morbid obesity: the SLEEVEPASS randomized clinical trial. JAMA. 2018;319:241-54.

[34]　Peterli R, Wolnerhanssen BK, Peters T, et al. Effect of laparoscopic sleeve gastrectomy vs laparoscopic Roux-en-Y gastric bypass on weight loss at 5 years among patients with morbid obesity: the SM-BOSS randomized clinical trial. JAMA. 2018;319:255-65.

[35]　Mason EE, Printen KJ, Hartford CE, Boyd WC. Optimizing results of gastric bypass. Ann Surg. 1975;182:405-14.

[36]　Pagé MP, Kastenmeier A, Goldblatt M, et al. Medically refractory gastro-esophageal reflux disease in the obese: what is the best surgical approach? Surg Endosc. 2014;28:1500-4.

[37]　Wang G, Agenor K, Pizot J, Kotler DP, Harel Y, Van Der Schueren BJ, et al. Accelerated gastric emptying but no carbohydrate malabsorption 1 year after gastric bypass surgery (GBP). Obes Surg. 2012;22:1263-7.

[38]　Valezi AC, Herbella FA, Junior JM, de Almeida Menezes M. Esophageal motility after laparoscopic Roux-en-Y gastric bypass: the manometry should be preoperative examina-tion routine? Obes Surg. 2012;22:1050-4.

[39]　Tutuian R. Obesity and GERD: pathophysiology and effect of bariatric surgery. Curr Gastroenterol Rep. 2011;13(3):205-12.

[40]　Braghetto I, Korn O, Csendes A, et al. Laparoscopic treatment of obese patients with gastroesophageal reflux disease and Barrett's esophagus: a prospective study. Obes Surg. 2012;22(5):764-72.

[41]　Langer FB, Bohdjalian A, Shakeri-Leidenmühler S, et al. Conversion from sleeve gastrectomy to Roux-en-Y gastric bypass-indications and outcome. Obes Surg. 2010;20:835-40.

[42]　Mejia-Rivas MA, Herrera-Lopez A, Hernandez-Calleros J, Herrera MF, Valdovinos MA. Gastroesophage-

al reflux disease in morbid obesity: the effect of Roux-en-Y gastric bypass. Obes Surg. 2008;18(10): 1217-24.

[43] Csendes A, Smok G, Burgos AM, Canobra M. Prospective sequential endoscopic and histologic studies of the gastric pouch in 130 morbidly obese patients submitted to Roux-en-Y gastric bypass. Arq Bras Cir Dig. 2012;25(4):245-9.

[44] Soricelli E, Iossa A, Casella G, Abbatini F, Calı B, Basso N. Sleeve gastrectomy and crural repair in obese patients with gastroesophageal reflux disease and/or hiatal hernia. Surg Obes Relat Dis. 2013;9:356-61.

[45] Oliveira DR. Incidence of regurgitation after the banded gastric bypass. Obes Surg. 2005;15:1408-17.

[46] Mahawar KK, Carr WR, Jennings N, Balupuri S, Small PK. Simultaneous sleeve gastrectomy and hiatus hernia repair: a systematic review. Obes Surg. 2015;25:156-66.

[47] Madalosso CA, Gurski RR, Callegari-Jacques SM, Navarini D, Thiesen V, Fornari F. The impact of gastric bypass on gastroesophageal reflux disease in patients with morbid obesity: a prospective study based on the Montreal Consensus. Ann Surg. 2010;251:244-8.

第 19 章

胃食管反流病：其他治疗方法

Amelia Dorsey and Mary Hawn

战秀岚　胡志伟　译

简　介

胃食管反流病(gastroesophageal reflux disease,GERD)的治疗历来以饮食和生活方式的改变为主,并辅以两种治疗选择:药物治疗或手术治疗。抗酸剂、H_2 受体阻滞剂和质子泵抑制剂(PPI)等是主要治疗药物;然而,研究表明,30%～40%的患者对药物治疗没有完全反应[1]。在无反应的患者中,只有大约 5%的患者进行外科治疗。在所有 GERD 患者中,只有不到 1%的患者接受了手术治疗[2]。在 GERD 的手术选择中,腹腔镜下 Nissen 胃底折叠术(LNF)是金标准[3-5],因为其恢复了抗反流屏障[6],并取得了文献记载的长期成功[7,8]。尽管 LNF 有一定的疗效,90%以上的患者症状得到缓解[1,3,4],但仍有许多患者不愿意接受这种手术。原因包括担心手术本身的侵入性及其副作用(如吞咽困难、胃胀、腹胀、腹泻),以及症状可能复发,需要重新干预[9-13]。此外,手术需要全身麻醉和住院 1～2 天,这对那些考虑手术治疗 GERD 的患者来说也是需要考虑的因素。使 GERD 的终身医疗管理复杂化的是正在出现的关于长期使用 PPI 的担忧,包括骨折风险、吸收不良(钙、维生素 B_{12}、铁和镁)、细菌过度生长和感染(艰难梭菌相关性腹泻和社区获得性肺炎[14-18])。由于尽管使用了高剂量 PPI,但仍有相当比例的难治性 GERD,许多患者的症状并没有缓解,人们对 PPI 的长期使用表现出了担忧,并且患者进行手术干预的比例很小,因此,GERD 治疗仍不完满[19,20]。

有多种新型内镜和腹腔镜微创技术,力求填补 GERD 患者 PPI 和 LNF 之间的治疗空白。弥补这一空白的理想技术应该比药物更有效,同时与 LNF 相比侵入性更小、更容易执行,且副作用更少[6]。这些创新技术包括 Stretta® 内镜射频消融系统、经口无创胃底折叠术(transoral incisionless Fundoplication,TIF)(设备包括 Esophyx® 和 MUSE™)、LINX® 反流管理系统和 EndoStim® LES 刺激系统。衡量这些技术的标准很广泛,但考虑的因素包括食管炎的痊愈、症状改善、与 GERD 相关的生活质量、PPI 的减少或终止、食管 pH、食管测压和 LES 压力。这些参数可用于评价传统和新型治疗方法的疗效[19]。

治疗 GERD 的方法包括:对确诊为 GERD 的患者进行至少 3 个月的 PPI 初始治疗,每日给药 2 次。如果患者 PPI 治疗失败,应进一步行食管测压、24 小时 pH 监测和内镜检查。如果患者有食管裂孔疝(≥3cm)或严重食管炎,则应该行 LNF。如果患者有轻到中度食管炎和(或)小的食管裂孔疝,则应该考虑内镜治疗[21]。

Stretta® 内镜射频消融系统

Stretta® 系统是 FDA 于 2000 年批准的一种经口内镜装置,可向食管下括约肌和贲门输送射频(radiofrequency,RF)能量[22]。FDA 在 2011 年批准了 RF 发生器的更新许可。Stretta® 治疗是 FDA 批准的术式,并分别在 2013 年和 2017 年的 SAGES 指南中得到了强烈推荐[22,23]。Stretta® 的目标人群是有 6 个月或更长时间的胃灼热和(或)反流症状的成年患者(18 岁或以上),这些患者对抑制胃酸的药物部分或完全有反应,并且不希望接受 LNF 治疗[23,24]。Stretta® 可用于既往有手术史的患者。Stretta® 不应用于具有以下情况的患者:严重食管炎、大于 2cm 的食管裂孔疝、吞咽困难、长节段巴雷特食管、自身免疫性疾病、胶原血管疾病或凝血障碍[23]。肥胖症和食管动力障碍患者通常也被排除在外[24]。

该装置包括一个四通道 RF 发生器和一个带有 4 个针头的球囊导管系统,在连续 1 分钟的治疗周期中将 60～300J 能量传至每个针,以使食管肌肉组织达到目标温度,即 85℃(图 19.1)[19]。该系统在每个针座(黏膜层)和针尖(肌肉层)都有先进的热电偶,当黏膜温度超过预先设定的 50℃ 时,会导致断电。热电偶配合上覆黏膜的持续冲洗,确保严格的温度控制,以避免黏膜损伤[25]。

该手术通常在内镜室清醒麻醉下进行。Stretta® 的推荐治疗方法是在 LES 内和 LES 周围的 4 个治疗水平(彼此相隔 5mm),以及在贲门的 2 个治疗水平[22],共 6 个治疗水平。鳞柱

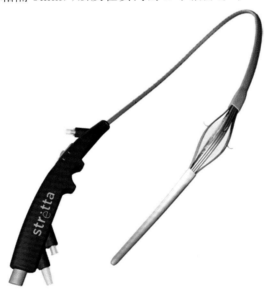

图 19.1　将射频能量传输到 LES 和贲门的 Stretta® 装置,用于 GERD 的腔内治疗(经许可转载自 © 2019 Restech｜Mederi-RF)

交界(Z线)可作为 Stretta® 导管治疗的参考水平。手术开始的内镜检查用来识别和测量到鳞柱交界处的距离。然后将导管放置在距 Z 线 1.0～1.5cm 处,并将球囊充气。然后系统被激活,消融发生在 4 个针尖上,这些针尖以 90° 角从球囊向外突出。然后对球囊放气,将导管旋转 45°,然后在同一水平的正交位置进行消融。消融以连续的方式向远端进行,直至到达贲门(图 19.2)[21,24]。治疗有一个小的学习曲线,在 3 次手术后时间减少[26]。第一个 3 次治疗过程花费了大约 76 分钟,而随后的 3 次治疗过程花费了大约 50 分钟[26]。患者通常可以在手术后几个小时回家,并在 24 小时内恢复工作和正常活动[21]。患者在接受腔内治疗后可进食流质饮食,并在耐受的情况下逐渐恢复常规饮食。

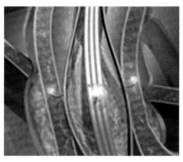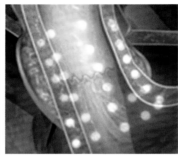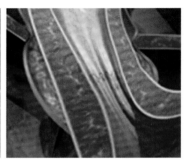

图 19.2　Stretta® 治疗(经许可转载自 © 2019 Restech｜Mederi-RF)

射频消融术对食管肌肉组织的作用机制是多因素的,包括 LES 的顺应性和扩张性降低而无纤维变性、LES 延长及生理性抗反流屏障的恢复[27-29]。Arts 等的射频能量对胃食管交界处症状和扩张性影响的双盲假对照研究表明,行 Stretta® 治疗的患者在 LES 处的食管酸暴露或压力没有任何变化。然而,他们确实显著改善了症状评分,降低了胃食管交界处的顺应性。给予平滑肌松弛剂西地那非,显示胃食管交界处的顺应性恢复到了 Stretta® 治疗前水平,由此可以看出纤维化并不是导致 LES 扩张性降低的机制[28]。

此外,神经改变、对酸的敏感性降低、壁厚增加和 LES 松弛程度降低可改善 GERD 患者的症状[30-32]。一过性食管下括约肌松弛(TLESR)频率的增加已被证明是 GERD 的一个促进因素,Stretta® 治疗已被证明可以减少 TLESR。该疗法被认为可以改变迷走神经的传出纤维,从而抑制 TLESR 的运动成分,减少反流发作的机制[24,33-35]。

结果

自 2000 年 FDA 批准上市以来,Stretta® 就一直在市场上销售,并有许多关于其安全性和有效性的论文。研究表明,该疗法在减轻 GERD 症状、提高生活质量评分和降低 LES 顺应性方面是有效的[13]。安全性数据以及包括随机试验在内的许多研究的短期和长期结果显示,GERD 症状改善明显,药物用量减少。美国初步开放性实验调查了治疗 GERD 的 Stretta® 程序,公布了 6 个月和 12 个月时的数据。在 6 个月和 12 个月时,胃灼热评分、GERD 评分、满意度以及精神和身体 SF-36 生活质量评分均有改善。此外,PPI 需求从 88% 降至 30%。本研究显示食管酸暴露有显著改善,并发症发生率较低(8.6%)[36]。Corley 等在 2003 年进行了一项早期随机、假手术对照试验,6 个月的数据显示,胃灼热症状和生活质量有所改善,但食管酸暴露并未减少[32]。这些初步研究以及随后的大量研究显示，Stretta® 是有特定症状的 GERD 患者的新选择，也是 PPI 治疗或外科干预的替代方案。

Perry、Banerjee 和 Melvin 发表的第一篇荟萃分析对 18 篇文献和 2 项随机对照试验进行了回顾（共包括 1441 例患者，在 2001—2010 年接受 Stretta® 治疗）。荟萃分析显示，与术前相比，GERD 症状、GERD-HQRS 评分和食管酸暴露的改善均有统计学意义，但未达到正常水平；LES 压力的改善无统计学意义[37,38]。然后用 8 年和 10 年的随访数据建立长期随访[39]。Noar 等研究了 99 例对 PPI 无反应的患者，并对他们进行了 10 年的随访。结果显示，72% 的患者 GERD 健康相关生活质量（GERD-HRQL）评分恢复正常，41% 的患者能够停止 PPI 治疗，54% 的患者在第 10 年时感到满意。有 11 例患者需要 Stretta® 再次干预，85% 的巴雷特食管患者病情有所好转，且没有报告手术的不良事件或副作用[39]。这些研究有助于将 Stretta® 作为一种有效、安全、持久的治疗选择用于选定的 GERD 患者。Fass 等最近发表的荟萃分析包括 24 项已发表的观察研究和 4 项随机对照试验，其中 2468 例患者随访超过 2 年。结果显示，GERD-HRQL 评分、胃灼热标准评分和食管酸暴露的改善有统计学意义。总的来说，51% 的患者能够停止使用 PPI。该疗法使反流性食管炎的发生率降低 24%，使 LES 基础压力略有升高，但差异无统计学意义[40]。自 2000 年开始使用 Stretta® 以来，数据一直显示患者的主观症状有所改善，但在客观指标（如 LES 压力和食管酸暴露正常化）方面没有显示出显著改善。Stretta® 治疗已被证明是安全、有效、持久和可行的，并可能有助于弥补 PPI 治疗与外科治疗之间的空白。

该治疗的并发症发生率很低，如食管穿孔、食管出血和症状复发。食管损伤合并黏膜损伤需要密切观察，而全层损伤和穿孔则需要修复。腔内支架植入术可治疗此类损伤。腔内出血是由黏膜下血管的出血引起的，通常可以通过内镜压迫、注射、烧灼或夹闭等方法在内镜下进行控制。食管静脉曲张是 Stretta® 治疗的禁忌证[13]。对于 Stretta® 治疗后 GERD 症状没有改善的患者，仍然可以进行抗反流手术[35]。

其他注意事项

对于使用最大剂量 PPI 治疗仍无效的患者、食管裂孔疝小于 2cm 的患者、担心 PPI 治疗具有长期风险的患者，以及不想手术的患者，Stretta® 是一种较好的选择。此外，Stretta® 可用于既往行胃旁路术[41]、胃大部切除术[13] 或 LNF[42] 的患者的 LES。Stretta® 被证明是安全有效的，可以提高患者的满意度和生活质量，并减少难治性 GERD 患者在 LNF 术后的 PPI 使用。因此，Stretta® 可用于既往有胃手术史的患者，也可在 Stretta® 后进行胃手术。LNF 或其他腹腔镜下抗反流手术可以在 Stretta® 后安全进行[35,43]。该疗法在儿童和成人的反流相关的持续性哮喘中也显示了疗效[44]，并被建议作为儿童的初始抗反流治疗[45] 和儿童患者复发性反流的治疗[46]。

经口无创胃底折叠术

经口无创胃底折叠术（TIF）是一种腔内手术，也可用于治疗 GERD。该手术模仿了腹腔镜下 LNF 的解剖原理，依靠恢复 His 的角度来重建和加强胃食管瓣膜功能[5]。TIF 可以使用 Esophyx® 设备制造一个 270° 的胃底折叠，也可以使用 Medigus 超声外科内吻合器（MUSE™）

制造一个部分前置 180° 的胃底折叠[6]。

Esophyx® 设备是由 Endogastric Solutions 公司开发的,最初于 2007 年获得 FDA 的批准[22],是一种内镜下一次性外科缝合器械,可通过内镜制造一个 270° 的胃底折叠,长大约 3cm[47]。TIF 2.0 技术可将全层胃底与食管远端重叠形成皱褶。用长度为 7.5mm 的"H"形 3-0 聚丙烯紧固件(图 19.3)将褶皱固定到位,并放置在胃小弯的远前方和远后方。手术是在全身麻醉下进行的,手术时间不到 1 小时,主刀医师操作器械,助手操作胃镜[22]。患者通常可以在手术后几天内返回工作岗位。因此,该手术可用于填补 PPI 治疗与 LNF 治疗之间的空白[22]。

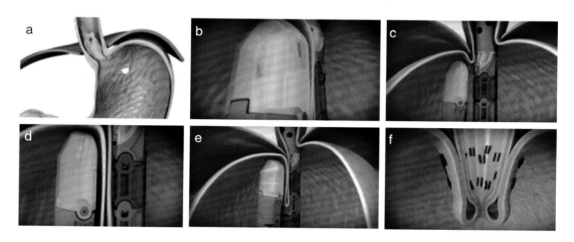

图 19.3　应用 Esophyx® 装置进行经口无创胃底折叠术。a. 阀门功能不良的胃食管交界处;b. 缝合固件输送系统;c. 用于组织抓取和修复的螺旋牵开器;d. 组织形态近似于重建瓣膜;e. 恢复后初始组织近似于胃底折叠;f. 使用"H"形紧固件完成胃底折叠(经许可转载自 © EndoGastric Solutions,Inc.)

最初的Ⅰ期试验检查了手术的组织学,证实了全层组织折叠的浆膜融合。该手术可缩小贲门的周长,提高 Hill 分级。Ⅱ期试验显示远端食管酸暴露正常化,LES 压力和长度增加,瓣膜外观和位置与 LNF 相似[48]。该手术不仅在 His 角重建了阀瓣,而且还减少了餐后 TLESR 的次数,降低了胃食管交界处的扩张性,降低了近端酸暴露程度,减少了反流的次数[49]。

结果

Hunter 等 2015 年的随机对照试验纳入了有反流症状且每日使用 PPI 的患者,评估了 TIF 与奥美拉唑治疗反流的疗效。最初对 696 例患者进行了筛查,对有反流症状和食管裂孔疝小于 2cm 的患者进行 TIF 治疗,其余患者进行 6 个月的安慰措施或假手术以及 PPI 治疗(每天 1 次或 2 次)。结果显示,TIF 能消除 67% 的难治性反流,而 PPI 能消除 45% 的难治性反流。对照组 36% 的患者在 3 个月时没有反应,而 TIF 组只有 11%。TIF 后食管酸暴露改善,但仍不正常。两组受试者的 GERD 症状评分都有相似的改善。并发症发生率都较低,TIF 组是 3/87,对照组是 1/42。这项研究表明,TIF 是治疗 GERD 的有效方法,在 6 个月时并发症发生率较低[49]。

　　2015 年的 TEMPO 随机对照试验比较了有反流和非典型症状患者的 TIF（63 例）和 PPI（63 例）治疗效果。在 6 个月的随访中发现，97% 的 TIF 患者和 50% 的 PPI 患者消除了 GERD 症状，62% 的 TIF 患者和 5% 的 PPI 患者的食管外症状消失。在 6 个月的随访中，54% 的 TIF 患者和 52% 的 PPI 患者的食管酸暴露恢复正常，而 90% 的 TIF 患者停用 PPI[50]。TEMPO 试验的 3 年和 5 年数据提供了 TIF 的长期结果。在 63 例 TIF 患者中，60 例随访 1 年，52 例随访 3 年，44 例随访 5 年。3 年后，90% 的 TIF 患者没有反流，88% 没有非典型症状。此外，71% 的 TIF 患者不再使用 PPI，86% 的患者食管炎完全恢复[51]。3 年数据表明，TIF 为慢性 GERD 提供了持久的症状控制。5 年数据表明，TIF 是安全、持久和经济的治疗方法[52]。随访 5 年间，86% 的 TIF 患者消除了令人烦恼的反流，而 80% 的 TIF 患者出现了令人烦恼的非典型症状。TIF 治疗无严重不良事件发生，并且只有 34% 的 TIF 患者在随访 5 年间每日服用 PPI，而在干预前这一比例为 100%。5 年后，TIF 患者的 GERD-HRQL 评分从 22.2 分降低到 6.8 分，表明症状持续改善 5 年。

　　进一步的 6 年和 8 年的长期数据被公布。Testoni 等的 6 年数据显示 75% 以上的患者消除了对 PPI 的日常依赖，而 30% 的患者在随访 6 年时完全不依赖 PPI[53]。停用 PPI 6 个月、12 个月、24 个月和 36 个月时，症状持续改善。预后良好的因素包括无食管裂孔疝或疝小于 2cm、有效的食管运动和增加紧固件部署数量[53]。Chimakangara 等的一项回顾性队列研究，提供了一组至少每天服用 PPI 的患者在接受 TIF 治疗 8 年后的有关反流症状和生活质量的数据。在 97 个月的中位随访时间中，57 例患者中有 12 例接受了随后的腹腔镜下抗反流手术，其余未接受手术的患者中有 23 例完成了长期随访。在这 23 例患者中，73% 的患者报告每天使用抑酸药物，GERD-HRQL 评分中位数从基线的 24 分降低至 10 分。在这些可进行长期随访的患者中，78% 的患者对他们的 GERD 治疗效果满意或保持中立。本研究中的大多数患者恢复了每日 PPI 治疗；然而，与基线相比，GERD-HRQL 评分有显著改善，患者的满意度也提高了[54]。

　　最近有两项关于 TIF 疗效的荟萃分析。Huang 等在 2017 年首次分析了 18 项研究，包括 5 项随机对照试验和 13 项前瞻性观察研究，共 963 例患者。对 5 项随机对照试验的集合数据进行意向性治疗分析表明，TIF 与 PPI 或假手术相比，有效率的相对风险为 2.44，TIF 后的反流事件总数比 PPI 或假手术组少。研究显示典型和非典型 GERD 症状有所改善，食管酸暴露有减少的趋势，但无统计学意义。与术前相比，大多数患者减少了 PPI 的使用剂量，但 PPI 的使用人数随着 TIF 术后时间的延长而增加。TIF 后 6 个月的总满意率约为 69%。这项荟萃分析表明，TIF 是控制 GERD 相关症状的一种替代性干预措施，患者短期满意度良好，但长期结果显示随着时间的推移，其疗效下降[55]。Gerson 等在 2018 年进行了一项随机对照试验，将使用 PPI 最大剂量治疗的长期慢性难治性 GERD 患者分为两组，TIF 2.0 治疗组与 PPI 对照组。233 例患者在 3 年随访期间的数据显示，食管 pH 的改善有统计学意义，PPI 使用率下降，生活质量明显改善[56]。总的来说，应用 Esophyx® 设备的 TIF 在改善 GERD 相关症状、减少 PPI 的使用和提高生活质量方面是有效的，并在 2017 年得到了 SAGES 指南的强烈推荐；然而，LNF 治疗 GERD 的效果仍然优于 PPI 和 TIF[22]。

并发症和其他注意事项

　　Esophyx® 设备的并发症发生率较低，但严重的不良事件发生率为 2.4%，包括胃肠道穿孔和胃肠道出血[55]。共对 781 例患者进行荟萃分析,包括 4 项随机对照试验和 12 项前瞻性观察试验,其中 17 例患者发生了严重的不良事件。有 7 例穿孔,5 例出血,4 例气胸,1 例严重的术后上腹痛。术后 20 个月有 1 例死亡报告,但与先前 TIF 手术的关系尚不清楚。

Bell 等曾描述在失败的胃底折叠术后使用 Esophyx® 挽救复发性 GERD。这项研究显示该方法安全有效[57,58]。另外,Perry 等表明先前的 TIF 不会显著增加后来 LNF 的并发症发生率[59]。在 TIF 后的腹腔镜评估中,失败的原因是胃底折叠松解或存在食管裂孔疝[58,59]。

在一项小型回顾性队列研究中,建议使用 TIF 的是患有 GERD 的神经功能受损儿童。在这项小型研究中,TIF 被证明能解决 91% 的 GERD[60];然而,TIF 并没有被 FDA 批准用于儿童,而直径为 54Fr 的输送系统的使用限制了其在儿科的应用。未来的研究领域包括比较 TIF 和 LNF,以及评估 TIF 对巴雷特食管、食管腺癌、食管狭窄形成等 GERD 长期并发症的影响[20]。

Medigus 超声外科内固定器(MUSE™)

Medigus 超声外科内固定器是一种具有超声换能器、摄像机和内固定器的内镜。其中内固定器可在 Z 线附近放置 5 个 4.8mm 钛外科固定钉,以形成部分前置胃底折叠(图 19.4)[6]。患者接受气管内插管(ET)全身麻醉,通过一根套管将内镜插入胃部,内镜可以在胃内向前和向后弯曲。利用超声和视频图像检测胃食管交界处上方理想的局部胃底折叠部位,然后在内镜下夹紧并缝合组织。重复这个过程形成一个皮瓣,创建一个部分前置 180° 的胃底折叠[19,61]。

MUSE™ 设备和程序是最新的内镜下治疗 GERD 的方法(FDA 于 2014 年批准),因此,支持其使用的数据量最少。第一项临床前试验于 2008 年在 12 只研究动物身上完成。所有动物均成功进行了部分胃底折叠术,术后无短期并发症发生[62]。一项国际多中心前瞻性试验评估了 69 例接受内镜下前置胃底折叠术的患者,66 例患者的 6 个月随访数据显示,GERD-HRQL 评分改善了 50% 以上,73% 的患者停用 PPI。此外,64.6% 的患者在 6 个月时不再每日使用 PPI。其余术后继续使用 PPI 治疗的患者报告称,在 6 个月时,剂量减少了 50%,食管 pH<4.0 的平均时间百分比较基线水平下降。不良反应为围手术期胸部不适、咽喉痛、发热,1 例患者伴有纵隔气肿和气胸。第一批患者包括 24 例,其中 2 例发生严重不良事件(1 例出现气胸、胸腔积液、食管瘘;1 例出现胃肠道出血),经过调整治疗方案和器械,其余入组患者没有

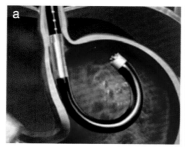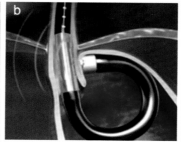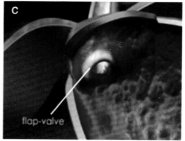

图 19.4　使用 MUSE™ 的经口无创胃底折叠术。a. MUSE™ 内镜吻合器;b. 超声引导下,后屈装置,并准备开始创建部分胃底折叠;c. 内镜缝合后的瓣状阀(经许可转载自 © Medigus)

发生进一步的严重事件[61]。

2015 年发表的一项具有 5 年随访数据的研究，对 13 例患者进行了为期 6 周至 5 年的 MUSE™ 初步研究。6 周时，平均总酸暴露显著减少，其中 12 例患者的 GERD-HRQL 评分降低了 50％以上，并且能够停止每日的 GERD 药物治疗。在 5 年的时间里，13 例患者中有 11 例获得随访。GERD-HRQL 评分在 10 例患者中正常，所有患者同意再次进行手术，满意度中位数为 80％。随访 4～5 年时，没有患者出现吞咽困难，54％（7/13）的患者取消了 PPI 的使用，另外 23％（3/13）的患者将 PPI 的使用减少了 50％[63]。2016 年，Kim 等报告了其他 4 年随访的长期数据。一项使用 MUSE™ 的多中心前瞻性研究评估了 37 例患者在基线检查、术后 6 个月和术后 4 年内的情况。术后 6 个月时，83.8％的患者维持每日 PPI 治疗，术后 4 年时，69.4％的患者维持每日 PPI 治疗。术后 6 个月和术后 4 年，停用 PPI 的 GERD-HRQL 评分均较基线水平显著下降，而服用 GERD 药物的患者，这两个时间点的每日剂量均下降[64,65]。

总的来说，MUSE™ 的初始数据表明，其有望缓解症状、减少 PPI 的使用，并提供可接受的安全方案；然而，还需要进一步的研究。在广泛使用该器械之前，有必要对安全性和有效性进行进一步的研究。

以上讨论的 GERD 的内镜治疗是一种新的治疗方法，可能会填补药物治疗和传统的胃底折叠手术技术之间的治疗空白；然而，患者的选择仍然是至关重要的。除了 GERD 的内镜治疗外，新兴的腹腔镜治疗除了 NF 外，还提供了其他选择，包括 LINX® 反流管理系统、EndoStim® LES 刺激系统和腹腔镜下 RYGB，它们尤其适用于 BMI 超过 35 的患者。这些腹腔镜手术既可以修补食管裂孔疝，又消除了胃底折叠及其副作用，还可能改善低效的 LES 功能[6]。

腹腔镜下 GERD 的治疗方法

利用 LINX® 反流管理系统的磁括约肌增强术

使用 LINX® 反流管理系统的磁括约肌增强术（MSA）于 2012 年在美国获得批准，目前已成为一种公认的可有效治疗反流的腹腔镜手术[6]。该装置由一串钛珠（1.5T 的 MRI 可安全兼容）和一个磁化的磁芯组成，磁芯与独立的钛丝相连，形成一个环，放置在胃食管交界处周围（图 19.5）[66]。磁珠通过磁力相互吸引，并沿圆周增加 LES 的压力，以帮助恢复抗反流屏障，消除可能导致反流的一过性食管松弛。当设备处于关闭位置时，这些小珠子会相互靠在一起，以防压迫食管。连接珠子的线允许相邻珠子相互移动，以达到 3.6mm[67] 的最大固定直径。其作用机制是动态增强；磁铁有助于保持 LES 关闭，以减少反流，但可暂时开放，在吞咽时允许食物和液体通过。当达到足够的压力（27mmHg）时，磁引力被克服，LES 被打开，允许患者进食、饮水、打嗝或呕吐[6,19,67]。食管蠕动性收缩产生 40～100mmHg 的压力，这对于食物克服装置的压力并正常通过食管胃交界处是足够的。胃内容物不会产生足够的压力来冲破屏障，从而可减少反流。如果需要的话，呕吐物将产生足够的力量使患者呕吐[66]。

术前检查包括食管胃十二指肠镜检查、评估 GERD-HRQL 评分、pH 监测和食管测压。入选标准包括：18～75 岁、反流病程超过 6 个月、对每日 PPI 有部分反应、经食管 pH 研究证实存在食管酸增加。排除标准为：LA-C 或 LA-D 级食管炎、巴雷特食管、食管动力障碍、吞咽困难超过 3

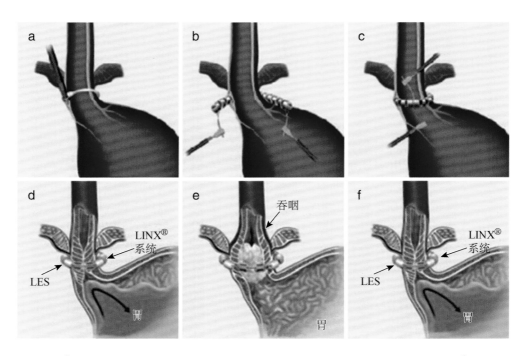

图 19.5　LINX® 磁括约肌增强装置的位置和功能。a. 测量食管周径的工具，用于调整 LINX® 设备的尺寸；b. LINX® 在 LES 附近的定位；c. 使用预缝合线闭合和固定 LINX® 设备；d. 位于 LES 的装置，以抵抗胃开放压力和反流；e. 吞咽食物时打开装置；f. 装置恢复到关闭状态，以增强 LES 功能（摘自© Ethicon Endosurgery）

次/周、BMI 大于 35、对器械部件（钛、不锈钢、镍或铁材料）过敏，以及食管大裂孔疝（≥3cm）[68]。

　　该手术是一种微创腹腔镜手术，在手术过程中，设备被放置在 LES 周围，以增强其功能[19]。在最初的 FDA 多中心试验中，从最后一个端口插入到第一个端口移除所需的中位时间为 36 分钟（范围 7~125 分钟）[68]。该手术包括仔细剥离胃食管交界处的脂肪垫，使其远离胃食管交界处，沿左膈脚前缘切开膈食管韧带，然后在食管裂孔右侧剥离。切开肝胃韧带，保留迷走神经肝支，确定胃食管交界处。沿着右膈脚前缘的腹膜在膈脚交叉处上方打开，并识别出后迷走神经。在迷走神经和食管之间形成一个食管后窗，然后在食管周围（但不包括后迷走神经）放置一个 Penrose 引流管。将食管定径工具沿周向放置，确保下食管和肌肉组织没有凹陷或受压，以确定适当大小的设备。然后将该装置环绕食管（但不包括后迷走神经）放置，装置的两端向前接近，并使用预先连接的牵引缝合线固定到位。如果有食管裂孔疝存在，应在测量和放置器械之前进行正式修复。患者通常可以在 24 小时内进食固体食物并回家[67-70]。

　　在 MSA 手术中，还有关于膈肌食管裂孔的最小分离和强制性分离（OD）的讨论。在开始时，由于担心装置向膈肌食管裂孔内移动，最小裂孔解剖（MHD）被推荐为 MSA 置入的最佳手术入路。然而，在 2015 年底，如果确诊食管裂孔疝，建议改为 OD 的同时进行食管裂孔疝修补。2018 年发表的一项研究显示，两组在早期吞咽困难方面没有差异。延迟性吞咽困难、复发性 GERD、复发性食管裂孔疝和重复手术修补食管裂孔疝在 OD 组中的发生率较低；因此，现在推荐 OD[71]。

结果

利用 LINX® 装置的 MSA 的结果已经在 2010 年的可行性试验中发表，以确定治疗的安全性和有效性。初步研究包括 44 例在 24 小时 pH 监测中出现异常酸暴露，尽管使用 PPI，但仍存在持续性 GERD 症状的患者。该研究显示，在 1 年的随访中，GERD-HRQL 评分从基线的 25.7 分降低到 3.8 分（降低了 80%），在 2 年的随访中降低到 2.4 分（降低了 90%）。在 1 年和 2 年的随访中，分别有 90% 和 86% 的患者能够停止使用 PPI。最常见的副作用是早期吞咽困难，发生在 43% 的患者中。除了 1 例患者因持续性吞咽困难而将器械取出外，其余患者在 90 日内无须干预即可解决。没有设备移动或腐蚀的报告。随访 1 年和 2 年时，分别有 77% 和 90% 的患者食管酸暴露正常，pH<4.0 的平均时间百分比从 11.9% 下降到 1 年的 3.1%、2 年的 2.4%。两个随访期患者满意度均 ≥86%。这项初步研究表明，该治疗在 1 年和 2 年的随访中是有效和安全的[70]。这项研究的 5 年结果随后于 2015 年发表，44 例初始患者中有 33 例接受了随访。随访 5 年时，食管酸暴露从 11.9% 降至 4.6%，85% 的患者食管 pH 下降 ≥50%；93.9% 的患者 GERD-HRQL 总分下降 ≥50%，平均分从基线时的 25.7 分降低至 2.9 分。此外，87.8% 的患者能够停止 PPI，没有观察到设备移动或腐蚀[72]。

一项涉及 100 例患者的多中心 FDA 试验已经公布，包括 1 年、3 年和 5 年的随访。首先发表了 1 年和 3 年的随访结果，其中 64% 的患者达到了正常化或食管 pH 下降 ≥50% 的主要结果，60% 以上的患者达到了主要终点。对于次要结果，93% 的患者 PPI 降低 ≥50%，92% 的患者 GERD-HRQL 评分下降 ≥50%。食管炎从基线时的 40% 下降到随访时的 12%。与行 PPI 治疗时的 12% 相比，对反流控制的满意度在随访第 1 年时达到 95%，随访第 2 年时达到 90%，随访第 3 年时达到 93%。最常见的不良反应是吞咽困难，68% 的患者术后有吞咽困难，11% 的患者在术后 1 年随访仍有吞咽困难，4% 的患者在术后 3 年随访时仍有吞咽困难。19 例患者行食管扩张术治疗吞咽困难，其中 16 例症状改善。值得注意的是，34% 的患者接受了食管裂孔修补术，因此混淆了基于磁珠器械或食管裂孔修补术引起的吞咽困难[66,68]。

6 例患者发生严重不良事件，其中 4 例患者需要取出器械（3 例患者因持续性吞咽困难；1 例患者因不明原因间歇性呕吐，取出后无缓解）。其余 2 例患者术后 2 天因恶心、呕吐再次住院治疗，症状缓解，未再次手术。另外还有 2 例患者的装置被移除，1 例因存在持续性反流症状，另 1 例因存在持续性胸痛。在 6 例接受器械移除的患者中有 3 例随后接受了 NF 治疗，没有并发症。在 3 年的随访中，只有 2 例患者主诉不能打嗝或呕吐。根据 1 年和 2 年随访的胸片和内镜检查，没有设备移动或腐蚀的迹象[68]。

FDA 试验研究的 5 年结果于 2016 年公布，GERD-HRQL 评分从基线时的 27 分（停用 PPI）和 11 分（服用 PPI）降低至 4 分。在基线时，所有的研究患者都需要 PPI，而只有 15.3% 的患者在 LINX® 术后 5 年需要 PPI，89.4% 的患者在 5 年时减少了 ≥50% 的剂量，而在 1 年时减少了 93% 的剂量。在基线时，57% 的患者有中度到重度的反流，而只有 1.2% 的患者在 5 年时有这种情况。在基线时，40 例患者有食管炎，其中 34 例患者在 5 年时接受了随访，内镜检查有 8 例患者有食管炎（随访 1 年时有 12 例患者有食管炎），而 5 例患者在此期间出现了新的食管炎（A 级或 B 级）。所有患者都能打嗝和呕吐。5% 的患者在基线检查时出现吞咽困难，6% 的患者在 5 年时出现吞咽困难。52% 的患者在基线时报告有不良气体膨胀，5 年后降至 8.3%。没有设备腐蚀、故障或移动报告[73]。

有关安全性和有效性的持续评估已在 2018 年进行研究并公布。一项多中心前瞻性研究包括 200 例接受 MSA 治疗的患者。随访 1 年时平均总酸暴露时间从 10％ 下降到 3.6％，74.4％ 的患者食管酸暴露时间正常。此外，GERD-HRQL 评分从 26 分降低到 4 分（越低越好）。器械移除率为 2.5％，报告一起设备腐蚀案例，无严重不良事件[74]，因此，MSA 可作为 GERD 的安全有效的治疗方法。

在 LES 周围植入设备最令人担心的并发症仍然是腐蚀。对美国和欧洲 82 家机构的 1000 例首次使用 LINX® MSA 治疗 6 年的患者进行了安全性分析，结果于 2015 年公布。分析时中位种植期为 274 天。分析各种安全性参数，术中或围手术期并发症的发生率为 0.1％（1 例术后呼吸停止，被认为与器械无关，成功复苏），1.3％ 的患者因吞咽困难、疼痛、恶心、呕吐等再次入院，5.6％ 的患者由于吞咽困难行内镜扩张，3.4％ 的患者再次手术行设备移除。吞咽困难发生率与 LNF 术后的吞咽困难发生率相似（5.6％ vs 6.4％），两者均在扩张后明显改善。值得注意的是，许多患者能够克服 MSA 术后早期吞咽困难，方法是持续吞咽食物，迫使装置打开和关闭，以尽量减少装置周围瘢痕组织的收缩。所有的再次手术都是非紧急的，主要是为了处理吞咽困难，没有并发症发生或需要转换为开放式手术。在移除设备后，36 例患者中有 10 例随后行 LNF，尽管这一比例可能被低估，因为并非所有的移除后数据都能得到。腐蚀率是 0.1％，没有移位或故障的报告[75]。

一项类似的研究评估了 191 家机构中接受 MSA 的 3283 例患者，平均植入时间为 1.4 年，超过 1000 例患者的植入时间超过 2 年，结果显示设备移除率为 2.7％（89/3283），其中 57％ 在种植后 1 年内被移除。移除的原因包括吞咽困难（52/89）、持续性反流症状（19/89）和腐蚀（5/3283），未发现移动或胃肠道穿孔[76]。2018 年，制造商和用户数据库发布了世界范围内的腐蚀经验。2007—2017 年，全世界共放置了 9453 台设备，报告 29 起腐蚀案例。中位出现时间为 26 个月，4 年的腐蚀风险为 0.3％，最常见的症状是新发吞咽困难。所有需要移除设备的患者均成功取出装置。最常用的移除方法是内镜下移除设备的腐蚀部分，随后腹腔镜下移除剩余的珠子。在 58 天的中位随访中，无设备移除后的长期并发症报告[77]。在这些研究中，一个值得注意的局限性是，依赖供应商向 FDA 和制造商报告临床研究以外的事件并不可靠，这引起了 FDA 批准期后并发症漏报的担忧[75]。另外一项关于器械移除的研究有很高的随访率，对 164 例患者进行了 4 年的随访，其中 6.7％ 的器械（11 个）需要移除，1.2％ 的患者（2 例）分别在放置后 12 个月和 19 个月因发生食管腐蚀需要移除[78]。这些数据支持这样一个结论：利用 LINX® 设备的 MSA 治疗 GERD 是非常有效和安全的，应该被视为一种可填补 GERD 治疗空白的工具。

其他注意事项

MSA 对 GERD 患者的疗效已有评价；然而，与 LNF 相比的结果仍不清楚。2017 年发表的荟萃分析汇集了 4 项试验的结果，包括 624 例患者。MSA 的手术时间短于 LNF，且住院时间短。PPI 使用率、GERD-HRQL 评分、症状评分、并发症和需要扩张的严重吞咽困难的发生率在两组间相似。两组之间的不良事件数量相似；但是，LNF 组的胀气在统计学上有显著性增加，而在打嗝或呕吐能力方面没有统计学上的显著性差异[79]。另一项荟萃分析比较了 MSA 和 LNF，评估 688 例随访 1 年的患者，发现 MSA 在保留打嗝和呕吐的能力方面明显优于 LNF，而两种手术在排气、腹胀、术后吞咽困难或停用 PPI 方面没有差异[80]。将 MSA 与 LNF 进行比较的数据是短期的，且其结果不一致；因此，需要进一步的研究，包括长期研究和随机对照试验，以进一步阐明这些差异。

一项多中心随机试验比较了 MSA 和双剂量 PPI（尽管每天 1 次）治疗 GERD 的效果，评估了来自 21 个机构的 152 例患者，随访 6 个月。患者随机以 2∶1 的比例接受每日 2 次 PPI 和腹腔镜下 MSA 的治疗。在接受 MSA 治疗的患者中，89% 的患者获得了反流症状的缓解，而在 PPI 组中，只有 10% 的患者获得了反流症状的缓解；81% 的 MSA 组患者 GERD-HRQL 评分有 50% 以上的改善，而 PPI 组这一数据仅有 8%。在 MSA 组患者中，91% 的患者停掉了 PPI 治疗，91% 的患者有正常的反流次数（PPI 组为 58%），89% 的患者有正常的酸暴露次数（PPI 组为 75%）。未观察到重大安全事件；然而，28% 的 MSA 组患者报告一过性吞咽困难，4% 的患者报告有持续性吞咽困难。这项研究的结果表明，MSA 比增加 PPI 剂量（每天 1 次）能更有效地控制中度至重度反流患者的 GERD[81]。

腹腔镜下 MSA 在 GERD 人群中是有效的；然而，它在其他患者人群中的应用正在探索中。袖状胃切除术（SG）后的反流通常通过转为 RYGB 来处理；然而，LINX® 设备可能在这些患者中有潜在的用途。在最近的 1 例病例报告中，该磁珠装置用于 SG 后的严重反流，术后上消化道造影（UGI）显示无反流，术后 10 天生活质量评分改善；术后 1 年患者仍未使用抗酸药物，无反流报告[82]。

一项回顾性研究分析了此装置在食管大裂孔疝（≥3cm）患者中的疗效，并于 2017 年发表了结果。有 52 例患者发现有食管大裂孔疝，与食管小裂孔疝患者相比，他们的 GERD-HRQL 评分从 20.5 下降到 3.6，且术后 PPI 需求减少。吞咽困难患者的干预比例与食管小裂孔疝患者相似，分别为 13.5% 和 17.9%（$P = 0.52$），两组症状改善率和缓解率分别为 98.1% 和 91.3%（$P = 0.118$）[83]。2018 年发表的另一项研究前瞻性地回顾了 200 例使用 LINX® 进行 MSA 治疗的患者，同时修复食管大裂孔疝（其中 78% 患者的食管裂孔疝≥5cm）。值得注意的是，83% 的患者进行了非永久性的补片修补。有 156 例患者可进行随访，中位随访时间为 8.6 个月，GERD-HRQL 评分从 26 分下降到 2 分，无腐蚀或移动；然而，19 例患者因吞咽困难需要扩张，在 9 个月的随访中总体效果良好[84]。这为使用 LINX® 治疗 GERD 合并食管巨大裂孔疝患者打开了另一扇潜在的大门。

电刺激食管下括约肌（EndoStim®）

EndoStim® 设备是一种可植入的电刺激器，可对 LES 进行电刺激[6,66]。该装置有 3 个部件：一个双极性刺激导线（带两针电极）、一个脉冲发生器和一个外部编程器[6]。该装置于 2012 年在欧洲获得 CE 认证，美国正在进行多项 FDA 试验。该装置是通过腹腔镜放置的，两个电极以交错的位置（图 19.6）横跨 LES 沿食管向前植入，两个电极之间的距离约为 1cm。在内镜下识别出 Z 线，并利用透照来指导电极的放置。沿食管轴纵向 15mm 咬合固定于食管浆肌层表面，注意不要与食管黏膜融合。第二电极以相同的方式放置。发生器被植入腹壁的皮下袋内[66,69]。设备设置可以通过无线编程进行修改；电池可以使用 7～10 年，并且可以通过门诊手术进行更换[85]。

EndoStim® 的作用机制是将电刺激传递到 LES 以增加静息压力并帮助控制反流[66,86]。该设备能提供 30 分钟的刺激周期，每天 6～12 次，强度和持续时间可根据每位患者的情况进行调整[6,19]。这些刺激周期通常安排在餐前，也可以安排在基于患者 24 小时 pH 监测检出的反流事件之前。该设备还有一个传感器，可以检测直立位和仰卧位，并允许根据患者的体位和反流特征修改程序[19,86]。

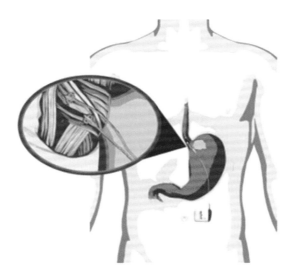

图 19.6　植入 EndoStim® 设备(经 © EndoStim 许可重复使用)

结果

目前，EndoStim® 设备尚未获得美国 FDA 的批准，但多中心临床试验仍在进行中[87]。2014 年发表的一项研究报告称，对 19 例接受电刺激的 LES 患者进行了 3 年的随访。24 小时食管远端酸暴露从 10.2％改善到 3.4％，pH 改善，12 个月时 GERD-HRQL 评分有显著改善。没有胃肠道副作用，如吞咽困难、气胀或腹泻。没有报告与手术相关的严重不良事件[88]。

2015 年公布了一项多中心国际试验，对 41 例患者进行了为期 6 个月的随访。16 例患者需要行食管裂孔疝修补术，并报告 3 例严重不良事件(1 例与器械相关的食管腐蚀，1 例手术相关的套管针所致的小肠穿孔，1 例与房室结内折返性心动过速无关的心律失常)。食管酸暴露在 3 个月和 6 个月时有所改善；GERD-HRQL 评分在基线停用 PPI 时为 31 分、服用 PPI 时为 16.5 分，在术后 3 个月时改善到 4 分，到随访 6 个月时改善为 5 分。反流减少，吞咽困难没有增加[89]。这些研究表明在研究人群中该方法具有可接受的安全性和良好的短期疗效。另一项研究评估了 25 例患者，其中 21 例患者获得 2 年的随访，结果显示在反流、GERD 症状、GERD-HRQL 评分中位数、24 小时酸暴露中位数方面有所改善，16 例患者停止使用 PPI。在基线时，92％的患者对不服用 PPI 的状态不满意，71％的患者对 PPI 治疗不满意，在放置设备后的 2 年随访中，无患者不满意。没有报告胃肠道副作用或不良事件[90]。

一项开始为期 2 年的开放性国际多中心试验，在另一项多中心注册试验中获得了 3 年的随访。最初 2 年的数据包括 23 例患者，24 小时 pH 中位数有所改善，GERD-HRQL 评分改善，PPI 使用减少或停用[91]。此外，15 例患者完成了 3 年的随访，在平均 GERD-HRQL 评分、平均 24 小时远端食管酸暴露和停止常规 PPI 使用方面有显著改善。在 3 年的随访期间，没有不良的胃肠道副作用，也没有与装置或操作相关的不良事件，这进一步证明了设备和操作的安全性以及在较长随访期内的有效性[92]。

LES 电刺激治疗 GERD(LESS-GERD)的试验正在进行中，这是一项多中心试验，在全球有 16 个参与点，目标是 110 例患者。试验于 2016 年 5 月开始，于 2019 年 8 月基本完成，研究完成日期为 2021 年 12 月。该试验是多中心、随机、双盲、假手术对照试验,评估 EndoStim[®] LES 刺激系统在 22～75 岁 GERD 患者中应用的安全性和有效性,这些患者在高剂量 PPI 治疗的情况下仍有持续的症状。结果测量包括设备和(或)操作过程相关的严重不良事件的发生率、食管酸暴露、GERD 症状、避免依赖 PPI 的能力,以及对生活质量的影响。排除既往有食管手术史、重度食管炎(C 或 D 级)、食管大裂孔疝(≥3cm)、胃轻瘫史、巴雷特食管、食管静脉曲张、BMI 大于 35、糖尿病未控制和食管动力障碍的患者。所有患者均行腹腔镜下 Endo-stim[®] 装置植入术,术后 2 周随机分为治疗组(即刻刺激)和对照组(延迟刺激),疗程 6 个月,随后进入开放标记期,所有患者均接受 LES 电刺激,计划随访 5 年[87]。

其他注意事项

通过前瞻性、国际性、多中心注册对腹腔镜下袖状胃切除术(LSG)后发生 GERD 的患者使用 EndoStim[®] 治疗的情况进行评估,17 例患者在 6 个中心接受治疗,中位随访 12 个月。所有患者在放置器械后 PPI 治疗减少或停止,食管 pH 改善,GERD-HRQL 中位评分从基线时的 34 分(服用 PPI)降低到随访时的 9 分(停用 PPI),显示 LES 电刺激是 LSG 后 GERD 患者的潜在有效治疗方法[93]。

EndoStim[®] 装置尚处于应用的早期阶段,长期随访的数据、更大的患者群体以及正在进行的随机对照试验的结果尚待评估。另外,该装置在美国仍需 FDA 批准。目前尚不清楚 LES 电刺激在 GERD 整体治疗中的作用,但初步数据支持良好的安全性和有效性,并有可能应用到其他患者群体,如先前进行 LSG 的患者或食管动力障碍的患者。

新的内镜和腹腔镜技术在 GERD 治疗中的作用有待确定。当然,我们需要更多的治疗方法来填补药物和 LNF 之间的治疗空白。上文所讨论的技术显示出有助于填补这一空白的希望,同时它们的耐用性、安全性、有效性和在 GERD 患者中的使用频率将在未来几年继续发展。

参考文献

[1] Peters JH, DeMeester TR, Crookes P, et al. The treatment of gastroesophageal reflux disease with laparo-scopic Nissen fundoplication:prospective evaluation of 100 patients with "typical" symptoms. Ann Surg. 1998;228(1):40-50.

[2] Funk LM, Kanji A, Scott Melvin W, Perry KA. Elective antireflux surgery in the US:an analysis of national trends in utilization and inpatient outcomes from 2005 to 2010. Surg Endosc. 2014;28(5):1712-9.

[3] Streets CG, DeMeester SR, DeMeester TR, et al. Excellent quality of life after Nissen fundoplication depends on successful elimination of reflux symptoms and not the invasiveness of the surgical approach. Ann Thorac Surg. 2002;74(4):1019-25.

[4] DeMeester TR, Bonavina L, Albertucci M. Nissen fundoplication for gastroesophageal reflux disease. Evaluation of primary repair in 100 consecutive patients. Ann Surg. 1986;201(1):9-20.

[5] DeMeester TR. Surgical options for the treatment of gastroesophageal reflux disease. Gastroenterol Hepatol. 2017;23(2):128-9.

[6] Nicolau AE, Lobontiu A, Constantinoiu S. New minimally invasive endoscopic and surgical therapies for gastroesophageal reflux disease (GERD). Chirurgia. 2018;113(1):70-82.

[7] Papasavas PK, Keenan RJ, Yeaney WW, Caushaj PF, Gagne DJ, Landreneau RJ. Effectiveness of laparo-

scopic fundoplication in relieving the symptoms of gastroesophageal reflux disease (GERD) and eliminating antireflux medical therapy. Surg Endosc. 2003;17;1200-5.

[8] Dallemagne B,Weerts J,Markiewicz S,et al. Clinical results of laparoscopic fundoplication at ten years after surgery. Surg Endosc. 2006;20;159-65.

[9] Dallemagne B,Perretta S. Twenty years of laparoscopic fundoplication for GERD. World J Surg. 2011;35 (7);1428-35.

[10] Hunter JG,Swanstrom L,Waring JP. Dysphagia after laparoscopic antireflux surgery. The impact of operative technique. Ann Surg. 1996;224(1);51-7.

[11] Robinson B,Dunst CM,Cassera MA,et al. 20 years later;laparoscopic fundoplication durability. Surg Endosc. 2015;29(9);2520-4.

[12] Rantanen TK,Salo JA,Salminen JT. Functional outcome after laparoscopic or open Nissen fundoplication;a follow-up study. Arch Surg. 1999;134(3);240-4.

[13] Reavis KM,Nguyen AK. Endolumenal approaches to gastroesophageal reflux disease. SAGES Manual. 2012;2(3);247-60.

[14] Wai-Kit L,Mashimo H. Critical assessment of endoscopic techniques for gastroesophageal reflux disease. J Clin Gastroenterol. 2015;49(9);720-4.

[15] Ito T,Jensen RT. Association of long-term proton pump inhibitor therapy with bone fractures and effects on absorption of calcium,vitamin B_{12},iron and magnesium. Curr Gastroenterol Rep. 2010;12;448-57.

[16] Janarthanan S,Ditah I,Adler DG,et al. Clostridium Difficile-associated diarrhea and proton pump inhibitor therapy;a meta-analysis. Am J Gastroenterol. 2012;107;1001-10.

[17] Filion KB,Chateau D,Targownik LE,et al. Proton pump inhibitors and the risk of hospitalization for community-acquired pneumonia;replicated cohort studies with meta-analysis. Gut. 2014;63;552-8.

[18] Lo W-K,Chan WW. Proton pump inhibitor use and the risk of mall intestinal bacterial overgrowth;a metaanalysis. Clin Gastroenterol Hepatol. 2013;11;483-90.

[19] Azagury DE. Triadafilopoulos. Minimally invasive GERD therapies. In;Diagnosis and treatment of gastroesophageal reflux disease,vol. 7. Cham;Springer International Publishing; 2016. p. 117-44.

[20] Triadafilopoulos G,Azagury D. How can we deal with the GERD treatment gap? Ann N Y Acad Sci. 2016;138(1);14-20.

[21] Mayor MA,Fernando HC. Endoluminal approaches to gastroesophageal reflux disease. Thorac Surg Clin. 2018;28;527-32.

[22] Pearl J,Pauli E,Dunkin B,Stefanidis D. SAGES endoluminal treatments for GERD. Surg Endosc. 2017; 31;3783-90.

[23] Auyang ED,Carter P,Rauth T,Fanelli RD.SAGES Guidelines Committee. SAGES clinical spotlight review;endoluminal treatments for gastroesophageal reflux disease (GERD). Surg Endosc. 2013;27(8); 2658-72.

[24] Hummel K,Richards W. Endoscopic treatment of gastroesophageal reflux disease. Surg Clin N Am. 2015;95;653-67.

[25] Triadafilopoulos G. Stretta;a valuable endoscopic treatment modality for gastroesophageal reflux disease. World J Gastroenterol. 2014;20;7730-8.

[26] Richards WO,Scholz S,Khiatan L,et al. Initial experience with the Stretta procedure for the treatment of gastroesophageal reflux disease. J Laparoendosc Adv Surg Tech A. 2001;11(5);267-73.

[27] Arts J,Sifrim D,Rutgeerts P,Lerut A,et al. Influence of radiofrequency energy delivery at the gastroesophageal junction (the Stretta procedure) on symptoms,acid exposure,and esophageal sensitivity to acid

perfusion in gastroesophageal reflux disease. Dig Dis Sci. 2007;52(9):2170-7.

[28] Arts J,Bisschops R,Blondeau K,et al. A double-blind sham-controlled study of the effect of radiofrequency energy on symptoms and distensibility of the gastroesophageal junction in GERD. Am J Gastroenterol. 2012;107(2):222-30.

[29] Aziz AM,El-Khayat HR,Sadek A,Mattar SG,et al. A prospective randomized trial of sham,single-dose Stretta,and double-dose Stretta for the treatment of gastroesophageal reflux disease. Surg Endosc. 2010; 24(4):818-25.

[30] Kim MS,Holloway RH,Dent J,et al. Radiofrequency energy delivery to the gastric cardia inhibits triggering of transient lower esophageal sphincter relaxation and gastroesophageal reflux in dogs. Gastrointest Endosc. 2003;57(1):17-22.

[31] Tam WCE. Delivery of radiofrequency energy to the lower oesophageal sphincter and gastric cardia inhibits transient lower oesophageal sphincter relaxations and gastro-oesophageal sphincter relaxations and gastro-oesophageal reflux in patients with reflux disease. Gut. 2003;52(4):479-85.

[32] Corley DA,Katz P,Wo JM,et al. Improvement of gastroesophageal reflux symptoms after radiofrequency energy:a randomized,sham-controlled trial. Gastroenterology. 2003;52(4):479-85.

[33] Galmich JP,des Varannes SB. Endoluminal therapies for gastroesophageal reflux disease. Lancet. 2003; 361:1119-21.

[34] DiBaise JK,Brand RE,Quigley EM. Endoluminal delivery of radiofrequency energy to the gastroesophageal junction in uncomplicated GERD:efficacy and potential mechanism of action. Am J Gastroenterol. 2002;97:833-42.

[35] Yeh RW,Triadafilopoulos G. Endoscopic antireflux therapy:the Stretta procedure. Thorac Surg Clin. 2005;15:395-403.

[36] Triadafilopoulos G,DiBaise JK,Nostrant TT,Stollman NH,et al. The Stretta procedure for the treatment of GERD:6 and 12 month follow-up of the U. S. open label trial. Gastrointest Endosc. 2002;55(2): 149-56.

[37] Velanovich V. The development of the GERD-HRQL symptom severity instrument. Dis Esophagus. 2007;20(2):130-4.

[38] Perry KA,Banerjee A,Melvin WS. Radiofrequency energy delivery to the lower esophageal sphincter reduces esophageal acid exposure and improves GERD symptoms:a systematic review and metaanalysis. Surg Laparosc Endosc Percutan Tech. 2012;22(4):283-8.

[39] Noar M,Squires P,Noara E,Lee M. Long-term maintenance effect of radiofrequency energy delivery for refractory GERD:a decade later. Surg Endosc. 2014;28(8):2323-33.

[40] Fass R,Cahn F,Scotti DJ,Gregory DA. Systematic review and meta-analysis of controlled and prospective cohort efficacy studies of endoscopic radiofrequency for treatment of gastroesophageal reflux disease. Surg Endosc. 2017;31(12):4865-82.

[41] Mattar SG,Qureshi F,Taylor D,Schauer PR. Treatment of refractory gastroesophageal reflux disease with radiofrequency energy (Stretta) in patients after Roux-en-Y gastric bypass. Surg Endosc. 2006;20 (6):850-4.

[42] Noar M,Squires P,Khan S. Radiofrequency energy delivery to the lower esophageal sphincter improves gastroesophageal reflux patient-reported outcomes in failed laparoscopic Nissen fundoplication cohort. Surg Endosc. 2017;31(7):2854-62.

[43] McClusky DA,Khaitan L,Swafford VA,Smith CD. Radiofrequency energy delivery to the lower esophageal sphincter (Stretta procedure) in patients with recurrent reflux after antireflux surgery:can surgery

be avoided? Surg Endosc. 2007;21(7):1207-11.

[44] Hu ZW,Wang ZG,Shang Y,et al. A preliminary investigation of anti-reflux intervention for gastroesophageal reflux related childhood-to-adult persistent asthma. Ann Surg Innov Res. 2014;8:3.

[45] Liu DC,Somme S,Mavrelis PG,et al. Stretta as the initial antireflux procedure in children. J Pediatr Surg. 2005;40(1):1448-51.

[46] Islam S,Geiger JD,Coran AG,Teitelbaum DH. Use of radiofrequency ablation of the lower esophageal sphincter to treat recurrent gastroesophageal reflux disease. J Pediatr Surg. 2004;39(3):282-6.

[47] Nicolau AE,Lobontiu A,Constantinescu G. Endoluminal fundoplication (ELF) with EsophyX2 for gastroesophageal reflux disease (GERD). Chirurgia. 2009;104(4):381-7.

[48] Jobe BA,O'Rourke RW,McMahon BP,et al. Transoral endoscopic fundoplication the the treatment of gastroesophageal reflux disease. The anatomic and physiologic basis for reconstruction of the esophagogastric junction using a novel device. Ann Surg. 2008;248(1):69-76.

[49] Hunter JG,Kahrilas PJ,Bell RC,Wilson EB,et al. Efficacy of transoral fundoplication vs omeprazole for the treatment of regurgitation in a randomized controlled trial. Gastroenterology. 2015;148(2):324-33.

[50] Trad KS,Barnes WE,Simoni G,et al. Transoral incisionless fundoplication effective in eliminating GERD symptoms in partial responders to proton pump inhibitor therapy at 6 months:the TEMPO randomized clinical trial. Surg Innov. 2015;22(1):26-40.

[51] Trad KS,Fox MA,Simoni G,et al. Transoral fundoplication offers durable symptom control for chronic GERD:3 year report from the TEMPO randomized trial with crossover arm. Surg Endosc. 2017;31(6):2498-508.

[52] Trad KS,Barnes WE,Prevou ER,Simoni G,et al. The TEMPO trial at 5 years:Transoral fundoplication (TIF 2.0) is safe,durable,and cost-effective. Surg Innov. 2018;25(2):149-57.

[53] Testoni PA,Testoni S,Mazzoleni G,et al. Long term efficacy of transoral incisionless fundoplication with EsophyX (TIF 2.0) and factors affecting outcomes in GERD patients followed for up to 6 years:a prospective single-center study. Surg Endosc. 2015;29(9):2770-80.

[54] Chimukangara M,Jalilvand AD,Melvin WS,Perry KA. Long-term reported outcomes of transoral incisionless fundoplication:an 8-year cohort study. Surg Endosc. 2019;33:1304-9.

[55] Huang X,Chen S,Zhao H,et al. Efficacy of transoral incisionless fundoplication (TIF) for the treatment of GERD:a systematic review with meta-analysis. Surg Endosc. 2017;31(3):1032-44.

[56] Gerson L,Stouch B,Lobontiu A. Transoral incisionless fundoplication (TIF 2.0):a meta-analysis of three randomized controlled clinical trials. Chirurgia. 2018;113(2):173-84.

[57] Bell RC,Kurian AA,Freeman KD. Revision of failed traditional fundoplication using EsophyX transoral fundoplication. Surg Endosc. 2013;27(3):761-7.

[58] Bell RC,Kurian AA,Freeman KD. Laparoscopic anti-reflux revision surgery after transoral incisionless fundoplication is safe and effective. Surg Endosc. 2015;29(7):1746-52.

[59] Perry KA,Linn JG,Eakin JL,Onders RP,Velanovich V,Melvin WS. Transoral incisionless fundoplication does not significantly increase morbidity of subsequent laparoscopic Nissen fundoplication. J Laparoendosc Adv Surg Tech A. 2013;23(5):456-8.

[60] Chen S,Jarobe MD,Teitelbaum DH. Effectiveness of transluminal endoscopic fundoplication for the treatment of pediatric gastroesophageal reflux disease. Pediatr Surg Int. 2012;28(3):229-34.

[61] Zacherl J,Roy-Shapira A,Bonavina L,et al. Endoscopic anterior fundoplication with the Medigus Ultrasonic Surgical Stapler (MUSE™) for gastroesophageal reflux disease:6 month results form a multi-center prospective trial. Surg Endosc. 2015;29:220-9.

［62］ Kauer WK, Roy-Shapira A, Watson D, et al. Preclinical trial of a modified gastroscope that performs a true anterior fundoplication for the endoluminal treatment of gastroesophageal reflux disease. Surg Endosc. 2009;23(12):2728-31.

［63］ Roy-Shapira A, Bapaye A, Date S, et al. Tran-oral anterior fundoplication:5-year follow-up of pilot study. Surg Endosc. 2015;29(12):3717-21.

［64］ Kim HJ, Kown CI, Kessler WR, et al. Longterm follow-up results of endoscopic treatment of gastroesophageal reflux disease with the MUSE™ endoscopic stapling device. Surg Endosc. 2016;30:3402-8.

［65］ Testoni PA, Mazzoleni G, Testoni SG. Transoral incisionless fundoplication for gastro-esophageal reflux disease:techniques and outcomes. World J Gastrointest Pharmacol Ther. 2016;7(2):179-89.

［66］ Azagury D, Morton J. Surgical anti-reflux options beyond fundoplication. Curr Gastroenterol Rep. 2017;19(7):35,1-4.

［67］ Zak Y, Rattner DW. The use of LINX for gastroesophagel reflux. Adv Surg. 2016;50:41-8.

［68］ Ganz RA, Peters JH, Horgan S, et al. Esophageal sphincter device for gastroesophageal reflux disease. N Engl J Med. 2013;368(8):719-27.

［69］ Kethman W, Hawn M. New approaches to gastroesophageal reflux disease. J Gastrointest Surg. 2017;21(9):1544-52.

［70］ Bonavina L, DeMeester T, Fockens P, et al. Laparoscopic sphincter augmentation device eliminates reflux symptoms and normalizes esophageal acid exposure:one and 2-year results of a feasibility trial. Ann Surg. 2010;252(5):857-62.

［71］ Tatum JM, Alicuben E, Bildzukewicz N, Samakar K, Houghton CC, Lipham JC. Minimal versus obligatory dissection of the diaphragmatic hiatus during magnetic sphincter augmentation surgery. Surg Endosc. 2019;33:782-8.

［72］ Saino G, Bonavina L, Lipham JC, Dunn D, Ganz RA. Magnetic sphincter augmentation for gastroesophageal reflux at 5 years:final results of a pilot study show long-term acid reduction and symptom improvement. J Laparoendosc Adv Surg Tech A. 2015;25(10):787-92.

［73］ Ganz RA, Edmundowicz SA, Taiganides PA, Lipham JC, Smith CD, et al. Long-term outcomes of patients receiving a magnetic sphincter augmentation device for gastroesophageal reflux. Clin Gastroenterol Hepatol. 2016;14(5):671-7.

［74］ Louie BE, Smith CD, Smith CC, et al. Objective evidence of reflux control after magnetic sphincter augmentation:one year results from a post approval study. Ann Surg. 2019;270:302-8.

［75］ Lipham JC, Taiganides PA, Louie BE, Ganz RA, DeMeester TR. Safety analysis of the first 1000 patients treated with magnetic sphincter augmentation for gastroesophageal reflux disease. Dis Esophagus. 2015;28(4):305-11.

［76］ Smith CD, Ganz RA, Lipham JC, Bell RC, Rattner DW. Lower esophageal sphincter augmentation for gastroesophageal reflux disease:the safety of a modern implant. J Laparoendosc Adv Surg Tech A. 2017;27(6):586-91.

［77］ Alicuben ET, Bell RCW, Jobe BA, Buckley FB 3rd, Daniel Smith C, Graybeal CJ, Lipham JC. Worldwide experience with erosion of the magnetic sphincter augmentation device. J Gastrointest Surg. 2018;22(8):1442-7.

［78］ Asti E, Siboni S, Lazzari V, Boniita G, Sironi A, Bonavina L. Removal of the magnetic sphincter augmentation device. Ann Surg. 2016;265:941-5.

［79］ Chen MY, Huang DY, Wu A, et al. Efficacy of magnetic sphincter augmentation versus nissen fundoplication for gastroesophageal reflux disease in short term:a meta-analysis. Can J Gastroenterol Hepatol.

2017;2017;1-7.

[80] Skubleny D,Switzer NJ,Dang J,Gill RS,Shi X,et al. LINX® magnetic esophageal sphincter augmentation versus nissen fundoplication for gastroesophageal reflux disease;a systematic review and meta-analysis. Surg Endosc. 2017;31(8);3078-84.

[81] Bell R,Lipham J,Louie B,Williams V,et al. Laparoscopic magnetic sphincter augmentation versus double-dose proton pump inhibitors for management of moderate to severe regurgitation in GERD;a randomized controlled trial. Gastrointest Endosc. 2019;89;14-22. e1.

[82] Hawasli A,Taraki M,Tarboush M. Laparoscopic management of severe reflux after sleeve gastrectomy using the LINX® system;technique and one year follow up case report. Int J Surg Case Rep. 2017;30; 148-51.

[83] Rona KA,Reynolds J,Schwameis K,et al. Efficacy of magnetic sphincter augmentation in patients with large hiatal hernias. Surg Endosc. 2017;31(5);2096-102.

[84] Buckley FP 3rd,Bell RCW,Freeman K,et al. Favorable results from a prospective evaluation of 200 patients with large hiatal hernias undergoing LINX magnetic sphincter augmentation. Surg Endosc. 2018;32 (4);1762-8.

[85] Tatum JM,Lipham JC. Extraluminal approaches to gastroesophageal reflux disease. Thorac Surg Clin. 2018;28(4);521-6.

[86] Crowell MD. Implanted electrical devices and gastroesophageal reflux disease;an effective approach to treatment. Expert Rev Gastroenterol Hepatol. 2013;7(3);189-91.

[87] An investigation of the EndoStim Lower Esophageal Sphincter (LES) stimulation system for the treatment of reflux (LESS GERD). ClnicalTrials. gov Identifier;NCT02749071.

[88] Hoppo T,Rodriguez L,Soffer E,Crowell MD,Jobe BA. Long-term results of electrical stimulation of the lower esophageal sphincter for treatment of proximal GERD. Surg Endosc. 2014;28(12);3293-301.

[89] Kappelle WF,Bredenoord AJ,Conchillo JM,Ruurda JP,et al. Electrical stimulation therapy of the lower oesophageal sphincter for refractory gastrooesophageal reflux disease-interim results of an international multicenter trial. Aliment Pharmacol Ther. 2015;42(5);614-25.

[90] Rodriguez L,Rodriguez P,Gomez B,et al. Two-year results of intermittent electrical stimulation of the lower esophageal sphincter treatment of gastroesophageal reflux disease. Surgery. 2015;157(3);556-67.

[91] Soffer E,Rodriguez L,Rodriguez P,Gomez B,et al. Effect of electrical stimulation of the lower esophageal sphincter in gastroesophageal reflux disease patients refractory to proton pump inhibitors. World J Gastrointest Pharmacol Ther. 2016;7(1);145-55.

[92] Rodriguez L,Rodriguez PA,Gomez B,et al. Electrical stimulation therapy of the lower esophageal sphincter is successful in treating GERD;long term 3-year results. Surg Endosc. 2016;30(7);2666-72.

[93] Borbely Y,Bouvy N,Schulz HG,et al. Electrical stimulation of the lower esophageal sphincter to address gastroesophageal reflux disease after sleeve gastrectomy. Surg Obes Relat Dis. 2018;14(5);611-5.

第 20 章

症状复发患者的评估和治疗

Victoria Lyo and James Patrick Dolan

田书瑞　胡志伟　吴继敏　译

简　介

　　1955 年，Rudolph Nissen 首次应用抗反流手术治疗胃食管反流病（GERD）[1]。大约 40 年以后，腹腔镜技术被应用到胃底折叠术中，腹腔镜下胃底折叠术是目前治疗反流最受欢迎的方法[2]。一般情况下，360°胃底折叠术（Nissen）或 270°后置部分胃底折叠术（Toupet）是最常用的抗反流手术，而 180°前置部分胃底折叠术（Dor）可用于某些特定情况，例如 Heller 肌切开术后（治疗贲门失弛缓症）。基于这些有效的手术入路，对于 24 小时 pH 异常、原发典型症状以及对抑酸疗法有良好反应的患者，大多数术后疗效良好[3]。然而，2%～30% 的患者抗反流手术"失败"（取决于失败的定义）[4-7]。患者在抗反流手术后可能出现胃灼热、吞咽困难或胀气，或者折叠结构解剖学失败。术后解剖学上的失败通常被归类为胃底折叠散开、折叠瓣滑脱（胃进入或不进入纵隔）、错位折叠、折叠瓣疝入胸腔，或者折叠过紧或过长（图 20.1）[7]。

完全散开

滑脱的Nissen折叠瓣

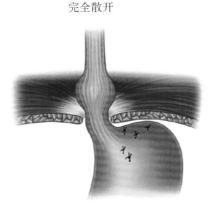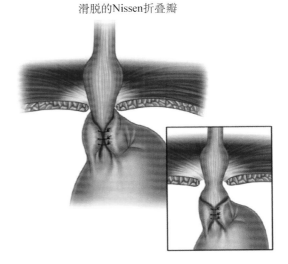

图 20.1　Nissen 胃底折叠术手术失败的类型（经许可转载自 © Lippincott-Raven）

错位折叠 经食管裂孔疝入胸腔

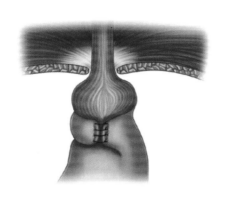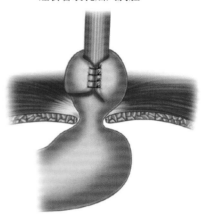

图 20.1(续)

在本章,我们将对抗反流术后出现新的或复发症状患者的解剖和生理评估情况进行回顾,并为其诊治提供指导。

吞咽困难

对新的或复发症状的评估取决于手术后的时间。吞咽困难是术后 3 个月内常见的手术并发症,发生率为 30%～40%,病因往往是多因素的[7]。食管和胃底水肿、一过性食管动力障碍,以及由于缝合损伤导致的血肿引起的暂时性胃食管交界处阻塞,都可以引起吞咽困难。一般来说,这些情况下的吞咽困难可以进行保守治疗,除非伴随脱水、体重减轻、胃肠道出血或持续呕吐等严重情况。因为我们预料所有患者都会出现不同程度的吞咽困难,所以建议术后 2 周内进食流质饮食,随后再坚持软质饮食 2 周,避免食用生蔬菜、硬肉和面包,因为这些食物可能会加重术后吞咽困难。

过了早期,2%～5% 的病例会在术后 5 年内出现吞咽困难[8,9]。这类术后吞咽困难的原因分为以下几类:①胃底折叠问题,包括折叠过紧、折叠扭曲、折叠滑动、折叠错位;②胃底折叠正常,但伴有膈肌食管裂孔关闭过紧;③未诊断出的食管动力障碍,如贲门失弛缓症、无效食管运动、嗜酸性粒细胞性食管炎,也可能导致吞咽困难;④在完全或部分胃底折叠术的情况下,复发性食管旁疝也可能表现为吞咽困难[8-11]。有趣的是,术后吞咽困难的可靠预测因素是术前吞咽困难[12],术前动力学研究的预测价值却很低[13]。

检查和治疗

如果患者术后 6～12 周出现液体吞咽困难,我们建议行钡餐食管造影检查。如果超过 30 秒钡剂仍未能通过,考虑解剖异常以及胃食管交界处狭窄。如果食管造影显示造影剂和钡剂都能正常通过,那么很可能存在功能问题。在这些情况下,如果症状程度为轻微到中等,则可以增加治疗信心。据我们的经验,单纯的抚慰(结合全面的饮食限制和建议)可以解决约 40%

患者的吞咽困难困扰,不需要进一步的干预。然而,对于所有患者,如果经过抚慰,症状在 2～4 周内没有解决,应考虑进行食管动力检查。总的来说,目前的文献表明,50% 的轻度吞咽困难患者如果没有体重减轻和饮食限制,症状将在 1 年内缓解[14,15]。在某些情况下,如钡剂没有(或延迟)通过胃食管交界处的狭窄,应考虑及时采用内镜下球囊扩张术(PD)作为主要干预措施来消除持续的营养不良。在少数情况下,当钡餐造影剂无法通过狭窄部位,显示出明显的解剖学异常,如折叠瓣滑脱或疝出,在吞咽困难导致身体虚弱的情况下,我们建议尽快再次手术。

几乎所有术后有持续吞咽困难的患者都应该行上消化道内镜检查,除非通过钡餐食管造影可明确诊断。内镜检查可以发现一些不容易在造影检查中发现的情况,比如嗜酸性粒细胞性食管炎。内镜也能更好地描述胃食管交界处和胃底折叠的情况,包括内镜通过时的阻力。翻转内镜观察,完整的 Nissen 胃底折叠术后会观察到一个特征性的长长的阀瓣样结构,在呼吸运动的所有阶段包绕内镜。胃食管交界处位于膈脚的下方,证实折叠瓣在远端食管周围[16,17]。折叠瓣滑脱或折叠瓣疝入纵隔,可在内镜检查时被明确发现,并且可以用于证实发生吞咽困难的真正原因(图 20.2)。

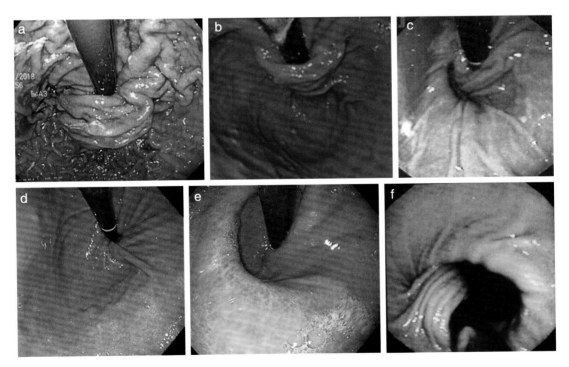

图 20.2　翻转内镜可观察胃底折叠瓣的大部分异常。a 和 b. 形态良好的 Nissen 胃底折叠瓣翻转图;c. 胃底折叠瓣疝入纵隔;d. 局部损坏的胃底折叠瓣;e. 胃底折叠瓣损坏及复发性疝;f. "双腔胃"中扭曲的折叠瓣(图 c 和 f 经许可转载自 © Springer Nature)

严重吞咽困难患者,无论食管造影正常与否,均应参考食管动力检查结果。这有助于诊断任何潜在的食管动力性疾病,如无效食管动力、食管痉挛、贲门失弛缓症或胃食管交界处的压力增加,这将有助于症状鉴别,并为明确治疗提供信息。如前所述,是否手术取决于患者的营养状况和吞咽困难的严重程度。对于那些持续性吞咽困难、体重减轻、食管压力测定显示无效动力的患者,我们建议在达到最佳营养状况后,将 Nissen 胃底折叠术转换为 Toupet 胃底折叠术。当诊断 LES 高压并伴有食管缺乏蠕动时,可以尝试进行 Heller 肌切开术附加 Dor 胃底折叠术以缓解症状[14-16]。通常,需要先恢复之前的胃底结构,这个过程虽然很困难,但并非不可能。如果食管动力正常,只有滑脱的胃底折叠瓣,而没有形成疝,则可以考虑修正为"松"的Nissen 胃底折叠。

复发性反流或胃灼热

术后早期胸痛、胃灼热和反流症状的复发也很常见,通常通过饮食调整来处理。值得注意的是,术前有明显食管炎或胃炎的患者,术后一段时间内可能无法完全愈合。当症状与手术前相似时,可对这些患者进行抑酸试验性治疗,因为他们的症状可能会通过治疗得到缓解。如果术后 3 个月症状持续或反复,则需要进一步检查。经过初步考察,我们得出这样的结论:高反流发生率可能与采用部分胃底折叠术有关。其实事实并不是这样的。近期,13 个随机临床试验荟萃分析结果显示:腹腔镜下 Nissen 和 Toupet 胃底折叠术后出现持续性反流症状的差异在统计学上无意义[18]。这对于许多同时从事内科和外科手术治疗反流病的医务人员来说可能也是一个意外的结果,2%～40% 的患者在初次手术 5 年后,症状都有一定程度的复发[7,11,19,20]。

更值得注意的是,15%～50% 的术后复发患者接受质子泵抑制剂(PPI)治疗,随着随访时间的延长,这些药物的使用也在增加[20,21]。反流症状复发的其他综合原因包括术前评估不良、胃底折叠技术上的不足、胃底折叠瓣损坏或滑脱、食管裂孔疝复发伴胸腔内折叠瓣移位、未确诊的食管动力障碍或感染性疾病。早期症状可能提示最初的胃底折叠技术不足,或胃底折叠损坏,但两者都表现为 LES 压力降低。通过仔细询问,患者将复发症状归因于呕吐、胃肠疾病,或者一次特定的剧烈活动或咳嗽,这种情况并非罕见。

许多研究试图找出胃底折叠术后不良症状结局的预测因素,但是可靠的、一致的因素尚未明确。一项术后随访 11 年的研究显示,患者伴有非典型症状、抑酸剂治疗无效、BMI 大于 35,更有可能发生抗反流手术失败,证据是这些患者再次手术多、满意度低、症状严重[22]。然而,一项包括 63 项研究的大型荟萃分析并没有发现年龄、性别、BMI、术前对酸抑制剂的反应情况、食管炎或食管动力障碍与术后结果相关的证据[23]。根据我们对高质量研究的回顾和自己的经验,发现胃底折叠术后成功的术前预测因素包括存在典型的 GERD 症状、对 PPI 治疗的反应良好以及 24 小时 pH 异常。我们还发现,与 GERD 有关的非典型症状如咳嗽、胸痛、声音嘶哑,常常在术后无法完全消除。

检查和治疗

单纯的反流症状反复不能表明特定的生理或解剖问题,应对调整传统的饮食和行为方式没有效果的患者进行客观研究。我们通常一开始就做钡餐造影,以确定是否存在胃底折叠后解剖异常或复发性疝。钡餐造影可以显示多种异常情况，如造影剂自由反流、失去正常折叠瓣，提示折叠瓣损坏。可能存在一个新的或复发性的食管裂孔疝，并伴近端胃滑脱至折叠部位上方或整个折叠瓣移位至横膈上方。如果发现这些情况，我们建议行上消化道内镜检查，以更好地阐明解剖形态，并帮助判断是否存在其他食管病变。如果检查结果正常，可增加尝试使用 PPI 治疗的信心。如果症状持续，应进行上消化道内镜检查同时进行 pH 监测，除非发现有明显的食管炎并行内镜下活检。大多数造影检查正常患者将进行常规的后续方案，但高达 10% 的食管造影检查无异常患者，在行食管胃十二指肠镜检查时有阳性发现。例如，胃底折叠部位损坏，在胃镜检查中可以看到胃食管交界处的扩张或者胃底折叠结构松弛（图 20.2）[16,17]。当在食管造影或内镜检查中没有发现解剖性畸形时，24 小时的 pH 监测通常是正常的。

如果患者症状持续并且严重，可再次手术以减少出现食管裂孔疝的概率，或者修正之前的裂孔修补术或胃底折叠术。当出现这种情况时，需要进行全面的检查，包括食管造影、内镜检查（根据检查结果进行活检）和 pH 监测。食管动力障碍偶尔由食管造影医师报告，常常通过食管测压证实。如果食管压力测定有明显的动力障碍，即使患者没有吞咽困难症状，我们仍然建议将 Nissen 胃底折叠术转换为部分胃底折叠术，以消除再次手术后的吞咽困难。如果食管动力正常，就可以再次行 Nissen 胃底折叠术。在修正手术之前，详细询问患者对于结果的预期非常重要。

胀　气

胃底折叠术后胀气是指一系列症状，包括腹胀、餐后饱胀、恶心、全身性腹部不适，以及腹部气体被困住的感觉，但无法打嗝和（或）呕吐。在许多患者中，习惯性吞咽以清除胃酸反流而导致的吞气症可能是一种习得性反应。由于胃底折叠术后气体滞留不能通过打嗝缓解，因此可导致术后胀气[7,21]。术后患者出现胀气，要么是术前胃功能问题加重，要么是术后出现了新的问题，要么是迷走神经损伤导致胃排空明显延迟。第一类患者通常有吞气症或不明原因的术前胃排空障碍。第二类患者通常是那些对麻醉药物敏感的患者，或术后血糖水平升高的糖尿病患者。极少数情况下，患者可能会遭受短暂的迷走神经牵引或热损伤，这些损伤会随着时间逐渐消退。最后一类患者通常有明显但未确诊的胃轻瘫或迷走神经损伤。据报道，胀气综合征的患病率在手术后的前 3 个月高达 85%[25,26]，但这些症状会逐渐消失，5 年患病率降至 7.5%[8,11]。幸运的是，在一项关于行修正手术患者的研究中，仅 4.6% 的病例被发现有胀气或胃轻瘫[11,27]。

术前有吞气症、麻醉依赖或长期糖尿病的患者，与接受 Toupet 胃底折叠术相比，接受 Nissen 胃底折叠术者术后胀气的风险更高。在一项针对 56 例胃食管反流伴吞气症患者的小型研究中，接受 Nissen 胃底折叠术的患者比接受 Toupet 胃底折叠术的患者更容易出现腹胀、餐后饱胀和胃肠胀气。此外，通过对 5 项研究进行荟萃分析显示，与行 Toupet 胃底折叠术（24%）相比，行 Nissen 胃底折叠术者（31%）术后胀气相关症状增加。

检查和治疗

应用止吐药是术后起初几个月内恶心和胀气的一线治疗方法。西甲硅油、昂丹司琼、异丙嗪和促胃肠动力药如甲氧氯普胺，都是常用药物。当症状逐渐严重或持续时间超过 3 个月时，需要进一步检查[7,14,16]。突然停用 PPI 治疗也可能导致术后恶心或其他不适症状。初步检查从钡餐食管造影和食管胃十二指肠镜开始,以确定是否存在胃炎、幽门螺杆菌感染、胃底折叠结构损坏、疝气甚至折叠瓣包裹过紧的情况。禁食 12 小时后内镜检查发现胃内仍有食物残留提示胃轻瘫,在这种情况下,食管造影检查正常的患者,应行 4 小时固态胃排空以评估了解胃潴留情况。我们发现单独进行液态胃排空研究是没有用的。

当确诊了胃排空延迟,促动力药是一线治疗方法。通常选用甲氧氯普胺或红霉素。然而,在特定情况下,应警惕这类药对神经系统或心脏的副作用。优化糖尿病患者管理和停止或尽量减少使用麻醉药物也是有帮助的。如果这些措施均不能缓解症状,我们通常会进行幽门肉毒毒素(Botox®)注射或幽门球囊扩张术(PD),观察这些干预措施是否能改善胃排空。如果这些措施是成功的,患者可以选择定期监测。当首次内镜干预后 3 个月内需要重复注射 Botox® 或重复行 PD 时,应讨论内镜干预或腹腔镜下幽门肌切开术或幽门成形术的选择是否合理。放置胃刺激装置在这类患者中通常没有什么用处。胃大部切除术附加 Roux-en-Y 胃空肠吻合重建术是最后的选择,但在这类患者中,效果往往不理想。

当所有检查正常时,应该考虑其他因素,如肠易激综合征和小肠细菌过度生长(small intestinal bacterial overgrowth,SIBO)。高达 15% 的患者在胃底折叠术后还可能出现餐后腹泻,通常是轻度的。对这些病因的评估包括针对 SIBO 进行的氢呼气试验、抗生素试验或动力抑制药试验[11]。对于吞气症患者,每天多次服用西甲硅油可以减轻症状,也能够从饮食评估中受益,或者至少应该建议他们吃得慢一些,并注意避免一些特定的食物。

胃底折叠术失败及症状复发的再次手术

一些治疗中心通过开腹或开胸进行再次抗反流手术。如果由经验丰富的从事前肠外科的团队进行手术,特别是对于首次也是行腹腔镜手术的患者,97% 以上的再次腹腔镜手术也是成功的。因此,通常建议再次手术在大型的前肠外科部门进行,以优化结果。

我们通常在上腹部采取标准的"5 孔法"。在放置肝脏牵开器之前,需要用超声刀松解左肝叶与胃小弯之间的致密瘢痕粘连。成功地将肝脏牵引到手术区域以外是手术成功的第一个关键操作。这样就可以开阔解剖视野,并且可以让我们决定初步的修正方法。起始解剖的目的是完全识别和隔离膈肌食管裂孔,并安全地识别食管。通常情况下,从患者左侧开始入手,目的是更容易地识别左膈脚。消除之前因分离胃短血管造成的粘连很容易,这样可以较轻松地还纳复发疝。在此之后,可以进行比左、右膈脚交叉部位次一级的胃后部解剖,并为小弯侧的解剖做准备。接下来,通过识别肝尾状叶的最下方部分,我们开始小弯侧的解剖。从这里开始,向上方右膈脚游离过程中,我们用超声刀切除致密的胃韧带瘢痕组织。这可能是一个具有挑战性的解剖,更困难的通常是折叠至右侧膈脚肩部的瘢痕粘连。这个区域的解剖(通常在膈脚 9~12 点钟之间的位置)可能会导致血管周围纤维囊部分被切除。棘手的出血可以用局部药物处理,如局部止血纱布 Surgicel®。一直沿着尾状叶的下缘可至右膈脚。这个区域通常涉及折叠瓣和食管裂孔疝裂孔之间最致密的粘连,上部需要环膈肌食管裂孔 360°全周解剖,然后在腹部放置一个 Penrose 引流管,并将其环绕在远端食管上。Penrose 引流管上的轻柔张力有利于胃和食管远端复位进入腹部,从而有利于环食管裂孔周围解剖。在再次手术中,胸膜撕裂(尤其是左侧)并不少见,并可导致气胸。手术小组和麻醉小组之间应保持良好的沟通,以明确这种损伤造成的后果。通常情况下,暂停手术并释放胸腔气体,或者将一根红色橡胶导管放入破裂处,将有助于平衡胸部和腹部的压力,使病情得以改善。少见的是,在血流动力学严重不稳定且对微创手段无反应的情况下,需要放置胸廓造口管。

一旦胃底折叠部位和远端食管从胸腔移出,就沿着胃底折叠前面的缝线切开。分离胃底和胃上部之间的粘连,重建正常的解剖结构。在分离过程中,确定迷走神经的前后方位置对于减少损伤很重要。有时可见陈旧的疝囊或胃食管脂肪垫残余,应一并切除。接下来,当食管和胃在正常位置和张力状态时,评估腹腔内食管的长度。如果腹腔内食管长度不够 3cm,行 Collis 胃成形术。然后用永久性缝合线(我们更倾向于用 0 号 Ticron 缝线)间断缝合裂孔缺损,并可用补片加强。胃底折叠术的重建将取决于患者的食管动力和症状。

虽然第 1 次手术的成功率为 90%～95%,但是每一次成功的手术都有伴随不良结果的可能[16]。一般来说,第 2 次和第 3 次手术的成功率分别为 80%～90% 和 50%～66%。考虑到第 4 次手术几乎不能成功,一些专家建议做胃大部切除术附加 Roux-en-Y 胃-空肠吻合术或食管切除术。

参考文献

［1］ Nissen R. Eine einfache Operation zur Beeinflussungder Refluxoesophagitis. Schweiz Med Wochenschr. 1956;86;590-2.

［2］ Dallemagne B,Weerts JM,Jehaes C,Markiewicz S,Lombard R. Laparoscopic Nissen fundoplication:preliminary report. Surg Laparosc Endosc. 1991;1;138-43.

［3］ Campos GM,Peters JH,DeMeester TR,Oberg S,Crookes PF,Tan S,DeMeester SR,et al. Multivariate analysis of factors predicting outcome after laparoscopic Nissen fundoplication. J Gastrointest Surg. 1999;3(3);292-300.

［4］ Dallemagne B,Weerts J,Markiewicz S,Dewandre JM,Wahlen C,Monami B,et al. Clinical results of laparoscopic fundoplication at ten years after surgery. Surg Endosc. 2006;20(1);159-65.

［5］ Cuschieri A,Hunter J,Wolfe B,Swanstrom LL,Hutson W. Multicenter prospective evaluation of laparoscopic antireflux surgery. Preliminary report. Surg Endosc. 1993;7(6);505-10.

［6］ Fein M,Bueter M,Thalheimer A,Pachmayr V,Heimbucher J,Freys SM,et al. Ten-year outcome of laparoscopic antireflux surgery. J Gastrointest Surg. 2008;12(11);1893-9.

［7］ Hinder RA,Klingler PJ,Perdikis G,Smith SL. Management of the failed anti-reflux operation. Surg Clin North Am. 1997;77;1083-98.

［8］ Pessaux P,Arnaud JP,Delattre JF,Meyer C,Baulieux J,Mosnier H. Laparoscopic antireflux surgery:five-year results and beyond in 1340 patients. Arch Surg. 2005;140(10);946-51.

［9］ Hunter JH,Swanstrom L,Waring JP. Dysphagia after laparoscopic antireflux surgery. Ann Surg. 1996;224(1);51-7.

［10］ Hinder RA. Gastroesophageal reflux disease. In:Bell Jr RH,Rikkers LF,Mulholland MW,editors. Digestive tract surgery:a text and atlas. Philadelphia:Lippincott-Raven Publishers; 1996. p. 19.

［11］ Lin DC,Chun CL,Triadafilopoulos G. Evaluation and management of patients with symptoms after antireflux surgery. Dis Esophagus. 2015;28(1);1-10.

［12］ Herron DM,Swanström LL,Ramzi N,Hansen PD. Factors predictive of dysphagia after laparoscopic Nissen fundoplication. Surg Endosc. 1999;13(12);1180-3.

［13］ Cole SJ,van den Bogaerde JB,van der Walt H. Preoperative esophageal manometry does not predict postoperative dysphagia following anti-reflux surgery. Dis Esophagus. 2005;18(1);51-6.

[14] Hunter JG. Approach and management of patients with recurrent gastroesophageal reflux disease. J Gastrointest Surg. 2001;5(5):451-7.

[15] Patti MG,Feo CV,De Pinto M,Arcerito M,Tong J,Gantert W,et al. Results of laparoscopic antireflux surgery for dysphagia and gastroesophageal reflux disease. Am J Surg. 1998;176:564-8.

[16] Hunter JG,Fennerty MB. Persistent symptoms after anti-reflux surgery and their management. In:Ferguson MK,Bennerty MB,editors. Managing failed anti-reflux therapy. 1st ed. London:Springer-Verlang;2006. p. 78-89.

[17] Jobe BA,Kahrilas PJ,Vernon AH,et al. Endoscopic appraisal of the gastroesophageal valve after antireflux surgery. Am J Gastroenterol. 2004;99(2):233-43.

[18] Tian Z,Wang B,Shan C,Zhang W,Jiang D,Qiu M. A meta-analysis of randomized controlled trials to compare long-term outcomes of nissen and toupet fundoplication for gastroesophageal reflux disease. PLoS One. 2015;10(6):e0127627.

[19] Morgenthal CB,Shane MD,Stival A,Gletsu N,Milam G,Swafford V,et al. The durability of laparoscopic Nissen fundoplication:11-year outcomes. J Gastrointest Surg. 2007;11:693-700.

[20] Van Meer S,Bogte A,Siersema PD. Long-term follow up in patients with gastroesophageal reflux disease with specific emphasis on reflux symptoms,use of anti-reflux medication and anti-reflux surgery outcome:a retrospective study. Scand J Gastroenterol. 2013;48(11):1242-8.

[21] Dominitz JA,Dire CA,Billingsley KG,Todd-Stenberg JA. Complications and antireflux medication use after antireflux surgery. Clin Gastroenterol Hepatol. 2006;4(3):299-305.

[22] Morgenthal CB,Lin E,Shane MD,Hunter JG,Smith CD. Who will fail laparoscopic Nissen fundoplication? Preoperative prediction of long-term outcomes. Surg Endosc. 2007;21(11):1978-84.

[23] Ip S,Tatsioni A,Conant A,Karagozian R,Fu L,Chew P,Raman G,et al. Predictors of clinical outcomes following fundoplication for gastroesophageal reflux disease remain insufficiently defined:a systematic review. Am J Gastroenterol. 2009;104(3):752-8.

[24] Granderath FA,Kamolz T,Granderath UM,Pointner R. Gas-related symptoms after laparoscopic 360 degrees Nissen or 270 degrees Toupet fundoplication in gastrooesophageal reflux disease patients with aerophagia as comorbidity. Dig Liver Dis. 2007;39(4):312-8.

[25] Frantzides CT,Carlson MA,Zografakis JG,Moore RE,Zeni T,Madan AK. Postoperative gastrointestinal complaints after laparoscopic Nissen fundoplication. JSLS. 2006;10(1):39-42.

[26] Richter JE. Gastroesophageal reflux disease treatment:side effects and complications of fundoplication. Clin Gastroenterol Hepatol. 2013;11(5):465-71.

[27] Lamb PJ,Myers JC,Jamieson GG,Thompson SK,Devitt PG,Watson DI. Long-term outcomes of revisional surgery following laparoscopic fundoplication. Br J Surg. 2009;96:391-7.

第 21 章

从胃灼热到肺纤维化及更严重的肺病

Benjamin E. Haithcock

田书瑞　胡志伟　译

简　介

终末期肺病(end-stagelung disease,ESLD)指最终导致肺衰竭的一系列疾病。具体包括特发性肺纤维化(idiopathic pulmonary fibrosis,IPF)、囊性纤维化(cystic fibrosis,CF)和结缔组织病(如硬皮病)。胃食管反流病(GERD)可以导致这些疾病突然加重。GERD 的定义包含了广泛的病理生理结果,并不仅限于食管酸暴露增加。尽管呼吸道胃酸吸入量增加被认为是造成 ESLD 的病因之一,但一些研究发现,导致呼吸道吸入胃肠内容物的其他因素也与 ESLD 有关。这些因素包括食管上括约肌(UES)紊乱和各种类型的食管动力障碍,如结缔组织紊乱、LES 功能受损、胃蛋白酶反流、胆汁反流、胃排空异常和十二指肠反流。与 GERD 有关的多种因素可导致误吸和肺损伤。这些导致肺损伤的因素也可能发生在接受肺移植的患者身上,导致不同程度的慢性同种异体肺功能障碍(CLAD),特别是表现为闭塞性细支气管炎综合征[1]。无论是 ESLD,还是 CLAD,最初的进展原因尚不清楚。Lo 等证实,各种物质反流增加,而不仅仅是酸反流,与移植后早期结果较差有相关性[2]。

几项病例对照研究发现,通过药物或手术治疗反流,对伴有 GERD 患者的早期管理是有益的。大多数研究已经清楚地表明,早期手术治疗 GERD 可以稳定 ESLD 患者用力肺活量(forced vital capacity,FVC)的下降进程。此外,有研究报道,微创抗反流手术后,部分 ESLD 患者的 FVC 得到改善,肺部破坏情况也得到改善。

GERD 与特发性肺纤维化

许多研究已经证明 GERD 与 IPF 之间存在相关性。Tobin 等对 17 例经活检确诊的 IPF 患者进行研究,通过双传感器和动态食管 pH 监测,证实患者的食管酸暴露增加。其酸暴露明显高于对照组[8 例间质性肺疾病(interstitial lung disease,ILD)患者]。17 例中有 4 例患者伴有典型的反流症状。研究结果提示,IPF 患者食管酸暴露增加的发生率较高,这些患者的胃食管反流通常发生在夜间,并延伸至近端食管。该研究还推测,胃酸反流可能是 IPF 的病理生理学因素[3]。同一团队又对 65 例 IPF 患者进行评估,他们均接受 24 小时 pH 监测和食管测压检查,结果显示 87% 的 IPF 患者有异常的酸暴露。研究小组中 76% 的患者有远端食管异常酸暴露,63% 的患者有近端食管异常酸暴露。尽管 pH 监测显示酸暴露异常发生率很高,但只有 47% 的患者伴有典型的 GERD 症状,IPF 患者的食管测压显示蠕动正常[4]。本研究未发现食管异常蠕动与 IPF 之间有明显的相关性。关于 IPF 患者与食管异常蠕动之间的关系,其他研究也尚不清楚。Sweet 等评估了 109 例待肺移植患者,其中 55% 的患者 LES 压力降低,47% 的患者表现为食管蠕动受损。其中只有 25% 的患者被诊断为 IPF[5]。

GERD 与结缔组织病

尽管相关研究结论尚不确定,但临床医师仍然怀疑食管蠕动异常与 ESLD 有关。这在患有硬皮病的患者中表现非常明显。由于这些患者的食管平滑肌萎缩,导致肌肉收缩力减弱和食管肌壁纤维化。这种纤维化常发生在食管的中部和远端,同时保留了食管近端的横纹肌[6]。食管功能障碍的诊断基于患者的食管测压检查,食管远端显示低振幅蠕动波,这将最终导致食管无蠕动和食管下括约肌压力下降[7]。对于这些患者,反流和误吸与肺部疾病有关。由于结缔组织病对患者肺部的影响,使其成为一些医疗中心进行肺移植的禁忌证。

GERD 与囊性纤维化

对于 CF 患者,支气管扩张的进展与反流程度有相关性。为了评估 CF 患者伴有十二指肠胃反流的存在,Hallberg 等对 10 例 CF 患者进行了研究,并将他们与 7 例健康志愿者进行比较。所有患者均有正常的肌移动复合波,所有参与者均接受胃十二指肠压力测定和胃内灌注以评估胆红素和胆汁酸。8 例 CF 患者胃胆红素水平较高,5 例 CF 患者存在胆汁酸反流。这些发现表明,CF 患者的十二指肠胃反流发生率高于健康人[8]。为了明确 CF 患者痰液中胆汁酸的存在与其疾病严重程度有关,Pauwels 等对 41 例 CF 患者痰液中的胆汁酸和中性粒细胞弹性蛋白酶进行分析,同时评估肺活量和 BMI。这项研究发现,超过一半的 CF 患者痰液中存在胆汁酸,提示存在十二指肠胃内容物误吸。这种误吸与气管炎症增加、肺功能损害程度以及对抗生素的需求有关[9]。

肺移植后的 GERD

一些研究已经证实了 CLAD 与 GERD 和移植后同种异体酸暴露增加有关。这可能与肺移植后患者的胸部解剖结构发生改变有关,也可能与移植前 ESLD 患者未确诊的 GERD 有关。此外,非酸性反流被认为是 CLAD 的另一种非免疫机制,如同 CF 患者。一项针对接受肺移植患者的小样本研究发现,移植前 GERD 的发生率为 35%,移植后 GERD 的发生率为 65%[10]。

食管穿过胸腔的解剖对肺移植术后的 CLAD 至关重要。当食管穿过胸腔入口时,它偏向左边,然后在气管隆嵴水平转至胸腔中间,食管沿着胸椎体向下,然后在通过膈肌食管裂孔时偏向左侧。

在肺移植过程中,胸腔内食管、沿着食管的迷走神经及其侧支都可能受到损伤。这可能发生在食管进入胸部的胸腔入口处。在以前患过气胸的患者中,密集的粘连使解剖充满挑战性。这可能导致喉返神经或近端迷走神经的潜在损伤,导致 USE 功能障碍或声带麻痹。存在 ES-LD 相关感染,如合并 CF 的患者,通常有较大的淋巴结和支气管动脉侧支,尤其是在食管中段经过隆突周围时,这一区域的解剖可能导致迷走神经或侧支的进一步损伤。由于肺移植需要止血,可能偶尔会结扎食管的神经或动脉侧支。如果患者正在接受重复的肺移植,食管周围的任何地方都可能因为密集的粘连而损伤。迷走神经及其分支损伤会造成食管或胃动力障碍,并因此产生反流[11]。通过对 11 例行心肺移植术患者的并发症进行研究,这个结论被 Reid 等提出并进一步阐述。作者纳入 5 例慢性吸入性肺部疾病患者,这些受试者伴有明显的慢性咳嗽,并通过影像学或者钡餐造影检查证实伴有胃排空延迟或食管动力障碍。5 例患者中有 3 例患者行食管测压检查发现原发性蠕动减弱或原发性蠕动波幅减小;同时这 5 例患者有支气管扩张的迹象,其中 3 例被证实患有闭塞性细支气管炎,大部分患者通过抗反流药物治疗后好转。作者认为这组患者的病因是由于心肺移植过程中迷走神经受损造成的[12]。这一初步报道已经在其他研究中得到证实,胸后移植患者在手术操作过程中可能会损伤迷走神经或其分支而出现食管或胃动力障碍[13,14]。肺移植术后 CLAD 的另一病因可能与胆盐有关,胆汁酸误吸与肺移植后损伤的生物标志物有相关性,提示肺同种异体移植术后损伤的病因是非酸反流[15]。

总的来说,一个或多个因素结合在一起,可进一步破坏 ESLD 患者的肺组织。在对这些患者进行检查和评估的研究中必须考虑这些生理问题。

基于以上考虑,这些患者应行抗反流手术。评估应该包括这些患者的酸暴露情况。食管测压主要用于确定患者食管动力障碍的程度。胃动力研究也应包括在内,以协助最佳管理。胸部 CT 扫描将有助于评估 GERD 引起的胸部问题。

关于这些患者最佳干预时机的数据很少。此外,关于内科和外科治疗这些反流病的有效性的数据也有限。

肺移植前急性呼吸综合征

GERD 引起和(或)加重 IPF 的情况呈增长趋势,IPF 患者的 5 年生存率为 5%～15%。几项病例系列研究发现,早期手术治疗 GERD 与 IPF 肺部临床表现减少之间存在相关性。我们进行了一项第 2 阶段的随机对照试验,比较腹腔镜下外科手术和内科治疗方法对合并 GERD 的 IPF 患者的治疗效果;58 例患者按照 1:1 随机分成两组。主要观察 FVC 改变以及与患者 IPF 相关的症状减少的情况,包括急性加重、呼吸系统疾病相关住院和死亡。结果证明,在这些患者中进行微创抗反流手术是确实可行的,但没有达到其主要目的。尽管 FVC、呼吸系统疾病相关的住院治疗和死亡有所减少,但差异没有统计学意义[16]。

处于肺移植围手术期的患者,什么时候是抗反流手术的最佳时机仍不确定。为了避免 CLAD 的问题,Linden 等对肺移植患者行腹腔镜下胃底折叠术的风险和生理影响进行评估。在他们研究期间,共有 149 例患者行肺移植手术,其中有 19 例患者通过症状、食管测酸和测压检查发现存在反流。可以确定的是,接受胃底折叠术后,这些患者的肺功能没有下降,运动能力和需氧量稳定。对照组患者需氧量下降,差异有统计学意义[17]。

如果在之前没有对这些患者进行过抗反流手术的评估,则可以在初步评估肺移植手术时进行评估。术前评估内容包括症状问卷、钡餐造影、pH 监测和食管压力测定。临床医师通过这些资料可判断症状的严重性。钡餐造影有助于评估患者食管和胃的排空情况,pH 监测有助于确定反流的严重程度,食管测压有助于评估食管的蠕动功能。检查结果有助于确定移植的可行性和抗反流手术的操作前计划。采用微创抗反流手术可降低患者的并发症发生率和死亡率。

肺移植后急性呼吸综合征

肺移植后发展为 CLAD 的患者的医疗管理是具有挑战性的。由于阿奇霉素具有抗炎和促动力作用,建议将其用于治疗 CLAD。研究表明,阿奇霉素确实降低了支气管肺泡灌洗吸出物中的胆汁浓度,减少了 CLAD 患者发生反流事件的次数,但该研究没有发现任何支持该药物可以减少由于误吸导致 CLAD 的证据[18,19]。

一些研究表明,早期抗反流手术有效降低了非免疫性 CLAD 的发生率[20]。

对于肺移植后 GERD 患者,目前最成功的治疗方法是抗反流手术。Davis 等用动态 24 小时 pH 监测评估了 128 例肺移植患者。43 例行胃底折叠术的患者中有 26 例进行 BOS 评分。术后 3 例患者的 BOS 评分改善,13 例患者的 BOS 评分逆转,不再符合评分标准。24% 的患者在胃底折叠术后肺功能改善。这项研究清楚地表明,肺移植后患者行抗反流手术可以改善肺功能,并且可以改善 BOS 评分[21]。

参考文献

[1] Gauthier JM, Hachem RR, Kreisel D. Update on chronic lung allograft dysfunction. Curr Transplant Rep. 2016;3(3):185-91.

[2] Lo WK, Burakoff R, Goldberg HJ, Feldman N, Chan WW. Pre-lung transplant measures of reflux on impedence are superior to pH testing alone in predicting early allograft injury. World J Gastroenterol. 2015; 21(30):9111-7.

[3] Tobin RW, Pope CE 2nd, Pellegrini CA, Emond MJ, Sillery J, Raghu G. Increased prevalence of gastroesophageal reflux in patients with idiopathic pulmonary fibrosis. Am J Respir Crit Care Med. 1998;158 (6):1804-8.

[4] Raghu G, Freudenberger TD, Yang S, Curtis JR, Spada C, Hayes J, Sillery JK, Pope CE 2nd, Pellegrini CA. High prevalence of abnormal acid gastro-oesophageal reflux in idiopathic pulmonary fibrosis. Eur Respir J. 2006;27(1):136-42.

[5] Sweet MP, Herbella FA, Leard L, Hoopes C, Golden J, Hayes S, Patti MG. The prevalence of distal and proximal gastroesophageal reflux in patients awaiting lung transplantation. Ann Surg. 2006;244(4): 491-7.

[6] Treacy WL, Baggenstoss AH, Slocumb CH, Code CF. Scleroderma of the esophagus: a correlation of histologic and physiological findings. Ann Intern Med. 1963;59(3):351-6.

[7] Ebert E. Esophageal disease in scleroderma. J Clin Gastroenterol. 2006;40(9):769-75.

[8] Hallberg K, Fandriks L, Strandvik B. Duodenogastric bile reflux is common in cystic fibrosis. J Pediatr Gastroenterol Nutr. 2004;38(3):312-6.

[9] Pauwels A, Decraene A, Blondeau K, Mertens V, Farre R, Proesmans M, Bleyenbergh PV, Sifrim D, Du-

pont L. Bile acids in sputum and increased airway inflammation in patients with cystic fibrosis. Chest. 2012;141(6):1568-74.

[10] Young LR,Hadjiliadis D,Davis RD,Palmer SM. Lung transplantation exacerbates gastroesophageal reflux disease. Chest. 2003;124:1689-93.

[11] Suen HC,Hendrix H,Patterson GA. Special article:physiologic consequences of pneumonectomy. Consequences of the esophageal function. Chest Surg Clin N Am. 2002;12:587-95.

[12] Reid KR,McKenzie FN,Menkis AH,Novick RJ,Pflugfelder PW,Kostuk WJ,Ahmad D. Importance of chronic aspiration in recipients of heart-lung transplants. Lancet. 1990;336:206-8.

[13] Kirk AJB,Colquhoun IW,Corris PA,Hilton CJ,Dark JH. Impaired gastrointestinal motility in pulmonary transplantation. Lancet. 1990;336:752.

[14] Au J,Hawkins T,Venables C,Morritt G,Scott CD,Gascoigne AD,Corris PA,Hilton CJ,Dark JH. Upper gastrointestinal dysmotility in heart-lung transplant recipients. Ann Thorac Surg. 1993;55(1):94-7.

[15] Neujahr DC,Uppal K,Force SD,Fernandez F,Lawrence C,Pickens A,Bag R,Lockard C,Kirk AD,Tran V,Lee K,Jones DP,Park Y. Bile acid aspiration associated with lung chemical profile linked to other biomarkers of injury after lung transplantation. Am J Transplant. 2014;14(4):841-8.

[16] Raghu G,Pellegrini CA,Yow E,Flaherty KR,Meyer K,Noth I,Scholand MB,Cello J,Ho LA,Pipavath S,Lee JS,Lin J,Maloney J,Martinez FJ,Morrow E,Patti MG,Rogers S,Walters PJ,Yates R,Anstrom KJ,Collard HR. Laparoscopic anti-reflux surgery for the treatment of idiopathic pulmonary fibrosis (WRAPIPF):a multicentre,randomised,controlled phase 2 trial. Lancet Respir Med. 2018;6(9):707-14.

[17] Linden PA,Gilbert RJ,Yeap BY,Boyle K,Deykin A,Jaklitsch MT,Sugarbaker DJ,Bueno R. Laparoscopic fundoplication in patients with end-stage lung disease awaiting transplantation. J Thorac Cardiovasc Surg. 2006;131:438-46.

[18] Mertens V,Blondeau K,Van Oudenhove L,Vanaudenaerde B,Vos R,Farre R,Pauwels A,Verleden G,Van Raemdonck D,Sifrim D,Dupont LJ. Bile acids aspiration reduces survival in lung transplant recipients with BOS despite azithromycin. Am J Transplant. 2011;11(2):329-35.

[19] Vos R,Vanaudenaerde BM,Verleden SE,Ruttens D,Vaneylen A,Van Raemdonck DE,Dupont LJ,Verleden GM. Antiinflammatory and immunomodulatory properities of azithromycin involved in treatement and prevention of chronic lung allograft rejection. Transplantation. 2012;94(2):101-9.

[20] Cantu E III,Appel JZ III,Hartwig MG,Woreta H,Green C,Messier R,Palmer SM,Davis RD Jr. Early fundoplication prevents chronic allograft dysfunctionin patients with gastroesophageal reflux disease. Ann Thorac Surg. 2004;78:1142-51.

[21] Davis RD Jr,Lau CL,Eubanks S,Messier RH,Hadjiliadis D,Steele MP,Palmer SM. Improved lung allograft function after fundoplication in patients with gastroesophageal reflux disease undergoing lung transplantation. J Thorac Cardiovasc Surg. 2003;125:533-42.

第 22 章

巴雷特食管内镜下治疗

Uma M. Sachdeva，Hans Gerdes，and Daniela Molena

田书瑞　胡志伟　译

简　介

巴雷特食管被定义为食管上皮黏膜的肠化生，是由于酸和胆汁反复刺激造成的。食管黏膜鳞状细胞的肠化生与细胞增生有关，是食管腺癌的前兆。巴雷特食管患者占总人口的 $2\%\sim7\%$，是食管腺癌唯一可识别的前兆。从巴雷特食管到食管腺癌的发展是一个渐进过程，基于异型增生的程度，该过程分为无异型增生、低级别异型增生、高级别异型增生（原位癌）和浸润性腺癌。由于浸润性腺癌患者的 5 年生存率低于 20%，所以早期识别食管腺癌的前兆——巴雷特食管，对患者来说非常重要。每年从无异型增生性巴雷特食管或低级别异型增生性巴雷特食管演变为食管腺癌的发生率不到 1%，但从低级别异型增生演变为高级别异型增生的概率尚不清楚。虽然曾有报道高达 $10\%\sim35\%$，但是也有研究报告称并没有发现低级别异型增生进展至高级别异型增生[1,2]。由于这个原因，针对无异型增生性巴雷特食管或低级别异型增生性巴雷特食管的监测方案和内镜下干预一直存在争议。相比之下，每年从高级别异型增生性巴雷特食管演变为食管腺癌的发生率是 $6\%\sim7\%$，甚至高达 29%[3,4]，因此，高级别异型增生性巴雷特食管需要内镜或手术干预和密切监视。因此，必须考虑巴雷特食管的组织学分级，而且异型增生的分级对决定是否采用介入性内镜根除治疗和制订随访监视方案都至关重要。

巴雷特食管的诊断

确定巴雷特食管异型增生程度的关键是获得准确的专业诊断，包括视觉观察和病理诊断。为确定最准确的内镜观察方法而进行的研究表明，初始的内镜检查应使用高清晰度的白光内镜，且由受过专业培训的内科医师进行。标准检查内容包括视觉观察和活检任何可视病变（如结节、溃疡或不规则黏膜），以及对巴雷特食管病变区域每间隔 1cm 四个象限活检[1-3]。白光内镜发现和确诊巴雷特食管的敏感性为 $80\%\sim90\%$[5-7]。一项研究表明，在病灶处每隔 1cm 观察 1 分钟以上，能够增加可疑病变发现率[8]。也有一些研究表明，巴雷特食管病变好发于食管内的某些部位,当患者左侧卧位时,大多数病变位于 1～5 点钟之间[9]。

对于无症状巴雷特食管患者,目前还没有内镜检查方案。巴雷特食管和食管腺癌的危险因素包括:年龄 50 岁以上,男性,白种人,慢性反流症状,巴雷特食管家族史,吸烟,肥胖。鉴于每年不到 1% 的无异型增生性巴雷特食管病变发展为腺癌,不推荐对轻于低级别异型增生患者每年常规行组织学监测[10]。实际上,美国胃肠镜协会(ASGE)不建议对这个群体进行监测。但是,如果进行内镜监视,建议每 3～5 年进行一次白光内镜检查,每间隔 2cm 四个象限进行活检。因为确定异型增生的程度存在难度,所有的样本都应该由 1～2 名胃肠专家进行审查。对于经过专家审查,异型增生程度仍无法确定的病例,ASGE 建议增加抗分泌治疗以消除食管黏膜炎症,然后重复行内镜检查和活检,以重新评估异型增生是否存在及其程度。通过内镜检查发现低级别异型增生的患者,需要在 6 个月内重复进行上消化道内镜检查以明确诊断,随后每年进行上消化道内镜监测,每间隔 1～2cm 四个象限进行活检。低级别异型增生可选择性地采用内镜根除治疗,尽管目前的指南中没有明确推荐消融治疗还是定期监测。与传统的监测管理(包括每 3 个月进行内镜复查,每间隔 1cm 四个象限活检)相比,可以明确的是,高级别异型增生应采用内镜消融或根除治疗,以改善结果。所有活组织样本应放入不同的容器内,标记每个切除病变或活检样本的部位,以便日后需要时进行内镜治疗或重复活检。

巴雷特食管的食管黏膜直视下呈橘红色或粉红色,与正常食管本来的灰白色鳞状上皮形成鲜明对比(图 22.1)。这些变化通常发生在胃食管交界处附近。虽然视觉观察可以提示巴雷特食管病变,但确诊需要通过组织病理学。鉴于分级是进展为腺癌风险的关键指标,准确的组织学诊断是必不可少的,应由擅长鉴别巴雷特食管各阶段变化的胃肠病理学家进行。

除了白光内镜检查,窄带成像技术已被用于增强巴雷特食管相关腺癌的异常黏膜检测(图 22.2)。窄带成像技术将白光过滤成能被血红蛋白选择性吸收的特定波长,从而突出黏膜血管,通过这种方式可提高异型增生的检测效率[11-13]。

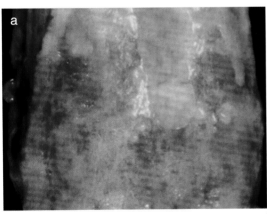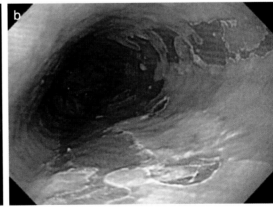

图 22.1　a. 巴雷特食管上皮化生(橘红色斑块),周围为鳞状上皮(白色);b. 内镜下巴雷特食管改变(粉红色斑块)从胃食管交界处向食管近端延伸

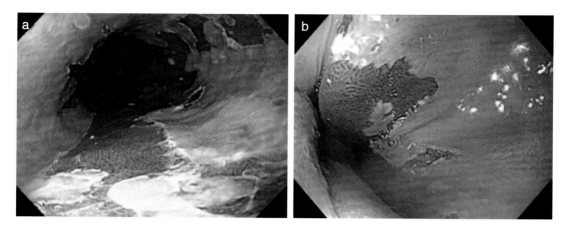

图 22.2　窄带成像技术显示巴雷特食管化生(a)和高级别异型增生性巴雷特食管(b)

　　组织学进展从无异型增生到低级别异型增生,再到高级别异型增生,再到浸润性食管腺癌,不一定是逐步和线性的。研究表明,半数患有高级别异型增生或食管腺癌的患者在之前活检中只见到无异型增生性巴雷特食管的化生[14]。这一发现强调了适当的内镜检查和监测方案以及病理学专家进行精确组织学评估(图 22.3)的重要性,因为通过上消化道内镜监测发现腺癌的患者与未通过监测方案发现癌症的患者相比,前者的生存率持续提高[15-17]。

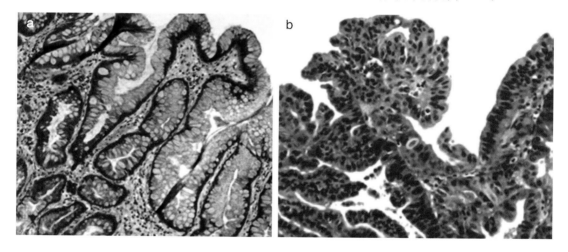

图 22.3　a. 无异型增生性巴雷特食管的组织学表现——黏液腺化生,具有典型的杯状细胞;b. 高级别异型增生性巴雷特食管的组织学表现——异常增殖引起的细胞拥挤和核质比增高

内镜下治疗

　　内镜下治疗包括切除技术(即内镜下黏膜切除术和内镜下黏膜下剥离术)和消融技术(包括射频消融术和冷冻消融术)。消融技术主要用于治疗扁平型巴雷特食管异型增生,或治疗内镜下切除可见异型增生性病变后的残留病灶。每项技术都有严格的适应证,采用标准的技术

有利于切除可视的病灶(如结节或溃疡),也有利于对异型增生性巴雷特食管的残留病灶进行消融治疗。

光动力疗法

第一个获得广泛接受的内镜下消融治疗是光动力疗法(photodynamic therapy,PDT)。在一项随机对照试验中,高级别异型增生患者被随机分为准分子钠 PDT 联合奥美拉唑治疗组和单用奥美拉唑治疗组[18]。在第 5 年,PDT 治疗组 77% 的患者高级别异型增生得到根除,15% 的患者进展为食管腺癌;单用奥美拉唑组仅有 39% 的患者疾病有消退,29% 的患者进展为腺癌。对接受 PDT 或食管切除术的高级别异型增生患者进行回顾性分析,发现全因和 5 年无癌生存率相似[19]。尽管 PDT 早期取得了成功,但由于准分子钠的成本较高、治疗后光敏时间延长,以及治疗后食管狭窄的发生率高(据报道高达 50%),PDT 在当今已不那么受欢迎。

氩离子凝固术

氩离子凝固术(argon plasma coagulation,APC)是另一种用于根除巴雷特食管的早期内镜技术,从腔内探头顶端向病变区域注入离子化氩气,使邻近组织凝固。APC 的优点包括氩气成本相对较低,无接触技术可明显增加操作过程的安全性。即使是存在异型增生的情况下,也可成功治疗巴雷特食管,并可以重复多次治疗。在 50 例接受 APC 治疗并随访 1 年的患者中,有 34 例患者的巴雷特食管病灶根除率超过 90%,而 16 例患者经过中位数 4 次的治疗后,巴雷特食管病变持续改善[20]。然而,在 34 例患者中有 15 例患者在内镜大体上清除干净的鳞状上皮下有持续的隐匿腺体。经过 1 年的随访,6 例患者的隐匿腺体持续存在,而在 19 例没有隐匿腺体的患者中,有 2 例在 1 年内发展为鳞状上皮下腺体。考虑到这些腺体发展为高级别异型增生或腺癌的风险,这些患者需要反复行内镜检查,以评估比表层疾病更难发现的黏膜下鳞状细胞再生情况。APC 的不良反应包括治疗后胸痛、暂时性吞咽困难或嗅觉障碍,但治疗后 1 年内无狭窄病例[20]。一项包括 32 例患者的独立性研究,评估了 APC 的长期效果,显示 2/3 的患者治疗后巴雷特食管病灶得到根除,并在长期随访中仍保持治疗效果[21]。然而,这项研究并没有证明 APC 对无异型增生性巴雷特食管患者进展成为腺癌有保护作用,这可能与研究的回顾性设计、应用陈旧的 APC 设备和 PPI 剂量较低有关。然而,结论建议,在大多数情况下,患有无异型增生性巴雷特食管的患者不应采用内镜消融治疗。研究报道,APC 治疗后隐匿腺体的发生率为 19%,虽然明显优于发生率高达 51% 的 PDT 治疗[21],但是,仍然明显高于射频消融术(0.9%)。射频消融术是根除异型增生性巴雷特食管病变的金标准。

射频消融术

射频消融术(radiofrequency ablation,RFA)是一种治疗巴雷特食管相关异型增生的成熟的治疗方法,现已成为症状性无异型增生、低级别异型增生和高级别异型增生性巴雷特食管或原位癌的标准疗法。在一项名为“目标-异型增生试验”的研究中将其与单独应用 PPI 治疗进行对比,在此之后,RFA 变得流行起来。在这项研究中,伴有异型增生性巴雷特食管的患者被随机分为 RFA 联合奥美拉唑治疗组和单用奥美拉唑治疗组,1 年后,RFA 联合奥美拉唑治疗组有 2.4% 的患者发展为癌症,单独应用奥美拉唑治疗组有 19% 的患者发展为癌症;RFA 治疗后狭窄发生率为 7.6%。

可通过白光内镜初步评估巴雷特食管化生的程度,任何肉眼可识别的病变(如结节或溃疡)[23]都可以应用 RFA 治疗。可视的病变可以用内镜下黏膜切除术或其他方法切除,但任何不能确定的巴雷特食管都可以用 RFA 治疗。在内镜引导下插入 RFA 电极,RFA 电极由安装在球囊表面的铜电极阵列组成。将直径大约为 1cm 的盖形电极最大限度地接近确定的巴雷特食管病变部位。球囊充气,并确认与黏膜接触良好,通过球囊表面的电极释放射频能量约 1秒,能量释放后球囊自动放气,周围可以看到烧灼面(图 22.4 a)。然后向远端推进球囊,重复这个过程,避免分段烧灼面重叠,直到胃食管交界处。在交界处移除导管,使用一个安装在内镜顶端的透明帽机械性清除已被消融的黏膜(图 22.4b),然后进行再次消融。推荐输送的能量为 10J/cm²。由于这种导管缺少配套的自动充气设备,因此在放置 RFA 治疗球囊之前,需要使用初始大小的球囊对食管直径进行预处理。

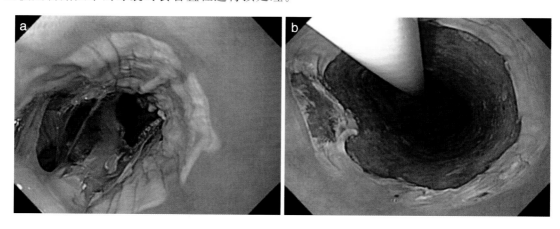

图 22.4　行射频消融术后食管黏膜的外观(a)以及随后清除坏死组织后食管黏膜的外观(b)

RFA 治疗与术后胸部不适有关,狭窄发生率为 6%～11.8%[3,10,22]。一项随机对照研究报道 RFA 治疗后的复发率为 8%～10%,但在一项回顾性研究中为 26%～33%[10]。因此,除了治疗后使用 PPI 外,积极监测也是很有必要的。复发或持续性病变可进一步行消融或切除治疗。

冷冻消融术

与 PDT、APC 或 RFA 等以热能为基础的消融技术相比,冷冻消融术是以冷冻为基础诱导细胞坏死,并通过循环反复冻融造成组织破坏。冷冻消融术通过液态二氧化碳或液氮喷雾作用于食管,该治疗需要应用一种非接触式低流量持续释放系统[24]。液氮通过冷冻导管的流量为每 20 秒 4～6L,温度可达到零下 196℃。由于液氮快速膨胀,需要利用一个单独的减压导管排出气体。相比之下,液态二氧化碳喷雾导管每分钟释放 6～8L 气体,温度可达零下 78℃至零下 70℃之间。要么 2 个 20 秒,要么 4 个 10 秒,排出气体引起相邻组织的冻融循环。最近研制出了一种可以通过内镜工作通道放置的消融球囊,通过释放零下 85℃的一氧化二氮可以对大约 2cm² 的区域进行局部消融。消融球囊的优点是球囊进入导管时可以迅速将气体收回。在初步的前瞻性研究中,冷冻消融术已被证明可以消除 81% 的高级别异型增生和 91% 的低级别异型增生[25]。冷冻消融术已被建议作为 RFA 后顽固性病变的后续治疗,因为结晶后继发坏死的机制可允许其渗透到组织更深处。

在一项研究中,16 例患者在 3 次 RFA 治疗后异型增生病变仍持续存在,并在治疗过程中有进展。采用液氮冷冻消融治疗[26],75％的患者异型增生完全消除,31％的患者肠化生完全消除。然而,最近的一项单中心前瞻性研究报道,内镜切除可视病变后,使用液态二氧化碳冷冻消融治疗效果不理想,只有 11％ 的患者完全消除了肠上皮化生。在这项研究中,大多数患者治疗失败的原因为使用液态二氧化碳而不是液氮,结果令人担忧,所以提前终止了试验。尽管如此,对 64 例接受液态二氧化碳冷冻消融治疗的患者进行回顾性随访研究,其中包括 28 例曾接受 PDT 或 RFA 治疗的患者和 16 例曾接受内镜下黏膜切除术治疗的患者,结果显示 67％的患者巴雷特食管化生完全消失[28]。目前正在对冷冻球囊局部消融系统进行评估,该系统已经通过了安全性和可行性研究,在靶向试验中,100％ 的患者治疗后巴雷特食管区域完全消失[29,30]。

冷冻消融术的并发症包括胸痛和不适,据报道有 17.6％的患者出现这些症状[31]。然而,疼痛评分似乎低于 RFA,虽然目前还没有两种治疗方式的直接对比研究[24]。据报道,冷冻消融术后的狭窄发生率为 3％～9％;穿孔罕见但曾有报道,这在理论上更值得关注,因为使用冷冻喷雾释放的气体能使消化道扩张。一项对冷冻喷雾持久效果观察 5 年的回顾性研究报道,88％的患者的异型增生、75％的患者的肠化生被完全根除[32]。

相对于 RFA,冷冻消融术后隐匿性化生或鳞状上皮下巴雷特食管改变的风险更高。消融治疗是有效的,可以使食管表面的细胞坏死并脱落,随后食管内的正常鳞状细胞替换这些细胞。然而,如果异型增生细胞没有被全部消融治疗根除,新的鳞状上皮可以在残留的不典型增生细胞的上方生长,从而导致鳞状上皮下高级别异型增生或腺癌的发生。因为这些异常细胞位于正常的鳞状上皮之下,它们可以避开视觉观察及浅层活检,直到晚期才可能被发现。虽然任何消融治疗都可能发生这种情况,但据报道,RFA 治疗后鳞状上皮下化生的发生率为 0.9％[33],而冷冻消融术后的发生率高达 9.1％[27,30,34-36]。

内镜下黏膜切除术和内镜下黏膜下剥离术

内镜下黏膜切除术(endoscopic mucosal resection,EMR)可用于切除可视的食管病变、结节或溃疡、短节段巴雷特食管伴发不典型增生、浅表腺癌(T1a)和食管鳞状细胞癌。EMR 手术包括透明帽辅助黏膜切除术或套扎-圈套/多环套扎术。在透明帽辅助黏膜切除术中,将生理盐水注入病灶下的黏膜间隙,以抬高黏膜,用圈套器包围该区域并勒住基底部,然后病变被吸入内镜顶端的透明帽内。在多环套扎术中,将目标区域吸入内镜顶端的透明帽内,并在病变组织的底部套扎橡皮套(图 22.5),然后用圈套器切除橡皮套基底部组织。EMR 是去除巴雷特食管病变的一种非常有效的治疗方法,但是,它不能用于超过 50％食管周长的病变,以避免狭窄的形成。此外,EMR 技术可以完整切除小病灶,但较大病灶往往需要分段切除,这可能导致组织扭曲,影响组织病理学评估,并可能留下病变边缘,需要重复切除,甚至需行食管切除术,以完全切除恶性组织。与消融治疗相比,EMR 的优势在于可获得组织病理学标本行病理诊断,评估组织浸润的深度;而消融治疗破坏表面组织,使鳞状上皮坏死,但不能提供组织样本用于病理诊断。在进行 EMR 后,患者应继续使用 PPI,以促进切除后溃疡的愈合,并在术后 8 周行内镜检查。据报道,EMR 能有效地根除患者 91％～98％的浅表肿瘤组织和 80％的巴雷特食管异型增生病灶[37,38]。因此,它已成为浅表腺癌(T1a)的一线治疗方案,随后可通过内镜检查评估复发或残留病变[39]。有些团队主张在对病变行 EMR 的同时行 RFA,完整切除巴雷特食管病变[40],不过这些技术通常是相继进行的,首先切除可见的异型增生或肿瘤性病变,然后消融切除剩余的巴雷特食管病灶。据报道,EMR 的并发症包括出血(10%)[37,41,42]、穿孔(3%~7%)[43-45]、狭窄形成(17%~37%)[46],这些并发症与切除的黏膜长度和黏膜周长直接相关。EMR 后的狭窄可行内镜下扩张治疗。

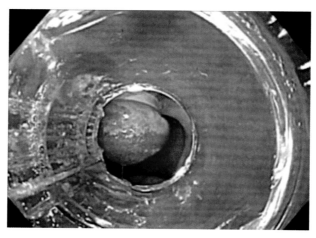

图 22.5　内镜下黏膜切除术的多环结扎术。橡皮套放置在目标病变的基底部,之后用圈套器将其切除。在橡皮套下方放置圈套器很重要,以确保黏膜下层有足够的游离缘

内镜下黏膜下剥离术(endoscopic submucosal dissection,ESD)可用于切除较大的病变,使较大的病灶能够整块切除而不用分段进行,并且由于组织变形较小,组织学分期更准确。虽然 ESD 已在亚洲流行,但其在西方国家的应用仍不如 EMR 普遍,而且相对于 EMR,ESD 在技术上更复杂,需要的手术时间更长。该技术需要在目标区域外几毫米的黏膜下注射甘油或透明质酸溶液做标记,以便切除。然后沿着标记区域,小心翼翼地剥离整块黏膜。据报道,胃食管交界处浅表腺癌的整体切除率为 100%,有效切除率为 80%[1]。与 EMR 相比,ESD 术后局部复发率较低。一项研究报道,食管鳞状细胞癌 ESD 后复发率为 3.13%,而 EMR 后复发率为 23.91%[47]。不良反应与 EMR 相类似,包括出血、穿孔和狭窄[47-49]。

超声内镜

超声内镜可用于判断食管黏膜病变的浸润深度,对食管恶性肿瘤恰当的局部分期非常重要(图 22.6)。准确的食管肿瘤分期是至关重要的,例如浅表的黏膜病变(T1a)可以选择 EMR 或 ESD 治疗,而侵入黏膜下层的病变(T1b)由于其较高的淋巴结扩散率(据报道为 16%~22%)应行食管切除术。虽然超声内镜已被证明在诊断侵犯固有肌层(T2)及以下部位时非常有效,但其准确区别高级别异型增生分期(T1a 和 T1b)的能力有限,因为巴雷特食管相关炎症、浅表黏膜病变、病变侵入黏膜下层、黏膜增厚的超声表现相似。高频探针用于改进诊断的研究正在进行中,然而,据报道,即使使用高分辨率超声,超声内镜诊断 T1b 病变的敏感性仅

为 48%[50]，因此，超声内镜目前对巴雷特食管相关疾病和初期的食管肿瘤的作用有限，但是其对于鉴别和定性更严重的局部浸润病变和相关的淋巴结病变非常重要。

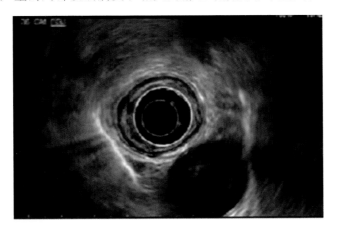

图 22.6　超声内镜示 T1a 腺癌，病灶局限于黏膜层

结　论

内镜下巴雷特食管治疗是消除巴雷特食管相关异型增生区域和局限于食管黏膜的浅表腺癌的有效技术，包括消融疗法和切除技术，常独立或联合应用，目前联合应用正处于研究中。大多数消融疗法，如射频消融术或冷冻消融术可应用于巴雷特食管异型增生区域，以防止其发展为高级别异型增生或腺癌。无异型增生性巴雷特食管的消融治疗并没有减少继发食管癌的发生率，但是在有症状的情况下可以考虑应用。EMR 和 ESD 切除技术可用于早期黏膜肿瘤或任何内镜下可视的病变（如结节或溃疡），完全切除异常组织并进行组织病理学检查，以评估浸润深度和边界。在采用消融或切除治疗后，患者必须继续使用 PPI 进行抑酸治疗，并接受后续的内镜监测，以评估残留或复发情况。内镜下治疗的并发症有胸痛、出血、穿孔和狭窄，其中最常见的是疼痛和狭窄。内镜下扩张可以有效地处理术后狭窄。内镜下治疗巴雷特食管相关异型增生和早期肿瘤技术的发展，使这些疾病能够通过微创的方法得到有效的治疗，降低了食管切除术的必要性，并且还降低了胃食管交界处早癌和癌前病变的发病率和死亡率。

参考文献

[1]　Committee ASoP，Evans JA，Early DS，et al. The role of endoscopy in Barrett's esophagus and other pre-malignant conditions of the esophagus. Gastrointest Endosc. 2012；76；1087-94.

[2]　Duits LC，Phoa KN，Curvers WL，et al. Barrett's oesophagus patients with low-grade dysplasia can be accurately risk-stratified after histological review by an expert pathology panel. Gut. 2015；64；700-6.

[3]　Brimhall B，Wani S. Current endoscopic approaches for the treatment of Barrett esophagus. J Clin Gastroenterol. 2017；51；2-11.

[4]　Rastogi A，Puli S，El-Serag HB，Bansal A，Wani S，Sharma P. Incidence of esophageal adenocarcinoma in

patients with Barrett's esophagus and high-grade dysplasia:a meta-analysis. Gastrointest Endosc. 2008;67:394-8.

[5] Kim SL,Waring JP,Spechler SJ,et al. Diagnostic inconsistencies in Barrett's esophagus. Department of Veterans Affairs Gastroesophageal Reflux Study Group. Gastroenterology. 1994;107:945-9.

[6] Woolf GM,Riddell RH,Irvine EJ,Hunt RH. A study to examine agreement between endoscopy and histology for the diagnosis of columnar lined (Barrett's) esophagus. Gastrointest Endosc. 1989;35:541-4.

[7] Eloubeidi MA,Provenzale D. Does this patient have Barrett's esophagus? The utility of predicting Barrett's esophagus at the index endoscopy. Am J Gastroenterol. 1999;94:937-43.

[8] Gupta N,Gaddam S,Wani SB,Bansal A,Rastogi A,Sharma P. Longer inspection time is associated with increased detection of high-grade dysplasia and esophageal adenocarcinoma in Barrett's esophagus. Gastrointest Endosc. 2012;76:531-8.

[9] Cassani L,Sumner E,Slaughter JC,Yachimski P. Directional distribution of neoplasia in Barrett's esophagus is not influenced by distance from the gastroesophageal junction. Gastrointest Endosc. 2013;77:877-82.

[10] Yachimski P,Hur C. Evidence-based endoscopic management of Barrett's esophagus. Gastroenterol Rep (Oxf). 2015;3:54-62.

[11] Sharma P,Hawes RH,Bansal A,et al. Standard endoscopy with random biopsies versus narrow band imaging targeted biopsies in Barrett's oesophagus:a prospective,international,randomised controlled trial. Gut. 2013;62:15-21.

[12] Wolfsen HC,Crook JE,Krishna M,et al. Prospective,controlled tandem endoscopy study of narrow band imaging for dysplasia detection in Barrett's Esophagus. Gastroenterology. 2008;135:24-31.

[13] Mannath J,Subramanian V,Hawkey CJ,Ragunath K. Narrow band imaging for characterization of high grade dysplasia and specialized intestinal metaplasia in Barrett's esophagus:a meta-analysis. Endoscopy. 2010;42:351-9.

[14] Sharma P,Falk GW,Weston AP,Reker D,Johnston M,Sampliner RE. Dysplasia and cancer in a large multicenter cohort of patients with Barrett's esophagus. Clin Gastroenterol Hepatol. 2006;4:566-72.

[15] Wong T,Tian J,Nagar AB. Barrett's surveillance identifies patients with early esophageal adenocarcinoma. Am J Med. 2010;123:462-7.

[16] Fountoulakis A,Zafirellis KD,Dolan K,Dexter SP,Martin IG,Sue-Ling HM. Effect of surveillance of Barrett's oesophagus on the clinical outcome of oesophageal cancer. Br J Surg. 2004;91:997-1003.

[17] Corley DA,Levin TR,Habel LA,Weiss NS,Buffler PA. Surveillance and survival in Barrett's adenocarcinomas:a population-based study. Gastroenterology. 2002;122:633-40.

[18] Overholt BF,Wang KK,Burdick JS,et al. Fiveyear efficacy and safety of photodynamic therapy with Photofrin in Barrett's high-grade dysplasia. Gastrointest Endosc. 2007;66:460-8.

[19] Prasad GA,Wang KK,Buttar NS,et al. Long-term survival following endoscopic and surgical treatment of high-grade dysplasia in Barrett's esophagus. Gastroenterology. 2007;132:1226-33.

[20] Basu KK,Pick B,Bale R,West KP,de Caestecker JS. Efficacy and one year follow up of argon plasma coagulation therapy for ablation of Barrett's oesophagus:factors determining persistence and recurrence of Barrett's epithelium. Gut. 2002;51:776-80.

[21] Milashka M,Calomme A,Van Laethem JL,et al. Sixteen-year follow-up of Barrett's esophagus,endoscopically treated with argon plasma coagulation. United European Gastroenterol J. 2014;2:367-73.

[22] Shaheen NJ,Overholt BF,Sampliner RE,et al. Durability of radiofrequency ablation in Barrett's esophagus with dysplasia. Gastroenterology. 2011;141:460-8.

[23] Munoz-Largacha JA,Litle VR. Endoscopic mucosal ablation and resection of Barrett's esophagus and re-
lated diseases. J Visc Surg. 2017;3;128.

[24] Overwater A,Weusten B. Cryoablation in the management of Barrett's esophagus. Curr Opin Gastroen-
terol. 2017;33;261-9.

[25] Ghorbani S,Tsai FC,Greenwald BD,et al. Safety and efficacy of endoscopic spray cryotherapy for Bar-
rett's dysplasia;results of the National Cryospray Registry. Dis Esophagus. 2016;29;241-7.

[26] Sengupta N,Ketwaroo GA,Bak DM,et al. Salvage cryotherapy after failed radiofrequency ablation for
Barrett's esophagus-related dysplasia is safe and effective. Gastrointest Endosc. 2015;82;443-8.

[27] Verbeek RE,Vleggaar FP,Ten Kate FJ,van Baal JW,Siersema PD. Cryospray ablation using pressurized
CO_2 for ablation of Barrett's esophagus with early neoplasia;early termination of a prospective series.
Endosc Int Open. 2015;3;E107-12.

[28] Canto MI,Shin EJ,Khashab MA,et al. Safety and efficacy of carbon dioxide cryotherapy for treatment of
neoplastic Barrett's esophagus. Endoscopy. 2015;47;591.

[29] Scholvinck DW,Kunzli HT,Kestens C,et al. Treatment of Barrett's esophagus with a novel focal cryoab-
lation device;a safety and feasibility study. Endoscopy. 2015;47;1106-12.

[30] Kunzli HT,Scholvinck DW,Meijer SL,Seldenrijk KA,Bergman J,Weusten B. Efficacy of the CryoBal-
loon Focal Ablation System for the eradication of dysplastic Barrett's esophagus islands. Endoscopy.
2017;49;169-75.

[31] Greenwald BD,Dumot JA,Horwhat JD,Lightdale CJ,Abrams JA. Safety,tolerability,and efficacy of en-
doscopic low-pressure liquid nitrogen spray cryotherapy in the esophagus. Dis Esophagus. 2010;23;13-9.

[32] Ramay FH,Cui Q,Greenwald BD. Outcomes after liquid nitrogen spray cryotherapy in Barrett's esopha-
gus-associated high-grade dysplasia and intramucosal adenocarcinoma;5-year follow-up. Gastrointest En-
dosc. 2017;86;626-32.

[33] Gray NA,Odze RD,Spechler SJ. Buried metaplasia after endoscopic ablation of Barrett's esophagus;a
systematic review. Am J Gastroenterol. 2011;106;1899-908; quiz 909.

[34] Halsey KD,Chang JW,Waldt A,Greenwald BD. Recurrent disease following endoscopic ablation of Bar-
rett's high-grade dysplasia with spray cryotherapy. Endoscopy. 2011;43;844-8.

[35] Xue HB,Tan HH,Liu WZ,et al. A pilot study of endoscopic spray cryotherapy by pressurized carbon di-
oxide gas for Barrett's esophagus. Endoscopy. 2011;43;379-85.

[36] Shaheen NJ,Greenwald BD,Peery AF,et al. Safety and efficacy of endoscopic spray cryotherapy for Bar-
rett's esophagus with high-grade dysplasia. Gastrointest Endosc. 2010;71;680-5.

[37] May A,Gossner L,Pech O,et al. Local endoscopic therapy for intraepithelial high-grade neoplasia and
early adenocarcinoma in Barrett's oesophagus;acute-phase and intermediate results of a new treatment
approach. Eur J Gastroenterol Hepatol. 2002;14;1085-91.

[38] Ciocirlan M,Lapalus MG,Hervieu V,et al. Endoscopic mucosal resection for squamous premalignant and
early malignant lesions of the esophagus. Endoscopy. 2007;39;24-9.

[39] Standards of Practice Committee,Wani S,Qumseya B,et al. Endoscopic eradication therapy for patients
with Barrett's esophagus-associated dysplasia and intramucosal cancer. Gastrointest Endosc. 2018;87;
907-31. e9.

[40] Barret M,Belghazi K,Weusten BL,Bergman JJ,Pouw RE. Single-session endoscopic resection and focal
radiofrequency ablation for short-segment Barrett's esophagus with early neoplasia. Gastrointest Endosc.
2016;84;29-36.

[41] Ell C,May A,Pech O,et al. Curative endoscopic resection of early esophageal adenocarcinomas (Barrett'

s cancer). Gastrointest Endosc. 2007;65:3-10.

[42] Shami VM, Villaverde A, Stearns L, et al. Clinical impact of conventional endosonography and endoscopic ultrasound-guided fine-needle aspiration in the assessment of patients with Barrett's esophagus and high-grade dysplasia or intramucosal carcinoma who have been referred for endoscopic ablation therapy. Endoscopy. 2006;38:157-61.

[43] Pouw RE, van Vilsteren FG, Peters FP, et al. Randomized trial on endoscopic resection-cap versus multiband mucosectomy for piecemeal endoscopic resection of early Barrett's neoplasia. Gastrointest Endosc. 2011;74:35-43.

[44] Pech O, Behrens A, May A, et al. Long-term results and risk factor analysis for recurrence after curative endoscopic therapy in 349 patients with high-grade intraepithelial neoplasia and mucosal adenocarcinoma in Barrett's oesophagus. Gut. 2008;57:1200-6.

[45] Esaki M, Matsumoto T, Hirakawa K, et al. Risk factors for local recurrence of superficial esophageal cancer after treatment by endoscopic mucosal resection. Endoscopy. 2007;39:41-5.

[46] Chennat J, Konda VJ, Ross AS, et al. Complete Barrett's eradication endoscopic mucosal resection: an effective treatment modality for high-grade dysplasia and intramucosal carcinoma—an American single-center experience. Am J Gastroenterol. 2009;104:2684-92.

[47] Ishihara R, Iishi H, Takeuchi Y, et al. Local recurrence of large squamous-cell carcinoma of the esophagus after endoscopic resection. Gastrointest Endosc. 2008;67:799-804.

[48] Ishihara R, Yamamoto S, Hanaoka N, et al. Endoscopic submucosal dissection for superficial Barrett's esophageal cancer in the Japanese state and perspective. Ann Transl Med. 2014;2:24.

[49] Ishihara R, Iishi H, Uedo N, et al. Comparison of EMR and endoscopic submucosal dissection for en bloc resection of early esophageal cancers in Japan. Gastrointest Endosc. 2008;68:1066-72.

[50] Wray A, Rice P, Love M. Endoscopic ultrasound in Barrett's oesophagitis with dysplasia. Ulster Med J. 2012;81:70-3.

第三部分

肥胖症

第 23 章

外科治疗肥胖症的历史记录

Antonio Carlos Valezi and Fernando A. M. Herbella

胡志伟　张美光　译

简　介

　　肥胖症是一种复杂的疾病,明显受到社会、心理和临床因素的影响,可影响所有年龄段和社会经济群体。人群肥胖发病率的显著增加是一个全球范围内的流行病学特征[1]。在美国,肥胖与 10 个主要死亡原因中的 5 个有关。现在,60%以上的美国成人已经超重[2]。超重会增加患高血压、糖尿病、血脂异常、冠心病、脑卒中、骨关节炎、睡眠呼吸暂停、妊娠并发症、月经不调、多毛症和尿失禁等疾病的风险,还会增加患乳腺癌、结肠癌、子宫内膜癌和前列腺癌的风险[3,4]。极端形式的肥胖很少对行为、饮食或药物治疗有反应[5]。手术是治疗严重肥胖症最有效的方法。在风险可接受的前提下,手术治疗的好处包括减重及缓解或改善相关疾病[6,7]。

　　外科治疗正在为这些具有挑战性的患者寻求安全、有效且耐受性良好的手术方法。随着时间的推移,已经有多种手术方法被相继采用[8],而所有这些术式都基于两个基本原则:减少肠道吸收和(或)限制胃容量。减重手术可分为限制性和吸收不良性手术,或两者结合。吸收不良性手术会减少营养物质的吸收,而限制性手术则会减少食物的摄入。而有一些手术则结合了这两种机制。本章回顾了减重手术的历史。

吸收不良性手术

空肠旁路术

　　治疗肥胖症的第一例手术是由 Viktor Henrikson 完成的,他在 1952 年描述了为了减重而切除了患者的一段小肠(105cm)[9]。1954 年,Kremen 等[10] 在狗身上做了实验后,又在人身上做了空肠旁路术。手术将 50cm 近端空肠与末端回肠进行吻合。几乎同时,Varco 也施行了同样的手术,但没有科学文献记录。Payne 等[11] 发表了一系列病例,将 38~51cm 长的近端空肠与横结肠吻合。这项技术虽然减重效果较好,但出现了腹泻和严重的电解质紊乱。后来,同一作者又提出用端侧吻合技术将近端 36cm 空肠与远端 10cm 回肠吻合(图 23.1)[12]。后来又有不同的方法被提出来了,即端端吻合,将小肠的盲袢与盲肠、横结肠或乙状结肠相吻合。

尽管这些手术在 20 世纪 60 年代很流行,并且在减重和解决并发症方面取得了良好的效果,但还是出现了严重的并发症。失去功能的这部分小肠可导致细菌过度生长,从而导致关节疼痛、腹胀、腹痛,甚至肝衰竭。严重腹泻的发生率很高。许多患者出现蛋白质缺乏和维生素缺乏。20 世纪 70 年代,其他并发症较轻的手术方法被发明出来,空肠旁路术也就被放弃了。

胆胰分流术

1979 年,Scopinaro 等[13]描述了一种替代空肠旁路术的手术方法——胆胰分流术(图 23.2)。该手术包括远端胃部分切除术和

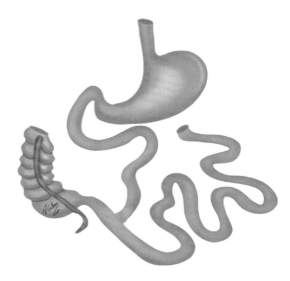

图 23.1 空肠旁路术(经 Debora Gallegos Saliby 许可)

十二指肠残端闭合术。在距回盲瓣近端 250cm 处离断空肠。远端支(Roux 支)与胃吻合,近端支(胆胰支)与回盲瓣近端 50cm 处的回肠吻合。这项技术通过维持胰液和胆汁在转流肠管内的流动来避免盲袢综合征,并且由于食物和消化液在距回盲瓣 50cm 处有接触,因此吸收效果比空肠旁路术要好。这项技术在减重和解决并发症方面取得了很好的效果,但也不能避免并发症。主要并发症包括腹泻、贫血、倾倒性吻合口溃疡、蛋白质缺乏、钙和维生素 D 吸收不良等。

十二指肠转位术

为了减少胆胰分流的问题,Douglas S. Hess 和 Douglas W. Hess[14]于 1998 年创建了胆胰分流术的变式——十二指肠转位术(图 23.3)。沿胃大弯垂直切除 70%~80%的胃(袖状胃切除术)后,胃的限制仍然存在。十二指肠在幽门距远端 3cm 处被切断。对小肠进行整体测量,从回盲瓣逆行测量小肠长度的 40%,在此处离断小肠,远端支与十二指肠吻合,近端支与回盲瓣近端 75~100cm 处的回肠吻合。

幽门的保留使胃排空减慢,且使倾倒综合征的发生率降低。十二指肠段在肠转流中的存在降低了吻合口溃疡的发生率。此外,由于这段十二指肠存在于消化道中,钙和铁的吸收大大改善,贫血和缺钙的发

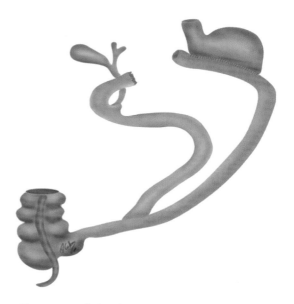

图 23.2 胆胰分流术(经 Debora Gallegos Saliby 许可)

生率也较低。75～100cm 的共同消化道比胆胰分流术长,因此可以更好地吸收营养。1995年,Picard Marceau 等[15] 也做过类似的手术,然而,他们没有横断十二指肠,只是将其吻合。十二指肠交叉吻合术常发生渗漏使得术后并发症较多。

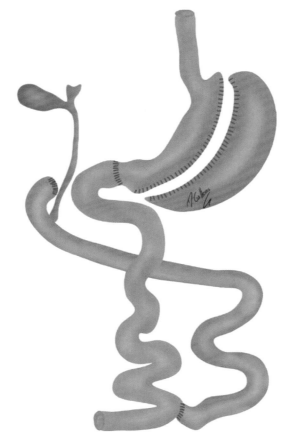

图 23.3　十二指肠转位术(经 Debora Gallegos Saliby 许可)

胃旁路术

　　Edward Mason 在观察到为治疗消化性溃疡而进行胃切除术的患者体重减轻后,提出了通过限制胃容量来治疗肥胖症的建议。1967 年,Mason 和 Ito[16] 在胃底附近水平离断胃,形成一个容量约为 100ml 的囊袋,然后在胃大弯侧做 20mm 的胃-空肠吻合(图 23.4)。剩下的胃留在腹腔里。减重效果令人满意,且副作用小。

　　起初,作者并不关心胃囊和胃-空肠吻合口的大小。1977 年,Alder 和 Terry[17] 指出,胃囊越大,胃扩张的机会就越大,得出的结论是,理想的胃囊大小约为 30ml。同年,Alden[18] 为了尽量减少胃瘘而提出了不离断胃,而仅仅采取水平缝合。然而,这项技术很快就被放弃了,因为钉合线经常失效,胃腔完全恢复,从而导致体重恢复。

　　1975 年,Mason 等[19] 改良了手术方法,建议将吻合口缩小(8～12mm),他们认为狭窄的吻合口会增加减重的效果。在同一项研究中,他们建议将胃囊容量减少到 60ml。

1981 年，Griffen 等[20]推荐采用 Roux-en-Y 胃-空肠吻合术（又称 Roux-en-Y 胃旁路术）（图 23.5）。这种改良可减少胃-空肠吻合的张力，消除了胃囊中的碱性反流，增加了吸收不良的因素，减少了瘘的发生率，减少了手术的副作用，增强了减重的效果。

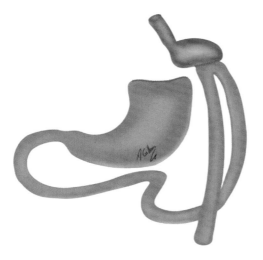

图 23.4 Mason 和 Ito 的胃旁路术（经 Debora Gallegos Saliby 许可）

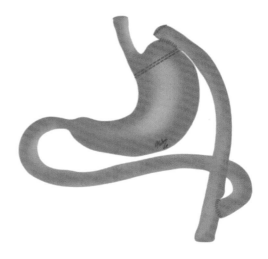

图 23.5 Roux-en-Y 胃旁路术（经 Debora Gallegos Saliby 许可）

1983 年，Torres 等[21]开始使用胃小弯来制作胃囊，因为肥胖患者胃近端沿胃大弯的吻合很困难，而且沿着胃小弯吻合时胃囊扩张也较小。他们在近端胃的胃小弯构建了一个胃囊，容量约为 35ml，胃-空肠吻合口的直径为 18mm，空肠-空肠 Roux-en-Y 吻合距胃囊 90cm。

另一个改进是在胃囊的末端使用假体，以防止胃囊扩张和减少胃排空。Laws 和 Piantadosi[22]在 1981 年及 Linner[23]在 1986 年使用的假体是硅胶环。Fobi 和 Flemming[24]在 1986 年实践的一种技术是沿着胃小弯构建胃囊，在距胃-空肠吻合口 100cm 处进行空肠-空肠吻合，然后在该吻合口应用硅胶环。1991年，Capella 等[25]描述了类似的手术，但胃囊的容量仅为 15ml，在胃囊的远端也用了一个硅胶环。后来，他们用聚丙烯补片代替硅胶环。他们强调限制胃的排空，以获得更好的减重效果。

为了增强减重效果，Salmon[26]提出，与传统的 100cm 相比，Roux 支的长度应该超过 250cm。1996 年，Wittgrove 等[27]完成了第一例腹腔镜下胃旁路术（图 23.6）。

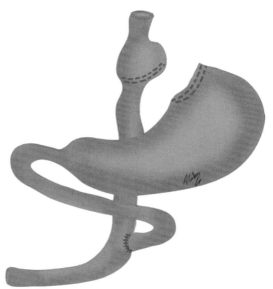

图 23.6 腹腔镜下 Roux-en-Y 胃旁路术（经 Debora Gallegos Saliby 许可）

虽然胃旁路术比胆胰分流术和十二指肠转位术更有优势(腹泻和肝脏问题较少),但减重效果较差,而且胃和十二指肠旁路术除了可能引起维生素 B_{12} 缺乏外,还有可能导致钙和铁的吸收问题。

单纯限制性手术

胃成形术

第一例胃成形术由 Printen 和 Mason 于 1973 年实施(图 23.7)[28]。该手术包括水平缝合胃底,在胃底形成一个近端胃囊,胃囊的大弯旁有一个胃孔,使胃囊与其余的胃相连。这项手术因减重效果不佳而被放弃,可能与缝合线失效、胃囊扩张或连通孔道扩大有关。为了避免缝合线发生瘘,Gomes[29] 在 1980 年提出了双层缝合线,并用 Mersilene 补片或聚丙烯环加固吻合口。然而这些修改很难操作,并容易导致纤维化、补片腐蚀胃及胃囊扩张。Carey 和 Martin[30] 于 1981 年提出用双层缝合线缝合胃,但近端胃囊和其余胃之间的出口通道位于中间,即胃大弯和胃小弯之间,直径为 1cm。尽管做了上述努力,缝合线瘘的问题仍然存在,胃扩张也经常发生。

Long 和 Collins[31] 在 1980 年提出了从胃小弯向 His 角的倾斜钉合,使胃囊靠近胃小弯。钉合长度约为 12cm,连通孔径为 1~2cm。连通口用聚丙烯缝合线加固以避免其扩张。因为沿着胃小弯的胃壁较厚,这项技术减少了胃囊扩张的机会。1981 年,Laws[32] 提出在连通口周围使用硅胶环以防止连通口扩大。

Mason[33] 于 1982 年发明了垂直带状胃成形术。这个手术包括沿着胃小弯向 His 角垂直钉合,并在一根探条上校准,以确保直径为 10~12mm。胃囊容量不应超过 50ml(图 23.8)。胃囊的出口用聚丙烯补片加固。最初只进行胃的钉合,但由于钉合线不断失效,随后进行了补救性胃切除术。

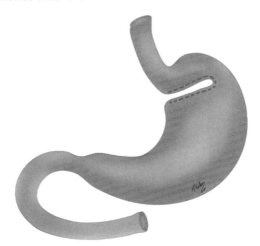

图 23.7　第一例胃成形术(经 Debora Gallegos Saliby 许可)

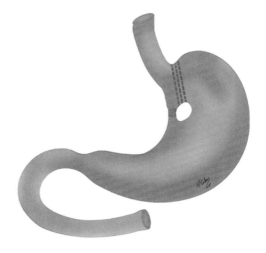

图 23.8　Mason 的胃成形术(经 Debora Gallegos Saliby 许可)

虽然最初的结果令人满意,但长期随访显示其他手术方法的效果更好,人们对胃成形术的兴趣也就降低了。

胃束带术

设计胃束带的目的是为了减少手术创伤。该方法通过建立一个小的胃囊来减少食物的摄入,同时避免消化道或胃的解剖结构发生任何变化。Wilkinson 和 Peloso[34] 于 1981 年在胃的近端放置了一条 2cm 宽的 Marlex 带。1983 年,Molina 和 Oria[35] 采用涤纶带做了同样的手术。然而这些材料容易导致纤维化和胃腐蚀,并发症较多,因此很快就被放弃。但这一想法被保留了下来。

随后内置气囊的硅胶带被设计了出来。这个气囊可以通过埋在皮下组织中的一个充气口来控制气囊的体积,从而控制胃出口的直径。Hallberg 和 Forsell[36] 于 1985 年第一次在人类中使用可调节的胃束带。1986 年,Kuzmak[37] 的研究显示,与不可调节的胃束带相比,可调节的胃束带有更好的效果。随着腹腔镜技术的出现,胃束带术成为治疗肥胖症的一个非常广泛的选择(图 23.9)。

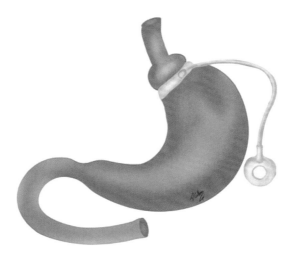

图 23.9　胃束带术(经 Debora Gallegos Saliby 许可)

经过长期随访,该手术的副作用开始被报道,如胃束带滑动移位、腐蚀、食管扩张等,而且减重效果比其他手术差。据报道,为了纠正并发症或者将胃束带术改为另一种手术方式,大量患者进行了再次手术。

袖状胃切除术

这项技术切除 80% 的胃(切除胃底和大部分胃体),剩下一个管状胃,只保留胃窦,剩下的胃像个袖子。这个手术最初是由 Johnston[38] 提出的,以避免在垂直带状胃成形术中放置补片。术中靠近胃小弯进行胃钉合,并在 32Fr 的探条上进行校准,该探条比垂直带状胃成形术中建议的放得更远,并指向 His 角。这项技术在胃小弯旁边创建了一个管状胃。该手术使食物的摄入量受到限制,胃窦接收食物,并在幽门控制下排空,幽门完整保留。

然而这项技术可能复胖,因为食物可以通过位于胃窦的共同通道反流到大胃腔。为了避免这种副作用,我们建议切除这部分胃,在幽门附近 4～6cm 的胃大弯处开始钉合。垂直胃切除术也可被用作超级肥胖患者在十二指肠转位术之前的分期手术[39]。由于很多患者的体重有了明显减轻,因此下一期手术往往变得没有必要,也因此开始使用袖状胃切除术作为治疗肥胖症的单一手术。由于倾倒综合征的发生率较低和良好的减重效果,该技术已被广泛应用于肥胖症的治疗(图 23.10)。

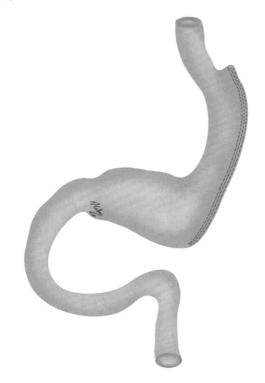

图 23.10　袖状胃切除术(经 Debora Gallegos Saliby 许可)

参考文献

[1]　Martin LF,Hunter S,Lauve RM,O'Leary JP. Severe obesity:expensive to society,frustrating to treat, but important to confront. South Med J. 1995;88:895-902.

[2]　Vainio H,Kaaks R,Bianchini F. Weight control and physical activity in cancer prevention:international e-valuation of evidence. Eur J Cancer Prev. 2002;11:94-100.

[3]　Kushner RF. Medical management of obesity. Semin Gastrointest Dis. 2002;13:123-32.

[4]　Von Eyben FE,Mouritsen E,Holm J,Montvilas P,Dimcevski G,Suciu G,et al. Intra-abdominal obesity and metabolic risk factors:a study of young adults. Int J Obes Relat Metab Disord. 2003;27:941-9.

[5]　De Maria EJ. Bariatric surgery for morbid obesity. N Engl J Med. 2007;356(21):2176-83.

[6]　Patterson EJ,Urbach DR,Swanstrom LL. A comparison of diet and exercise therapy versus laparoscopic Roux-en-Y gastric bypass surgery for morbid obesity:a decision analysis model. J Am Coll Surg. 2003;

196:379-84.

[7] Fobi M,Lee H,Felahy B,Che K,Ako P,Fobi N. Choosing an operation for weight control,and the transected banded gastric bypass. Obes Surg. 2005;15:114-21.

[8] Dietel M,Shikora SA. The development of the surgical treatment of morbid obesity. J Am Coll Nutr. 2002;21:365-71.

[9] Henrikson V. [Kan tunnfarmsresektion forsvaras som terapi mot fettsot? Nordisk Medicin. 1952;47:744]. Can small bowel resection be defended for therapy for obesity? Obes Surg. 1994;4:54-5.

[10] Kremen A,Linner J,Nelson C. An experimental evaluation of the nutritional importance of proximal and distal small intestine. Ann Surg. 1954;140:439-44.

[11] Payne J,DeWind L,Commons R. Metabolic observations in patients with jejunocolic shunts. Am J Surg. 1963;106:273-89.

[12] Payne JH,DeWind LT. Surgical treatment of obesity. Am J Surg. 1969;118:141-7.

[13] Scopinaro N,Gianetta E,Civalleri D,et al. Biliopancreatic by-pass for obesity:initial experience in man. Br J Surg. 1979;66:619-20.

[14] Hess DS,Hess DW. Biliopancreatic diversion with a duodenal switch. Obes Surg. 1998;8:267-82.

[15] Lagace M,Marceau P,Marceau S,et al. Biliopancreatic diversion with a new type of gastrectomy:some previous conclusions revisited. Obes Surg. 1995;5:411-8.

[16] Mason EE,Ito C. Gastric bypass in obesity. Surg Clin North Am. 1967;47:1345-51.

[17] Alder RL,Terry BE. Measurement and standardization of the gastric pouch in gastric bypass. Surg Gynecol Obstet. 1977;144:762-3.

[18] Alden JF. Gastric and jejunoileal bypass. A comparison in the treatment of morbid obesity. Arch Surg. 1977;112:799-806.

[19] Mason EE,Printen KJ,Hartford CE,Boyd WC. Optimizing results of gastric bypass. Ann Surg. 1975;182:405-14.

[20] Griffen WO,Bivins BA,Bell RM. Gastric bypass for morbid obesity. World J Surg. 1981;5:817-21.

[21] Torres JC,Oca CF,Garrison RN. Gastric bypass:Roux-en-Y gastrojejunostomy from the lesser curvature. South Med J. 1983;76:1217-24.

[22] Laws HL,Piantadosi S. Superior gastric reduction procedure for morbid obesity. Ann Surg. 1981;193:334-40.

[23] Linner JH. Surgical treatment of morbid obesity. Mayo Clin Proc. 1986;61:676.

[24] Fobi M,Flemming AW. Vertical banded gastroplasty vs gastric bypass in the treatment of obesity. J Natl Med Assoc. 1986;78:1091-8.

[25] Capella RF,Capella JF,Mandec H,Nath P. Vertical banded gastroplasty-gastric bypass:preliminary report. Obes Surg. 1991;1:389-95.

[26] Salmon PA. Gastroplasty with distal gastric bypass:a new and more successful weight loss operation for the morbidly obese. Can J Surg. 1988;3:111-3.

[27] Wittgrove AC,Clark GW,Schubert KR. Laparoscopic gastric bypass,Roux-en-Y technique and results in 75 patients with 3-30 months follow up. Obes Surg. 1996;6:500-4.

[28] Printen KJ,Mason EE. Gastric surgery or relief of morbid obesity. Arch Surg. 1973;106:428-31.

[29] Gomez CA. Gastroplasty in the surgical treatment of morbid obesity. Am J Clin Nutr. 1980;33:406-15.

[30] Carey LC,Martin EW Jr. Treatment of morbid obesity by gastric partitioning. World J Surg. 1981;5:829-31.

[31] Long M,Collins JP. The technique and early results of high gastric reduction for obesity. Aust N Z J

Surg. 1980;50:146-9.

[32] Laws HL. Standardized gastroplasty orifice. Am J Surg. 1981;141:393-4.

[33] Mason EE. Vertical banded gastroplasty for obesity. Arch Surg. 1982;117:701-6.

[34] Wilkinson LH,Peloso OA. Gastric (reservoir) reduction for morbid obesity. Arch Surg. 1981;116:602-5.

[35] Molina M,Oria HE. Gastric segmentation:a new,safe,effective,simple,readily revised and fully reversible surgical procedure for the correction of morbid obesity[abstract 15]. In:6th Bariatric surgery colloquium. Iowa City,2-3 June 1983.

[36] Hallberg D,Forsell O. Ballongband vid behandling av massiv oberwikt. Svinsk Kiriurgi. 1985;344:106-8.

[37] Kuzmak LI. Silicone gastric banding:a simple and effective operation for morbid obesity. Contemp Surg. 1986;28:13-8.

[38] Johnston D,Dachtler J,Sue-Ling HM,et al. The magenstrasse and Mill operation for morbid obesity. Obes Surg. 2003;13:10-6.

[39] Regan JP,Inabet WB,Gagner M,et al. Early experience with twostage laparoscopic Roux-en-Y gastric bypass as an alternative in the super-obese patient. Obes Surg. 2003;13:861-4.

第 24 章

多学科合作模式在减重手术中的重要性

Richard Thompson and Timothy M. Farrell

胡志伟　张美光　译

简　介

　　减重手术是治疗肥胖症及其相关并发症(如糖尿病和高血压)的确切有效方法。多学科合作模式对于手术并发症的预防和治疗至关重要,确保最大限度地维持患者余生的获益。除了外科医师,医疗团队还包括以下人员:初级保健医护人员、注册营养师、临床心理学家和运动生理学家。患者通常在手术前几个月就开始在减重协调员的协助下做术前准备。数据表明,当采用多学科合作模式时,患者会减掉更多的多余体重,而且不太可能复胖[1]。这包括术前营养教育、节食指导和定期锻炼计划[2-6]。对情绪、社会和家庭支持、物质使用、认知功能、社会心理状况、动机和改变行为意愿的心理评估至关重要。内分泌学专家或内科医师在肥胖症治疗方面的专业知识有助于他们通过药物和其他疗法控制并发症以优化患者的手术治疗。在术后,团队所有成员的持续随访有助于减重手术的持久成功。医学界推荐多学科体重管理模式。国家体重控制登记中心的数据显示,单一的减重方法很少有效,而广泛的、多方面的综合方法更具可持续性[7]。此外,多学科合作的体重管理模式可长期维持减重效果。

外科医师的作用

　　减重外科医师实施一个旨在帮助减重的手术。在过去的几十年中,不同的手术通过限制性、吸收不良性或行为策略等方法来达到减重效果。目前,主要的手术方式为 Roux-en-Y 胃旁路术和袖状胃切除术。这些手术在减重方面有类似的短期效果[8]。因此,手术的选择是通过患者、外科医师和多学科团队成员之间的共同决策来确定的。Roux-en-Y 胃旁路术和袖状胃切除术在术后 5 年内对糖尿病等并发症的缓解有相似的效果。然而,仍需进一步研究,以确定何种术式有更好的长期疗效[9]。一些数据表明,胃旁路术的 10 年疗效可能更好,但这类手术更有可能出现边缘溃疡和腹内疝等并发症[10]。

　　外科医师在术后立即对患者进行管理,这包括饮食进展监测、疼痛控制和液体管理。外科医师负责术后并发症的识别和治疗,最常见的并发症包括胃肠道瘘、出血和狭窄。Roux-en-Y

胃旁路术患者术后有胃-空肠吻合口边缘溃疡和腹内疝的风险。瘘通常在几天后才被发现,因此通常需要采用经皮穿刺引流进行处理。内镜下扩张可成功治疗狭窄。边缘溃疡通常采用抑酸剂等药物治疗。腹内疝可能危及生命,是肠缺血的潜在原因,需要及时手术干预。

尽管减重手术可以显著减轻体重,但有强有力的证据表明,手术前后需要多学科团队对患者进行强化管理。在一个完整团队的护理和支持下,患者可以期待更好和更持久的健康获益。

专科医师在肥胖症医疗管理中的作用

在肥胖症及其糖尿病、高血压等并发症的治疗中,初级保健医护人员处于第一线。对于医师来说,不仅要筛查肥胖症和糖尿病,而且要在疾病的早期积极控制这些疾病,这一点至关重要。部分患者应转诊至肥胖症治疗中心,在这里由具有肥胖管理专长的内科医师或内分泌医师开始肥胖症的治疗。

优化处方药可以提高饮食和运动疗法的获益。与已知的有增加体重副作用的药物相比,应使用不影响体重或可促进体重减轻的药物,如二甲双胍、DPP-4 抑制剂、α-葡萄糖苷酶抑制剂、GLP-1 类似物、SGLT-2 抑制剂和普兰林肽。此外,在某些食欲旺盛的患者中,鼓励使用FDA 批准的减重药,如洛卡斯林、纳曲酮联合安非他酮、托吡酯联合芬特明、利拉鲁肽等。使用胰岛素的患者可改用长效胰岛素,如德特米尔胰岛素、地格曲胰岛素和甘精胰岛素 U-300,以抑制体重的增加。奥利司他是一种胃和胰脂肪酶抑制剂,可阻止大约 30% 的膳食脂肪吸收。随机试验和荟萃分析均表明,奥利司他可以减轻糖耐量受损人群的体重,降低 2 型糖尿病的发病率[11]。奥利司他的抗糖尿病作用有多种机制,如改善胰岛素敏感性、膳食脂肪消化不完全、部分刺激胰高血糖素样多肽 1(glucagon-like polypeptide 1,GLP-1)的释放,以及减少内脏脂肪。苯妥英钠缓释片联合托吡酯、氯酪蛋白、纳曲酮联合安非他酮等,可以通过作用于中枢神经系统来降低食欲,从而使体重减轻。临床试验表明,这些药物在降低糖化血红蛋白和降低进展为 2 型糖尿病方面是有效的。利拉鲁肽是一种被批准用于 2 型糖尿病的 GLP-1 受体激动剂,也被批准用于减重[1]。

为患者提供合理饮食和运动建议的医师,以及管理超重及其并发症的医师,往往是第一个提出外科治疗建议的医师。他们有机会确定并推荐合适的外科手术候选人。理想的手术患者是那些 BMI 大于 40 或 BMI 大于 35 并伴有糖尿病、高血压或睡眠呼吸暂停等相关并发症的患者,并且能够耐受全身麻醉和手术。

在手术计划之前,医师可根据自己的判断,选择性地将患者转诊给更多的专家。对临床怀疑有阻塞性睡眠呼吸暂停、反流或心脏病等疾病的患者需要由适当的专家进行术前评估。进一步的诊断检查有助于确定患者是否适合手术,或者是否有进一步优化治疗的空间,以便把手术相关的风险降到最低。在合并胃食管反流的情况下,一些证据[12]表明袖状胃切除术会加重该病,因此诊断检查可能会对术式的选择产生影响。

营养师的作用

虽然肥胖有遗传因素,但能量摄入过多、久坐等生活方式也是近年来肥胖发病率大幅上升的主要因素。肥胖人群通常会摄入营养价值低的高脂肪、高糖食物。造成这一人群营养缺乏的原因是多方面的,包括:①大量摄入高能量、低营养的食物;②某些营养素(如维生素 D)的生物利用度有限;③影响铁代谢的慢性炎症状态;④小肠细菌过度生长导致的维生素 B_{12} 和脂溶性维生素缺乏。研究发现,最常见的术前营养缺乏包括维生素 B_{12}、铁、叶酸、维生素和维生素 B_1 [13-15]。

患者到减重诊所就诊时会与一位注册营养师见面。营养师需要了解患者的饮食史和先前体重管理中遵守饮食建议的情况,并确定遵循营养计划的潜在障碍。每位患者会收到一份低能量膳食计划,该计划根据其性别、身高和先前的能量摄入而定,四舍五入至最接近的 1200、1500 或 1800kcal 水平,以便进行应用。

理想情况下,患者应该在术前 6 个月就开始遵守术后饮食建议并进行生活方式的调整。最重要的饮食建议主要包括低脂肪、低糖、高蛋白和不含淀粉的蔬菜。结构化的膳食计划如下:碳水化合物提供 40%～45% 的每日能量,脂肪提供不超过 35% 的每日能量,饱和脂肪提供不超过 10% 的每日能量,蛋白质每日摄入量为 1～1.5g/kg[15]。蛋白质摄入量不计入总能量的百分比,以避免在低能量饮食中意外减少绝对蛋白质的摄入量,蛋白质摄入不足可能会加速减重过程中人体中瘦肉的减少。最大限度地减少瘦肉质量的损失对于长期保持整体减重效果至关重要。鼓励患者记录饮食,在强化干预阶段,营养师每周对其进行检查,以确保患者坚持膳食计划。

对于大多数的减重手术,由于存在限制性因素,患者必须在术后早期调整饮食。大多数外科医师将早期饮食限制在每小时 2～3 盎司(60～90ml)液体,以防止愈合期间主钉合线的压力过高。但是,患者仍可能会出现恶心、呕吐、腹胀或上腹部疼痛。出院后,由于不遵守推荐的饮食指南,患者出现此类症状的情况并不少见。术后营养师的早期再参与,继续进行有关食物的选择、进食的频率和膳食量的宣教,可显著降低再入院率[16]。

对患者的调查研究表明,治疗的连续性是后续随访最重要的因素[17],通常由减重营养师完成。研究表明,随访次数与胃旁路术后体重下降之间存在关联[16,17]。适当的饮食有助于减少术后体重下降缓慢、复胖、体重停滞、脱水、不适、腹痛、消化不良、胃灼热、倾倒综合征的发生,并且患者依赖于营养师的指导。Garg 等[16]的研究表明,术后营养咨询可使因饮食相关问题而再次入院的患者明显减少。与仅有外科医师参与相比,外科医师和营养师同时介入时,血清维生素 B_1、高密度脂蛋白和甘油三酯的术后 3 个月的变化更有利。肥胖症患者的随访流失率为 3%～63%,这取决于手术类型以及规定的后续随访的性质和频率,如果不能返回随访,则会导致更多的术后并发症、较低的体重下降百分比、较高的营养缺乏程度、较差的健康状况和饮食依从性,以及较高的手术相关并发症。据估计,42% 的患者将恢复最初减掉的体重的很大一部分,重新成为肥胖。营养师通过向患者提供实用的营养知识、鼓励他们进行体力活动和行为改变,来帮助患者确保减重手术的成功。研究表明,失访的患者在减轻体重和维持体重方面的成功率较低,并且更容易出现营养不良[18]。

由于术后能量摄入减少和吸收不良,补充维生素变得非常重要。复合维生素配方应至少含有 45mg 铁、400mg 叶酸和 8～11mg 锌。建议对所有减重手术患者补充 1000μg 的维生素 B_{12}。建议每日补充柠檬酸钙和维生素 D_3。鼓励患者在手术后至少服用 3 个月的营养补充剂,然后护理团队每隔一段时间评估一次,以便制订最佳的补充方案。

运动生理学家的作用

术前缺乏运动锻炼是减重术后减重效果不理想的有力预测因素[19]。事实上,心肺功能小于 15.8ml/(kg·min)的氧气输送量与手术时间和插管时间长、术中失血量多及常见并发症(包括不稳定型心绞痛、心肌梗死和深静脉血栓形成)发生率高有关[11]。减重手术前后的运动锻炼是多学科减重方法的重要组成部分。理想情况下,运动生理学家在治疗过程的早期就应与患者会面,并根据患者的年龄、性别、健康状况和运动能力制订个性化的运动计划。在临床实践中,运动能力可以通过简单的方法进行测试,如 6 分钟步行测试。一般的建议是,每周150 分钟的有氧运动或每天 10000 步的有氧运动可以提高身体素质,但不足以减重,甚至不足以维持减重。有效的体重管理运动干预应包括有氧运动(以促进心血管健康)、抗阻运动(以保持肌肉质量)和弹性(伸展)运动(以提高运动功能和减少受伤风险)。锻炼计划可在 3～6 个月内逐步进行,从每周 4 天、每天 20 分钟到每周 5～6 天、每天 60 分钟。完成最初的强化阶段后,通常鼓励参与者继续每天锻炼 1 小时,每周锻炼 5～6 天,每周保持 300 分钟以上,重点是进行抗阻训练,以保持肌肉质量。这一点很重要,因为糖尿病会加剧肌肉减少。使用不同的锻炼方法,如循环训练和间歇训练,可以减少无聊感,增加锻炼时间。在体重管理的强化阶段之后,锻炼尤为重要,有助于保持强化阶段所取得的减重效果。

目前提高成人有氧健身的建议是,每周进行 150 分钟中等强度或 75 分钟剧烈的运动[1]。然而,只有不到 10% 的减重手术候选人在手术前能达到该运动建议,并且这些患者通常心肺功能不好。这种低水平的体力活动可能解释了为什么有些人术后出现并发症的风险会增加。术前体力活动水平与术后体力活动呈正相关,术前提高体力活动水平可能有助于术后锻炼行为的增加。研究表明,与单纯的标准医疗护理相比,术前运动咨询与计步锻炼法相结合使术后6 个月的体力活动水平有更大程度的提高[20]。关于术前患者教育和体重管理计划与减重术后患者体重减轻以及术后结局之间的关系,鲜有数据。虽然一些研究人员报告了这些项目对术后体重减轻有积极影响,但更多的研究人员并没有发现这种差异。最近的一项回顾性分析将56 例参加术前体重管理计划的患者与 441 例未参加该计划的外科手术患者进行了比较。该计划包括多方面的生活方式改变,包括受监测的饮食和运动,以及教育和行为策略。亚组分析显示,参加体重管理计划的 Roux-en-Y 胃旁路术患者在术后 12 个月时,多余体重减重百分比(%EWL)略高于对照组(66% vs 56%)[21]。

始于 2014 年的 Look AHEAD 前瞻性试验提供了迄今为止规模最大、时间最长的针对减重的强化生活方式干预的随机对照研究[22]。这项研究最初是为了评估术后随着时间的推移对心血管疾病的影响。尽管结果显示在比较组之间这一主要终点没有差异,但该研究提供了诱导和维持显著临床体重减轻(定义为初始体重减少≥5%)的可行性的信息。该水平的体重减轻有利于健康,例如可预防和缓解 2 型糖尿病、降低血压和血脂、改善非酒精性脂肪肝、改善尿失禁和性功能障碍。强化干预部门强调低能量摄入,将脂肪能量限制在总能量的 30% 以下,并减少低质量碳水化合物(如糖、糖味饮料)和高能量零食。鼓励每天锻炼 175 分钟,每周至少 5 天。这一组患者在 10 年的时间里住院次数更少、用药更少、医疗费用更低,这使得该方案具有成本效益。

最近的两个小型随机对照试验表明,术后开始的体力活动干预也可以提高患者的活动水平，并有助于改善手术结果，这可体现在体重减轻、身体成分和健康状况等方面[21]。也有证据表明，术前增加体力活动可以减少手术并发症，有大量证据表明持续的体力活动是长期维持减重效果的最重要的预测因素[23]。

据临床医师报告，对咨询效果的怀疑和患者兴趣的缺乏是在临床治疗中提供运动咨询的主要障碍。调查研究结果显示，在美国外科学院减重手术中心联盟认证的减重手术中心中，尽管认证要求建立锻炼咨询程序，但只有22%的患者接受过术后运动咨询[21]。然而，有证据表明，如果在达到目标的过程给予非常明确的指导和帮助，有动机的患者可以提高他们的活动水平并获得相应的健康益处，这就证明了在减重手术患者的临床治疗中定期进行运动计划是合理的。临床医师可以尽自己所能，在患者治疗的各个阶段提高患者的运动水平，包括提供运动测试和物理治疗，以及为患者推荐运动专家。

临床心理学家的作用

肥胖患者的术前心理评估是确保最佳疗效的重要组成部分。肥胖通常与抑郁和自卑有关。与肥胖相关的社会耻辱感和不良的身体形象是导致病态心理的原因。经常暴饮暴食是由于缺乏冲动控制、抑郁、情绪化或自我安慰造成的。抑郁症和双相情感障碍等精神疾病与术后体重减轻较少和复胖有关。术前心理评估有助于识别和确定能够长期坚持饮食和运动方案的患者，也有助于识别抑郁等危险因素，可以通过药物和心理治疗来改善减重效果。过量进食和暴饮暴食成为这些患者生活中根深蒂固的一部分，常常被作为一种应对机制。病理性饮食行为的心理成分必须在这些患者身上得到解决，因为一旦他们接受了减重手术，他们就失去了这种应对机制，这会导致抑郁，从而对术后减重效果产生负面影响[24]。

社会心理评估的主要目的是筛选和识别可能导致术后不良结果的危险因素或潜在的术后挑战[25-30]。有这些因素的患者需要在术前和（或）术后接受额外的治疗或干预。在某些情况下，这些问题可能是手术禁忌。术前进行社会心理评估的另一个重要作用是在临床行为健康管理医师和患者之间建立一种积极和信任的工作关系。当临床医师提供支持，帮助患者进行手术并确保尽可能获得最佳结果时，患者愿意在评估过程中坦诚相待。在最初的评估期间建立信任和融洽的关系也有助于增强患者在遇到问题时寻求术后行为支持的意愿。即使是一个术后体重明显减轻的患者，也可能会遇到心理上的困难和挑战，如人际关系的中断、对身体形象的不满、滥用药物、自杀等严重问题。术前心理评估不仅有助于衡量体重减轻的效果，而且也有助于评估代谢状态和临床并发症、生活质量、社会心理和行为功能。

初次就诊包括一次临床面谈，其中包括常规的心理评估。重度肥胖症患者，尤其是那些寻求手术减重治疗的患者，更容易存在情绪障碍和焦虑症。另外，创伤后应激障碍、社交恐惧症和恐慌症也很常见。这次面谈还应了解患者的体重史，包括随着时间推移的体重变化轨迹和过去的减重尝试。体重史有助于确定影响患者体重的重要环境因素和生理因素，同时它还允许评估者获得关于已尝试过的特定类型的减重措施、坚持各种方法的时间，以及哪些因素有助于促进坚持或阻碍持续行为改变的信息。发育史和家族史、认知、人格特征和气质、药物滥用、术后期望、社会支持和动机都是在访谈中需要评估的重要内容，因为它们都可能影响手术的成功。

最近的文献一致表明人格特征和气质对术后结局有影响。特别是，责任心低、冲动控制差和神经质高与肥胖风险和减重手术后的不良结局有关。坚持不懈,或者说是一种不顾眼前的挫折而继续追求自己目标的能力,是手术后体重下降的重要预测因素[24]。

术前心理评估后,完成一份报告,其中包括基于评估结果的建议。这些建议措施旨在最大限度地减少术后心理障碍,改善术后减重效果。例如,在注意到患者有抑郁症状后,评估者将推荐具体的方法,以确保患者的情绪症状不会干扰术后的自我护理和行为依从性,或不会构成自我伤害的风险。术前评估的目的是评估这些心理症状或诊断对术后依从性和自我护理的影响。评估的重点是日常功能受到影响的程度、患者的稳定程度和持续时间、是否进行了适当的心理治疗,以及在出现症状时进行了怎样的处理。

一些证据表明,术后心理支持服务也会影响预后。现有的术后心理服务在各个减重计划中的特点是不同的,从个体心理治疗和团体治疗到支持小组都有。最近对 9 项关于术后心理服务影响的研究进行的荟萃分析表明,在减重术后 3 年内,心理服务对减重效果有一定程度的影响[31]。然而,2015 年公布的一项涉及 145 例患者的随机对照试验得出的结论是,减重手术前后的心理支持对 1 年后的 BMI 变化没有影响[32]。作者认为,心理支持应该针对那些在术后开始显示复胖的患者。为了阐明术后心理服务的作用,还需要进一步的严谨的方法学研究。

术后社会心理因素分析表明,暴饮暴食及抑郁症对减重效果有负面影响。相反,坚持遵循饮食和体育活动的指导方针有利于减重。术后及时发现饮食紊乱和抑郁障碍为有针对性的行为和医学干预提供了机会,这也有助于获得更好的长期减重效果。

复　胖

复胖是减重手术后患者和医师共同面临的一个重大挑战。了解风险因素有助于预防或减少对减重的不利影响。据报道,年龄、性别、种族,以及术前 BMI 和糖尿病状况均是导致对手术反应不佳的决定因素[11]。老年患者比年轻患者表现出更大程度的肌肉减少和胰岛素抵抗,而这些都会促进脂肪储存。与男性相比,由于性激素的作用,女性可能反应较迟钝;女性体内睾酮过高会增加糖尿病风险,女性对瘦素的相对抵抗可能会增加能量摄入。女性的生长素释放肽水平也升高,可能导致脂肪总量增加。拉丁美洲人和黑人患者的体重减轻较少。这是否与遗传、文化或社会经济状况相关,目前尚不清楚。

胰岛素抵抗型糖尿病在脂肪分布和超重中起主要作用。脂肪组织过多与糖尿病有着错综复杂的关系,并形成一个恶性循环。腹部内脏白色脂肪组织增多,巨噬细胞和炎性细胞因子(包括 TNF-α 和白细胞介素-6)的表达增加,进而导致系统性炎症增加。这种慢性炎症状态会导致胰岛素抵抗。此外,脂肪组织中炎症的增加会下调脂联素,从而加剧骨骼肌和肝脏等组织的系统性胰岛素反应性。这是有问题的,因为胰岛素抵抗会促使 β 细胞功能障碍、内皮功能障碍、高血糖症,并增加心血管疾病的风险。

随着社交媒体平台的发展,形成了以患者为主导的讨论小组,这些小组会向成员提供减重手术的相关信息和支持。社交媒体在医疗保健中的作用在不断演变,因为其强大的影响力,医疗提供者必须了解其对患者的影响。这些小组向潜在的外科候选人及那些接受过减重手术的人提供的信息的质量和准确性值得怀疑,如果这些信息与临床环境中提供的信息相矛盾,则可能会混淆或误导其成员。有理由认为,社交媒体群体的管理及由其提供的信息和支持的工作应该落在为这一群体提供保健的人员身上。目前尚不清楚社交媒体对手术结果有什么影响,但临床医师必须意识到社交媒体的存在,参与其中,并监测其长期影响。

结　论

对肥胖症患者采取多学科的治疗方法,显然可以获得更好、更可持续的减重效果。减重手术不是肥胖症的"速效疗法",而是包含一个整体要素,与饮食、运动、医疗管理和认知-行为疗法协同作用,以提供最佳的减重效果。为了更全面地了解这些要素是如何决定减重效果的,需要对这些人群进行进一步的研究。例如,运动方案的内容和锻炼时间如何影响减重效果的可持续性还有待观察。心理咨询的频率和方法可能会对减重结果产生积极影响,但这需要进一步检验。减重营养师和初级保健医师的密切随访也可能起到一定的作用,尽管这有待证实。更多的生活方式干预和支持团体的参与有可能产生积极的影响,但这些需要更明确的定义和标准化,以衡量其效果。直接从患者身上获得的信息表明了手术前后支持系统的重要性;许多报告指出,从长期来看,同伴、饮食和心理支持对减重效果有积极影响[33]。随着越来越多的高质量研究的产生和长期数据的获得,证实多学科团队合作最有可能为患者提供最佳的减重效果。

参考文献

[1] Hamdy O,Ashrafzadeh S,Mottalib A. Weight management in patients with type 2 diabetes:a multidisciplinary real-world approach. Curr Diab Rep. 2018;18(9):66.

[2] Egberts K,Brown WA,O'Brien PE. SFR-111 Optimising lifestyle factors to achieve weight loss in surgical patients. Surg Obes Relat Dis. 2011;7:368.

[3] McCullough PA,Gallagher MJ,Dejong AT,et al. Cardiorespiratory fitness and short-term complications after bariatric surgery. Chest. 2006;130(2):517-25.

[4] Shah M,Snell PG,Rao S,et al. High-volume exercise program in obese bariatric surgery patients:a randomized,controlled trial. Obesity (Silver Spring). 2011;19(9):1826-34.

[5] Koball AM,Jester DJ,Domoff SE,Kallies KJ,Grothe KB,Kothari SN. Examination of bariatric surgery Facebook support groups:a content analysis. Surg Obes Relat Dis. 2017;13(8):1369-75.

[6] Graham YN,Hayes C,Mahawar KK,Small PK,Attala A,Seymour K,Woodcock S,Ling J. Ascertaining the place of social media and technology for bariatric patient support:what do allied health practitioners think? Obes Surg. 2017;27(7):1691-6.

[7] Thomas JG,Bond DS,Phelan S,Hill JO,Wing RR. Weight-loss maintenance for 10 years in the National Weight Control Registry. Am J Prev Med. 2014;46(1):17-23.

[8] Peterli R,Wölnerhanssen BK,Vetter D,Nett P,Gass M,Borbély Y,Peters T,Schiesser M,Schultes B,Beglinger C,Drewe J. Laparoscopic sleeve gastrectomy versus Roux-Y-gastric bypass for morbid obesity—3-year outcomes of the prospective randomized Swiss Multicenter Bypass Or Sleeve Study(SMBOSS). Ann Surg. 2017;265(3):466.

[9] Murphy R,Clarke MG,Evennett NJ,Robinson SJ,Humphreys ML,Hammodat H,Jones B,Kim DD,Cutfield R,Johnson MH,Plank LD. Laparoscopic sleeve gastrectomy versus banded Roux-en-Y gastric bypass for diabetes and obesity:a prospective randomised double-blind trial. Obes Surg. 2018;28(2):293-302.

[10] Shoar S,Saber AA. Long-term and midterm outcomes of laparoscopic sleeve gastrectomy versus Roux-en-Y gastric bypass:a systematic review and metaanalysis of comparative studies. Surg Obes Relat Dis. 2017;13(2):170-80.

[11] Gilbertson NM,Paisley AS,Kranz S,et al. Bariatric surgery resistance:using preoperative lifestyle medicine and/or pharmacology for metabolic responsiveness. Obes Surg. 2017;27:3281.

[12] Stenard F,Iannelli A. Laparoscopic sleeve gastrectomy and gastroesophageal reflux. World J Gastroenterol:WJG. 2015;21(36):10348.

[13] Muschitz C,Kocijan R,Haschka J,Zendeli A,Pirker T,Geiger C,Müller A,Tschinder B,Kocijan A,Marterer C,Nia A. The impact of vitamin D,calcium,protein supplementation,and physical exercise on bone metabolism after bariatric surgery:the BABS study. J Bone Miner Res. 2016;31(3):672-82.

[14] Sherf Dagan S,Goldenshluger A,Globus I,Schweiger C,Kessler Y,Kowen Sandbank G,Ben-Porat T,Sinai T. Nutritional recommendations for adult bariatric surgery patients:clinical practice. Adv Nutr. 2017; 8(2):382-94.

[15] Leahy CR,Luning A. Review of nutritional guidelines for patients undergoing bariatric surgery. AORN J. 2015;102(2):153-60.

[16] Garg T,Birge K,Rosas U,Azagury D,Rivas H,Morton JM. A postoperative nutritional consult improves bariatric surgery outcomes. Surg Obes Relat Dis. 2016;12(5):1052-6.

[17] Aarts MA,Sivapalan N,Nikzad SE,Serodio K,Sockalingam S,Conn LG. Optimizing bariatric surgery multidisciplinary follow-up:a focus on patientcentered care. Obes Surg. 2017;27(3):730-6.

[18] Endevelt R,Ben-Assuli O,Klain E,Zelber-Sagi S. The role of dietician follow-up in the success of bariatric surgery. Surg Obes Relat Dis. 2013;9(6):963-8.

[19] Hatoum IJ,Stein HK,Merrifield BF,Kaplan LM. Capacity for physical activity predicts weight loss after Roux-en-Y gastric bypass. Obesity. 2009;17(1):92-9.

[20] Pratt KJ,Jalilvand A,Needleman B,Urse K,Ferriby M,Noria S. Postoperative outcomes based on patient participation in a presurgery education and weight management program. Surg Obes Relat Dis. 2018;14: 1714-23.

[21] King WC,Bond DS. The importance of pre and postoperative physical activity counseling in bariatric surgery. Exerc Sport Sci Rev. 2013;41(1):26.

[22] Look AHEAD Research Group. Eight-year weight losses with an intensive lifestyle intervention:the look AHEAD study. Obesity. 2014;22(1):5-13.

[23] Donnelly JE,Blair SN,Jakicic JM,Manore MM,Rankin JW,Smith BK. American College of Sports Medicine. American College of Sports Medicine Position Stand. Appropriate physical activity intervention strategies for weight loss and prevention of weight regain for adults. Med Sci Sports Exerc. 2009;41(2): 459-71.

[24] Schag K,Mack I,Giel KE,Ölschläger S,Skoda EM,von Feilitzsch M,Zipfel S,Teufel M. The impact of impulsivity on weight loss four years after bariatric surgery. Nutrients. 2016;8(11):721.

[25] Sheets CS,Peat CM,Berg KC,White EK,Bocchieri-Ricciardi L,Chen EY,Mitchell JE. Post-operative psychosocial predictors of outcome in bariatric surgery. Obes Surg. 2015;25(2):330-45.

[26] Bradley LE,Forman EM,Kerrigan SG,Butryn ML,Herbert JD,Sarwer DB. A pilot study of an acceptance-based behavioral intervention for weight regain after bariatric surgery. Obes Surg. 2016;26(10): 2433-41.

[27] Jalilvand A,Dewire J,Detty A,Needleman B,Noria S. Baseline psychiatric diagnoses are associated with early readmissions and long hospital length of stay after bariatric surgery. Surg Endosc. 2018;25:1-6.

[28] Sogg S,Lauretti J,West-Smith L. Recommendations for the presurgical psychosocial evaluation of bariatric surgery patients. Surg Obes Relat Dis. 2016;12(4):731-49.

[29] Calderone A,Fabio Calabro P,Lippi C,Jaccheri R,Vitti J,Santini F. Psychopathological behaviour and cognition in morbid obesity. Recent Pat Endocr Metab Immune Drug Discov. 2016;10(2):112-8.

[30] Paone E,Pierro L,Damico A,Aceto P,Campanile FC,Silecchia G,Lai C. Alexithymia and weight loss in obese patients underwent laparoscopic sleeve gastrectomy. Eat Weight Disord-St Anorexia Bulimia Obes. 2017;28:1-6.

[31] Beck NN,Johannsen M,Støving RK,Mehlsen M,Zachariae R. Do postoperative psychotherapeutic interventions and support groups influence weight loss following bariatric surgery? A systematic review and meta-analysis of randomized and nonrandomized trials. Obes Surg. 2012;22(11):1790-7.

[32] Ogden J,Hollywood A,Pring C. The impact of psychological support on weight loss post weight loss surgery:a randomised control trial. Obes Surg. 2015;25(3):500-5.

[33] Sharman M,Hensher M,Wilkinson S,Williams D,Palmer A,Venn A,Ezzy D. What are the support experiences and needs of patients who have received bariatric surgery? Health Expect. 2017;20(1):35-46.

第 25 章

肥胖症：临床表现和评估

Marco Di Corpo，Francisco Schlottmann，and Marco G. Patti

胡志伟　张美光　译

简　介

世界卫生组织（WHO）将肥胖定义为可能损害健康的过度脂肪堆积[1]，通常用体重指数（body mass index，BMI）进行分类。BMI 定义为体重（kg）除以身高的平方（m^2）。根据美国国立卫生研究院（NIH）的数据，超重被定义为 BMI＝25.0～29.9，肥胖 I 级被定义为 BMI＝30.0～34.9，肥胖 II 级被定义为 BMI＝35.0～39.9，肥胖 III 级被定义为 BMI≥40，超级肥胖被定义为 BMI≥50[2]。

近几十年来，全球肥胖率急剧上升[3]。这一增长被欧洲代谢和减重多学科手术指南[4]称为"全球性肥胖"，目前无论是发达国家还是发展中国家都受到了影响。在世界范围内，超重或肥胖的人数从 1980 年的 8.57 亿上升到 2013 年的 21 亿[5]。WHO 最近的一项研究显示，2010－2016 年，超重率从 55.9％上升到 58.7％，肥胖率则从 20.8％上升到 23.3％[6]。

肥胖除了引起各种身体残疾和心理问题外，还严重危害健康，如引起糖尿病、高血压、血脂异常和阻塞性睡眠呼吸暂停（obstructive sleep apnea，OSA）等疾病[7,8]。由于这些伴随超重的多重健康风险和缺乏有效的非手术减重方法，减重手术，特别是在肥胖患者中，变得越来越普遍[9]。瑞典肥胖受试者研究也证明了这一点，他们确认减重手术与降低长期并发症发生率和死亡率相关，这大大增加了对肥胖患者采用手术治疗的证据基础[10,11]。

多年来，减重手术一直只是减重的代名词，但这些手术已被证明对解决并发症有效，因此承担了"代谢手术"的角色[12]。在这一章中，我们将讨论与肥胖相关的代谢紊乱，以及适当的术前检查，这是减重手术成功的基石。

肥胖症的临床表现、后遗症

肥胖与死亡率增加相关。BMI 为 25 以上时，每增加 5，总死亡率增加约 30％。BMI 为 30～35 时，中位生存期减少 2～4 年；BMI 为 40～45 时，中位生存期减少 8～10 年[13]。死亡的主要原因包括缺血性心脏病[14]、脑卒中[15]和糖尿病相关并发症[13]。导致肥胖死亡率增加的恶性循环包括胰岛素抵抗,以及代谢综合征的所有相关因素(即高血糖、血脂异常和高血压)。

代谢综合征

尽管已提出了几种不同的代谢综合征的临床定义,但国际糖尿病联合会与国家心脏、肺和血液研究所以及美国心脏协会最近提出[16],当存在以下 5 种危险因素中的任何 3 种时,就可以诊断代谢综合征。

(1)空腹血糖≥100mg/dl,或血糖升高需要接受药物治疗。

(2)男性 HDL-C<40mg/dl,女性 HDL-C<50mg/dl,或需要接受药物治疗。

(3)甘油三酯≥150mg/dl,或需要接受药物治疗。

(4)对于大多数世世代代居住在美国的人来说,男性腰围>102cm,女性腰围>88cm。

(5)收缩压≥130mmHg 或舒张压≥85mmHg,或需要接受降压药物治疗,或有高血压病史而进行过降压药物治疗的患者。

代谢综合征的风险可能始于出生之前[17]。青春期代谢综合征的预测研究表明,出生低体重、小头围和父母有超重或肥胖史的儿童,青春期代谢综合征的风险最高[18]。根据国家胆固醇教育计划(NCEP)的标准,减重外科患者中代谢综合征的患病率为 80%[19],有证据表明,代谢综合征外科患者可能会出现高血糖,从而增加术后并发症(包括手术部位感染)的风险[20-22]。

基于上述数据,手术前患者的优化对于确保良好的手术后结果至关重要。肥胖患者围手术期处理的重要性再怎么强调都不为过。

2 型糖尿病

虽然 2 型糖尿病(type 2 diabetes mellitus,T2DM)是一种病因尚未完全清楚的异质性疾病,但肥胖被认为是其主要的危险因素[23]。据估计,与健康体重的人相比,严重肥胖的女性患 T2DM 的风险增加了 93 倍,男性患 T2DM 的风险增加了 42 倍[24,25]。目前,只有一小部分 T2DM 患者不超重[26]。

在美国,只有 52% 的 T2DM 患者能维持糖化血红蛋白(HbA1c)低于 7%[27]。实施更有效的预防和治疗糖尿病的策略已成为 21 世纪医学的重中之重。术前血糖控制应采用糖尿病综合治疗方案进行优化,该方案包括健康饮食模式、营养医学治疗、运动锻炼和必要的药物治疗。术前血糖控制在合理的范围可能会增强减重手术的效果,如 HbA1c 为 6.5%～7.0% 或更低、空腹血糖水平低于 110mg/dl、餐后 2 小时血糖浓度低于 140mg/dl[28]。

有大量证据表明,与各种生活方式和药物干预相比,代谢手术能更好地控制 T2DM 肥胖患者的血糖,降低心血管危险因素[29,30]。Schauer 等[31]进行了外科治疗和药物治疗可能有效根除糖尿病(STAMPEDE)试验,这是一项涉及 150 例患者的随机对照试验,比较了药物治疗与 Roux-en-Y 胃旁路术(Roux-en-Y gastric bypass,RYGB)和袖状胃切除术(sleeve gastrectomy,SG)治疗 T2DM 的疗效。主要终点指标是 HbA1c<6%(有或无药物治疗)。在 5 年的随访中,139 例患者获得了随访结果。接受药物治疗的患者达到主要终点的为 5%,而接受 RYGB 的患者为 29%,接受 SG 的患者为 23%(P 值,RYGB vs MT＝0.01;SG vs MT＝0.03;RYGB vs SG＝0.53。MT 代表药物治疗)。他们得出结论,减重手术在控制血糖方面明

显优于药物治疗。

最近，美国糖尿病协会提出，"代谢手术"（包括最初为治疗肥胖症而发明的手术）应被视为一种标准的糖尿病治疗方案，适用于 T2DM 控制不充分并且 BMI 大于 30 的患者（或 BMI＞27.5 的亚洲个体）[32]。

Roux-en-Y 胃旁路术与袖状胃切除术的比较

其他一些研究比较了 SG 和 RYGB 之间的 T2DM 缓解率。Pournaras 等[33] 进行了包括 1006 例患者的队列研究，其中 209 例（20.7％）为 T2DM 患者，平均随访 23 个月。缓解是指在不使用降糖药物的情况下，至少在减重手术后 1 年内达到 HbA1c 低于 6％、空腹血糖低于 5.6mmol/L。这些作者发现 SG 后的缓解率为 26％，RYGB 后为 40.6％。另外，最近的一项系统回顾（包括 7 项随机对照试验，共 732 例患者）显示，两种手术之后的血糖控制（HbA1c 和空腹血糖水平）都有所改善，腹腔镜下 RYGB 和腹腔镜下 SG 后 12 个月的改善类似[34]。在 STAMPEDE 研究[31] 中，虽然两个手术组的主要终点指标在统计学上没有显著差异，但其他终点指标如抗糖尿病药物使用量上，RYGB 优于 SG。

最近在芬兰和瑞士进行的两项随机多中心试验证实了这些结果，该研究包括了大量的患者和 5 年的随访。两项研究都证实了在代谢控制方面 RYGB 和 SG 有相似结果，这两种方法均可改善代谢综合征[35,36]。

总的来说，RYGB 和 SG 在改善或解决 T2DM 方面似乎同样有效，然而，仍然缺乏长期数据。

高 血 压

高血压是与肥胖症相关的最常见的并发症之一，也是脑卒中和冠心病的主要危险因素。据估计，高达 40％～70％的肥胖症患者存在高血压。尽管肥胖症和高血压之间存在着众所周知的相关性，但其潜在的机制还不完全清楚。胰岛素抵抗和高胰岛素血症在肥胖症患者中是比较常见的，二者均对血压升高有一定作用。有证据表明，高胰岛素血症可刺激交感神经系统[37]。研究进一步证实，当低能量饮食降低胰岛素水平时，血压和交感神经系统兴奋性也降低。肾素-血管紧张素-醛固酮系统在肥胖患者中也被刺激和激活[38]。这种刺激是脂肪细胞产生的血管紧张素增加、高胰岛素血症过度刺激交感神经系统，以及游离脂肪酸产生了高水平的醛固酮的结果[39]。另一个与肥胖相关高血压病理生理学的潜在相关机制是钠尿肽的减少[40]。

Schiavon 等[41] 推断减重手术后高血压的改善可能归因于与体重减轻相关的血流动力学改变和腹腔内压力降低。高胰岛素血症的减轻会减少钠在肾脏的重吸收及降低交感神经兴奋性。此外，血管周围脂肪细胞炎症的减少可通过改善动脉硬化而有助于降低血压。有趣的是，Ahmed 等[42] 发现，在 RYGB 术后的第 1 周，收缩压和舒张压都降低了。在任何明显的体重减轻之前，血压的这种早期下降表明减重手术的效果背后可能存在与体重无关的激素机制。

血脂异常

超过 50％的肥胖症患者存在血脂异常[36]。血脂异常会产生一种促炎状态,活性氧、肿瘤坏死因子-α、白细胞介素-6 和 C-反应蛋白的产生增加。这一过程通过直接导致内皮损伤或间接促进其他疾病(如 T2DM 或高血压)而导致动脉粥样硬化[43]。

减重手术结果显示总胆固醇、低密度脂蛋白胆固醇(LDL)和甘油三酯降低,高密度脂蛋白胆固醇(HDL)升高,使相当一部分患者停止使用他汀类药物和其他降脂药物。

Nguyen 等[44]的研究显示,RYGB 术后 1 年,平均总胆固醇水平下降 16％,甘油三酯水平下降 63％,LDL 水平下降 31％,HDL 水平上升 39％。此外,在 1 年内,82％术前需要使用降脂药物的患者能够停药。

这些结果最近被先前讨论过的两个欧洲试验所证实[35,36]。SLEEVEPASS 研究显示,5 年后,47％的 SG 后患者($n=14/30$)和 60％的 RYGB 术后患者($n=24/40$)($P=0.15$)停止血脂异常治疗。在整个研究组 38 例停止血脂异常药物治疗的患者中,22 例患者为血脂异常真正缓解(LDL-C 水平<115.8mg/dl 且无血脂异常药物治疗);SG 组的缓解率为 20％($n=6/30$),RYGB 组为 40％($n=16/40$)[35]。同样,SM-BOSS 研究[36]显示,SG 组 68 例患者中有 29 例(42.6％),RYGB 组 53 例患者中有 33 例(62.3％)在术后 5 年完全缓解(绝对差异,−0.19％;95％CI,−0.38％～−0.003％)。

尽管 SG 和 RYGB 对肥胖症患者都有治疗代谢综合征的作用,但 RYGB 的降脂作用似乎更为明显。事实上,最近的研究表明,与 SG 相比,RYGB 术后血脂异常的缓解比例更高[45]。这可归因于 RYGB 术后发生的内分泌变化,如促肾上腺皮质激素、胰高血糖素样多肽和 YY 肽增加,以及胰岛素、胰岛素样生长因子-1、瘦素和胃饥饿素减少[43]。

阻塞性睡眠呼吸暂停

肥胖是导致阻塞性睡眠呼吸暂停(OSA)的一个众所周知的危险因素,其影响远不止睡眠中断[46]。OSA 的特征是反复的部分或完全性的气道塌陷,导致低氧血症和(或)高碳酸血症。夜间多导睡眠描记法将其定义为:在持续通气的情况下,气流停止超过 10 秒,每小时发生 5 次或以上,伴随动脉血氧饱和度降低[47]。OSA 的症状和体征包括打鼾、白天嗜睡、肥胖、颈围过大、全身和肺动脉高压、心律失常、心肌缺血、心室肥大和心脏衰竭等[48,49]。除 BMI 外,高龄、男性和吸烟也是 OSA 的危险因素[50-53]。

OSA 的患病率在接受减重手术的肥胖症患者中高达 78％[54]。高达 80％的轻度 OSA 患者未被诊断[51],而 BMI>35 的患者中有 10％～20％的患者的重度 OSA 未被诊断[55]。未确诊的 OSA 可导致围手术期并发症,如面罩通气和(或)插管困难、术后再插管、心律失常和住院时间延长等[20]。睡眠-心脏健康研究发现,体重变化与 OSA 的进展或缓解之间有很强的相关性(男性比女性关系更强)[56]。减重手术是临床重度肥胖症患者减重的合理选择[57,58]。

肥胖症是遗传、社会经济和文化等多种因素相互作用的疾病,这些因素也与现有的或导致的并发症及其治疗有关。肥胖症的患病率仍然很高,与之相关的并发症和医疗费用也很高。早期干预和有效治疗肥胖症是降低成本和改善预后的关键。代谢手术已经被证明可提供健康益处，不仅仅是减重，而且大多数患有这些疾病的患者在手术后都会得到显著的改善。

术前评估

肥胖症患者的术前管理仍然具有挑战性，因为患者的代谢、药理学和全身性疾病情况是导致并发症的基础。因此，患者应接受一个综合性多学科小组的常规术前评估。提供这类评估的核心团队最好由经验丰富的肥胖症专家组成。

最佳的术前管理可全面了解患者的医疗状况，因为它关系到预期的结果，关系到患者术后维持健康建议的心理能力，并在减重手术后取得成功。

患者选择

也许术前最重要的一步是患者的选择。许多患者在没有意识到术前生理和心理评估的必要性、减重手术后终生随访的必要性，以及不了解潜在的围手术期并发症、有不现实的减重期望的情况下，向减重外科医师寻求帮助。在最初的评估中，外科医师应该考虑患者是否有任何基于病史或体检的手术禁忌证。如果患者同意接受术前评估，那只意味着他们可以继续进行减重手术的检查。由内分泌学家、营养师、心理学家和外科医师组成的团队进行多学科的术前评估，可以评估和教育患者，帮助选择合适的患者，并确保患者在生理和心理上均适合进行减重手术。

患者教育

缺乏患者教育会导致患者对减重手术的准备过程和多学科团队提出的术前要求感到失望。此外，许多寻求减重手术的患者抱有不切实际的期望，他们对手术过程和随后的长期影响并不了解[59-61]。

患者对减重手术长期后果的理解，如术后改变生活方式、需要长期随访、持续实施推荐的术后治疗方案，有助于做出更明智的决策，从而获得更好的结果。

医学评估

一个全面的医学评估包括：详细的病史，全面的体格检查，心血管、肺和胃肠系统的回顾，以及代谢和营养状况的评估。

心脏评估

对于任何外科患者，尤其是肥胖症患者来说，提高安全性的一个基本要素是充分评估他们术前的心脏状况和心脏风险。肥胖症是心血管并发症（如冠心病、心律失常、左心室肥厚和心力衰竭等）的一个公认的危险因素[62]。

Calle 等[63]对 100 多万人进行了为期 14 年的前瞻性研究，结果显示肥胖与心血管疾病死亡率的增加密切相关。这项研究直接将冠心病的死亡率风险与 BMI 的增加直接联系起来，BMI 为 35 或更高的个体的风险比较瘦的个体(BMI 为 18.5～24.9)高 2～3 倍。

肥胖症患者需要明确心脏病史，其中应包括冠心病病史、冠状动脉症状和冠状动脉危险因素(高血压、糖尿病、高脂血症、吸烟、压力、久坐的生活方式等)。心脏评估包括 12 导联心电图，然后通过负荷试验评估心脏功能。传统的负荷试验检查方法(如跑步机运动、闪烁成像)可能不适用于肥胖症患者，因为这些测试设备的重量限制以及由于患者的特殊体质而难以准确解读图像[64,65]。药理学负荷超声心动图，用或不用超声造影剂，是一个有效的替代方案，可以提供心脏功能的准确评估[66,67]。

气道和肺功能评估

鉴于肥胖是机械性限制性气道疾病的危险因素，因此，常规的术前肺功能检查有助于评估肺功能储备，并确定术后肺部并发症的危险因素[68]。OSA 在肥胖症患者中很常见，尤其是男性。最近，一项包括 1000 多例患者的荟萃分析显示，体重增加对男性肺功能的影响大于女性，因为每千克体重的增加，男性的用力肺活量(FVC)减少 26ml，第一秒用力呼气量(FEV1)减少 23ml，而女性分别减少 14ml 和 9ml[69]。由于这些患者有更高的并发症发生率和死亡率，所以在开始减重手术前对所有患者进行 OSA 筛查是很重要的。评估 OSA 最合适的检查是夜间多导睡眠监测(PSG)。尽管大多数确诊为 OSA 的患者术前能从持续气道正压或双水平正压通气中获益[70,71]，但建议在手术前进行一段时间的术前调整，因为许多患者难以耐受面罩。

静脉血栓栓塞症评估

静脉血栓栓塞症(VTE)，包括肺栓塞和深静脉血栓，仍然是减重手术后致残和死亡的主要原因[72]。通常认为，更易导致 VTE 的因素包括，既往室性心动过速史、男性、手术时间超过 3 小时、较高的 BMI 和高龄[72]。最常见的预防方法包括使用机械加压装置、早期下床活动、添加药物预防和使用下腔静脉滤器[73]。

对不良事件风险的综合评估和分级可为临床决策提供信息，并有助于确定减重手术的理想人选和可能需要更密切的术后监测的人选。

心理支持

肥胖症患者的心理障碍患病率高于普通人群[74]，这些心理因素与最糟糕的手术结果以及行为问题的复发相关[75]。因此，美国临床内分泌学专家协会(the American Association of Clinical Endocrinologists，AACE)及美国代谢和减重外科学会(the American Society for Metabolic and Bariatric Surgery，ASMBS)建议，对减重外科候选人的评估应包括术前心理评估[28,76]。术前心理评估也有助于在临床行为医师和患者之间建立信任的工作关系[77]。心理评估包括一次全面的临床访谈，以评估以下几个方面。

(1)体重史。

(2)饮食行为或饮食障碍史(包括暴饮暴食、神经性厌食症、夜食综合征和补偿行为)。

(3)当前或既往的情绪障碍和焦虑症病史。

(4)认知功能。

（5）当前和过去的心理健康治疗。

（6）患者对减重手术的认识和减重动机。

营养治疗和术前减重

术后营养管理始于术前对营养状况的全面评估和强有力的患者教育计划[78]。因此，营养师的角色是减重手术过程的重要组成部分，应负责营养评估、术前减重和术后饮食行为的教育[79]。此外，减重手术的好处必须与营养不良的风险相平衡，以提供恰当的识别、治疗和预防。

此外，患者在术前表现出一定程度的体重减轻，通常被认为是患者术后依从性好的预测因素[80]。因此，在考虑进行减重手术时，不应孤立地考虑术前体重减轻[81]。但是，Alami 等进行了一项随机试验，比较一组术前被要求减重 10% 的患者和一组没有被要求减重的患者。6 个月时，减重组和非减重组的超重率分别为 53.9% 和 50.9%（差异无统计学意义）[82]。

然而，术前减重应该得到大力的鼓励，因为它可以通过减少腹部脂肪和肝脏体积（减少脂肪变性）提高了腹腔镜手术中进入上腹部的机会，缩短了手术时间[83,84]。

术前消化道影像学检查

上消化道造影

在计划上消化道手术时，应评估先前存在的解剖异常。上消化道造影提供了有关食管和胃的解剖、食管清除率、是否存在食管裂孔疝及其大小等有价值的信息。然而，这些检查的诊断率很低，结果很少能够影响原来的手术计划。因此，有一个新的共识，认为上消化道造影不是肥胖症手术术前评估的必要组成部分[85]。

超声

腹部超声检查通常用于诊断胆石症。鉴于肥胖症患者胆石症的发病率特别高[86]，腹部超声检查似乎是术前常规检查的一部分。有趣的是，由于肥胖的特殊体质，腹部超声的灵敏度较低[87]。

此外，由减重手术引起的体重快速下降进一步增加了胆结石形成的风险[87]，这对接受 Roux-en-Y 胃旁路术的患者尤其重要，因为该手术后这类患者不能再进行胆总管结石的内镜下胆道探查。

食管胃十二指肠镜检查

一些治疗中心对所有患者常规进行食管胃十二指肠镜检查（EGD），而另一些治疗中心则选择性进行 EGD 检查。以下是目前遵循的一些指导原则。

（1）美国代谢和减重外科学会（ASMBS）建议对每一个有症状的患者进行 EGD 检查，并考虑对无症状的患者也进行 EGD 检查（D 级——证据水平低）[28]。

（2）美国胃肠镜协会（ASGE）联合美国胃肠道与内镜外科医师学会（SAGES）和 ASMBS，

更新了先前的指南[88],建议减重外科医师在对患者进行彻底检查后,根据将要进行的减重手术的类型,决定是否进行术前 EGD 检查(证据质量低)[89]。

(3)欧洲内镜外科协会(EAES)建议对所有肥胖患者都要进行 EGD 检查,无论有无症状(C 级——低质量证据),尤其是将要接受 RYGB 手术的患者(B 级——中等质量证据)[90]。

目前关于术前 EGD 检查的实际影响的数据仍然很少。然而,我们认为,考虑到以下几个原因,患者应该系统地进行 EGD 检查[91,92]。

(1)肥胖症是数种胃肠道疾病的危险因素,这些疾病可以通过 EGD 检查出来。

(2)症状评估对 GERD 的诊断价值有限,因为胃灼热等症状的敏感性和特异性较低。

(3)考虑到 SG 后出现 GERD 的风险较高,食管炎或巴雷特食管的存在应被视为该手术的一种禁忌证。

(4)胃旁路手术前,应通过 EGD 检查排除胃的恶性肿瘤,因为残胃将无法再接受内镜检查。

结 论

肥胖症与糖尿病、高血压、血脂异常等代谢紊乱疾病相关。代谢手术已被证明能够提供健康获益,不仅仅是减重,而且大多数患者的并发症在手术后也都会得到显著的改善。在进行任何减重手术之前,每个肥胖症患者都应该进行充分的术前评估和准备,包括医学评估、心理支持、营养调理和胃肠影像学检查。强烈建议对患者的期望以及复胖的可能性进行全面的讨论。

参考文献

[1] Standards Committee,American Society for Bariatric Surgery. Guidelines for reporting results in bariatric surgery. Obes Surg. 1997;7(6):521-2.

[2] National Institutes of Health (NIH). Clinical guidelines on the identification,evaluation,and treatment of overweight and obesity in adults-the evidence report. Obes Res. 1998;6(2):51-179.

[3] Swinburn BA,Sacks G,Hall KD,McPherson K,Finegood DT,Moodie ML,et al. The global obesity pandemic:shaped by global drivers and local environments. Lancet (London,England). 2011;378(9793):804-14.

[4] Fried M,Yumuk V,Oppert JM,Scopinaro N,Torres A,Weiner R,et al. Interdisciplinary European Guidelines on metabolic and bariatric surgery. Gastroenterol Hepatol. 2017;71(6):487-500.

[5] Ng M,Fleming T,Robinson M,Thomson B,Graetz N,Margono C,et al. Global,regional,and national prevalence of overweight and obesity in children and adults during 1980-2013:a systematic analysis for the Global Burden of Disease Study 2013. Lancet. 2014;384(9945):766-81.

[6] WHO,Europe RO for. The European health report 2018. More than numbers-evidence for all. Highlights. 2018; 164. Available from: http:// www. euro. who. int/_ _ data/assets/pdf _ file/0003/380478/HEALTH_REPORT_HIGHLIGHTS_2018_EN. PDF? ua=1.

[7] Flegal KM,Kit BK,Orpana H,Graubard BI. Association of all-cause mortality with overweight and obesity using standard body mass index categories:a systematic review and meta-analysis. JAMA. 2013;309(1):71-82.

［8］　Willett WC，Hu FB，Thun M. Overweight，obesity，and all-cause mortality. JAMA. 2013；309（16）：1681.

［9］　Sjöström L. Surgical intervention as a strategy for treatment of obesity. Endocrine. 2000；13（2）：213-30.

［10］　Sjöström L. Review of the key results from the Swedish Obese Subjects（SOS）trial-a prospective controlled intervention study of bariatric surgery. J Intern Med. 2013；273（3）：219-34.

［11］　Hjorth S，Näslund I，Andersson-Assarsson JC，Svensson P-A，Jacobson P，Peltonen M，et al. Reoperations after bariatric surgery in 26 years of follow-up of the Swedish Obese Subjects Study. JAMA Surg. 2019；154（4）：319-26.

［12］　Schlottmann F，Galvarini MM，Dreifuss NH，Laxague F，Buxhoeveden R，Gorodner V. Metabolic effects of bariatric surgery. J Laparoendosc Adv Surg Tech A. 2018；28（8）：944-8.

［13］　Prospective Studies Collaboration，Whitlock G，Lewington S，Sherliker P，Clarke R，Emberson J，et al. Body-mass index and cause-specific mortality in 900 000 adults：collaborative analyses of 57 prospective studies. Lancet（London，England）. 2009；373（9669）：1083-96.

［14］　Canoy D，Boekholdt SM，Wareham N，Luben R，Welch A，Bingham S，et al. Body fat distribution and risk of coronary heart disease in men and women in the European Prospective Investigation Into Cancer and Nutrition in Norfolk cohort：a population-based prospective study. Circulation. 2007；116（25）：2933-43.

［15］　Song Y-M，Sung J，Davey Smith G，Ebrahim S. Body mass index and ischemic and hemorrhagic stroke：a prospective study in Korean men. Stroke. 2004；35（4）：831-6.

［16］　Alberti KGMM，Eckel RH，Grundy SM，Zimmet PZ，Cleeman JI，Donato KA，et al. Harmonizing the metabolic syndrome：a joint interim statement of the International Diabetes Federation Task Force on Epidemiology and Prevention；National Heart，Lung，and Blood Institute；American Heart Association；World Heart Federation；International Atherosclerosis Society；and International Association for the Study of Obesity. Circulation. 2009；120（16）：1640-5.

［17］　Benjamin EJ，Blaha MJ，Chiuve SE，Cushman M，Das S，Rajat D，et al. Heart disease and stroke statistics—2017 update. Circulation. 2017；135：146-603.

［18］　Efstathiou SP，Skeva II，Zorbala E，Georgiou E，Mountokalakis TD. Metabolic syndrome in adolescence：can it be predicted from natal and parental profile？ The prediction of metabolic syndrome in adolescence（PREMA）study. Circulation. 2012；125（7）：902-10.

［19］　Purnell JQ，Selzer F，Smith MD，Berk PD，Courcoulas AP，Inabnet WB，et al. Metabolic syndrome prevalence and associations in a bariatric surgery cohort from the Longitudinal Assessment of Bariatric Surgery-2 study. Metab Syndr Relat Disord. 2014；12（2）：86-94.

［20］　Lang LH，Parekh K，Tsui BYK，Maze M. Perioperative management of the obese surgical patient. Br Med Bull. 2017；124（1）：135-55.

［21］　Zavlin D，Jubbal KT，Balinger CL，Dinh TA，Friedman JD，Echo A. Impact of metabolic syndrome on the morbidity and mortality of patients undergoing panniculectomy. Aesthetic Plast Surg. 2017；41（6）：1400-7.

［22］　Kao LS，Meeks D，Moyer VA，Lally KP. Perioperative glycaemic control regimens for preventing surgical site infections in adults. Cochrane Database Syst Rev. 2009；（3）：CD006806.

［23］　Nathan DM，Buse JB，Davidson MB，Ferrannini E，Holman RR，Sherwin R，et al. Medical management of hyperglycaemia in type 2 diabetes mellitus：a consensus algorithm for the initiation and adjustment of therapy：a consensus statement from the American Diabetes Association and the European Association for the Study of Diabetes. Diabetologia. 2009；52（1）：17-30.

［24］　Colditz GA，Willett WC，Rotnitzky A，Manson JE. Weight gain as a risk factor for clinical diabetes mellitus in women. Ann Intern Med. 1995；122（7）：481-6.

[25] Chan JM,Rimm EB,Colditz GA,Stampfer MJ,Willett WC. Obesity,fat distribution,and weight gain as risk factors for clinical diabetes in men. Diabetes Care. 1994;17(9):961-9.

[26] Gregg EW,Cheng YJ,Narayan KMV,Thompson TJ,Williamson DF. The relative contributions of different levels of overweight and obesity to the increased prevalence of diabetes in the United States: 1976-2004. Prev Med (Baltim). 2007;45(5):348-52.

[27] Ali MK,Bullard KM,Gregg EW. Achievement of goals in U. S. Diabetes Care,1999-2010. N Engl J Med. 2013;369(3):287-8.

[28] Mechanick JI,Youdim A,Jones DB,Timothy Garvey W,Hurley DL,Molly McMahon M,et al. Clinical practice guidelines for the perioperative nutritional,metabolic,and nonsurgical support of the bariatric surgery patient-2013 update:cosponsored by American Association of Clinical Endocrinologists,the Obesity Society,and American Society. Surg Obes Relat Dis. 2013;9(2):159-91.

[29] Rubino F,Nathan DM,Eckel RH,Schauer PR,Alberti KGMM,Zimmet PZ,et al. Metabolic surgery in the treatment algorithm for type 2 diabetes:a joint statement by international diabetes organizations. Obes Surg. 2017;27(1):2-21.

[30] Sjöström L,Lindroos A-K,Peltonen M,Torgerson J,Bouchard C,Carlsson B,et al. Lifestyle,diabetes, and cardiovascular risk factors 10 years after bariatric surgery. N Engl J Med. 2004;351(1):2683-93.

[31] Schauer PR,Bhatt DL,Kirwan JP,Wolski K,Aminian A,Brethauer SA,et al. Bariatric surgery versus intensive medical therapy for diabetes — 5-year outcomes. N Engl J Med. 2017;376(7):641-51.

[32] American Diabetes Association. Obesity management for the treatment of type 2 diabetes. Diabetes Care. 2017;40(January):57-63.

[33] Pournaras DJ,Aasheim ET,Søvik TT,Andrews R,Mahon D,Welbourn R,et al. Effect of the definition of type II diabetes remission in the evaluation of bariatric surgery for metabolic disorders. Br J Surg. 2012;99(1):100-3.

[34] Osland E,Yunus RM,Khan S,Memon B,Memon MA. Diabetes improvement and resolution following laparoscopic vertical sleeve gastrectomy (LVSG) versus laparoscopic Roux-en-Y gastric bypass (LRYGB) procedures:a systematic review of randomized controlled trials. Surg Endosc. 2017;31(4): 1952-63.

[35] Salminen P,Helmiö M,Ovaska J,Juuti A,Leivonen M,Peromaa-Haavisto P,et al. Effect of laparoscopic sleeve gastrectomy vs laparoscopic Roux-en-Y gastric bypass on weight loss at 5 years among patients with morbid obesity:the SLEEVEPASS randomized clinical trial. JAMA. 2018;319(3):241-54.

[36] Peterli R,Wölnerhanssen BK,Peters T,Vetter D,Kröll D,Borbély Y,et al. Effect of laparoscopic sleeve gastrectomy vs laparoscopic Roux-en-Y gastric bypass on weight loss in patients with morbid obesity:the SM-BOSS randomized clinical trial. JAMA. 2018;319(3):255-65.

[37] Landsberg L,Aronne LJ,Beilin LJ,Burke V,Igel LI,Lloyd-Jones D,et al. Obesity-related hypertension: pathogenesis,cardiovascular risk,and treatment. J Clin Hypertens. 2013;15(1):14-33.

[38] Engeli S,Böhnke J,Gorzelniak K,Janke J,Schling P,Bader M,et al. Weight loss and the renin-angiotensin-aldosterone system. Hypertens (Dallas,Tex 1979). 2005;45(3):356-62.

[39] Schiavon CA,Drager LF,Bortolotto LA,Amodeo C,Ikeoka D,Berwanger O,et al. The role of metabolic surgery on blood pressure control. Curr Atheroscler Rep. 2016;18(8):50.

[40] Sarzani R,Salvi F,Dessì-Fulgheri P,Rappelli A. Renin-angiotensin system,natriuretic peptides,obesity, metabolic syndrome,and hypertension:an integrated view in humans. J Hypertens. 2008;26(5):831-43.

[41] Schiavon CA,Ikeoka DT,de Sousa MG,Silva CRA,Bersch-Ferreira AC,de Oliveira JD,et al. Effects of gastric bypass surgery in patients with hypertension:rationale and design for a randomised controlled trial

(GATEWAY study). BMJ Open. 2014;4(9):e005702.

[42] Ahmed AR,Rickards G,Coniglio D,Xia Y,Johnson J,Boss T,et al. Laparoscopic Roux-en-Y gastric bypass and its early effect on blood pressure. Obes Surg. 2009;19(7):845-9.

[43] Bays HE,Toth PP,Kris-Etherton PM,Abate N,Aronne LJ,Brown WV,et al. Obesity,adiposity,and dyslipidemia:a consensus statement from the National Lipid Association. J Clin Lipidol. 2013;7(4): 304-83.

[44] Nguyen NT,Varela E,Sabio A,Tran C-L,Stamos M,Wilson SE. Resolution of hyperlipidemia after laparoscopic Roux-en-Y gastric bypass. J Am Coll Surg. 2006;203(1):24-9.

[45] Peterli R,Wölnerhanssen BK,Vetter D,Nett P,Gass M,Borbély Y,et al. Laparoscopic sleeve gastrectomy versus Roux-Y-gastric bypass for morbid obesity-3-year outcomes of the prospective randomized Swiss Multicenter Bypass Or Sleeve Study (SM-BOSS). Ann Surg. 2017;265(3):466-73.

[46] Leppänen T,Kulkas A,Mervaala E,Töyräs J. Increase in body mass index decreases duration of apneas and hypopneas in obstructive sleep apnea. Respir Care. 2019;64(1):77-84.

[47] Park JG,Ramar K,Olson EJ. Updates on definition,consequences,and management of obstructive sleep apnea concise review for clinicians. Mayo Clin Proc. 2011;86(6):549-55.

[48] Epstein LJ,Kristo D,Strollo PJ,Friedman N,Malhotra A,Patil SP,et al. Clinical guideline for the evaluation,management and long-term care of obstructive sleep apnea in adults. J Clin Sleep Med. 2009;5(3): 263-76.

[49] Korcarz CE,Peppard PE,Young TB,Chapman CB,Hla KM,Barnet JH,et al. Effects of obstructive sleep apnea and obesity on cardiac remodeling:the wisconsin sleep cohort study. Sleep. 2016;39(6):1187-95.

[50] Ware JC,McBrayer RH,Scott JA. Influence of sex and age on duration and frequency of sleep apnea events. Sleep. 2000;23(2):165-70.

[51] Young T,Palta M,Dempsey J,Skatrud J,Weber S,Badr S. The occurrence of sleep-disordered breathing among middle-aged adults. N Engl J Med. 1993;328(17):1230-5.

[52] Wetter DW,Young TB,Bidwell TR,Badr MS,Palta M. Smoking as a risk factor for sleep-disordered breathing. Arch Intern Med. 1994;154(19):2219-24.

[53] Cowie MR. Sleep apnea:state of the art. Trends Cardiovasc Med. 2017;27(4):280-9.

[54] Lopez PP,Stefan B,Schulman CI,Byers PM. Prevalence of sleep apnea in morbidly obese patients who presented for weight loss surgery evaluation:more evidence for routine screening for obstructive sleep apnea before weight loss surgery. Am Surg. 2008;74(9):834-8.

[55] Gottlieb DJ,Somers VK,Punjabi NM,Winkelman JW. Restless legs syndrome and cardiovascular disease:a research roadmap. Sleep Med. 2017;31:10-7.

[56] Newman AB,Foster G,Givelber R,Nieto FJ,Redline S,Young T. Progression and regression of sleep-disordered breathing with changes in weight:the Sleep Heart Health Study. Arch Intern Med. 2005;165 (20):2408-13.

[57] Gastrointestinal surgery for severe obesity:National Institutes of Health Consensus Development Conference Statement. Am J Clin Nutr. 1992;55(2):615S-9S.

[58] Rasheid S,Banasiak M,Gallagher SF,Lipska A,Kaba S,Ventimiglia D,et al. Gastric bypass is an effective treatment for obstructive sleep apnea in patients with clinically significant obesity. Obes Surg. 2003; 13(1):58-61.

[59] Bauchowitz A,Azarbad L,Day K,Gonder-Frederick L. Evaluation of expectations and knowledge in bariatric surgery patients. Surg Obes Relat Dis. 2007;3(5):554-8.

[60] Giusti V,De Lucia A,Di Vetta V,Calmes JM,Héraïef E,Gaillard RC,et al. Impact of preoperative teach-

ing on surgical option of patients qualifying for bariatric surgery. Obes Surg. 2004;14(9):1241-6.

[61] Wee CC,Hamel MB,Apovian CM,Blackburn GL,Bolcic-Jankovic D,Colten ME,et al. Expectations for weight loss and willingness to accept risk among patients seeking weight loss surgery. JAMA Surg. 2013; 148(3):264-71.

[62] Zalesin KC,Franklin BA,Miller WM,Peterson ED,McCullough PA. Impact of obesity on cardiovascular disease. Med Clin North Am. 2011;95(5):919-37.

[63] Calle EE,Thun MJ,Petrelli JM,Rodriguez C,Heath CW. Body-mass index and mortality in a prospective cohort of U. S. adults. N Engl J Med. 1999;341(15):1097-105.

[64] Hammond KL. Practical issues in the surgical care of the obese patient. Ochsner J. 2013;13(2):224-7.

[65] Uppot RN,Sahani DV,Hahn PF,Kalra MK,Saini SS,Mueller PR. Effect of obesity on image quality:fifteen-year longitudinal study for evaluation of dictated radiology reports. Radiology. 2006;240(2):435-9.

[66] Shah BN,Senior R. Stress echocardiography in patients with morbid obesity. Echo Res Pract. 2016;3(2): R13-8.

[67] Supariwala A,Makani H,Kahan J,Pierce M,Bajwa F,Dukkipati SS,et al. Feasibility and prognostic value of stress echocardiography in obese,morbidly obese,and super obese patients referred for bariatric surgery. Echocardiography. 2014;31(7):879-85.

[68] Van Huissstede A,Biter LU,Luitwieler R,Castro Cabezas M,Mannaerts G,Birnie E,et al. Pulmonary function testing and complications of laparoscopic bariatric surgery. Obes Surg. 2013;23(10):1596-603.

[69] Alsumali A,Al-Hawag A,Bairdain S,Eguale T. The impact of bariatric surgery on pulmonary function:a meta-analysis. Surg Obes Relat Dis. 2018;14(2):225-36.

[70] Berry RB,Budhiraja R,Gottlieb DJ,Gozal D,Iber C,Kapur VK,et al. Rules for scoring respiratory events in sleep:update of the 2007 AASM manual for the scoring of sleep and associated events. Deliberations of the sleep apnea definitions task force of the American Academy of Sleep Medicine. J Clin Sleep Med. 2012;8(5):597-619.

[71] Ramirez A,Lalor PF,Szomstein S,Rosenthal RJ. Continuous positive airway pressure in immediate postoperative period after laparoscopic Roux-en-Y gastric bypass:is it safe? Surg Obes Relat Dis. 2009;5(5): 544-6.

[72] Finks JF,English WJ,Carlin AM,Krause KR,Share DA,Banerjee M,et al. Predicting risk for venous thromboembolism with bariatric surgery:results from the Michigan bariatric surgery collaborative. Ann Surg. 2012;255(6):1100-4.

[73] American Society for Metabolic and Bariatric Surgery Clinical Issues Committee. ASMBS updated position statement on prophylactic measures to reduce the risk of venous thromboembolism in bariatric surgery patients. Surg Obes Relat Dis. 2013;9(4):493-7.

[74] Mitchell JE,Selzer F,Kalarchian MA,Devlin MJ,Strain GW,Elder KA,et al. Psychopathology before surgery in the longitudinal assessment of bariatric surgery-3 (LABS-3) psychosocial study. Surg Obes Relat Dis. 2012;8(5):533-41.

[75] Livhits M,Mercado C,Yermilov I,Parikh JA,Dutson E,Mehran A,et al. Preoperative predictors of weight loss following bariatric surgery:systematic review. Obes Surg. 2012;22(1):70-89.

[76] Marek RJ,Heinberg LJ,Lavery M,Merrell Rish J,Ashton K. A review of psychological assessment instruments for use in bariatric surgery evaluations. Psychol Assess. 2016;28(9):1142-57.

[77] Sogg S,Lauretti J,West-Smith L. Recommendations for the presurgical psychosocial evaluation of bariatric surgery patients. Surg Obes Relat Dis. 2016;12(4):731-49.

[78] Allied Health Sciences Section Ad Hoc Nutrition Committee,Aills L,Blankenship J,Buffington C,Furta-

do M，Parrott J. ASMBS allied health nutritional guidelines for the surgical weight loss patient. Surg Obes Relat Dis. 2008;4(5 Suppl):S73-108.

［79］ SAGES Guidelines Committee. SAGES guideline for clinical application of laparoscopic bariatric surgery. Surg Obes Relat Dis. 2009;5(3):387-405.

［80］ Stefura T，Droš J，Kacprzyk A，Wierdak M，Proczko-Stepaniak M，Szymański M，et al. Influence of preoperative weight loss on outcomes of bariatric surgery for patients under the enhanced recovery after surgery protocol. Obes Surg. 2019;29:1134-41.

［81］ Krimpuri RD，Yokley JM，Seeholzer EL，Horwath EL，Thomas CL，Bardaro SJ. Qualifying for bariatric surgery:is preoperative weight loss a reliable predictor of postoperative weight loss? Surg Obes Relat Dis. 2018;14(1):60-4.

［82］ Alami RS，Morton JM，Schuster R，Lie J，Sanchez BR，Peters A，et al. Is there a benefit to preoperative weight loss in gastric bypass patients? A prospective randomized trial. Surg Obes Relat Dis. 2007;3(2):141-5.

［83］ Holderbaum M，Casagrande DS，Sussenbach S，Buss C. Effects of very low calorie diets on liver size and weight loss in the preoperative period of bariatric surgery:a systematic review. Surg Obes Relat Dis. 2018;14(2):237-44.

［84］ Alvarado R，Alami RS，Hsu G，Safadi BY，Sanchez BR，Morton JM，et al. The impact of preoperative weight loss in patients undergoing laparoscopic Roux-en-Y gastric bypass. Obes Surg. 2005;15(9):1282-6.

［85］ Eldar S，Heneghan HM，Brethauer S，Schauer PR. A focus on surgical preoperative evaluation of the bariatric patient-The Cleveland Clinic protocol and review of the literature. Surgeon. 2011;9(5):273-7.

［86］ Khatua B，El-Kurdi B，Singh VP. Obesity and pancre-atitis. Curr Opin Gastroenterol. 2017;33(5):374-82.

［87］ Quesada BM，Kohan G，Roff HE，Canullán CM，Chiappetta Porras LT. Management of gallstones and gallbladder disease in patients undergoing gastric bypass. World J Gastroenterol. 2010;16(17):2075-9.

［88］ Anderson MA，Gan SI，Fanelli RD，Baron TH，Banerjee S，Cash BD，et al. Role of endoscopy in the bariatric surgery patient-ASGE Standards of Practice Committee. Gastrointest Endosc. 2008;68(1):1-10.

［89］ Evans JA，Muthusamy VR，Acosta RD，Bruining DH，Chandrasekhara V，Chathadi KV，et al. The role of endoscopy in the bariatric surgery patient. Gastrointest Endosc. 2015;81(5):1063-72.

［90］ Sauerland S，Angrisani L，Belachew M，Chevallier JM，Favretti F，Finer N，et al. Obesity surgery:evidencebased guidelines of the European Association for Endoscopic Surgery (E. A. E. S.). Surg Endosc Other Interv Tech. 2005;19(2):200-21.

［91］ Schlottmann F，Nayyar A，Herbella FAM，Patti MG. Preoperative evaluation in bariatric surgery. J Laparoendosc Adv Surg Tech A. 2018;28(8):lap. 2018.

［92］ Muñoz R，Ibáñez L，Salinas J，Escalona A，Pérez G，Pimentel F，et al. Importance of routine preoperative upper GI endoscopy:why all patients should be evaluated? Obes Surg. 2009;19(4):427-31.

第 26 章

腹腔镜下Roux-en-Y胃旁路术

Francisco Laxague，Francisco Schlottmann，and Rudolf Buxhoeveden

胡志伟　译

手术技术

患者体位

气管内插管全身麻醉诱导后，患者取仰卧低截石位，下肢置于支脚架上，双膝屈曲 20°～30°。手臂放于身体两侧，并固定于放有衬垫的手板上。主刀医师站在患者的右侧，第一助手和第二助手分别站在患者的左侧和两腿之间。

注意：深静脉血栓形成（deep vein thrombosis，DVT）和静脉血栓栓塞是减重手术患者术后的主要严重并发症。除了肥胖症患者固有的 DVT 风险外，气腹导致的腹压升高和陡峭的头高脚低位减少了静脉回流，进一步增加了 DVT 的风险。因此，强烈建议使用充气加压装置和皮下肝素。

建立气腹和套管针置入

通过 Palmer 点（锁骨中线左肋缘下 3cm）将气腹针置于左肋下位置。充入二氧化碳建立气腹，最大压力为 12mmHg。共 6 个孔。在剑突下方 10～12cm、中线偏左侧 2～3cm 处做一个 12mm 的观察孔。剩下的 5 个孔如图 26.1 所示。

注意：应使用无刀片套管针以减少切口疝的发生率。重要的是避免把孔打得太低，因为这会给手术操作带来困难。通过剑突下的 5mm 孔放置 Allis 夹钳或内固定器，并将其固定在胃食管交界处正前方的膈脚处，用于牵开肝脏。

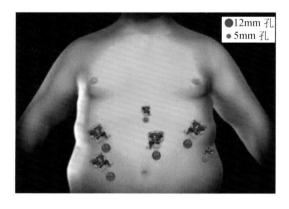

图 26.1　腹腔镜下 Roux-en-Y 胃旁路术的套管针位置

制作胃囊

手术从超声刀切除胃食管交界处脂肪垫开始。然后,暴露出 His 角,并解剖至左膈脚底部。在胃左动脉第二支和第三支之间切开肝胃韧带,进入小网膜囊。使用 60mm 蓝色线性吻合器进行胃的水平离断(图 26.2)。麻醉医师将 36Fr 胃管推进到该缝合线水平。然后向先前解剖出来 His 角方向垂直打上 60mm 蓝色线性吻合器,完成胃切除(图 26.3)。胃囊的长度应该为 6~8cm。用可吸收缝线连续缝合加固胃残端,以防止出血。

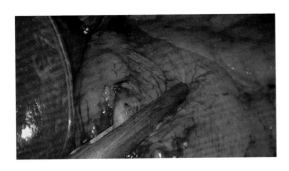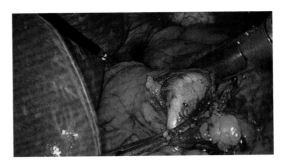

图 26.2　**胃水平离断**　　　　图 26.3　**制作胃囊**

注意:建立放置线性吻合器所需的胃后隧道时,应注意避免伤及脾血管、胰腺或胃后壁。胃囊形成后,必须确认胃是否完全横断,以避免胃囊和残余胃之间有沟通。检查钉合线并充分止血。

制作胆胰支和营养支

将大网膜和横结肠牵拉至头侧,暴露十二指肠悬韧带和肠系膜下静脉。距离十二指肠悬韧带 60cm(BMI<50)或 100cm(BMI>50)处使用白色线性吻合器离断空肠。我们通常使用金属夹标记胆胰支,以避免在需要缝合到胃囊时出错。然后,按胃前的方式,上提营养支并使吻合线朝向左上象限。

注意:如果大网膜又厚又大,应该用超声刀垂直分开,以便于将 Roux 支带到胃囊。获得无张力的营养支是防止吻合并发症的关键。在大网膜切开仍不足以释放张力的极端情况下,Roux 支应置于结肠后-胃后。

胃-空肠吻合

在胃囊远端吻合线下方用超声刀切开胃。然后在营养支离闭合端 4~5cm 处的游离缘用超声刀进行肠切开术。用一个蓝色线性吻合器进行胃-空肠侧侧吻合。我们建议插入不超过 3cm 的吻合器,以形成一个小的吻合口(图 26.4)。36Fr 胃管穿过吻合口,然后用可吸收缝线连续缝合两层以关闭前壁(图 26.5)。

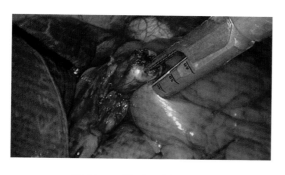

图 26.4 胃-空肠侧侧吻合

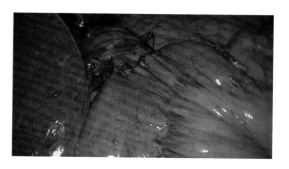

图 26.5 胃-空肠吻合的最终结果

注意:36Fr 胃管使我们能够校准吻合口,避免无意中缝合后壁。建议进行亚甲蓝试验或充气试验,以排除吻合口瘘。

空肠-空肠吻合

测量 120cm(BMI<50)或 150cm(BMI>50)Roux 支,以确定吻合的部位。选择的吻合部位与近端空肠并置,胆胰支的缝合端朝向患者右侧,头端朝向 Roux 支远端。在两个肠管的游离缘用超声刀进行肠切开术。将一个 60mm 长的白色线性吻合器插入两个肠切口中,形成一个空肠-空肠侧侧吻合(图 26.6)。然后,使用可吸收缝合线连续缝合一层以关闭肠切口。

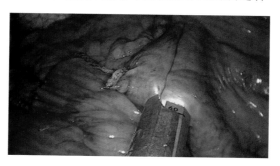

图 26.6 空肠-空肠侧侧吻合

注意:在进行吻合时,两支肠管的系膜应正确对齐。如果在吻合中发现任何区域有浆膜分离,应采用 Lembert 缝合法缝合。在两支肠管之间进行"抗扭转"缝合有助于防止将来发生吻合扭结。

肠系膜缺损和 Petersen 缺损的闭合

用不可吸收缝线,以一种连续的、向肠系膜根部缝合的方式闭合肠系膜缺损。Petersen 孔,后方受横结肠限制,前方受营养支限制,也要用不可吸收缝线封闭。

注意:内疝是腹腔镜下 RYGB 术后再次手术的常见原因。肠系膜缺损和 Petersen 缺损的闭合是预防这种并发症的关键。

Roux-en-Y 胃旁路术中的技术争议

胃囊大小

胃囊大小与术后结局之间的关系仍在争论中。Roberts 等[1]发现,一个小胃囊与手术 1 年后更好的体重减轻有关,这表明尽量使一个小胃囊的大小标准化对手术的成功是比较重要的。然而,其他研究并没有发现这种相关性。例如,Topart 及其同事[2]用钡餐造影评估了 132 例患者的胃囊大小,发现那些胃囊较大的患者与胃囊大小正常的患者相比,体重减轻的程度相似。同样,Madan 等[3]报道,在腹腔镜下 RYGB 术后,更大的胃囊仍可以获得较高的成功率。

一项 Scandinavian 减重手术注册研究包含 14168 例接受胃-空肠线性吻合器(LSA)吻合的腹腔镜下 RYGB。吻合器的平均长度为 145mm。尽管吻合器的长度每增加 1cm,发生边缘溃疡的相对风险增加 14%,但胃囊的大小并不能预测手术 1 年后的体重下降会更好[4]。总的来说,一个小的胃囊可以减少边缘溃疡的风险,但不能很好地预测体重下降。

胃-空肠吻合

胃-空肠吻合有几种不同的方法:手工缝合吻合(hand-sewn,HSA)、圆形吻合器吻合(circular-stapled,CSA)和 LSA。哪种技术更有优势仍在争论之中。Lee 等[5]分析了采用不同吻合方式的 426 例腹腔镜下 RYGB 患者,174 例 HSA、110 例 CSA 和 142 例 LSA,比较不同治疗组的狭窄发生率和体重减轻情况。尽管 LSA 组对术后扩张的要求最低,但三种术式的狭窄发生率没有显著差异。三种吻合技术的减重效果相似[5]。Jarry 及其同事[6]分析了 51 例 LSA 和 53 例 HSA 患者,发现两组在死亡率、手术转换率、早期再次手术、手术并发症和减重效果等方面没有显著差异。然而,HSA 与较短的手术时间和较低的成本相关[6]。此外,一项荟萃分析包括了 8 项研究,共有 1321 例患者,将 LSA 与 CSA 进行比较,发现 LSA 与减少吻合口狭窄和伤口感染的风险,以及缩短手术时间相关[7]。

Roux 支的路径不同也会影响腹腔镜下 RYGB 术后的狭窄发生率。Ribeiro-Parenti 等[8]比较了结肠前和结肠后胃-空肠吻合术的狭窄发生率。他们的研究包含 1500 例接受腹腔镜下 RYGB 手术的患者;572 例和 928 例患者分别进行了结肠前和结肠后胃-空肠吻合术。结肠后组的狭窄发生率明显低于结肠前组(1.5% vs 6.5%,$P < 0.0001$),肠系膜缺损闭合后内疝的发生率没有增加[8]。

营养支和胆胰支的长度

许多研究表明,胆胰支的长度与代谢紊乱和体重减轻的改善相关。Pinheiro 等将 BMI 大于或等于 50 的 105 例患者随机分为两组:一组为 50cm 胆胰支和 150cm Roux 支,一组为 100cm 胆胰支和 250cm Roux 支。他们发现,胆胰支和 Roux 支较长的患者能够更好地控制 2 型糖尿病、改善血脂紊乱,并可更快地减重[9]。Palha 等[10]研究表明,较长的胆胰支在胃-空肠吻合术后形成了一种独特的肠促胰岛素细胞模式,可以产生更好的内分泌特征,从而降低胰岛素抵抗。

一项回顾性研究包含 768 例接受腹腔镜下 RYGB 的患者,比较了短营养支(100cm)和长营养支(150cm)患者的并发症发生率和体重减轻情况。两组的总并发症发生率和体重减轻情况相似[11]。一项随机临床试验评估了不同胆胰支长度对胃分流术后体重减轻的影响,并得出结论:对于 BMI 小于或等于 50 的患者,胆胰支长度较长并无优势。然而,在 BMI 大于 50 的患者中,较长的营养支与更高比例的患者达到 50% 以上的多余体重减重百分比(%EWL)相关[12]。

肠系膜缺损闭合

内疝在腹腔镜下 RYGB 术后比开放性胃旁路术后更为常见[13],而且大多数发生在体重显著下降后[14]。所有腹腔镜下 RYGB 术后发生强烈腹痛的患者均应怀疑该并发症。

Brolin 等[15]分析了 872 例连续的腹腔镜下 RYGB 患者,前 654 例肠系膜缺损不完全闭合,其余 218 例肠系膜缺损完全闭合。肠系膜缺损完全闭合组肠系膜内疝显著减少(0.5% vs 2.6%)。一项随机对照研究包括 105 例接受结肠前腹腔镜下 RYGB 的患者,并随机分为两组:肠系膜缺损闭合组(n=50)和肠系膜缺损开放组(n=55)。有趣的是,腹腔镜下 RYGB 术后两组患者的腹内疝和并发症的发生率相同[16]。

胃旁路术中的食管裂孔疝修补

食管裂孔疝是肥胖症人群的常见病,其发生率为 20%~53%[17]。对食管裂孔疝修补术的研究主要集中在袖状胃切除术患者身上,这是因为袖状胃切除术与术后 GERD 有密切的关系[18]。然而,接受腹腔镜下 RYGB 同时合并巨大裂孔疝的患者也可以从食管裂孔疝修补术中获益[19]。

参考文献

[1] Roberts K,Duffy A,Kaufman J,et al. Size matters:gastric pouch size correlates with weight loss after laparoscopic Roux-en-Y gastric bypass. Surg Endosc. 2007;21(8):1397-402.

[2] Topart P,Becouarn G,Ritz P. Pouch size after gastric bypass does not correlate with weight loss outcome. Obes Surg. 2011;21:1350-4.

[3] Madan AK,Tichansky DS,Phillips JC. Does pouch size matter? Obes Surg. 2007;17:317-20.

[4] Edholm D,Ottosson J,Sundbom M. Importance of pouch size in laparoscopic Roux-en-Y gastric bypass:a cohort study of 14,168 patients. Surg Endosc. 2016;30:2011-5.

[5] Lee S,Davies AR,Bahal S,et al. Comparison of gastrojejunal anastomosis techniques in laparoscopic Roux-en-Y gastric bypass:gastrojejunal stricture rate and effect on subsequent weight loss. Obes Surg. 2014;24:1425-9.

[6] Jarry J,Wagner T,de Pommerol M,et al. Laparoscopic Roux-en-Y gastric bypass:comparison between handsewn and mechanical gastrojejunostomy. Updates Surg. 2012;64:25-30.

[7] Giordano S,Salminen P,Biancari F,et al. Linear stapler technique may be safer than circular in gastrojejunal anastomosis for laparoscopic Roux-en-Y gastric bypass:a meta-analysis of comparative studies. Obes Surg. 2011;21:1958-64.

[8] Ribeiro-Parenti L,Arapis K,Chosidow D,et al. Gastrojejunostomy stricture rate:comparison between antecolic and retrocolic laparoscopic Roux-en-Y gastric bypass. Surg Obes Relat Dis. 2015;11:1076-84.

[9] Pinheiro JS,Schiavon CA,Pereira PB,et al. Long-long limb Roux-en-Y gastric bypass is more efficacious in treatment of type 2 diabetes and lipid disorders in super-obese patients. Surg Obes Relat Dis. 2008;4: 521-5.

[10] Palha AM,Pereira SS,Costa MM,et al. Differential GIP/GLP-1 intestinal cell distribution in diabetics' yields distinctive rearrangements depending on Roux-en-Y biliopancreatic limb length. J Cell Biochem. 2018;119:7506-14.

[11] Dogan K,Homan J,Aarts EO,et al. A short or a long Roux limb in gastric bypass surgery:does it matter? Surg Endosc. 2017;31:1882-90.

[12] Choban PS,Flancbaum L. The effect of Roux limb lengths on outcome after Roux-en-Y gastric bypass:a prospective,randomized clinical trial. Obes Surg. 2002;12:540-5.

[13] Higa KD,Ho T,Boone KB. Internal hernias after laparoscopic Roux-en-Y gastric bypass:incidence,treatment and prevention. Obes Surg. 2003;13:350-4.

[14] Ahmed AR,Rickards G,Husain S,et al. Trends in internal hernia incidence after laparoscopic Roux-en-Y gastric bypass. Obes Surg. 2007;17:1563-6.

[15] Brolin RE,Kella VN. Impact of complete mesenteric closure on small bowel obstruction and internal mesenteric hernia after laparoscopic Roux-en-Y gastric bypass. Surg Obes Relat Dis. 2013;9:850-4.

[16] Rosas U,Ahmed S,Leva N,et al. Mesenteric defect closure in laparoscopic Roux-en-Y gastric bypass:a randomized controlled trial. Surg Endosc. 2014;29:2486-90.

[17] Reche F,Mancini A,Borel AL,et al. Totally robotic combined Roux-en-Y gastric bypass and hiatal hernia repair with biological mesh:technical points. Obes Surg. 2017;27:3349-50.

[18] Patti MG,Schlottmann F. Gastroesophageal reflux after sleeve gastrectomy. JAMA Surg. 2018;153: 1147-8.

[19] Boules M,Corcelles R,Guerron AD,et al. The incidence of hiatal hernia and technical feasibility of repair during bariatric surgery. Surgery. 2015;158:911-8.

第 27 章

袖状胃切除术

Nabeel R. Obeid and Justin B. Dimick

胡志伟　译

简　介

在美国和世界其他国家,肥胖仍是一种人口健康危机[1]。治疗方案包括调整生活方式、内镜治疗和减重/代谢手术。减重手术是公认的可有效治疗肥胖症的方法[2]。手术方式包括 Roux-en-Y 胃旁路术(RYGB)和袖状胃切除术(SG),以及其他不常用的手术,如可调节胃束带术或十二指肠转位胆胰分流术[3]。腹腔镜下 SG 是目前最常用的减重手术,也是一个独立的手术。然而,SG 曾经是治疗肥胖症,特别是超级肥胖的分期手术方法的一部分[4]。SG 曾是两阶段手术的第一阶段,首先是纵向胃切除术,然后是十二指肠转位胆胰分流术。很快人们就发现最初的纵向胃切除术后的效果(包括体重减轻和并发症的缓解)非常好,因此,SG 成了公认的治疗肥胖症的主要手术[5]。

术前准备

考虑进行减重手术的患者通常需要全面的术前检查和评估。首先是完整的病史和体格检查,以及全面的营养评估和咨询。患者还要定期接受心理评估,并根据指导进行治疗。实验室检查和进一步的医学检查取决于患者的个体因素,包括是否存在与肥胖相关的并发症等情况。

减重手术前的前肠评估尚未统一。食管胃十二指肠镜(EGD)检查和上消化道造影(UGI)检查均被用于病理学评估,尤其是对食管裂孔疝、食管炎、肿块或黏膜改变的评估。一些外科医师会选择性地进行这些检查,而另一些外科医师则指出,减重外科患者的病理学发现率很高,因此支持常规的前肠评估。D'Silva 等在 79% 的减重手术前患者中发现一些异常病理情况,如食管裂孔疝、食管炎、巴雷特食管、幽门螺杆菌感染、糜烂或息肉等[6]。许多这样的患者是无症状的,症状和病理结果之间的相关性很差,其中一些病理发现可能会改变治疗策略[7]。总之,在减重手术之前,是常规评估还是选择性评估前肠仍取决于外科医师,除非患者有很高的可疑病理的风险(如与食管裂孔疝相关的症状)。

减重手术候选者的胃食管反流病(gastroesophageal reflux disease,GERD)的术前评估仍存在很大争议。EGD 检查通常推荐用于有反流症状的患者,以评估黏膜病理(食管炎或巴雷特食管)或病变。对反流性疾病进行全面检查的标准和检查的范围仍然不确定。对于有严重或难治性反流的患者,有文献支持包括测压和动态 pH 监测在内的全面评估,以确认是否存在 GERD,并指导式式的选择[8,9]。这可能有助于避免,特别是在 SG 后,食管酸暴露长期增加[10]。虽然许多人主张在这种情况下选择 RYGB,但检查也可能显示食管下括约肌完整性良好且没有真正的 GERD,从而可能改变决策的过程。

术前,患者通常被要求遵循超低能量饮食(very low-calorie diet,VLCD),这样可以有效地减少内脏脂肪和肝脏大小,从而降低围手术期的并发症[11,12]。VLCD 通常需要维持 1~4 周,这通常取决于患者的 BMI 和脂肪肝的情况。

手术方法

围手术期路径的使用在减重手术中越来越常见,其中包括尽量减少阿片类镇痛药用量和减轻术后恶心呕吐的麻醉方案。此外,还可通过药物和机械性措施预防静脉血栓栓塞症(venous thromboembolism,VTE)。

上腹部手术采用标准的腹腔镜装置。患者的体位可以是仰卧位,也可以是分腿位。显示器放在手术台的头侧,以便直接观看。术前应通过胃管、内镜或可抽吸探条进行胃减压。可以通过多种方式建立气腹,如在腹部左上象限 Palmer 点使用气腹针穿刺、可视下套管针穿刺或开放式 Hason 技术。

手术从胃大弯游离开始,以胃角切迹作为起始点(图 27.1)。通常先向近端游离,确保近端胃底处胃短血管和脾门的暴露(图 27.2)。最近端的胃短血管通常都需要结扎或离断,以便完全暴露左膈脚。把 His 角从膈肌上充分游离下来,仔细辨认胃食管交界处的脂肪垫。此时通常要评估是否存在食管裂孔疝,如果确定有食管裂孔疝,可能需要进行食管裂孔环周剥离(图 27.3)。术中诊断食管裂孔疝的解剖特征和进行全面食管裂孔剥离的标准仍然存在很大的差异。

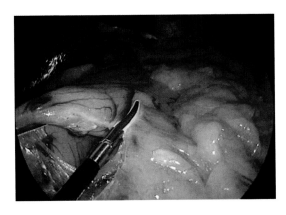

图 27.1 游离胃大弯(图片由马里兰州 Nabeel R. Obeid 博士提供)

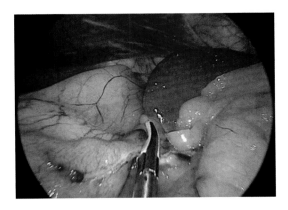

图 27.2 在脾门处离断胃短血管,游离胃底(图片由马里兰州 Nabeel R. Obeid 博士提供)

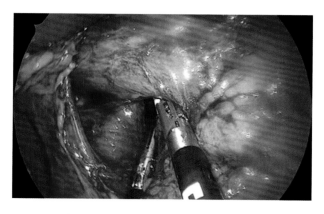

图 27.3 食管裂孔剥离和食管裂孔疝复位（图片由马里兰州 Nabeel R.Obeid 博士提供）

在近端胃完全游离的情况下，继续向远端幽门进行游离（图 27.4）。直至游离到距幽门 4～6cm 处，这是纵向钉合切除的起点。外科医师应评估是否存在胃后壁粘连（图 27.5），如果存在，应迅速松解，以避免发生成角、扭曲或缝合困难。虽然采用的技术可能有所不同，但通常建议沿胃小弯向胃远端和十二指肠置入尺寸校准装置（图 27.6）。这将有助于避免切角处过度狭窄。尺寸校准装置可以是直径至少为 34Fr 的探条或内镜，尽管一些研究表明，与尺寸较小的探条相比，使用尺寸为 40Fr 的探条时瘘发生率较低，而体重减轻的结果没有差异[13,14]。用线性切割闭合器进行缝合，然后沿着尺寸校准装置从远端向近端进行切除（图 27.7）。针仓切开之后进行或不进行缝合包埋加固均可。尽管存在争议，但有证据表明，进行缝合包埋加固虽不改变瘘的发生率，但可降低出血的发生率[15]。手术完成后（图 27.8），取出标本，术中用注入空气或染料的方法检查是否有胃瘘。

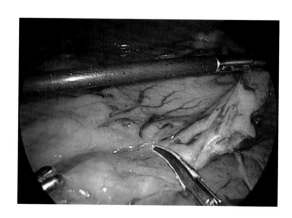

图 27.4 游离胃大弯远端（图片由马里兰州 Nabeel R.Obeid 博士提供）

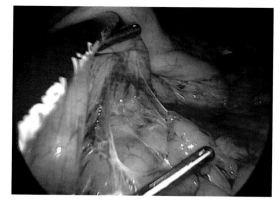

图 27.5 胃后壁的粘连（图片由马里兰州 Nabeel R.Obeid 博士提供）

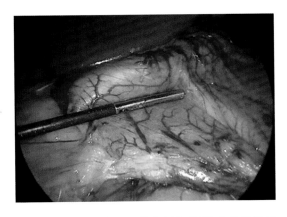

图 27.6　沿胃小弯置入校准探条(图片由马里兰州 Nabeel R. Obeid 博士提供)

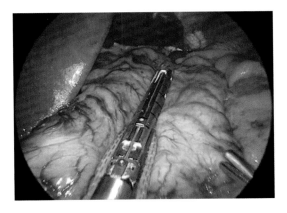

图 27.7　沿校准探条从远端向近端进行切除(图片由马里兰州 Nabeel R. Obeid 博士提供)

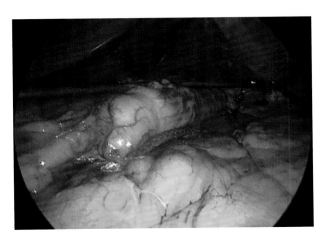

图 27.8　手术完成后(图片由马里兰州 Nabeel R. Obeid 博士提供)

术后护理

　　胃肠道手术后应早期下床活动,并测定肺活量及监测排尿。在耐受的情况下,早期开始饮食对胃肠道手术后的迅速恢复是安全有效的[16]。具体来说,在术后第 1 天开始使用减肥清液,并逐渐发展为减肥全液,已经被证明可在不增加并发症发生率的情况下缩短住院时间[17]。在减重手术人群中,止吐药的使用很重要,因为术后恶心、呕吐并不少见。积极治疗术后恶心、呕吐的方案已经被证明在减轻症状和缩短住院时间方面是有效的[18,19]。这些方案包括围手术期使用昂丹司琼、地塞米松,以及(或)预防性地经皮放置东莨菪碱贴剂。

　　减少阿片类药物的使用有助于减少术后恶心、呕吐的发生,因此术后多模式镇痛是最有效的。手术时使用的局部麻醉药,有时以腹横肌平面阻滞的方式,与非甾体抗炎药、对乙酰氨基酚和阿片类药物联合使用,似乎是一种有效的策略。美国代谢和减重外科学会(ASMBS)开发了围手术期路径,其可作为肥胖患者围手术期循证管理的资源,且袖状胃切除术的路径已经出版[20]。

术后常规使用 UGI 评估胃瘘已不再提倡,尤其是在 SG 后。术后 2～3 周内出现胃瘘的患者,其 UGI 可能是正常的[21]。生命体征紊乱和临床因素,如发热、心动过速、白细胞增多或疼痛评分升高,可作为筛选工具,指导选择性地使用 UGI 评估是否有瘘。此外,对于持续性呕吐或吞咽困难的患者,UGI 可用于评估袖状胃是否出现梗阻或扭曲。

手术疗效

体重下降是减重手术后的主要结果。已经有一些长期的研究(5 年以上的随访数据)和荟萃分析特别关注 SG 的减重效果。文献中报道的多余体重减重百分比(percentage of the excess weight loss,%EWL)和总体重减重百分比(percentage of the total weight loss,%TWL)是常见的参数。长期研究表明,SG 后减重的范围为 53%～76% EWL 和 24%～26% TWL[22-26]。术前 BMI 已被证明是减重手术能否成功的一个预测因素,术前 BMI 较低与减重率较高相关[27]。其他因素,如年老、存在高血压或糖尿病,似乎也能预测术后体重下降的情况[28]。复胖或减重不充分仍然是一个挑战,发生在大约 28% 的 SG 病例中,但由于定义和报告方法不统一,疗效不佳的比例在减重外科文献中高度不一致[29,30]。

改善或缓解肥胖相关的并发症仍然是代谢/减重手术的另一个重要方面。据报道,无论术前 BMI 如何,糖尿病的缓解率总体上都在 70% 左右,并且在不同类型的手术中有所不同(胆胰分流术为 89%,RYGB 为 77%,SG 为 60%)[31]。一项随机试验的 5 年数据显示,与单纯药物治疗相比,采用强化药物治疗联合减重手术治疗糖尿病更为有效[32]。现有几种评分系统可供外科医师使用,以帮助评估减重手术后糖尿病缓解的情况[33,34]。减重手术后患者的非糖尿病并发症似乎也有所改善。阻塞性睡眠呼吸暂停(obstructive sleep apnea,OSA)在肥胖患者中很常见,通过评估改良 Epworth 嗜睡量表问卷(92% 改善)和呼吸暂停低通气指数(81% 改善),SG 被证明能显著地改善 OSA[35]。非酒精性脂肪肝的发病率正在上升,减重手术,特别是 SG,已显示可诱导改善肝纤维化的组织学,这使得减重手术更具吸引力[36-39]。肺动脉高压和间质性肺病等不再是禁忌证,事实上已经证明这些疾病在减重手术后会有所改善,这可能会对肺移植候选者产生积极影响[40,41]。

不良事件总体发生率较低,SG 后 30 天的主要不良事件发生率为 2%～3%[42]。与 RYGB 相比,SG 组早期并发症发生率较低[43]。SG 患者的 30 天再入院率也较低(SG 为 3.8%,RYGB 为 6.1%),最常见的原因是恶心、呕吐和脱水[44]。最近的一项荟萃分析回顾了有关术后晚期并发症发生率的随机对照试验,发现与 RYGB 相比,SG 的主要和次要并发症发生率较低,以及对额外干预的需求较低,尽管这些都没有达到统计学意义[45]。SG 可以作为可调节胃束带术失败后再次手术的安全术式。与胃束带术转换到 RYGB 相比,在单期转换手术中,SG 风险更低[46]。

在代谢和减重手术认证和质量改进计划(Metabolic and Bariatric Surgery Accreditation and Quality Improvement Program,MBSAQIP)数据库中,SG 和 RYGB 的 30 天死亡率分别为 0.1% 和 0.2%。另外,SG 患者有较低的计划外重症监护室入院率和再次手术率[47]。此

外，在一项基于人群的大型研究中，未接受减重手术的肥胖患者比接受减重手术的患者有更高的全因死亡率风险，在 4.5 年的中位随访中，校正后的风险比为 2.02[48]。

并发症的处理

虽然减重手术安全系数较高，但有些特殊的围手术期事件，可能会导致严重的并发症，或在罕见的情况下会导致死亡。SG 后可发生出血，最常见的是纵向钉合线出血，其他出血原因包括肠系膜切缘、脾门血管、膈血管、脾或胰腺实质损伤。术后出血的发生率为 0.5%～2%，其中少数可能需要再次手术[49]。一些手术技术似乎在预防钉合线瘘方面发挥了部分作用，多项研究表明，使用缝合线加固缝合可以减少术后出血[50,51]。

胃瘘仍是 SG 后最令人担心的并发症之一。由于纵向胃切除术形成的管状胃的腔内压力相对于正常胃增大，钉合线的最近端似乎最容易发生瘘。通常，远端狭窄、扭转、技术不当、缺血或其他因素可能与袖状胃瘘有关。据报道，总的胃瘘发生率为 0.3%～3%，手术技术可能是原因之一。一些研究发现，钉合线的加固缝合可以减少胃瘘的发生，而另一些研究则显示钉合线的加固可以改善结果[52,53]。胃瘘治疗的主要目标仍然是控制腹腔内脓毒症，脓毒症可以通过经皮穿刺引流或早期手术探查，以及肠外抗生素和肠内营养来治疗。在某些情况下，根据胃瘘的严重程度、特征和位置，可以选择先进的内镜下干预措施，如内引流、支架植入、夹闭或缝合。对于慢性不愈合的瘘，可以考虑转换为 Roux-en-Y 术式。在袖状胃瘘的检查过程中，如果遇到远端梗阻，必须解决并治疗，以促进瘘的愈合。根据梗阻的性质可选择内镜下扩张或支架植入，或转为 RYBG。

除了肥胖外，糖尿病、高血压和静脉淤滞等危险因素导致接受减重手术的患者发生 VTE 事件的风险也会增加。尽管 VTE 很少发生，但报告的发生率在 0.2%～3.5% 之间[54,55]。VTE 风险也因手术类型而异，SG 比 RYGB 风险更高[56]。肺栓塞是减重手术后死亡的主要原因，因此应积极预防和治疗肺栓塞[57]。此外，绝大多数 VTE 发生在住院患者出院之后，通常在手术后 30 天内[58]。一个常见的 VTE 事件是门静脉-肠系膜静脉血栓形成（PVT）。关于这一不良事件的文献很少，但在所有减重手术中，总的发生率估计小于 0.5%，而 SG 后发生率最高[59]。主要的治疗方法是系统性抗凝。

以循证为基础的方案正被广泛应用于减重手术中，以帮助降低 VTE 的风险。积极的预防方法通常包括下肢序贯性加压装置、早期活动和药物预防。普通肝素和低分子肝素是常用的药物。低水平的证据表明，与普通肝素相比，在不增加出血风险的情况下，低分子肝素使得 VTE 的发生率有更大程度的降低，因此，低分子肝素通常是首选[60]。现在，有几款经过验证的风险计算器可以作为智能手机应用程序进行使用，以帮助预测个体化的 VTE 风险，并协助为高危人群提供出院后的药物预防建议。

SG 后的胃食管反流病（GERD）仍是一个研究热点。由于担心术后胃食管反流恶化，许多外科医师认为术前存在反流是 SG 的相对禁忌证。另一些人则认为，SG 后，随着体重的减轻，反流症状可能会改善，因此不应被视为禁忌证。SG 后 GERD（包括食管炎和巴雷特食管）的发生率和意义，以及评价和治疗的方法目前仍有争议。有关 SG 后反流症状的研究较少，但一个单中心使用 GERD-HRQL 量表调查的回顾性研究表明，47% 的患者出现了新发性胃灼热，而且吞咽困难和反流发生率增加[61]。这项研究还得出结论，在他们的分析中，没有一个术前变量能够预测术后反流的复发或恶化。其他研究则显示了相反的结果,即 SG 后反流症状有所改善[62]。

SG 后的生理变化已通过 pH 监测和高分辨率测压(HRM)等客观检查得到了证实,报告显示术后食管酸暴露增加和食管下括约肌(LES)压力降低[63]。另一项研究将 LES 的可扩张性与 SG 后的 GERD 症状相关联,发现尽管术后 LES 减弱,但与反流症状的变化没有可预测的相关性,认为 SG 后的 GERD 具有多种病因[64]。为了确定 SG 后食管炎和巴雷特食管的发生率,有一个研究在术后 1 个月和 1 年时进行常规内镜检查,然后每年进行一次选择性监测[65]。有反流症状的患者在随访期间接受 PPI 治疗(1 年随访率 100%,5 年以上随访率下降至 29%)。根据组织学检查,他们报告了 15.5% 的食管炎和 1.2% 的巴雷特食管。

有人描述了一些预防 SG 后发生反流的手术技术。有具体数据表明,SG 中的常规食管裂孔环周剥离可能是术后发生胃食管反流的危险因素[66]。大多数人建议将 PPI 作为 SG 后反流的初始治疗,先前的文献表明,在大多数情况下,患者对 PPI 通常有良好的反应[67]。对于那些对 PPI 治疗没有反应的患者可选择其他治疗方案,有几种干预措施可供选择。常规方法是将难治性反流患者的治疗方案从 SG 转为 RYBG,这仍然是一种可行的、经常使用的方法,并取得了巨大的成功。其他介入治疗方法的经验和接受程度各不相同,如内镜下食管下括约肌射频消融术或腹腔镜下放置磁力括约肌增强装置,这些似乎有很好的早期效果[68]。

参考文献

[1] Center for Disease Control and Prevention. Prevalence of obesity among adults and youth: United States, 2015-2016. 2017. Access Dec 2018 from https://www.cdc.gov/nchs/products/databriefs/db288.htm.

[2] Chang SH, Stoll CR, Song J, Varela JE, Eagon CJ, Colditz GA. The effectiveness and risks of bariatric surgery: an updated systematic review and meta-analysis, 2003-2012. JAMA Surg. 2014;149(3):275-87.

[3] American Society for Metabolic and Bariatric Surgery. Estimate of bariatric surgery numbers, 2011-2017. 2018. Access Dec 2018 from https://asmbs.org/resources/estimate-of-bariatric-surgery-numbers.

[4] Chousleb E, Rodriguez JA, O'Leary JP. Chapter 3-History of bariatric surgery. In: The ASMBS textbook of bariatric surgery, vol. 1. New York: Springer; 2015. p. 44.

[5] Talebpour M, Amoli BS. Laparoscopic total gastric placation in morbid obesity. J Laparoendosc Adv Surg Tech A. 2007;17(6):793-8.

[6] D'Silva M, Bhasker AG, Kantharia NS, Lakdawala M. High-percentage pathological findings in obese patients suggest that esophago-gastro-duodenoscopy should be made mandatory prior to bariatric surgery. Obes Surg. 2018;28:2753-9.

[7] Carabotti M, Avallone M, Cereatti F, Paganini A, Greco F, Scirocco A, et al. Usefulness of upper gastrointestinal symptoms as a driver to prescribe gastroscopy in obese patients candidate to bariatric surgery. A prospective study. Obes Surg. 2016;26(5):1075-80.

[8] Tolone S, Limongelli P, del Genio G, Brusciano L, Rossetti G, Amoroso V, et al. Gastroesophageal reflux disease and obesity: do we need to perform reflux testing in all candidates to bariatric surgery? Int J Surg. 2014;12(Suppl 1):S173-7.

[9] Tolone S, Savarino E, de Bortoli N, Frazzoni M, Furnari M, d'Alessandro A, et al. Esophagogastric junction morphology assessment by high resolution manometry in obese patients candidate to bariatric surgery. Int J Surg. 2016;28(Suppl 1):S109-13.

［10］ Georgia D，Stamatina T，Maria N，Konstantinos A，Konstantinos F，Emmanouil L，et al. 24-h multichannel intraluminal impedance PH-metry 1 year after laparocopic sleeve gastrectomy：an objective assessment of gastroesophageal reflux disease. Obes Surg. 2017；27（3）：749-53.

［11］ Pilone V，Tramontano S，Renzulli M，Romano M，Cobellis L，Berselli T，et al. Metabolic effects，safety，and acceptability of very low-calorie ketogenic dietetic scheme on candidates for bariatric surgery. Surg Obes Relat Dis. 2018；14：1013.

［12］ Holderbaum M，Casagrande DS，Sussenbach S，Buss C. Effects of very low calorie diets on liver size and weight loss in the preoperative period of bariatric surgery：a systematic review. Surg Obes Relat Dis. 2018；14（2）：237-44.

［13］ Parikh M，Issa R，McCrillis A，Saunders JK，Ude-Welcome A，Gagner M. Surgical strategies that may decrease leak after laparoscopic sleeve gastrectomy：a systematic review and meta-analysis of 9991 cases. Ann Surg. 2013；257（2）：231-7.

［14］ Yuval JB，Mintz Y，Cohen MJ，Rivkind AI，Elazary R. The effects of bougie caliber on leaks and excess weight loss following laparoscopic sleeve gastrectomy. Is there an ideal bougie size? Obes Surg. 2013；23（10）：1685-91.

［15］ Demeusy A，Sill A，Averbach A. Current role of staple line reinforcement in 30-day outcomes of primary laparoscopic sleeve gastrectomy：an analysis of MBSAQIP data，2015-2016 PUF. Surg Obes Relat Dis. 2018；14（10）：1454-61.

［16］ Barreca M，Renzi C，Tankel J，Shalhoub J，Sengupta N. Is there a role for enhanced recovery after laparoscopic bariatric surgery? Preliminary results from a specialist obesity treatment center. Surg Obes Relat Dis. 2016；12（1）：119-26.

［17］ Bevilacqua LA，Obeid NR，Spaniolas K，Bates A，Docimo S Jr，Pryor A. Early postoperative diet after bariatric surgery：impact on length of stay and 30-day events. Surg Endosc. 2018；33：2475-8. https：//doi.org/10. 1007/s00464-018-6533-1.

［18］ Benevides ML，Oliveira SS，de Aguilar-Nascimento JE. The combination of haloperidol，dexamethasone，and ondansetron for prevention of postoperative nausea and vomiting in laparoscopic sleeve gastrectomy：a randomized double-blind trial. Obes Surg. 2013；23（9）：1389-96.

［19］ Antor MA，Uribe AA，Erminy-Falcon N，Werner JG，Candiotti KA，Pergolizzi JV，et al. The effect of transdermal scopolamine for the prevention of postoperative nausea and vomiting. Front Pharmacol. 2014；5：55.

［20］ Telem DA，Gould J，Pesta C，Powers K，Majid S，Greenberg JA，Teixeira A，Brounts L，Lin H，DeMaria E，Rosenthal R. American Society for Metabolic and Bariatric Surgery：care pathway for laparoscopic sleeve gastrectomy. Surg Obes Relat Dis. 2017；13（5）：742-9.

［21］ Sethi M，Magrath M，Somoza E，Parikh M，Saunders J，Ude-Welcome A，Schwack B，Kurian M，Fielding G，Ren-Fielding C. The utility of radiological upper gastrointestinal series and clinical indicators in detecting leaks after laparoscopic sleeve gastrectomy：a case-controlled study. Surg Endosc. 2016；30（6）：2266-75.

［22］ Diamantis T，Apostolou KG，Alexandrou A，Griniatsos J，Felekouras E，Tsigris C. Review of longterm weight loss results after laparoscopic sleeve gastrectomy. Surg Obes Relat Dis. 2014；10（1）：177-83.

［23］ Pekkarinen T，Mustonen H，Sane T，Jaser N，Juuti A，Leivonen M. Long-term effect of gastric bypass and sleeve gastrectomy on severe obesity：do preoperative weight loss and binge eating behavior predict the outcome of bariatric surgery? Obes Surg. 2016；26（9）：2161-7.

［24］ Juodeikis Ž，Brimas G. Long-term results after sleeve gastrectomy：a systematic review. Surg Obes Relat

Dis. 2017;13(4);693-9.

[25] Noel P,Nedelcu M,Eddbali I,Manos T,Gagner M. What are the long-term results 8 years after sleeve gastrectomy? Surg Obes Relat Dis. 2017;13(7);1110-5.

[26] Himpens J,Dobbeleir J,Peeters G. Long-term results of laparoscopic sleeve gastrectomy for obesity. Ann Surg. 2010;252(2);319-24.

[27] Boza C,Daroch D,Barros D,León F,Funke R,Crovari F. Long-term outcomes of laparoscopic sleeve gastrectomy as a primary bariatric procedure. Surg Obes Relat Dis. 2014;10(6);1129-33.

[28] Cottam S,Cottam D,Cottam A,Zaveri H,Surve A,Richards C. The use of predictive markers for the development of a model to predict weight loss following vertical sleeve gastrectomy. Obes Surg. 2018;28(12);3769-74.

[29] Clapp B,Wynn M,Martyn C,Foster C,O'Dell M,Tyroch A. Long term (7 or more years) outcomes of the sleeve gastrectomy;a meta-analysis. Surg Obes Relat Dis. 2018;14(6);741-7.

[30] Lauti M,Lemanu D,Zeng ISL,Su'a B,Hill AG,MacCormick AD. Definition determines weight regain outcomes after sleeve gastrectomy. Surg Obes Relat Dis. 2017;13(7);1123-9.

[31] Panunzi S,De Gaetano A,Carnicelli A,Mingrone G. Predictors of remission of diabetes mellitus in severely obese individuals undergoing bariatric surgery;do BMI or procedure choice matter? A metaanalysis. Ann Surg. 2015;261(3);459-67.

[32] Schauer PR,Bhatt DL,Kirwan JP,Wolski K,Aminian A,Brethauer SA,Navaneethan SD,Singh RP,Pothier CE,Nissen SE,Kashyap SR,STAMPEDE Investigators. Bariatric surgery versus intensive medical therapy for diabetes-5-year outcomes. N Engl J Med. 2017;376(7);641-51.

[33] Pucci A,Tymoszuk U,Cheung WH,Makaronidis JM,Scholes S,Tharakan G,Elkalaawy M,Guimaraes M,Nora M,Hashemi M,Jenkinson A,Adamo M,Monteiro MP,Finer N,Batterham RL. Type 2 diabetes remission 2 years post Roux-en-Y gastric bypass and sleeve gastrectomy;the role of the weight loss and comparison of DiaRem and DiaBetter scores. Diabet Med. 2018;35(3);360-7.

[34] Aminian A,Brethauer SA,Andalib A,Nowacki AS,Jimenez A,Corcelles R,Hanipah ZN,Punchai S,Bhatt DL,Kashyap SR,Burguera B,Lacy AM,Vidal J,Schauer PR. Individualized metabolic surgery score;procedure selection based on diabetes severity. Ann Surg. 2017;266(4);650-7.

[35] Del Genio G,Limongelli P,Del Genio F,Motta G,Docimo L,Testa D. Sleeve gastrectomy improves obstructive sleep apnea syndrome (OSAS);5 year longitudinal study. Surg Obes Relat Dis. 2016;12(1);70-4.

[36] Perysinakis I,Pappis HC,Margaris E. Current controversies in metabolic surgery for nonalcoholic fatty liver disease. Obes Surg. 2019;29;1058. https://doi.org/10.1007/s11695-019-03705-x.

[37] Shouhed D,Steggerda J,Burch M,Noureddin M. The role of bariatric surgery in nonalcoholic fatty liver disease and nonalcoholic steatohepatitis. Expert Rev Gastroenterol Hepatol. 2017;11(9);797-811.

[38] Esquivel CM,Garcia M,Armando L,Ortiz G,Lascano FM,Foscarini JM. Laparoscopic sleeve gastrectomy resolves NAFLD;another formal indication for bariatric surgery? Obes Surg. 2018;28(12);4022-33.

[39] von Schönfels W,Beckmann JH,Ahrens M,Hendricks A,Röcken C,Szymczak S,Hampe J,Schafmayer C. Histologic improvement of NAFLD in patients with obesity after bariatric surgery based on standardized NAS (NAFLD activity score). Surg Obes Relat Dis. 2018;14(10);1607-16.

[40] Hanipah ZN,Mulcahy MJ,Sharma G,Punchai S,Steckner K,Dweik R,Aminian A,Schauer PR,Brethauer SA. Bariatric surgery in patients with pulmonary hypertension. Surg Obes Relat Dis. 2018;14(10);1581-6.

[41] Ardila-Gatas J,Sharma G,Nor Hanipah Z,Tu C,Brethauer SA,Aminian A,Tolle L,Schauer PR. Bariat-

ric surgery in patients with interstitial lung disease. Surg Endosc. 2019;33;1952. https://doi.org/10.1007/s00464-018-6475-7.

[42] Arterburn D,Wellman R,Emiliano A,Smith SR,Odegaard AO,Murali S,Williams N,Coleman KJ,Courcoulas A,Coley RY,Anau J,Pardee R,Toh S,Janning C,Cook A,Sturtevant J,Horgan C,McTigue KM,PCORnet Bariatric Study Collaborative. Comparative effectiveness and safety of bariatric procedures for weight loss:a PCORnet cohort study. Ann Intern Med. 2018;169(11):741-50.

[43] Osland E,Yunus RM,Khan S,Alodat T,Memon B,Memon MA. Postoperative early major and minor complications in laparoscopic vertical sleeve gastrectomy (LVSG) versus laparoscopic Roux-en-Y gastric bypass (LRYGB) procedures:a meta-analysis and systematic review. Obes Surg. 2016;26(10):2273-84.

[44] Sippey M,Kasten KR,Chapman WH,Pories WJ,Spaniolas K. 30-day readmissions after sleeve gastrectomy versus Roux-en-Y gastric bypass. Surg Obes Relat Dis. 2016;12(5):991-6.

[45] Osland E,Yunus RM,Khan S,Memon B,Memon MA. Late postoperative complications in laparoscopic sleeve gastrectomy (LVSG) versus laparoscopic Roux-en-y Gastric Bypass (LRYGB):meta-analysis and systematic review. Surg Laparosc Endosc Percutan Tech. 2016;26(3):193-201.

[46] Spaniolas K,Bates AT,Docimo S Jr,Obeid NR,Talamini MA,Pryor AD. Single stage conversion from adjustable gastric banding to sleeve gastrectomy or Roux-en-Y gastric bypass:an analysis of 4875 patients. Surg Obes Relat Dis. 2017;13(11):1880-4.

[47] Chaar ME,Lundberg P,Stoltzfus J. Thirty-day outcomes of sleeve gastrectomy versus Roux-en-Y gastric bypass:first report based on Metabolic and Bariatric Surgery Accreditation and Quality Improvement Program database. Surg Obes Relat Dis. 2018;14(5):545-51.

[48] Reges O,Greenland P,Dicker D,Leibowitz M,Hoshen M,Gofer I,Rasmussen-Torvik LJ,Balicer RD. Association of bariatric surgery using laparoscopic banding,Roux-en-Y gastric bypass,or laparoscopic sleeve gastrectomy vs usual care obesity management with all-cause mortality. JAMA. 2018;319(3):279-90.

[49] Khoursheed M,Al-Bader I,Mouzannar A,Ashraf A,Bahzad Y,Al-Haddad A,Sayed A,Fingerhut A. Postoperative bleeding and leakage after sleeve gastrectomy:a single-center experience. Obes Surg. 2016;26(12):2944-51.

[50] El Chaar M,Stoltzfus J. Assessment of sleeve gastrectomy surgical technique:first look at 30-day outcomes based on the MBSAQIP database. J Am Coll Surg. 2018;227(6):564-72.

[51] Debs T,Petrucciani N,Kassir R,Sejor E,Karam S,Ben Amor I,Gugenheim J. Complications after laparoscopic sleeve gastrectomy:can we approach a 0% rate using the largest staple height with reinforcement all along the staple line? Short-term results and technical considerations. Surg Obes Relat Dis. 2018;14(12):1804-10.

[52] Varban OA,Sheetz KH,Cassidy RB,Stricklen A,Carlin AM,Dimick JB,Finks JF. Evaluating the effect of operative technique on leaks after laparoscopic sleeve gastrectomy:a case-control study. Surg Obes Relat Dis. 2017;13(4):560-7.

[53] Gagner M,Buchwald JN. Comparison of laparoscopic sleeve gastrectomy leak rates in four stapleline reinforcement options:a systematic review. Surg Obes Relat Dis. 2014;10(4):713-23.

[54] Ageno W,Becattini C,Brighton T,Selby R,Kamphuisen PW. Cardiovascular risk factors and venous thromboembolism:a meta-analysis. Circulation. 2008;117(1):93-102.

[55] Stein PD,Matta F. Pulmonary embolism and deep venous thrombosis following bariatric surgery. Obes Surg. 2013;23(5):663-8.

[56] Jamal MH,Corcelles R,Shimizu H,Kroh M,Safdie FM,Rosenthal R,et al. Thromboembolic events in

bariatric surgery:a large multi-institutional referral center experience. Surg Endosc. 2015;29(2):376-80.

[57] Morino M,Toppino M,Forestieri P,Angrisani L,Allaix ME,Scopinaro N. Mortality after bariatric surgery:analysis of 13,871 morbidly obese patients from a national registry. Ann Surg. 2007;246(6):1002-7;discussion 7-9.

[58] Winegar DA,Sherif B,Pate V,DeMaria EJ. Venous thromboembolism after bariatric surgery performed by Bariatric Surgery Center of Excellence Participants:analysis of the Bariatric Outcomes Longitudinal Database. Surg Obes Relat Dis. 2011;7(2):181-8.

[59] Shoar S,Saber AA,Rubenstein R,Safari S,Brethauer SA,Al-Thani H,et al. Portomesentric and splenic vein thrombosis (PMSVT) after bariatric surgery:a systematic review of 110 patients. Surg Obes Relat Dis. 2018;14(1):47-59.

[60] American Society for Metabolic and Bariatric Surgery Clinical Issues Committee. ASMBS updated position statement on prophylactic measures to reduce the risk of venousthromboembolism in bariatric surgery patients. Surg Obes Relat Dis. 2013;9(4):493-7.

[61] Althuwaini S,Bamehriz F,Aldohayan A,Alshammari W,Alhaidar S,Alotaibi M,Alanazi A,Alsahabi H,Almadi MA. Prevalence and predictors of gastroesophageal reflux disease after laparoscopic sleeve gastrectomy. Obes Surg. 2018;28(4):916-22.

[62] Santonicola A,Angrisani L,Cutolo P,Formisano G,Iovino P. The effect of laparoscopic sleeve gastrectomy with or without hiatal hernia repair on gastroesophageal reflux disease in obese patients. Surg Obes Relat Dis. 2014;10(2):250-5.

[63] Burgerhart JS,Schotborgh CA,Schoon EJ,Smulders JF,van de Meeberg PC,Siersema PD,Smout AJ. Effect of sleeve gastrectomy on gastroesophageal reflux. Obes Surg. 2014;24(9):1436-41.

[64] Reynolds JL,Zehetner J,Shiraga S,Lipham JC,Katkhouda N. Intraoperative assessment of the effects of laparoscopic sleeve gastrectomy on the distensibility of the lower esophageal sphincter using impedance planimetry. Surg Endosc. 2016;30(11):4904-9.

[65] Braghetto I,Csendes A. Prevalence of Barrett's esophagus in bariatric patients undergoing sleeve gastrectomy. Obes Surg. 2016;26(4):710-4.

[66] Ece I,Yilmaz H,Acar F,Colak B,Yormaz S,Sahin M. A new algorithm to reduce the incidence of gastroesophageal reflux symptoms after laparoscopic sleeve gastrectomy. Obes Surg. 2017;27(6):1460-5.

[67] Hendricks L,Alvarenga E,Dhanabalsamy N,Lo Menzo E,Szomstein S,Rosenthal R. Impact of sleeve gastrectomy on gastroesophageal reflux disease in a morbidly obese population undergoing bariatric surgery. Surg Obes Relat Dis. 2016;12(3):511-7.

[68] Desart K,Rossidis G,Michel M,Lux T,Ben-David K. Gastroesophageal reflux management with the LINX® system for gastroesophageal reflux disease following laparoscopic sleeve gastrectomy. J Gastrointest Surg. 2015;19(10):1782-6.

第 28 章

腹腔镜下十二指肠转位术

Michel Gagner

邓昌荣　胡志伟　吴继敏　译

手术发展进程

　　肥胖和 2 型糖尿病现在仍被认为是 21 世纪的主要挑战之一。虽然它们的病因可能是多因素的,但遗传因素可能占主导地位。手术现在被认为是一种公认的治疗方法,可对这一人群产生有意义、终身、有利的影响。

　　1979 年,Nicola Scopinaro 在热那亚实施了远端胃切除术和胆胰分流术(biliopancreatic diversion,BPD)[1],而十二指肠转位术(duodenal switch,DS)是 Nicola Scopinaro 提出的手术治疗肥胖的 2.0 版。由于胆汁和胰液通过十二指肠转位可从胃转移和分流,1987 年,Tom DeMeester 等发现这一方法可以减少胆汁反流。DS 是对较老的 Mann-Williamson 方法的改进[2]。1988—1990 年,胃切除术术式得到了改进,实施了纵向胃切除术(而不是远端胃切除术),切除了胃大弯,保留了胃小弯、迷走神经、胃窦和幽门,切缘距胃食管交界处有一定距离。在肠道一侧,共同的通道长度从 50cm 增加到 100cm[3,4],因此留下了 150cm 的营养支和 100～350cm 不等的胆胰支。来自俄亥俄州的 Douglass Hess 使用了肠道总长度一定百分比的方法,然而从长期来看,这是一种不切实际的收集数据的方法,基本上使共同通道占小肠总长度的 10％,营养支与共同通道共占小肠总长度的 40％。1999 年 7 月 2 日,Michel Gagner 在纽约市西奈山医院完成了第一例 DS,并于 2000 年发表了关于该手术的文章[5]。在此之前,西奈山医学院研究所在当时的临床研究员 Gregg Jossart 和 John DeCsepel 的帮助下,利用猪模型进行了一项动物实验,为这些努力提供了支持[6]。至今,我们在腹腔镜下 DS 方面已拥有 20 年的经验。

　　腹腔镜手术包括首先进行的袖状胃切除术(SG),SG 适度限制胃容量并保持胃排空,但最重要的是减少胃酸的产生,以减少经典 BPD 手术中经常出现的吻合口溃疡的产生:进行胃-空肠吻合,保留一个较大的胃囊(至少有 200ml),这样在 BPD 患者中就没有会引起严重倾倒综合征的胃潴留[7,8]。但是,腹腔镜下 SG 后胃排空和肠道传输时间已被证实加快了 20％～50％。其次,150cm 的营养支和 100cm 的共同通道,总吸收长度为 250cm,减少了总能量的吸收。最后,在 100cm 的共同通道中,食物与胆汁混合,导致蛋白质和脂肪吸收减少,笔者将其称为"低吸收",因为吸收机制是完整的,所以不能说成"吸收不良"。腹腔镜下 DS 手术最近也发展到了 3.0 版,采用一种更简单的方法——SADI,只进行十二指肠-回肠吻合术,即在幽门处吻合一个 250～300cm 的回肠环,但没有 Roux 吻合,避免了回肠-回肠吻合术[9]。本章不讨论这个问题,因为这完全是一组全新的初步数据。

手术方法

外科医师可以站在患者的右侧,也可以站在患者的两腿之间,而助手位于患者左侧,但在做肠道部分手术时除外,因为此时二者都站在患者的左侧。然后将第一个 12mm 穿刺孔设置在脐部,用以放置 30°腹腔镜。另外两个 12mm 穿刺孔分别设置在左上腹和右上腹相同的水平位置。其余的 5mm 穿刺孔,一个在上腹部用以放置肝脏牵开器,一个在左肋下为助手使用,一个在左下腹部为肠道手术时使用。从距幽门大约 6cm 处开始沿胃大弯到 His 角用超声刀分离胃短血管及其分支。

辅助钳从左肋下穿刺孔进入,夹住胃窦,向左上牵拉,使十二指肠充分暴露。确认幽门,并打开十二指肠下缘和上缘的腹膜,把胃十二指肠动脉作为游离和切断十二指肠的边界标志。

下方入路包括充分游离十二指肠的下部和后面的附属组织。胃窦下方、幽门和十二指肠的第一段周围组织用超声刀和电钩分离。然后在十二指肠的上方打开一个窗孔,以容纳一个 60mm 装有蓝色钉仓的线性吻合器。笔者通常使用可吸收膜加固切缘,以减少出血,避免过度缝合十二指肠残端。这也有助于在吻合过程中拉直十二指肠壁以便进行缝合,防止吻合口狭窄。

从距幽门 6cm 处开始胃切除术,开始的 2～3 次切割使用黑色或绿色的钉仓。随着切缘向胃底推进,选择钉仓钉的高度可以从绿色降低到金色。然后通过脐部穿刺孔取出胃切除标本。

然后将患者置于头低脚高位,左侧偏低,在回盲交界处开始逆行测量。测量一段 100cm 的共同通道,在肠系膜上用夹子标记,确定回肠吻合口的位置。笔者喜欢用平面带孔无创肠钳和 50cm 长的带子进行连续测量。然后再向回肠近端测量 150cm,手工缝合完成十二指肠-回肠端侧吻合,确保肠管无扭转(距回盲瓣 250cm),并从回盲瓣进行第二次验证。

制作吻合口后壁,用 3-0 单股可吸收缝线从头端到尾端将小肠的游离缘吻合到十二指肠近端。在每个肠侧做一个 2cm 的肠切口,尽可能宽一些,并使用另一根缝合线闭合吻合口的前部。用腹腔镜吻合器将吻合口左侧回肠切断,然后进行回肠吻合术,在离回盲瓣 100cm 处将胆胰支肠管末端与共同通道肠管进行吻合。胆胰支肠管的残端应在回肠左侧,并使用 60mm 白色线性缝合器进行吻合,肠切口用 3-0 可吸收缝线单层缝合。

从左侧用 2-0 丝线缝合两个肠系膜缺损(从回肠吻合口处开始横向缝合)。然后将患者头部抬高,左侧抬高,提起横结肠以暴露 Petersen 缺损,同样使用 2-0 丝线从左侧缝合将其闭合(在横结肠前将横结肠系膜与回肠系膜缝在一起)。一些外科医师会经结肠后行十二指肠-回肠吻合,在这种情况下,还有一个位于中部的第三个缺损即横结肠系膜缺损,必须将此缺损环周缝合关闭。

结　果

在超级肥胖人群（BMI＞50）中，DS 被证明在实现和维持有意义的体重减轻方面非常有效。Henry Buchwald 进行了一项系统回顾，比较了减重手术的疗效，他认为 BPD 和 DS 是最有效的手术，在术后 2 年时多余体重减重百分比（％EWL）为 73％，并可保持 15～20 年；RYGB 的长期有效率为 50％～60％，垂直带状胃成形术的长期有效率约为 56％，胃束带术的效果最差（低于 50％）[10]。由于 50cm 的共同通道太短、营养不良的发生率太高、吻合口溃疡发生率较高、胃囊太大等原因，BPD 已被放弃，取而代之的是 DS。VBG 的数量也大幅下降，近来几乎没有做过，取而代之的是 SG，避免了异物（由聚丙烯或聚四氟乙烯制成的补片）经常腐蚀胃壁的问题。SG 并不是 Buchwald 系统回顾的一部分，因为它开始于 2000 年，但 10 年的结果显示其与垂直带状胃成形术有相似的结果，即％EWL 约为 50％。澳大利亚的一个小组通过系统的荟萃分析证实了这一点[11]。

就一级证据而言，Sovik 等对 60 例接受 RYGB 或 DS 治疗的超级肥胖患者进行了一项随机研究，发现 RYGB 患者在术后 6 周、6 个月和 1 年时，％EWL 分别为 22.3％、44.0％和 54.4％，DS 术后分别为 28.1％、59.9％和 74.8％[12]。5 年的研究结果证实了 DS 的优越性及其对 2 型糖尿病患者的巨大疗效[13]。

加拿大魁北克市拉瓦尔大学的 Biertho 等对 810 例肥胖患者进行了研究，他们的初始平均 BMI 为（44.2±3.6），平均随访 8.6 年，％EWL 稳定在 76％[14]。大多数美国和欧洲的外科医师认为 DS 适合超级肥胖患者，但在魁北克，他们也做了与 RYGB 相同的适应证研究。结论是，DS 也适用于肥胖患者（BMI＞40）[14]。同样，Anthone 等在对 701 例术前 BMI 为 34～95 的 DS 患者的回顾中发现，1 年后％EWL 为 69％，3 年后为 73％，5 年或更久随访后为 66％[15]。总的来说，对 DS 的中期随访研究显示了相似的结果，％EWL 在 61％到 85％之间[16-22]。

DS 对改善肥胖相关的并发症也有显著的效果。Mingrone 和 Rubino 将 60 例患有 2 型糖尿病的肥胖患者随机分配到药物治疗组（生活方式调整和降糖药）或手术治疗组（RYGB 或 BPD）。结果显示，在进行了 2 年的随访后，药物治疗组的 2 型糖尿病没有缓解，相比之下，RYGB 组有 75％缓解，BPD 组有 95％缓解[23]。该研究随后发表在《柳叶刀》杂志上，5 年的研究结果表明，与 RYGB 相比，BPD 具有更好的维持效果，几乎是 RYGB 的 2 倍[24]。总体而言，38 例手术患者中有 19 例（50％）（RYGB 37％和 BPD 63％）在 5 年内保持了糖尿病缓解，而 15 例接受药物治疗的患者中没有一例获得缓解（$P = 0.007$）。8 例（42％）RYGB 患者和 13 例（68％）BPD 患者糖化血红蛋白浓度低于 6.5％，而接受药物治疗的患者仅有 4 例（27％）糖化血红蛋白浓度低于 6.5％（$P = 0.04$）[24]。

Iaconelli 等[25]和 Tsoli 等[26]的研究显示，在术后 12 个月，所有 BPD 患者的 2 型糖尿病得到缓解。在康奈尔大学的研究中，9 年后没有患者再出现 2 型糖尿病[27]。一项系统回顾和荟萃分析证实，接受 DS 的患者糖尿病的缓解率最高，其次是 RYGB，而胃束带术的糖尿病缓解率最低[28]。国际糖尿病联合会推荐通过减重手术治疗 2 型糖尿病（BMI＞35），但没有推荐具体的手术方法[29,30]。在国际糖尿病联合会的成员中，RYGB 外科医师占了较大比例，而 DS 外科医师非常少，因此存在偏见。这种情况将来可能会随着 SADI 术式（DS 的 3.0 版）的使用而改变[30]。Astiarraga 等评估了 DS 对非肥胖患者 2 型糖尿病的影响，结果显示有 1/3 患者的代谢控制得到改善,病情得到缓解,这表明手术的疗效与体重无关[31]。

其他如高血压、非酒精性脂肪肝、高胆固醇血症和高甘油三酯血症,也显示出 DS 术后明显改善[16-22]。由于严重的脂质吸收不足,血脂异常的缓解率在 95% 到 100% 之间[16,17,32]。此外,大多数患者的阻塞性睡眠呼吸暂停(OSA)和低通气综合征得到了解决[32]。

相关并发症的处理

Buchwald 和 Oien 最近的一篇论文显示,在 2003 年、2008 年和 2011 年,DS 手术在所有减重手术中的比例分别从 6.1% 降至 4.9% 和 2.1%,而在美国,这一比例约为 1% 或更低[33,34]。这就提出了一个问题:为什么减重效果最好、效果持久并能最大程度逆转肥胖相关并发症的手术应用最少。答案可能是多因素和复杂的。首先,该手术的技术复杂性是一个考虑因素,该手术很耗时且需要由技术熟练的腹腔镜减重外科医师操作。腹腔镜手术方法是由笔者于 1999 年提出的,旨在探索 DS 减重的好处,并降低与腹腔镜手术相关的并发症发生率[5]。在许多研究中,这已被证明是正确的,术后并发症发生率较低[35,36]。其次,学习曲线和手术量也是重要的考虑因素,因为大多数 DS 是在重点减重中心进行的[37,38]。在许多研究中,手术方法都不包括 DS,因为十二指肠游离和切断被认为会造成胆道损伤和肝动脉损伤,另外,也可能与此术式高位吻合口的高穿孔率相关。然而这些担忧尚未得到证实。但这是袖状胃切除术可以避免的,因而越来越多的减重外科医师正在做 SG 手术。目前,在美国所有初次减重手术中,SG 占 70%;DS 现在主要作为二期手术的方法使用。在过去的 2 年里,DS 的使用增加了 60%,这主要是由 SG 后体重反弹所致[39]。

在对 361 项研究(包括 85048 例患者)的荟萃分析中发现,减重手术后 30 天内的总死亡率为 0.28%。DS 的早期死亡率最高,开腹手术为 0.29%～1.23%,腹腔镜手术为 0～2.7%[40]。但在过去的 20 年里,情况发生了变化,第二阶段的 DS 死亡率与 RYGB 相似,即 0.1%～0.2%。

在肥胖治疗结果纵向数据库(bariatric outcomes longitudinal database,BOLD)中已经报道了术后 1 年的并发症发生率:腹腔镜下胃束带术(LAGB)、腹腔镜下 SG、RYGB 和 DS 分别为 4.6%、10.8%、14.9% 和 25.7%[41]。这包括一些轻微的并发症(如胃肠道副作用,包括胃肠胀气、大便恶臭)和严重的并发症(如吻合口瘘,这是最常见的严重早期外科手术并发症,发生率低于 1%)。DS 并发症发生率高的一个原因是,这种手术常用于超级肥胖患者,众所周知,超级肥胖患者的并发症发生率较高。避免吻合口处存在张力是至关重要的,通过正确的判断,可以将肠道重建部分推迟到第二阶段进行。Hamoui 等回顾了在 10 年间进行的 701 例 DS 病例,结果显示 5% 的患者出现了需要进行修正手术的并发症[42]。蛋白质营养不良是再次手术最常见的指征。在他们的修正手术组中,术后并发症发生率为 15%,其中伤口感染是该手术组最常见的并发症[42]。第二阶段手术通常需要延长共同通道,其中共同通道延长至少 100cm,以缩短胆胰支为代价。这个腹腔镜手术并不复杂,先在回肠吻合口处切断营养支,然后将其移到近侧的胆胰支上,最后进行侧侧吻合。最终结果是形成一个 200cm 的共同通道,十二指肠和回盲瓣之间的总距离为 350cm。

Biertho 等分析了 1000 例 DS 患者,其中 7% 的患者出现严重并发症,12.7% 的患者需要再次入院,6% 的患者需要再次手术[36]。笔者自己在康奈尔大学做的一系列研究显示,在过去的 9 年里,没有手术死亡病例,手术穿孔率为 1.1%,手术部位感染率为 2.5%,再次手术率为 12.4%(其中再次手术包括腹腔镜下胆囊切除术、腹腔镜下解决肠粘连或内疝引起的肠梗阻等)[27]。术后 1 年时 BMI 为 30.1,术后 9 年时为 32.0,变化不大[27]。术后 2 年,体脂从大于 50%降至 26%。并发症需要再次手术的问题比较突出,在观察过程中有 29.8%的患者出现了营养问题。基线贝克抑郁指数(Beck depression index,BDI)为 13.9,术后第 1 年为 7.2,然后一直到第 9 年保持不变[27]。从基线到术后第 1 年,在大多数领域的生活质量都有显著的积极变化。这些积极的变化在随访组中一直保持。术后并发症的改善持续了 9 年。复胖仍然是有可能的,大多数人会建议再次行袖状胃切除术,而不改变任何肠段的长度,除非在最初的手术中有严重的错误,如存在肠段过长[43]。

在一项随机试验中,Sovik 等比较了 RYGB 和 DS 的平均手术时间、中位住院时间和并发症发生率。RYGB 平均需要 91 分钟,而 DS 需要 206 分钟。术后中位住院时间 RYGB 为 2 天,而 DS 为 4 天。两组围手术期并发症发生率相当[12,13]。但值得注意的是,当他们开始这项随机试验时,Sovik 和他们的小组对 DS 并不熟悉,因此可能缺乏相关经验。根据笔者的临床实践,DS 的住院时间通常不到 24 小时,就像 RYGB 或 SG 一样,DS 的手术时间在 2 小时左右。

DS 是一种与围手术期严重营养不良并发症相关的减重手术[44]。所有患者必须在术后或有时甚至在术前开始补充矿物质、维生素和蛋白质;然而,应该有一个标准化的替代方法来避免膳食补充的不足。在 DS 后,患者每天可能需要 3000kcal 的能量并摄入 80~120g 蛋白质,以克服吸收不足的问题,否则患者可能会营养不良[45]。其中,缺铁性贫血、蛋白质-能量营养不良、低钙血症,以及维生素 A、维生素 D、维生素 E、维生素 K、维生素 B_1、维生素 B_{12} 和叶酸缺乏较常见[46]。与其他减重手术相比,DS 更容易发生吸收不足,因此,密切随访是必要的。补充至关重要,遗憾的是,这个患者群体往往缺乏依从性[47]。

Aasheim 等将 60 例超级肥胖患者随机分为 RYGB 组和 DS 组,并比较术后维生素 D、维生素 A 和维生素 B_1 的水平[48]。与 RYGB 相比,DS 患者的平均维生素 D 和维生素 A 血清浓度降低,维生素 B_1 也急剧下降。维生素 D、钙水平的降低和继发性甲状旁腺功能亢进的相关性已被证实[49-51]。在拉瓦尔的 Marceau 小组通过骨活检证实了血清甲状旁腺激素(PTH)保持不变,DS 后 10 年总体骨矿物质密度和骨折风险未发生变化[52]。临床上已经有 DS 相关的维生素 A 缺乏症和夜盲症的病例报告,也有与维生素 B_{12} 缺乏相关的 DS 后周围神经病变的病例报告,尽管很少见。此外,还可能出现与维生素 B_1 缺乏有关的 Wernicke 脑病,特别是当胃腔狭窄或十二指肠-回肠吻合口狭窄时[53-57]。1999—2010 年,笔者一共做了 274 例 DS 手术,但仅 190 例患者(70%为女性)得到了随访:平均年龄为 42.7 岁,平均 BMI 为 53.0。术后第 1 年平均 BMI 为 33.3,第 9 年为 31.5。基线维生素 D 低而 PTH 高[58]。所有的患者都服用了一些补充剂。脂溶性维生素仍然很低,蛋白质缺乏出现在术后第 3 年,并在术后第 9 年增加到 30%。基线血清锌正常,但在术后第 5 年出现降低,比例为 45%。血细胞比容较低(40%),血红蛋白为 46%。缺铁持续到术后第 9 年,男性更明显。缺钙从术后第 3 年开始好转,并趋于稳定。有一半的患者在基线时出现了 PTH 异常,并且比例有所增加。20%的人基线镁含量异常,这在每年的观测中有波动[58]。笔者认为大多数群体都没有得到足够的营养补充,依从性也是一个大问题,但当血清水平较低时,仍有进行教育和纠正的机会。

结 论

DS 是控制肥胖相关疾病(如 2 型糖尿病)的最佳长期方法之一,并且其长期复胖的风险最低。DS 应该是外科医师减重手术方法的一部分,尤其是用于 SG 后复胖的治疗。与其他先进的外科手术一样,腹腔镜下 DS 也有一个学习曲线,但严格执行标准化的操作步骤可以使并发症发生率保持在较低水平。手工缝合吻合口可使吻合口漏的风险降到最低。在术中遇到困难时,可选择只进行 SG,并在初次手术后 18 个月至数年内进行 DS,以确保不会失去其疗效。

参考文献

[1] Scopinaro N, Gianetta E, Civalleri D, et al. Bilio-pancreatic bypass for obesity: II. Initial experience in man. Br J Surg. 1979;66(9):618-20.

[2] DeMeester TR, Fuchs K, Ball C, Albertucci M, Smyrk TC, Marcus J. Experimental and clinical results with proximal end-to-end duodenojejunostomy for pathologic duodenogastric reflux. Ann Surg. 1987;206 (4):414-26.

[3] Marceau P, Biron S, Bourque RA, Potvin M, Hould FS, Simard S. Biliopancreatic diversion with a new type of gastrectomy. Obes Surg. 1993;3(1):29-35.

[4] Hess DS, Hess DW. Biliopancreatic diversion with a duodenal switch. Obes Surg. 1998;8:267-82.

[5] Ren CJ, Patterson E, Gagner M. Laparoscopic biliopancreatic diversion with duodenal switch: a case series of 40 consecutive patients. Obes Surg. 2000;10:514-23.

[6] DeCsepel J, Burpee S, Jossart G, Andrei V, Murakami Y, Benavides S, Gagner M. Laparoscopic biliopancreatic diversion with a duodenal switch for morbid obesity: a feasibility study in pigs. J Laparoendosc Adv Surg Tech A. 2001;11(2):79-83.

[7] Gagner M, Matteotti R. Laparoscopic biliopancreatic diversion with duodenal switch. Surg Clin North Am. 2005;85(1):141-9.

[8] Feng JJ, Gagner M. Laparoscopic biliopancreatic diversion with duodenal switch. Semin Laparosc Surg. 2002;9(2):125-9.

[9] Sánchez-Pernaute A, Rubio MÁ, Cabrerizo L, Ramos-Levi A, Pérez-Aguirre E, Torres A. Single-anastomosis duodenoileal bypass with sleeve gastrectomy(SADI-S)for obese diabetic patients. Surg Obes Relat Dis. 2015;11(5):1092-8.

[10] Buchwald H, Avidor Y, Braunwald E, Jensen MD, Pories W, Fahrbach K, Schoelles K. Bariatric surgery: a systematic review and meta-analysis. JAMA. 2004;292:1724-37.

[11] O'Brien PE, Hindle A, Brennan L, Skinner S, Burton P, Smith A, Crosthwaite G, Brown W. Long-term outcomes after bariatric surgery: a systematic review and meta-analysis of weight loss at 10 or more years for all bariatric procedures and a single-centre review of 20-year outcomes after adjustable gastric banding. Obes Surg. 2019;29(1):3-14.

[12] Sovik TT, Taha O, Aasheim ET, et al. Randomized clinical trial of laparoscopic gastric bypass versus laparoscopic duodenal switch for superobesity. Br J Surg. 2010;97:160-6.

[13] Risstad H, Søvik TT, Engström M, Aasheim ET, Fagerland MW, Olsén MF, Kristinsson JA, le Roux CW, Bøhmer T, Birkeland KI, Mala T, Olbers T. Five-year outcomes after laparoscopic gastric bypass and laparoscopic duodenal switch in patients with body mass index of 50 to 60: a randomized clinical trial. JA-

MA Surg. 2015;150(4):352-61.

[14] Biertho L, Biron S, Hould FS, et al. Is biliopancreatic diversion with duodenal switch indicated for patients with body mass index<50 kg/m² ? Surg Obes Relat Dis. 2010;6:508-14.

[15] Anthone GJ, Lord RVN, DeMeester TR, Crookes PF. The duodenal switch operation for the treatment of morbid obesity. Ann Surg. 2003;238:618-27.

[16] Strain GW, Gagner M, Inabnet B, et al. Comparison of effects of gastric bypass and biliopancreatic diversion with duodenal switch on weight loss and body composition 1-2 years after surgery. Surg Obes Relat Dis. 2007;3:31-6.

[17] Marceau P, Biron S, Hould FS, et al. Duodenal switch improved standard biliopancreatic diversion:a retrospective study. Surg Obes Relat Dis. 2009;5:43-7.

[18] Topart P, Becouarn G, Salle A. Five-year follow-up after biliopancreatic diversion with duodenal switch. Surg Obes Relat Dis. 2011;43:205-8.

[19] Crea N, Pata G, Di Betta E, et al. Long-term results of biliopancreatic diversion with or without gastric preservation for morbid obesity. Obes Surg. 2011;21:139-45.

[20] Papadia FS, Adami GF, Marinari GM, et al. Bariatric surgery in adolescents:a long-term follow-up study. Surg Obes Relat Dis. 2007;3:465-8.

[21] Nelson D, Beekley A, Carter P, et al. Early results after introduction of biliopancreatic diversion/duodenal switch at a military bariatric center. An J Surg. 2011;201:678-84.

[22] Vage V, Nilsen R, Berstad A, et al. Predictors for remission of major components of the metabolic syndrome after biliopancreatic diversion with duodenal switch(BPDDS). Obes Surg. 2013;23:80-6.

[23] Mingrone G, Panunzi S, De Gaetano A, et al. Bariatric surgery versus conventional medical therapy for type 2 diabetes. N Engl J Med. 2012;266:1577-85.

[24] Mingrone G, Panunzi S, De Gaetano A, Guidone C, Iaconelli A, Nanni G, Castagneto M, Bornstein S, Rubino F. Bariatric-metabolic surgery versus conventional medical treatment in obese patients with type 2 diabetes:5 year follow-up of an open-label, single-centre, randomised controlled trial. Lancet. 2015;386(9997):964-73.

[25] Iaconelli A, Panuzi S, De Gatetano A, et al. Effects of bilio-pancreatic diversion on diabetic complications:a 10-year follow-up. Diabetes Care. 2011;34:561-7.

[26] Tsoli M, Chronaiou A, Kehagias I, et al. Hormone changes and diabetes resolution after biliopancreatic diversion and laparoscopic sleeve gastrectomy:a comparative prospective study. Surg Obes Relat Dis. 2013;9(5):667-77.

[27] Strain GW, Torghabeh MH, Gagner M, Ebel F, Dakin GF, Abelson JS, Connolly D, Pomp A. The impact of biliopancreatic diversion with duodenal switch(BPD/DS)over 9 years. Obes Surg. 2017;27(3):787-94.

[28] Buchwald H, Estok R, Fahrbach K, et al. Weight and type 2 diabetes after bariatric surgery systematic review and meta-analysis. Am J Med. 2009;122:248-56.

[29] Dixon JB, Zimmer P, Alberti KG, et al. Bariatric surgery:an IDF statement for obese type 2 diabetes. J Diabetes. 2011;3:261-4.

[30] Rubino F, Nathan DM, Eckel RH, Schauer PR, Alberti KG, Zimmet PZ, Del Prato S, Ji L, Sadikot SM, Herman WH, Amiel SA, Kaplan LM, Taroncher-Oldenburg G, Cummings DE, Delegates of the 2nd Diabetes Surgery Summit. Metabolic surgery in the treatment algorithm for type 2 diabetes:a joint statement by international diabetes organizations. Obes Surg. 2017;27(1):2-21.

[31] Astiarraga B, Gastaldelli A, Muscelli E, et al. Biliopancreatic diversion in nonobese patients with type 2 diabetes:impact and mechanisms. J Clin Endocrinol Metab. 2013;98(7):2765-73.

［32］ Pata G，Crea N，Di Betta E，et al. Biliopancreatic diversion with transient gastroplasty and duodenal switch；long-term results of a multicentric study. Surgery. 2013；153；413-22.

［33］ Buchwald H，Oien D. Metabolic/bariatric surgery worldwide 2011. Obes Surg. 2013；23；427-36.

［34］ Ponce J，Nguyen NT，Hutter M，Sudan R，Morton JM. American Society for Metabolic and Bariatric Surgery estimation of bariatric surgery procedures in the United States，2011-2014. Surg Obes Relat Dis. 2015；11（6）；1199-200.

［35］ Kim WW，Gagner M，Kini S，Inabnet W，Quinn T，Herron D，Pomp A. Laparoscopic vs open biliopancreatic diversion with duodenal switch；a comparative study. J Gastrointest Surg. 2003；7（4）；552-7.

［36］ Biertho L，Lebel S，Marceau S，Hould FS，Lescelleur O，Moustarah F，Simard S，Biron S，Marceau P. Perioperative complications in a consecutive series of 1000 duodenal switches. Surg Obes Relat Dis. 2013；9（1）；63-8.

［37］ Nguyen NT，Paya M，Stevens M，et al. The relationship between hospital volume and outcome in bariatric surgery at academic medical centers. Ann Surg. 2004；240；586-93.

［38］ Ballantyne GH，Belsley S，Stephens D，et al. Bariatric surgery；low mortality at a high-volume center. Obes Surg. 2008；18；660667.

［39］ English WJ，DeMaria EJ，Brethauer SA，Mattar SG，Rosenthal RJ，Morton JM. American Society for Metabolic and Bariatric Surgery estimation of metabolic and bariatric procedures performed in the United States in 2016. Surg Obes Relat Dis. 2018；14（3）；259-62.

［40］ Buchwald H，Estok R，Fahrbach K，Banel D，Sledge I. Trends in mortality in bariatric surgery；a systematic review and meta-analysis. Surgery. 2007；142（4）；621-32；discussion 632-5.

［41］ Demaria EJ，Winegar DA，Pate VW，et al. Postoperative outcomes of metabolic surgery to treat diabetes from sites participating in the ASMBS bariatric surgery center of excellence program as reported in the bariatric outcomes longitudinal database. Ann Surg. 2010；252；559-66.

［42］ Hamoui N，Chock B，Anthone GJ，Crookes PF. Revision of the duodenal switch；indications，technique and outcomes. J Am Coll Surg. 2007；204；603-8.

［43］ Gagner M，Rogula T. Laparoscopic Reoperative sleeve gastrectomy for poor weight loss after biliopancreatic diversion with duodenal switch. Obes Surg. 2003；13；649-54.

［44］ Sekhar N，Gagner M. Complications of laparoscopic biliopancreatic diversion with duodenal switch. Curr Surg. 2003；60（3）；279-80.

［45］ Faintuch J，Matsuda M，Emilia M，et al. Severe protein-calorie malnutrition after bariatric procedures. Obes Surg. 2004；14；175-81.

［46］ Aills L，Blankenship J，Buffington C，et al. ASMBS allied health nutritional guidelines for the surgical weight loss patient. Surg Obes Relat Dis. 2008；4；S73-S108.

［47］ Marceau P，Biron S，Hould FS，et al. Duodenal switch；long-term results. Obes Surg. 2007；17；1421-30.

［48］ Aasheim ET，Bjorkman S，Sovik TT，et al. Vitamin status after bariatric surgery；a randomized study of gastric bypass and duodenal switch. Am J Clin Nutr. 2009；90（1）；15-22.

［49］ Slater GH，Ren CJ，Siegel N，et al. Serum fat-soluble vitamin deficiency and abnormal calcium metabolism after malabsorptive bariatric surgery. J Gastrointest Surg. 2004；8；48-55.

［50］ Balsa JA，Botella-Carretero JI，Peromingo R，et al. Chronic increase of bone turnover markers after biliopancreatic diversion is related to secondary hyperparathyroidism and weight loss. Relation with bone mineral density. Obes Surg. 2010；20；468-73.

［51］ Sinha N，Shieh A，Stein EM，Strain G，Schulman A，Pomp A，Gagner M，Dakin G，Christos P，Bockman RS. Increased PTH and 1.25（OH）（2）D levels associated with increased markers of bone turnover following bariatric surgery. Obesity(Silver Spring). 2011;19(12);2388-93.

[52] Marceau P,Biron S,Lebel S,et al. Does bone change after biliopancreatic diversion? J Gastrointest Surg. 2002;6:690-8.

[53] Primavera A,Brusa G,Novello P,et al. Wernicke-Korsakoff encephalopathy following biliopancreatic diversion. Obes Surg. 1993;3:175-7.

[54] Aasheim ET,Sovik TT,Bakke EF. Night blindness after duodenal switch. Surg Obes Relat Dis. 2008;4: 685-6.

[55] Aasheim ET,Hofso D,Hjelmesaeth J,Sandbu R. Peripheral neuropathy and severe malnutrition following duodenal switch. Obes Surg. 2008;18;1640-3.

[56] Aasheim ET. Wernicke encephalopathy after bariatric surgery;a systematic review. Ann Surg. 2008;248; 714-20.

[57] Stroh C,Weiher C,Hohmann U,et al. Vitamin a deficiency(VAD)after a duodenal switch procedure;a case report. Obes Surg. 2010;20;397-400.

[58] Strain GW,Torghabeh MH,Gagner M,Ebel F,Dakin GF,Connolly D,Goldenberg E,Pomp A. Nutrient status 9 years after biliopancreatic diversion with duodenal switch(BPD/DS);an observational study. Obes Surg. 2017;27(7);1709-18.

第 29 章

减重手术并发症的处理

Aftab Jafri,Emanuele Lo Menzo,Samuel Szomstein,
and Raul J. Rosenthal

邓昌荣　　胡志伟　译

简　介

1991 年,美国国立卫生研究院(National Institutes of Health,NIH)在关于肥胖的手术治疗共识声明中指出:"严重肥胖是一种慢性难治性疾病,因此,任何治疗方案都必须是终身的"[1]。最近的人口调查显示,20~60 岁的人群体重随年龄增长而增加,肥胖发病率从 40 岁之前的 34% 上升到 40~60 岁的 41%[2]。减重手术对减轻体重和改善与肥胖相关的并发症非常有效。与医学管理相比,美国代谢和减重外科学会(ASMBS)最近的立场声明支持减重手术在治疗肥胖及其并发症中的持久性和有效性[3]。

随着手术数量的增加,并发症也会增多。此外,外科医师在卓越减重中心之外进行代谢手术,特别是腹腔镜下袖状胃切除术(sleeve gastrectomy,SG),未来可能出现更多的并发症。

在本章中,我们将介绍一些最常见的与手术技术相关的并发症。其他围手术期并发症,如心血管、呼吸系统、肾脏方面的并发症,以及周围神经病变、血栓栓塞事件和横纹肌溶解等不在此讨论。

诊　断

诊断主要基于有或没有影像学证据的临床表现。高度怀疑是很重要的,因为一些并发症的临床表现最初往往很不典型。此外,一些与肥胖有关的并发症,如糖尿病、自身免疫性疾病或用于治疗此类并发症的药物(类固醇、免疫抑制药物),可能会进一步改变这些并发症的临床表现。生命体征,特别是早期和持续的心动过速,一直被认为是腹腔内穿孔的主要表现之一。实验室评估可以证实临床诊断,但往往无法确诊。常见的影像学检查包括胃肠造影和计算机断层扫描(CT)。影像学检查提高了发现术后并发症的敏感性,临床常用。最后,上消化道内镜检查在诊断和治疗中也起着重要作用。

腹腔镜下胃束带术

这些年来,腹腔镜下胃束带术(laparoscopic adjustable gastric banding,LAGB)在设计和置入技术方面发生了几次改变,这些改变有助于减少并发症。与腹腔镜下 SG 和 RYGB 相比,LAGB 的总体减重效果要差一些。远期并发症和再手术的需要导致了 LAGB 的使用率下降。以下是该手术的一些常见并发症[4]。

胃或食管穿孔

这是一种非常罕见的并发症,通常是由游离食管后方或游离胃时造成的。食管穿孔的另一个原因是放置胃束带时,麻醉医师将探针误插入食管。它可以表现为急性腹膜炎,或之后的接口处感染。如果术中发现发生穿孔,应停止放置胃束带,通过缝合并在缝合附近放置引流管的方法使穿孔愈合。迟发性穿孔,通常需要去除胃束带、切开和引流,还应使用抗生素治疗接口感染。

胃束带滑移

这是术后早期或晚期最常见的并发症。报告的发生率从 3% 到 24% 不等[4]。采用较松弛的方法后发生率显著降低。另一个有助于减少滑移的因素是,将窄而高压的带型修改为宽而低压的环形球囊带型。自从实施了松弛技术以后,滑脱的位置几乎完全是在前方。患者通常表现为恶心和干呕,然后呕吐。也可以出现腹痛,并且其可能是即将发生胃坏死的不祥迹象。首先应该行腹部 X 线检查,以显示胃束带的位置和角度。实际上,如果显示胃束带的位置为水平位,就可以诊断为前方滑脱,应该立即完全清空胃束带内液体。上消化道造影检查可确定诊断(图 29.1),附加 CT 扫描可能有助于排除穿孔和脓肿。在出现腹痛时,应怀疑有白细胞增多、局部缺血或胃脱垂穿孔,并应进行静脉输注抗生素、急诊探查和摘除胃束带。

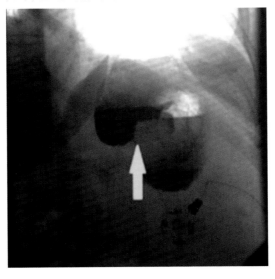

图 29.1　胃束带前方脱垂的透视图像。箭头指示胃束带的水平位置

胃束带腐蚀

据报道,这种并发症的发生率为 $0.3\%\sim14\%$[5]。患者可能出现非特异性的腹部疼痛、体重减轻停止、胃肠出血、腹腔脓肿、腹膜炎和气腹。通常通过内镜检查来确诊。常常需要切除胃束带,当胃束带扣在胃内时,可以通过内镜进行切除。更常见的是通过腹腔镜进行切除。

食管扩张(巨食管)

这种情况多见于胃束带滑脱或胃束带过紧的患者。治疗方法是完全清除胃束带中的液体,在食管完全缓解后,重新开始缓慢地调整。如果可以忍受,胃束带可以保持原位,每 3 个月定期进行上消化道造影检查。如果 12 周后仍无缓解,则必须摘除胃束带,并继续密切观察患者症状。在此时实施减重手术来替代 LAGB 备受争议。特别是,实施腹腔镜下 SG 可能是禁忌的,因为如果巨食管不缓解,这些患者可能需要将胃提起与食管吻合。

接口和导管相关并发症

接口可能发生移位或翻转。这可能会导致胃束带难以调整,并可能需要重新定位。另一种可能发生的并发症是连接接口和胃束带的导管断裂或断开。在这种情况下,需要重新进行腹腔镜检查以重新连接接口。此外,如前所述,接口部位感染可能是由于调整技术不佳或早期腐蚀造成的。在这种情况下,必须拆除胃束带和接口。

袖状胃切除术

虽然 SG 被认为是最安全的减重手术之一,但可能存在以下几种并发症。

穿孔

穿孔是 SG 后最严重、最令人担忧的并发症。胃容积减少 $70\%\sim80\%$,存在有效的幽门和 LES,胃内压力增加,以及吻合口较长,这些都为穿孔的发生提供了条件。可以通过切除胃大弯减少胃的弯曲幅度和减少胃后壁分离来预防穿孔,并使用 36Fr 或更大直径的探条来防止管状胃狭窄。应两侧对称性牵拉以避免切割闭合线旋转,并根据胃的厚度选择合适高度的钉仓。尽管我们常缝合加固吻合口,但未明确地显示出可降低穿孔的发生率[6]。最常见的穿孔部位是吻合口的上端。穿孔发生的时间很重要,因为急性穿孔多发生在术后 7 天内,而且通常与手术技术有关,如吻合不牢、局部缺血或能量烫伤。在术后 1~6 周之间出现的穿孔称为早期穿孔,6 周之后称为晚期穿孔,后者更具挑战性[6]。诊断性检查包括腹部和骨盆的 CT 扫描,并将术前和术后进行对比。对于病情不稳定的患者,紧急手术治疗非常重要,在大多数情况下,可给予引流和冲洗,如果发现了穿孔的位置且不会造成进一步损伤,可以尝试直接缝合穿孔。对于血流动力学稳定的患者,在急性穿孔和早期穿孔治疗中,经皮穿刺引流和内镜下支架置入是治疗穿孔的合理选择。对于吻合口中部至远端的急性穿孔的另一种治疗选择是,通过放置 T 形管和进行喂养性空肠造瘘术将其转化为可控的瘘口(图 29.2)[7]。慢性渗漏不太适合上述方法,而侵入性外科手术治疗仍然是主要手段。术前准备包括回顾手术记录,查看包括上消化道造影、腹部和骨盆 CT 等影像学检查资料。再次手术应被推迟,直到患者营养状态改善,手术区域的炎症减轻。外科手术方法包括对胃壁进行充分清创后,将横结肠的后壁缝合到穿孔的部位,并在吻合口处放置一根引流管,或行腹腔镜下近端胃切除和 Roux-en-Y 食管-空肠吻合术[8]。该方法的成功率很高,并且据报道穿孔率为 6.6%,术后需要禁食和全肠外营养 4 周。有文献报道,内镜下造口术被认为是一种安全有效的治疗 LSG 后渗漏的技术,而且对于那些经其他内镜治疗方法和经皮穿刺引流效果不佳的患者来说,也是如此[9]。

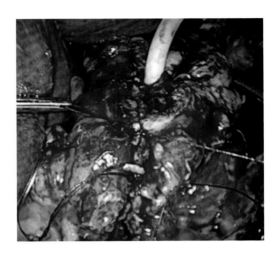

图 29.2　T 形管放入袖状胃内治疗穿孔

术后出血

　　术后出血的总体发生率较低,很少需要手术治疗。有 3 个可能出血的部位:腹腔、胃内或吻合口。术后若有恶心、呕吐、黑便及吻合口血肿,应做进一步的影像学检查。治疗方案包括生命体征监测、尿量监测、血细胞比容测定、因血流动力学不稳定或 Hb 过低而输注浓缩红细胞,以及因腹腔内出血而进行手术探查和止血。在持续出血并出现血流动力学不稳定的情况下,进行内镜评估和止血是必要,而且是有效的。

扭转、狭窄、梗阻

　　在某些部位可能会造成局部狭窄或扭转。最常见的情况是,当切割胃角切迹时,会产生近 90°的角。如果发生这种狭窄,患者会出现持续的恶心、呕吐,则可能需要改为 RYGB。其他替代方法包括胃浆肌层切开术(穿孔发生率高,图 29.3)和胃中部切除吻合术[10]。

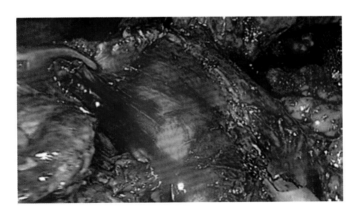

图 29.3　袖状胃切除术后狭窄的胃浆肌层切开术

胃食管反流病

SG 后没有严重的远期并发症,但会引起或加重 GERD,还可能合并食管炎。据笔者所知,文献中没有一级证据研究证明 GERD 是 SG 的禁忌证。但是,笔者和文献偏向于推荐 GERD 患者进行 RYGB。可通过食管 pH 监测和食管测压等检查,证明患者存在严重 GERD 和慢性食管炎。当患者在 SG 后出现严重的 GERD,初期治疗是 PPI 和内镜下密切监测食管炎。如果 GERD 变得严重或并发吸入性肺炎,RYGB 是首选的手术方式。

Roux-en-Y 胃旁路手术

RYGB 通过限制进食量和减少吸收的方法来使体重减轻。营养支可以经结肠前或结肠后和胃囊连接。在手术过程中会产生肠系膜缺损,这些缺损可能会导致肠系膜内疝和术后肠梗阻。胃旁路手术的并发症可分为急性期(7 天)、早期(7 天～6 周)、晚期(6～12 周)和慢性期(>12 周)。

急性期和早期并发症

穿孔

RYGB 后,未及时发现的穿孔仍是第二大致死原因。胃-空肠吻合口、胃囊、残胃、空肠盲端、空肠-空肠吻合口是可能发生穿孔的部位。70%～80%的穿孔发生在胃-空肠吻合口,10%～15%发生在胃囊,5%发生在空肠-空肠吻合口,3%～5%发生在残胃。造成这些穿孔的因素包括张力大、局部缺血和吻合钉脱落。与穿孔发生率较高相关的一些危险因素包括性别为男性、超级肥胖、年龄大于 55 岁和手术方法不当等[11]。穿孔的迹象和症状包括持续性心动过速、腹痛、发热、恶心、呕吐、少尿和血流动力学不稳定,可以通过上消化道造影检查或 CT 扫描来确诊。CT 扫描提高了诊断细小穿孔的敏感性,因为它不仅能显示造影剂外漏和腔外聚集,还能显示穿孔的间接征象,如周围炎症改变、腹腔内游离气体和左侧胸腔积液(图 29.4)。另外,CT 扫描还可以显示其他可能存在穿孔的部位,如残胃、空肠-空肠吻合口、残胃扩张处等。治疗方法包括静脉输液抗生素、清肠、减少消化道分泌物、引流和尽早营养支持。腹腔内

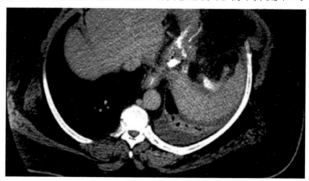

图 29.4 CT 显示胃-空肠吻合口穿孔。注意反应性胸腔积液和左肺不张

积液引流的方法取决于临床情况。在血流动力学不稳定的情况下,必须进行手术治疗。在手术过程中,关键步骤包括:①冲洗;②如果可行和安全的话,直接缝合穿孔,尽管通常不成功;③在穿孔点远侧行胃造瘘或肠造瘘;④多处放置密闭引流。根据外科医师的个人手术技术和经验,这些步骤可以通过腹腔镜或开腹手术的方法完成。笔者的经验和建议是,在这种临床情况下,手术方法应尽可能简单。在紧急情况下,我们应该选择更快、更简单的方法,避免重复吻合。只要患者的血流动力学状态允许,就可以考虑在内镜下放置支架,局部脓毒症的控制可以通过经皮引流或手术前放置的引流管来完成。据报道,有 12% 的患者出现非手术治疗失败[12]。不管采用什么方法,穿孔的死亡率仍然很高,约为 10%[13]。

胃瘘

胃瘘(GGF)是指胃囊与残胃之间的异常连通。文献报道,GGF 的发生率为 0~46%。根据我们的经验,这个比例是 1.2%[14]。总的来说,RYGB 后 GGF 的发生率与其他并发症相似,一直在稳步下降。常见的症状包括恶心、呕吐和上腹疼痛,约 80% 的患者有这些症状。吻合口溃疡和减重失败或体重反弹应该增加怀疑。最初的处理包括影像学评估和药物治疗(PPI,若有溃疡,加用硫糖铝)。治疗的目的是减少胃酸的产生。如果存在对药物治疗有效的吻合口溃疡,并且没有其他症状,在 6 周内进行观察和重新评估是可以接受的。少数对药物治疗反应不佳且体重恢复或减重失败的患者将需要其他治疗措施。一些作者主张将内镜治疗作为一线治疗手段,且指出如果将来需要再次进行修正手术,不会增加并发症。不幸的是,尽管在技术上是可行的,但是内镜下闭合术的复发率非常高。成功率与瘘管的直径成反比。直径大于 1 cm 的瘘管在内镜治疗后闭合的机会很小。内镜下治疗方法包括注射纤维蛋白胶、血浆凝固、夹闭、支架植入和各种内镜缝合技术[13]。更有效的治疗方法是外科手术。在胃酸分泌过多和存在慢性吻合口溃疡的情况下,切除吻合口和重做胃-空肠吻合术是根本。如果存在难治性吻合口溃疡,证实胃酸分泌过多,则可以添加迷走神经切断术。我们小组还提倡将残余胃切除术作为 GGF 的治疗选择[14]。对于与胃囊残端分离失败相关的瘘管病例,简单地在先前未分离的胃桥上缝合是合适的,尤其当瘘管不在胃-空肠吻合口附近时。

术后出血

据报道,RYGB 后出血的发生率为 1.9%~4.4%[15]。出血可以是消化道内出血,也可以是消化道外出血,出血来源多为胃-空肠或空肠-空肠吻合口、残胃或胃囊(图 29.5)。症状和体征从轻度心动过速到伴有低血压和少尿的低血容量性休克等。重要的是,即使出血是自限性的,消化道内出血也可以合并肠梗阻和严重并发症(如吻合口漏、残胃穿孔)。虽然大多数术后即刻出血是自限性的,可以通过输血、停止抗凝、积极纠正凝血紊乱来控制,但血流动力学不稳定或需要持续输血是需要立即手术的迹象。在术后早期,内镜检查对消化道内出血评估的作用仅限于对胃-空肠吻合口的评估和治疗。对于术后晚期出血,应考虑行小肠内镜检查(双气囊小肠镜检查)以评估空肠-空肠吻合口和残胃。当内镜治疗不可行或不合适时,应立即行手术治疗。患者的血流动力学状态以及外科医师的技术将决定是选择腹腔镜入路还是开放入路。通常情况下腹腔内的出血点是找不到的,但血肿清除和冲洗可以加速患者的恢复。如果存在腔内出血点,可以直接或通过切开邻近的肠管到达受累的吻合口。

小肠梗阻

虽然在胃旁路术后任何时间都可能发生小肠梗阻,但在术后第 1 个月内发生梗阻的比例高达 48%[16]。根据梗阻部位的不同,可分为:A 型,即连接胃囊的空肠段梗阻;B 型,即连接胆

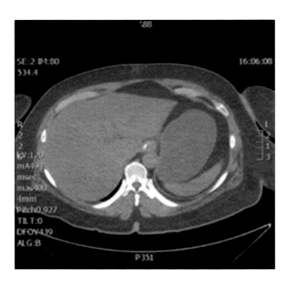

图 29.5　CT 扫描显示胃旁路术后腔内出血后残胃内充满血液

胰管开口的肠段梗阻;C 型,即共同通道的肠段梗阻。术后早期梗阻可进一步分为机械性梗阻和功能性梗阻。吻合口狭窄通常由术后水肿引起,并在 24～48 小时内消退。重要的是在这个阶段要避免呕吐和干呕,以防止误吸和吻合口裂开。使用止吐剂、抑酸剂,以及在透视引导下放置鼻胃管进行胃肠减压,对这些患者的管理是有帮助的。如果是不完全梗阻,尤其如此。在完全梗阻或临床症状没有改善的情况下,涉及技术问题,必须进行重新吻合。近期吻合口出血引起的消化道内血块也被认为是早期机械性梗阻的原因之一。影像学评估对诊断至关重要。重要的是不仅要评估梗阻部位,还要评估近端肠或胃的状态。必须仔细评估是否存在残胃膨胀,这可能是远端梗阻的唯一明显迹象。治疗方法因胀大的类型和程度而有所不同。如果患者无症状,只有残胃胀气,也没有肠道扩张,就可以通过 X 线检查动态观察。大多数情况下,这种现象与短暂的"迷走神经麻痹"有关,而且是自限性的。在这种情况下,只要排除远端梗阻,使用甲氧氯普胺就可能有效。如果患者有症状(左肩疼痛、打嗝、干呕),可以经皮或手术减压。当残胃充满液体时,最可能的原因是远端梗阻。在这种情况下,通常建议早期手术。不建议经皮减压术,因为它不能解决远端梗阻,而胃内液体很可能渗漏到穿刺点周围,因为胃通常没有紧靠腹壁。急性胃-空肠吻合口狭窄罕见,大多与技术错误有关。早期治疗是观察,待水肿消退。如果经过合理的等待期(4～5 天)后仍无改善,则提示需要内镜下扩张或重做吻合。早期内镜下扩张可能是必要的,但在术后早期必须慎重。目前还没有资料证实何时行内镜下扩张为时尚早,何时安全。早就有在术后 7 天行内镜下扩张的报道[16]。通常情况下,患者可以在手术后 4～6 周内保持以液体为主的饮食,然后进行更积极、更安全的内镜下扩张。早期狭窄(7 天～6 周)通常因局部缺血或由于异物(缝合或吻合钉挤压)或边缘溃疡引起。内疝可在早期或急性期引起机械性梗阻,也有可能在内脏脂肪因有效减重而减少后的晚期或慢性期引起机械性梗阻。内疝是 RYGB 后引起肠梗阻最常见的原因。据报道,内疝的发生率高达 9%[17]。内疝发生的潜在肠系膜缺损根据旁路重建的结构不同而不同。通常,结肠后胃旁路手术后,存在 3 个缺损:横结肠系膜缺损、Petersen 缺损(在 Roux 段和横肠系膜之间)、空肠-空肠吻合口处的肠系膜缺损。经结肠前重建技术的优点之一是减少了腹内疝的发生率,因为没有形成肠系膜缺损。其他可能影响内疝发生的重要因素有肠系膜的分割、肠段的长度和空肠-空肠吻合口的方向。事实上,一些作者认为,Roux 肠段的逆时针旋转吻合重建比顺时针旋转引发的内疝(特别是 Petersen 缺损)要少[17]。如果通过腹腔镜进行胃旁路手术显著降低了切口感染和疝的发生率,那么术后发生急性穿刺孔切口疝合并梗阻的可能性就会增加。据报道,所有腹腔镜手术的切口疝发生率为 0.74%,减重手术后为 0.57%[18]。目前的建议是关闭直径大于 10mm 的套管针穿刺孔。但是,在肥胖患者中,根据Ⅱ级数据,特别是在偏离中线的情况下,直径为 12mm 的无刀片穿刺器穿过的穿刺孔通常不常规进行关闭。由于患者的体质、常存在穿刺部位压痛和偶尔伴有血肿,切口疝往往难以通过简单的体格诊断。使用 CT 扫描可以明确病情,这需要及时的反复检查。此外,错构吻合(Roux-en-O)也会导致机械性梗阻。当胆胰支错误地与胃囊吻合时,就会发生这种连接吻合错误。典型的症状包括腹痛、恶心、呕吐胆汁和体重迅速下降。虽然有时临床表现十分明显,表现为近端小肠梗阻,但所有的诊断检查(包括上消化道造影和 CT 扫描)可以是正常的。可以帮助诊断的其他影像学检查包括:直接在残胃注射造影剂检查(如果有胃造瘘管,可以从造瘘管注入造影剂)和在肝胆管注射亚氨基二乙酸(HIDA)扫描。后一项检查可以明确显示十二指肠排出的放射性核素回流到胃囊和食管。除了腹腔镜术后可能遇到的轻度广泛性肠梗阻外,大多数功能性梗阻发生在残胃层面。其严重程度从无症状、仅轻微的残胃扩张,到恶心、打嗝、肩痛和继发性呕吐伴邻近残胃穿孔不等。大多数病例是自限性的,是由前面提到的“迷走神经麻痹”造成的。对于这些病例,使用甲氧氯普胺进行药物治疗和进行影像学检查及密切观察随访就足够了。对于有症状的残胃膨胀,必须经皮或手术引流。如前所述,引流方法取决于临床情况和影像学表现。

晚期和慢性并发症

吻合口溃疡和吻合口狭窄

吻合口溃疡(marginal ulcers,MU)和吻合口狭窄经常因共存且具有相似的病因而被一起分析。据报道,MU 的发生率为 1%～16%,而狭窄的发生率据估计高达 27%[16]。与它们的发病机制有关的因素有很多,包括缺血、酸暴露、吻合口处有异物、药物和烟草。MU 的治疗主要是用质子泵抑制剂和黏膜保护剂(硫糖铝)抑制胃酸。1/3 的患者由于难治性或并发症(即出血、穿孔或狭窄)而需要手术治疗。出血应经内镜治疗,如果失败或复发,可以选择缝合溃疡面。在血流动力学不稳定的情况下,胃-空肠吻合术联合迷走神经切断术可能有效。穿孔通常可单独用 Graham 补片或用大网膜修补,只有少数吻合口切除后重新吻合是可行的或有意义的。吻合口狭窄主要通过内镜下扩张术(使用镜下球囊扩张器或 Bougie 扩张器)来治疗,成功率很高。据报道,只有不到 1% 的病例需要进行外科手术治疗。

肠套叠

肠套叠是胃旁路手术后机械性梗阻的罕见原因。报告的发生率为 0.07%～0.15%,并且在开腹和腹腔镜手术中的发生率似乎相等。发生肠套叠的部位大多在空肠-空肠吻合处,通常找不到任何原因。临床表现可以是急性的或慢性的,常呈自发性减轻和复发性痉挛样腹痛。最可靠的影像学表现是 CT 检查显示典型“靶环”征,但其准确性仅为 80%。在大多数情况下,肠套叠会自动消退,不需要手术治疗。但是,在反复发作或肠套叠不能自行消退的情况下,手术是唯一的选择。至于首选的手术方法(经腹腔镜或开腹),由外科医师的经验和技术决定。

如果选择腹腔镜方法,在肠缺血或肠大规模扩张而无法充分显示的情况下,应及时转为开腹手术。如果不进行其他处理,则复发的概率接近 100%,将共同通道折叠至胆胰支,或切除并重建空肠吻合口,复发率分别降低至 40% 和 12%[19]。

结　论

随着接受减重手术的患者数量的增加,并发症会越来越常见。因此,对于普通外科医师来说,了解常见的减重手术及其并发症是很重要的。

参考文献

[1] Gastrointestinal surgery for severe obesity. Consens Statement. 1991;9(1):1-20. Review.

[2] Grabovac I,Smith L,Stefanac S,Haider S,Cao C,Waldhoer T,Jackson SE,Yang L. Healthcare providers' advice on lifestyle modification in the US population:results from the National Health and Nutrition Examination Survey 2011-2016. Am J Med. 2018;132(4):489-497. e1.

[3] Azagury D,Papasavas P,Hamdallah I,Gagner M,Kim J. ASMBS Position Statement on medium-and longterm durability of weight loss and diabetic outcomes after conventional stapled bariatric procedures. Surg Obes Relat Dis. 2018;14:1425-41.

[4] Lo Menzo E,Szomstein S,Rosenthal R. Update on treatment of morbid obesity with adjustable gastric banding. Surg Clin North Am. 2016;96(4):795-813. https://doi.org/10.1016/j.suc.2016.03.010. Review.

[5] Cherian PT,Goussous G,Ashori F,Sigurdsson A. Band erosion after laparoscopic gastric banding:a retrospective analysis of 865 patients over 5 years. Surg Endosc. 2010;24(8):2031-8.

[6] Noel P,Nedelcu M,Gagner M. Impact of the surgical experience on leak rate after laparoscopic sleeve Gastrectomy. Obes Surg. 2016;26(8):1782-7.

[7] Court I,Wilson A,Benotti P,Szomstein S,Rosenthal RJ. T-tube gastrostomy as a novel approach for distal staple line disruption after sleeve gastrectomy for morbid obesity:case report and review of the literature. Obes Surg. 2010;20(4):519-22.

[8] Sasson M,Ahmad H,Dip F,Lo Menzo E,Szomstein S,Rosenthal RJ. Comparison between major and minor surgical procedures for the treatment of chronic staple line disruption after laparoscopic sleeve gastrectomy. Surg Obes Relat Dis. 2016;12(5):969-75.

[9] Mahadev S,Kumbhari V,Campos JM,Galvao Neto M,Khashab MA,Chavez YH,Bessler M,Gonda TA. Endoscopic septotomy:an effective approach for internal drainage of sleeve gastrectomy-associated collections. Endoscopy. 2017;49(5):504-8.

[10] Dapri G,Cadière GB,Himpens J. Laparoscopic seromyotomy for long stenosis after sleeve gastrectomy with or without duodenal switch. Obes Surg. 2009;19(4):495-9.

[11] Ballesta C,Berindoague R,Cabrera M,Palau M,Gonzales M. Management of anastomotic leaks after laparoscopic Roux-en-Y gastric bypass. Obes Surg. 2008;18(6):623-30.

[12] Gonzalez R,Sarr MG,Smith CD,Baghai M,Kendrick M,Szomstein S,et al. Diagnosis and contemporary management of anastomotic leaks after gastric bypass for obesity. J Am Coll Surg. 2007;204(1):47-55.

[13] Cucchi SG,Pories WJ,MacDonald KG,Morgan EJ. Gastrogastric fistulas. A complication of divided gastric bypass surgery. Ann Surg. 1995;221(4):387-91.

［14］ Salimath J,Rosenthal RJ,Szomstein S. Laparoscopic remnant gastrectomy as a novel approach for treatment of gastrogastric fistula. Surg Endosc. 2009;23(11):2591-5.

［15］ Cho M,Kaidar-Person O,Szomstein S,Rosenthal RJ. Laparoscopic remnant gastrectomy:a novel approach to gastrogastric fistula after Roux-en-Y gastric bypass for morbid obesity. J Am Coll Surg. 2007;204(4):617-24.

［16］ Rosenthal RJ. Dilating the stenotic gastrojejunostomy after laparoscopic Roux-en-Y gastric bypass for morbid obesity:when things go wrong. J Gastrointest Surg. 2009;13(9):1561-3.

［17］ Nimeri AA,Maasher A,Al Shaban T,Salim E,Gamaleldin MM. Internal hernia following laparoscopic Roux-en-Y gastric bypass:prevention and tips for intra-operative management. Obes Surg. 2016;26(9):2255-6. Ver Steeg K

［18］ Owens M,Barry M,Janjua AZ,Winter DC. A systematic review of laparoscopic port site hernias in gastrointestinal surgery. Surgeon. 2011;9(4):218-24.

［19］ Edwards MA,Grinbaum R,Ellesmere J,Jones DB,Schneider BE. Intussusception after Roux-en-Y gastric bypass for morbid obesity:case report and literature review of rare complication. Surg Obes Relat Dis. 2006;2(4):483-9.

第 30 章

个体化手术治疗

Verónica Gorodner，Marco Di Corpo，and Francisco Schlottmann

邓昌荣　胡志伟　译

简　介

　　这些年来，美国减重手术的数量已经发生了变化。不仅外科手术的数量增加了，而且选择手术的类型也发生了变化。2011 年，最常进行的手术是 Roux-en-Y 胃旁路手术（RYGB），约占总数的 37％，而袖状胃切除术（SG）占 18％。在 2017 年，出现了相反的现象，RYGB 占18％，而 SG 占近 60％[1]。SG 支持者认为该手术没有吻合，没有肠系膜缺损，没有营养吸收不良。另外，倾倒综合征的发生率较低，可以通过内镜检查全胃，而且 SG 是一种不太复杂的技术。本章的目的是阐明两种最流行的手术方法的真正优点和缺点，以便帮助外科医师根据患者的具体情况调整手术治疗方法。

Roux-en-Y 胃旁路术

　　RYGB 于 1967 年由 Mason 在艾奥瓦州推出[2]，RYGB 的手术方式经历了几次修改。目前的方法为先将胃切断，创建一个小胃囊，然后进行空肠切断和后路 Roux-en-Y 重建。该手术被认为是一个复合的过程，因为它既限制了进食量又减少了吸收（图 30.1 和 30.2）。

袖状胃切除术

　　SG 是一种单纯的限制性手术，尽管切除胃底可能会暂时降低胃饥饿素（调节食欲的激素之一）的水平。该手术切除约 3/4 的胃，减少胃容积（图 30.3）。在 2000 年，Michel Gagner 在纽约进行了第一例 SG。该手术是为减少超级肥胖患者十二指肠转位术后的并发症而进行的一种尝试。SG 被设计为两阶段手术（包括 SG 和之后的 RYGB）的第一步。他们的想法是一旦患者减轻了足够的体重，就接着完成手术的第二步，以减少并发症的发生[3]。数年后，美国代谢和减重外科学会（American Society for Metabolic and Bariatric Surgery，ASMBS）承认SG 是一种主要的减重手术，因为它的有效性和安全性已经在一些共识中得到证明[4-6]。

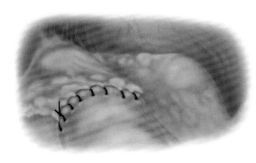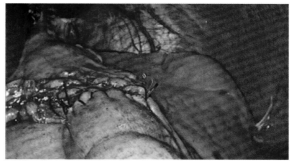

图 30.1　Roux-en-Y 胃旁路术中胃-空肠吻合口

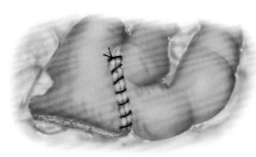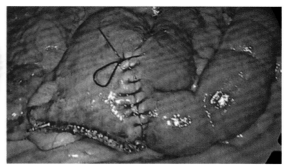

图 30.2　Roux-en-Y 胃旁路术中空肠-空肠吻合口

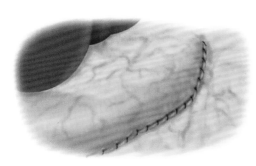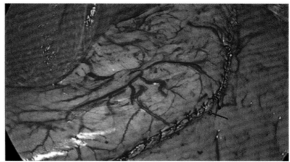

图 30.3　袖状胃切除术

肥胖的分级

　　计算体重指数(body mass index,BMI)是肥胖诊断和分类最常用的方法。BMI 由体重(kg)与身高的平方(m²)之比得出。肥胖的分类如下:一级肥胖,BMI 为 30~34.9;二级肥胖,BMI 为 35~39.9;三级肥胖,BMI≥40。

选择标准

根据美国国立卫生研究院（NIH）的共识，BMI 为 40 或介于 35～40 之间并伴有 2 型糖尿病、心血管疾病或影响正常生活的生理改变的患者被认为是减重手术的候选对象[7]。患者必须了解手术的益处和风险。

结　果

到目前为止，这两种手术都已简要介绍过，并已公布了选择标准。根据已发表的结果，现对优缺点进行讨论。

对 2 型糖尿病的影响

研究这个问题的最经典的报道之一是 STAMPEDE 试验。在这项研究中，150 例患有 2 型糖尿病的肥胖患者被随机分为药物治疗（medical treatment，MT）组和手术治疗组。手术治疗包括 SG 和 RYGB。随访 5 年。目标为糖化血红蛋白≤6%，无论有无给予降糖药物治疗。在试验结束时，MT 组 5.3% 的患者、RYGB 组 28.6% 的患者和 SG 组 23.4% 的患者实现了这一目标。统计分析表明，两种手术方式对 2 型糖尿病的影响无明显差异。然而，MT 与 RYGB（$P = 0.01$）和 MT 与 SG（$P = 0.03$）比较，差异具有统计学意义。

研究还分析了术后对用于控制 2 型糖尿病的任何类型药物的需求。RYGB 组中几乎一半的患者（45%）未服用任何药物。值得注意的是，在 SG 组中，这一数据为 25%（$P < 0.05$）。这意味着 2 型糖尿病得到了更好的控制，且 RYGB 后需要药物治疗的患者少于 SG[8]。

Li 等进行了一项荟萃分析，包括 5 项随机对照试验（randomized controlled trials，RCT），共 396 例患者（RYGB＝196，SG＝200）。缓解定义为空腹血糖＜126mg/dl，糖化血红蛋白＜6.5%，未口服药物或注射胰岛素。作者的结论是，这两种方法均可有效治疗 2 型糖尿病。但是，RYGB 组的缓解率更高（$P = 0.001$）[9]。

相反，以下两项研究未发现统计学上的显著差异。Peterli 在瑞士进行了一项随机多中心研究，分析了 217 例患者（SG＝107，RYGB＝110）的结果。随访 5 年，SG 组中 61.5% 的患者完全缓解，而 RYGB 组中 67.9% 的患者完全缓解（P＝NS）[10]。

同样，在芬兰进行的 SLEEVEPASS 随机临床试验包括 238 例接受 SG 或 RYGB 治疗的患者。在 5 年的随访中，接受 SG 的患者中有 12% 的患者糖尿病完全缓解，接受 RYGB 的患者中有 25% 的患者糖尿病完全缓解（P＝NS）。在同一随访期间，两种方法的空腹血糖或糖化血红蛋白水平平均无差异。作者将其他研究的差异归因于术前糖尿病持续时间可能存在差异[11]。

减重效果

Schauer 等也比较了各组间的体重减轻情况。与治疗前相比，MT、RYGB 和 SG 组的 BMI 的变化分别是负 5、负 23 和负 18。经统计学分析，各组间比较差异有统计学意义（手术组与 MT 比较，$P < 0.05$；RYGB 与 SG 比较，$P = 0.01$），就减重而言，RYGB 是最佳治疗选择[8]。

以下数据来自一项颇具吸引力的荟萃分析，涉及 14 项比较研究（RYGB 与 SG），共有

5264 例患者。RGYB 为 2782 例(53%),SG 为 2482 例(47%)。主要目标是比较两种方法的中期(3~5 年)和远期(>5 年)减重效果。作者在中期随访中发现体重减轻没有任何差异。然而,从长远来看,RYGB 患者表现出明显的体重减轻($P < 0.05$)[12]。

此外,来自芬兰的研究发现,RYGB 在减重方面优于 SG。在 5 年的随访中,SG 组的平均多余体重减重百分比(%EWL)为 49%,而 RYGB 组的这一数据上升至 57%。作者得出的结论是,根据他们预先定义的等效边界,结果不存在等效性[11]。

相反,Peterli 等在 5 年随访中没有发现 SG 与 RYGB(61.1% vs 68.3%,$P = NS$)在多余 BMI 下降百分比上有任何统计学差异。此外,他们还发现,在 5 年的随访时间里,多余 BMI 下降超过 50% 的患者比例(SG 组为 68.3%,RYGB 组为 76%,$P = NS$)亦无差异[10]。

接下来的数据来自我们自己的经验,尚未发布。共有 2839 例患者接受了手术,其中 2383 例患者接受 RYGB(84%),456 例患者接受 SG(16%)。有趣的是,SG 在 3 个月时显示出较好的减重效果。在这段时间之后,RYGB 稳定地显示出更好的结果。在 6 年的随访中,RYGB 组的%EWL 为 61%,SG 组的%EWL 为 55%($P < 0.05$);每个时间点的%EWL 如图 30.4 所示。

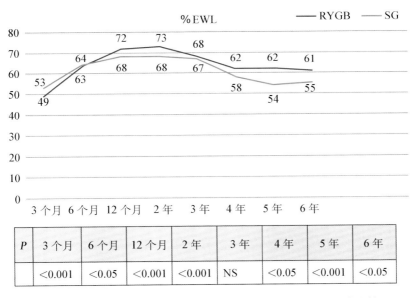

P	3 个月	6 个月	12 个月	2 年	3 年	4 年	5 年	6 年
	<0.001	<0.05	<0.001	<0.001	NS	<0.05	<0.001	<0.05

图 30.4 胃旁路术(RYGB)与袖状胃切除术(SG)后%EWL 的比较

术后并发症情况

Zellmer 等发表了一篇引人注目的荟萃分析,其中包括 84 篇比较这两种手术相关风险的文章。这项研究涉及 11000 例 RYGB 患者和 5000 例 SG 患者。研究内容包括穿孔、出血、深静脉血栓形成(DVT)、肺栓塞(PE)、吻合口狭窄、再次手术和死亡率。除穿孔外,RYGB 的并发症发生率在所有类型中都较高。但统计学分析显示仅出血及吻合口狭窄有统计学意义(表 30.1)。他们得出结论,一般人对 SG 后风险较低存在误解。他们建议根据患者的个人特征和机构的经验来选择手术,而不是仅仅根据与手术相关的风险来做出决定[13]。

表 30.1 RYGB 和 SG 后并发症发生率的比较[11]

并发症	RYGB(%)	SG(%)	P
穿孔	1.9	2.3	NS
出血	3.1	2.0	0.001
深静脉血栓形成和肺栓塞	0.7	0.6	NS
吻合口狭窄	3.4	1.3	0.001
再次手术	4.4	3.4	NS
死亡	0.4	0.2	NS

注:RYGB—Roux-en-Y 胃旁路术;SG—袖状胃切除术;NS—差异无统计学意义。

　　相反,Kumar 等使用代谢和减重手术认证和质量改善计划(MBSAQIP)数据库调查了大约术后 30 天的并发症发生率。该数据库包括 2015 年在美国和加拿大进行的 15 万例手术。他们发现 RYGB 的穿孔率、并发症发生率和死亡率明显高于 SG(表 30.2)。他们再次得出结论,尽管如此,不应该放弃 RYGB,需要权衡短期并发症与中长期结果的差异[14]。

表 30.2 RYGB 和 SG 后并发症发生率的比较[12]

并发症	RYGB(%)	SG(%)	P
穿孔	1.5	0.7	<0.001
共病	11.6	5.7	<0.001
死亡	0.2	0.1	<0.001

注:RYGB—Roux-en-Y 胃旁路术;SG—袖状胃切除术。

　　来自瑞士多中心旁路或袖状研究(Swiss Multicenter Bypass or Sleeve Study,SM-BOSS)的作者在早期(SG 0.9% vs RYGB 4.5%,P=NS)或晚期(SG 14.9% vs RYGB 17.3%,P=NS)并发症中均未观察到任何统计学差异。此外,该研究还评估了需要再次手术或内镜下修正的情况。同样,两种手术之间也没有发现差异。SG 后再次手术最常见的原因是 GERD 的复发或原有 GERD 的恶化,其次是体重下降不足。而 RYGB 后再次手术最常见的原因是内疝。值得注意的是,他们解释说,在试验中,肠系膜缺损的关闭并不是强制性的,所以如果在手术中增加这一步,则可能会减少内疝的发生率[10]。

　　进行 SLEEVEPASS 试验的小组在早期和晚期并发症方面也没有发现任何差异。具体来说,在 SG 后 19% 的患者和 RYGB 后 26% 的患者报告了晚期并发症(P=NS)。值得注意的是,他们的观察与来自瑞士的研究一致。SG 后再次手术最常见的原因是顽固性 GERD,而 RYGB 后再次手术最常见的原因是内疝。同样,肠系膜缺损在本试验中未关闭[11]。

　　我们还从并发症的角度分析了根据我们的经验得出的结果[Gorodner V,Matucci A,Grigaites A.(2018),数据尚未发表]。并发症发生率 RYGB 为 9%,LSG 为 5%(P<0.05)。值得一提的是,当并发症被分为轻微和严重时,仅在轻度并发症方面差异显著(表 30.3)。

表 30.3　RYGB 和 LSG 后并发症发生率的比较[根据我们的经验,Gorodner V,Matucci A,Grigaites A.(2018),数据尚未发表]

并发症	RYGB(2383)	再次手术	LSG(456)	再次手术	P
严重的并发症					
穿孔	4(0.2%)	4	—	—	—
腹腔出血	20(0.8%)	8	10(2.1%)	6	—
消化道出血	24(1.0%)	3	1(0.2%)		—
腹股沟疝	36(1.5%)	36	—	—	—
小肠梗阻	9(0.4%)	9	—	—	—
小肠梗阻+肠道坏死	2(0.08%)	2	—	—	—
门-奇静脉血栓形成	1(0.04%)		—	—	—
肺栓塞	—		1(0.2%)		—
合计	96(4.0%)	62	12(2.6%)	6	NS
轻微的并发症					
腹部疼痛	7(0.3%)	4	—	—	—
肺炎	3(0.1%)		3(0.6%)		—
胃-空肠吻合口狭窄	67(2.8%)		—		—
伤口感染	24(1.0%)		7(1.5%)		—
溃疡	23(1.0%)		—		—
胰腺炎	1(0.04%)		—		—
合计	125(5.2%)	4	10(2.1%)		0.007

　　注:RYGB—Roux-en-Y 胃旁路术;LSG—腹腔镜下袖状胃切除术。

对胃食管反流病的影响

　　GERD 的诊断通常只基于症状,而这些症状对于这类疾病并不是完全可靠的[15]。症状评估、上消化道造影(UGI)、食管胃十二指肠镜检查(EGD)、食管功能检查(食管测压和 24 小时 pH 监测或 Bravo™pH 监测)均应进行,以达到准确诊断。食管测压法提供了有关食管动力的信息,可排除原发性食管动力障碍,还可以精确定位食管下括约肌(lower esophageal sphincter,LES),以便之后正确放置 pH 监测导管。24 小时 pH 或 Bravo™pH 监测是此过程中唯一可用的客观检查,可以排除或确认 GERD 的存在。接下来,将介绍基于客观研究发表的数据。

　　袖状胃切除术

　　Bugherhart 等发表了他们对 20 例 SG 患者的研究结果。食管测压显示 LES 压力明显降低,从 18.3mmHg 下降到 11mmHg($P=0.03$)(正常值 14~24mmHg)。值得注意的是,24 小时 pH 监测显示,食管酸暴露明显增加,pH<4 的时间百分比从 4.1% 增加到 12%($P=0.004$)(pH<4 的时间百分比正常值<4.5%)[16]。在 del Genio 等进行的另一项研究中,分析了 25 例患者 SG 之前和之后的结果。LES 压力没有显示出明显的变化:SG 前后分别为 21.3mmHg 和 22mmHg($P=NS$)。然而,DeMeester 评分从 9 分上升到 18.4 分($P=0.041$)(正常值<14.7)[17]。他们将患者分为两组:第 1 组术前 pH 监测正常,第 2 组术前 pH 监测异

常。他们发现,第 1 组中有 69% 的患者患有新发 GERD,而第 2 组中有 33% 的患者先前存在的 GERD 能够被解决[18]。

我们研究了 14 例 SG 前后的患者。术后 LES 压力由 17.1mmHg 降至 12.6mmHg($P<$ 0.05)。DeMeester 评分由 12.6 分增加到 28.4 分($P<0.05$)。SG 后 GERD 情况分析,21% 的患者病情加重,36% 的患者新出现 GERD。有趣的是,1/3 有 GERD 记录的患者在 SG 后没有任何症状。这意味着,根据症状这些患者将被视为无反流[19]。

相反,Rebecchi 等发现 SG 对 GERD 有益处。据他们描述,DeMeester 积分显著下降(从 39.5 分降到 10.6 分)。但是,新发 GERD 的发生率仍为 5.4%[20]。

当我们分析巴雷特食管(BE)的数据时,这个问题变得更加令人担忧。Genco 等报告了他们对 110 例患者的经验。在 SG 前行 EGD,并在 5 年随访中重复进行。SG 之前没有患者发生 BE。最后一次随访时,BE 的发生率为 17.2%($P<0.001$)[21]。

Roux-en-Y 胃旁路手术

RYGB 后观察到相反的效果。Mejia-Rivas 等研究了 RYGB 对 20 例患者 GERD 的影响。在食管测压方面,术后 LES 压力略有升高,从 18mmHg 上升到 20.1mmHg($P=NS$)。在 pH 监测中,DeMeester 评分从 48.3 分明显下降到 7.7 分($P<0.001$)。仅有 1 例(5%)食管酸暴露异常,以胃灼热为主要症状[22]。在另一项研究中,Madalosso 等对 53 例 RYGB 患者术前、术后 6 个月和术后 39 个月进行了研究和随访。通过 EGD 发现,反流性食管炎的发生率从术前的 45% 下降到最后一次随访时的 19%($P=0.001$)。然而,在术后 6 个月时,17% 的患者出现了新发食管炎,但是这个数据在术后 39 个月随访时下降到 7%。在术后 39 个月随访时,DeMeester 评分从术前的 28.6 分降至 1.2 分($P<0.001$)。他们认为,降低腹部压力、减重后胃排空的改善,以及容量的减少可以解释这些发现[23]。

我们研究了 13 例 RYGB 对 GERD 的影响。食管测压显示术前和术后 LES 压力几乎没有差异(分别为 15mmHg 和 14mmHg,$P=NS$)。在分析 DeMeester 评分时,差异变得明显,DeMeester 评分从术前 36 分下降到术后 11 分($P<0.001$)。在评估 GERD 状态时,69% 的患者的 GERD 得到解决,23% 的患者表现出改善,而 8% 的患者则保持不变[Gorodner V,Matucci A,Grigaites A. (2018),数据未发表]。当对 BE 的影响进行评估时,这一点变得更加有趣。在本组 1681 例接受 RYGB 治疗的患者中,有 19 例(0.9%)在术前被诊断为 BE。其中,有 11 例已经准备好纳入我们的分析[包括 9 例短段 BE(SSBE)和 2 例长段 BE(LSBE)]。他们都没有异型增生。在 41 个月的随访中,4 例患者(36%)表现出 BE 的消退(3 例 SSBE 和 1 例 LSBE)。值得注意的是,其余 7 例患者均未出现病情进展[24]。

讨　　论

分析 SG 数量上升的原因

无吻合

众所周知,在消化道的任何部位进行吻合都可能引起穿孔、吻合口边缘溃疡、出血和吻合口狭窄等并发症。SG 无吻合可能被认为是一个优点。然而,胃-空肠吻合口狭窄是 RYGB 后最常见的并发症之一,发生率为 4%～6%[25]。幸运的是,球囊扩张(PD)已可成功治疗吻合口狭窄,这是一种相对简单的手术。例如,Caro 等发表了他们在 111 例患者中行 200 次内镜下 PD 的经验,75% 的患者仅需要 1 次治疗,其余患者需要 2 次或更多次治疗[26]。

无肠系膜缺损

肠系膜缺损引起的腹内疝可能成为令人担忧的并发症。从非复杂性小肠部分梗阻到小肠坏死,肠系膜缺损有很多种表现形式。据报道,其发生率高达 14%[27]。无肠系膜缺损是 SG 的一个不容置疑的优点。Geubbels 等对 45 篇文章进行了荟萃分析,其中包括 31320 例患者。得出的结论是,如果经结肠前行胃-空肠吻合术,并联合肠系膜缺损关闭术,内疝的发生率可以降低至 1%[28]。

无吸收不良

虽然旁路的小肠段可能很短,但 RYGB 一直被认为与营养缺乏有关。Saltzman 等描述了几种可能导致这种现象的机制,其中包括食物摄入量减少、饮食质量不佳、消化和吸收改变、不坚持补充方案等。RYGB 后最常缺乏的微量营养素包括维生素 B_1、维生素 B_{12}、维生素 D、铁和铜。他们证实,严重的营养缺乏后遗症不常见,可以通过适当的补充来预防[29]。

SG 是一个单纯的限制性方法,这一事实使这种手术方式成为一个有吸引力的选择。然而,有文献报道,长期的随访发现 SG 后存在铁、叶酸、维生素 B_{12} 和维生素 D 的缺乏。作者得出的结论是,患者对营养补充方案的依从性较低,因此,长期的随访和补充对 SG 至关重要[30]。

倾倒综合征的发生率较低

虽然任何一种胃切除术都有发生倾倒综合征(dumping syndrome,DS)的风险,但 RYGB 后的并发症发生率似乎比 SG 后高得多。Ramadan 等比较了 SG(A 组 268 例)、RYGB 采用 30mm 线性吻合器进行胃-空肠吻合(B 组 229 例)和 RYGB 采用 15mm 手工缝合进行胃-空肠吻合(C 组 44 例)的术后 DS 发生率。术后 6 个月时,A 组的 DS 发生率为 1.12%,B 组的 DS 发生率为 18.78%,C 组的 DS 发生率为 0。他们得出的结论是,吻合口直径越小,发生 DS 的概率越小。此外,饮食调整是避免这种不适症状的关键[31]。总之,虽然 RYGB 的 DS 发生率较高,但 SG 并非没有这种并发症,应指导患者避免这种并发症。

胃可以进行胃镜检查

RYGB 后内镜无法进入残余胃和十二指肠,这是该手术最主要的缺点之一。因此,在选择手术前应仔细评估患者的特征。例如,应特别注意接受抗凝治疗的患者。此外,经 RYGB 后,不能进入胆道进行常规的内镜下逆行胰胆管造影术(endoscopic retrograde cholangiopancreatography,ERCP)。需要对某些病变(如不完全肠上皮化生)进行监视的患者不应进行 RYGB 手术,除非进行残胃切除。

手术技术不太复杂

毫无疑问,SG 比 RYGB 需要更少的手术灵活性。相反,RYGB 需要较高的腹腔镜缝合和吻合技术。此外,所有这些操作都必须在肥胖者身上进行,这使得每一项操作都更具挑战性。众所周知,完成学习曲线后,任何类型的手术后并发症都会减少。几年前,Schauer 等研究了手术经验对腹腔镜下 RYGB 后围手术期效果的影响。他们发现手术时间和并发症发生率在 100 例后降低了[32]。很明显,RYGB 与广泛的学习曲线相关。因此,倾向于进行 RYGB 的外科医师在开始他们的实践之前应该得到充分的培训。

总结两种方法对 2 型糖尿病、减重、并发症和胃食管反流病的影响

对 2 型糖尿病的影响

文献中的数据是多种多样的。至少可以说，这两种术式都能有效控制 2 型糖尿病。但是，RYGB 似乎在实现疾病控制方面更有效，所需的药物也更少。综上所述，通过阅读文献，可以得出以下结论。

(1)一些出版物指出，RYGB 可以更好地控制糖尿病。

(2)一些出版物指出，RYGB 和 SG 同样有效。

(3)没有一篇文章提到 SG 是治疗糖尿病的更好的选择。

因此，我们建议选择 RYGB 治疗肥胖合并 2 型糖尿病的患者。

减重效果

RYGB 后减重效果似乎更好。然而，在选择手术类型时，这两种手术之间的差异似乎并不是绝对的。对于那些需要减轻体重的患者，我们建议选择 RYGB。

术后并发症的情况

毫无疑问，RYGB 的并发症发生率高于 SG。但是，一些研究未能发现这种差异。

在判断这方面之前，详细分析并发症的类型是至关重要的。例如，应特别注意减重手术后的穿孔，因为穿孔是最可怕的并发症之一。众所周知，SG 后的穿孔处理更具挑战性，因为存在一个长切割闭合口。此外，应排除 SG 沿切割闭合口存在狭窄，因为这可能会使穿孔持续存在。即使是增加胃内压的幽门也可能导致穿孔持续存在。因此，在为每个患者选择正确的手术时，并发症的发生率不应该是主要考虑因素。

对胃食管反流病的影响

在仔细评估了文献中发表的客观数据后，我们发现 SG 与 GERD 明显相关，而 RYGB 是治疗与 GERD 相关的肥胖症的最佳选择。同样的概念也适用于肥胖和 BE。

SG 与 GERD 相关的可能因素包括狭窄通道的建立，从而导致胃内压升高、胃容量减小和顺应性降低。此外，His 角的变形也会破坏抗反流屏障的机制。相反，RYGB 仅包括一个小胃囊结构(不包括胃底、胃体的大部分、胃窦)和 Roux-en-Y 构型，从而减少了 GERD，而且与体重减轻无关。多项研究证实了这个观察结果[23,33]。

因此，我们强烈建议对 SG 候选人进行食管功能测试。如果存在 GERD，则 RYGB 将是最好的治疗选择。此外，应告诉接受 SG 的患者，术后可能会出现 GERD，且需要长期使用 PPI，甚至需要再次手术(RYGB)。还要告知患者术后应定期进行 EGD 检查以监测可能的食管炎和(或)BE。

参考文献

[1] https://asmbs.org/resources/estimate-of-bariatricsurgery-numbers.

[2] Mason EE, Ito C. Gastric bypass in obesity. Surg Clin North Am. 1967;47(6):1345-51.

[3] Regan JP, Inabnet WB, Gagner M, Pomp A. Early experience with a two-stage laparoscopic Roux-en-Y gastric bypass as an alternative in the super-super obese patient. Obes Surg. 2003;13(6):861-4.

[4] Clinical Issues Committee of the American Society for Metabolic and Bariatric Surgery. Updated position statement on sleeve gastrectomy as a bariatric procedure. Surg Obes Relat Dis. 2010;6(1):1-5.

［5］ Clinical Issues Committee of the American Society for Metabolic and Bariatric Surgery. Updated position statement on sleeve gastrectomy as a bariatric procedure. Surg Obes Relat Dis. 2012;8(3):e21-6.

［6］ American Society for Metabolic and Bariatric Surgery Clinical Issues Committee. American Society for Metabolic and Bariatric Surgery updated position statement on sleeve gastrectomy as a bariatric procedure. Surg Obes Relat Dis. 2017;13(10):1652-7.

［7］ Gastrointestinal Surgery for Obesity. National Institutes of Health consensus development conference statement. Am J Clin Nutr. 1992;55:615S-9S.

［8］ Schauer P,Bhatt D,Kirwan J,Wolski K,Aminian A,Brethauer S,et al. Bariatric surgery versus intensive medical therapy for diabetes — 5-year outcomes. N Engl J Med. 2017;376(7):641-51.

［9］ Li JF,Lai DD,Ni B,Sun KX. Comparison of laparoscopic Roux-en-Y gastric bypass with laparoscopic sleeve gastrectomy for morbid obesity or type 2 diabetes mellitus:a meta-analysis of randomized controlled trials. Can J Surg. 2013;56(6):E158-64.

［10］ Peterli R,Wölnerhanssen BK,Peters T,Vetter D,Kröll D,Bornély Y,Schultes B,Beglinger C,Drewe J,Schiesser M,Nett P,Bueter M. Effect of laparoscopic sleeve gastrectomy vs. laparoscopic Roux-en-Y gastric bypass on weight loss in patients with morbid obesity:the SM-BOSS Randomized Clinical Trial. JAMA. 2018;319(3):255-65.

［11］ Salminen P,Helmiö M,Ovaska J,Juuti A,Leivonen M,Peromaa-Haavisto P,Hurme S,Soinio M,Nuutila P,Victorzon M. Effect of laparoscopic sleeve gastrectomy vs. laparoscopic Roux-en-Y gastric bypass on weight loss at 5 years among patients with morbid obesity:the SLEEVEPASS randomized clinical trial. JAMA. 2018;319(3):241-54.

［12］ Shoar S,Saber A. Long-term and midterm outcomes of laparoscopic sleeve gastrectomy versus Roux-en-Y gastric bypass:a systematic review and meta-analysis of comparative studies. Surg Obes Relat Dis. 2017;13(2):170-80.

［13］ Zellmer JD,Mathiason MA,Kallies KJ,Kothari SN. Is the laparoscopic sleeve gastrectomy a lower risk bariatric procedure compared with laparoscopic Roux-en-Y gastric bypass? A meta-analysis. Am J Surg. 2014;208(6):903-10.

［14］ Kumar SB,Hamilton BC,Wood SG,Rogers SJ,Carter JT,Lin MY. Is the laparoscopic sleeve gastrectomy safer that laparoscopic gastric bypass? A comparison of 30-day complications using the MBSAQIP data registry. Surg Obes Relat Dos. 2018;14(3):264-9.

［15］ Galvani C,Fisichella PM,Gorodner MV,Perretta S,Patti MG. Symptoms are poor indicator of reflux disease after fundoplication for gastroesophageal reflux disease:role of esophageal function tests. Arch Surg. 2003;138(5):514-8.

［16］ Burgerhart JS,Charlotte AI,Schotborgh SEJ,Smulders JF,van de Meeberg PC,Siersema PD,Smout AJ. Effect of sleeve gastrectomy on gastroesophageal reflux. Obes Surg. 2014;24:1436.

［17］ Del Genio G,Tolone S,Limongelli P,Brusciano L,D'Alessandro A,Docimo G,Rossetti G,Silecchia G,Ianelli A,del Genio A,del Genio F,Docimo L. Sleeve gastrectomy and development of "de novo" gastroesophageal reflux. Obes Surg. 2014;24(1):71-7.

［18］ Thereaux J,Barsamian C,Bretault M,Dusaussoy H,Lamargue D,Bouillot JL,Czernichow S,Carette C. pH monitoring of gastro-oesophageal reflux before and after laparoscopic sleeve gastrectomy. Br J Surg. 2016;103(4):399-406.

［19］ Gorodner V,Buxhoeveden R,Clemente G,Sole L,Caro L,Grigaites A. Does laparoscopic sleeve gastrectomy have any influence on gastroesophageal reflux disease? Preliminary results. Surg Endosc. 2015;29(7):1760-8.

［20］ Rebecchi F,Allaix ME,Giaccone C,Ugliono E,Morino M. Gastroesophageal reflux disease and laparoscopic sleeve gastrectomy: a physiopathologic evaluation. Ann Surg. 2014;260(5):909-14;discussion 914-5.

[21] Genco A,Soricelli E,Casella G,Maselli R,Catagneto-Gissey L,Di Lorenzo N,Basso N. Gastroesophageal reflux disease and Barrett's esophagus after laparoscopic sleeve gastrectomy: a possible, underestimated long-term complication. Surg Obes Relat Dis. 2017;13(4):568-74.

[22] Mejia-Rivas MA,Herrera-Lopez A,Hernandez-Calleros J,Herrera MF,Valdovinos MA. Gastroesophageal reflux disease in morbid obesity: the effect of Roux-en-Y gastric bypass. Obes Surg. 2008;18(10): 1217-24.

[23] Madalosso CA,Gurski RR,Callegari-Jacques SM,Navarini D,Mazzini G,Pereira MS. The impact of gastric bypass on gastroesophageal reflux disease in morbidly obese patients. Ann Surg. 2016;263(1):110-6.

[24] Gorodner V,Buxhoeveden R,Clemente G,Sanchez C,Caro L,Grigaites A. Barrett's esophagus after Roux-En-Y gastric bypass:does regression occur? Surg Endosc. 2017;31(4):1849-54.

[25] Bendewald FP,Choi JN,Blythe LS,Selzer DJ,Ditslear JH,Mattar SG. Comparison of hand-sewn,linear-stapled,and circular-stapled gastrojejunostomy in laparoscopic Roux-en-Y gastric bypass. Obes Surg. 2011;21(11):1671-5.

[26] Caro L,Sanchez C,Rodriguez P,Bosch J. Endoscopic balloon dilatation of anastomosis strictures occurring after laparoscopic gastric bypass for morbid obesity. Dig Dis. 2008;26(4):314-7.

[27] Rodriguez A,Mosti M,Sierra M,Pérez-Johnson R,Flores S,Dominguez G,Sanchez H,Zarco A,Romay K,Herrera MF. Small bowel obstruction after antecolic and antegastric laparoscopic Roux-en-Y gastric bypass:could the incidence be reduced? Obe Surg. 2010;20(10):1380-4.

[28] Geubbels N,Lijftogt N,Fiocco M,van Leersum NJ,Wouters MW,de Brauw LM. Meta-analysis of internal herniation after gastric bypass surgery. Br J Surg. 2015;102(5):451-60.

[29] Saltzman E,Karl JP. Nutrient deficiencies after gastric bypass surgery. Annu Rev Nutr. 2013;33: 183-203.

[30] Ben-Porat T,Elazary R,Goldenshluger A,Sherf Dagan S,Mintz Y,Weiss R. Nutritional deficiencies four years after laparoscopic sleeve gastrectomy-are supplements required for a lifetime? Surg Obes Relat Dis. 2017;13(7):1138-44.

[31] Ramadan M,Loureiro M,Laughlan K,Caizazzo R,Iannelli A,Brunaud L,Czernichow S,Nedelcu M,Nocca D. Risk of dumping syndrome after sleeve gastrectomy and Roux-en-Y gastric bypass:early results of a multicentre prospective study. Gastroenterol Res Pract. 2016;2016:2570237.

[32] Schauer P,Ikramuddin S,Hamad G,Gourash W. The learning curve for laparoscopic Roux-en-Y gastric bypass is 100 cases. Surg Endosc. 2003;17(2):212-5.

[33] Nelson LG,Gonzalez R,Haines K,Gallagher SF,Murr MM. Amelioration of gastroesophageal reflux symptoms following Roux-en-Y gastric bypass for clinically significant obesity. Am Surg. 2005;71:950-3;discussion 953-4.

第 31 章

对复胖患者的评估和治疗

A. Daniel Guerron and Ranjan Sudan

马松松　胡志伟　张美光　译

简　介

肥胖是一个严重的世界性问题,这种新出现的卫生保健流行病影响着美国数百万人[1]。此外,体重指数(BMI)的增加与更大的并发症负担相关,影响患者的生活质量,并给国家带来更大的成本负担[2,3]。无论是工业化国家,还是发展中国家,全世界都出现了类似的情况[4]。同样,减重手术在减重和缓解并发症方面可提供最佳的长期疗效[5]。因此,近年来,减重手术的数量有所增加。根据上次的 IFSO 全球调查,2016 年共进行 685874 例手术,其中 92.6% 为初次手术[6],其余为修正手术。袖状胃切除术(SG)是全球做得最多的减重手术(53.6%),其次是 Roux-en-Y 胃旁路术(RYGB)(30.1%)和单吻合胃旁路术(one-anastomosis gastric bypass,OAGB)(4.8%)[6]。

由于技术的发展和外科医师的培训,减重手术的并发症发生率和死亡率有所下降。目前,死亡率低于 1%,并发症发生率低于 10%[7-9]。然而,一个长期的问题是复胖,这可能是减重手术后最重要的长期顾虑之一[10]。此外,复胖可能与之前已解决或控制良好的肥胖相关并发症(如 2 型糖尿病)的发展或复发有关[11]。复胖被认为是再次修正手术的最常见原因,占 52.2%[12]。此外,报告的复胖发生率因主要术式和随访时间而异。Braghetto 等报道,在 5 年的随访中,有 40% 的患者在 SG 后发生了复胖[13]。Torquati 等报道,在 2 年的随访中,有 17.1% 的患者在 RYGB 后发生了复胖[14]。

复胖被认为是一个严重的问题,但目前对其正确的命名还没有统一的认识。一些常用的术语包括复胖、体重反弹和体重下降不足等。一般来说,肥胖是一种慢性疾病,复胖可能与多种病因有关,因此采用多因素治疗方法至关重要。复胖的治疗方法包括行为矫正、药物干预、内镜下修正和外科手术。外科矫正手术被认为是安全的,但从统计学角度来看,其具有较高的并发症发生率和死亡率,而从临床的角度来看仍是可以接受的[15]。

本章描述了目前 RYGB 和腹腔镜下 SG 后复胖的定义、初步诊断和管理以及最新的干预措施。探讨了不同干预的结果、技术要领和陷阱。

减重手术后复胖的定义

目前,还没有减重手术成功的共识。不同的作者在文献中使用不同的方法来描述减重手术的成功。为了避免误解,ASMBS 已经提出了一个标准化的术语和计算方法来报告术后的体重相关结果[16]。这些定义对于理解有关复胖的文献很重要。但是,无论是从首次手术开始计算,还是从修正手术开始计算,有关再次手术后减重成功率的报道不尽相同。很明显,BMI 并不能很好地反映身体脂肪的比例,因为它不能反映身体不同部位的脂肪量[17]。因此,BMI 和那些使用 BMI 来计算的诸如多余体重减重百分比(percentage of the excess of weight loss,%EWL)可能不是描述复胖的最佳方式。为此,初次手术后和再次手术后的总体重减重百分比(percentage of the total weight loss,%TWL)可能是描述减重手术后体重减轻和复胖的最佳指标。既往来看,成功的减重手术被 Brolin 定义为 %EWL 大于或等于 50%[18],这个标准已经被一些作者用来发表他们的结果。减重成功也可以用 Reinhold 的标准来描述[19],该标准已由 Christou 修订[20],术后 BMI 小于 35 为良好,小于 30 为极好。

复胖也需要与首次减重手术后减重不足进行区分。复胖最常见的定义是体重从最低点增加超过 10kg[21],尽管其他定义也可以在文献中找到。据报道,在 6 年的随访中,SG 的复胖率高达 75.6%[22],但不幸的是,这些作者没有报告复胖的定义。最近,Casella 等报告了他们 10 年的 SG 结果[23],发现在 182 例患者中,10.4% 的患者被上述定义判定为复胖。Lauti 等分析了 96 例患者的队列,应用了 6 种不同类型的复胖的定义[24]。使用这些不同的定义,复胖患者的比例从 9% 到 91% 不等,这取决于使用的定义。这些数据表明,由于缺乏标准化的术语,报告可能会有所不同。在长期随访中,RYGB 后的复胖率也被报道了[25]。Christou 等[20] 报告,病态肥胖和超级肥胖减重失败分别按照 BMI≥35 和 BMI≥40 的标准,10 年后的失败率分别为 20.4% 和 34.9%。Cooper 等[26] 通过自填问卷对 276 例有回应的受访者进行了平均 7 年的跟踪调查,发现他们的平均体重从最低点反弹了 23%。最近,Kothari 等发表了 RYGB 之后的 10 年结果[27]。患者在 18 个月时的 %EWL 平均为 79%,但是在随访 12 年时这一数据下降到了 50%[27]。

影响复胖的因素

人们提出了许多原因来解释复胖。肥胖治疗的成功取决于多种因素,每一个因素都扮演着重要的角色。必须在患者的特征、多学科团队的管理和所选择的手术技术之间取得完美的平衡。目前,还没有完美的方法能做到这一点,外科医师和患者往往选择最简单的手术,也就是并发症发生的可能性最小的手术。这也解释了之前腹腔镜下胃束带术(LAGB)的流行和现在 SG 的兴起。由于这些原因,减重失败或复胖的原因是根据患者、多学科团队和手术分组的。多学科管理应致力于最大限度地减轻体重,同时预防营养不良问题。

患者人口特征

术前 BMI 是减重手术后体重减轻最有力的预测因素之一,术前较高的 BMI 预示着术后

12 个月体重减轻不足[28]。较年轻的患者更有可能经历明显的复胖。在一项针对 244 例先前成功的患者的研究中,年轻的患者更有可能在 96 个月和 120 个月的随访中体重明显反弹[29]。多变量分析显示,即使在修正为 RYGB 之后[11],较小的年龄仍然是复胖的重要预测因素。相反,一些作者报告说,年龄越大(>60 岁),减重效果越差[28]。最近,Keith Jr. 等发现,白人、男性和较高的社会经济地位是术后复胖的危险因素[30]。有趣的是,等待手术时间超过 18 个月且术前体重增加的患者,其减重效果也不佳[28]。

行为学评估

在决定进行减重手术时,术前的行为评估是很重要的。术后不遵守随访约定并增加能量摄入的患者复胖的风险增加[31]。患者必须清楚地了解手术的目标,并与外科医师和多学科团队就预期达成一致。在术前发现和治疗进食障碍是必须的,因为它会影响体重的减轻和随后的复胖。Kofman 等描述,有进食障碍和有不受控制的进食欲望的患者在手术后更容易复胖[32,33]。Rutledge 等对 60 例接受 RYGB[34]的患者进行了评估,发现有两种或两种以上的精神疾病与术后 1 年的减重较少和增重较多相关。

生物因素

减重手术后,患者体内各种激素的变化很大,这可以解释手术的许多效果和好处。此外,激素途径也被认为是体重减轻较差和复胖的原因[35]。Santo 等描述了一项研究,他们发现复胖患者的餐后 GIP 和 GLP-1 水平上升幅度较少[36],这在术前评估中也是可以预测的。Tamboli 等描述,术前高水平的胃饥饿素可以预测出术后复胖的患者[37]。然而,这些发现并没有得到其他作者的证实[38]。

另一个有趣的论点是设定值理论,该理论假设身体将捍卫一个预定的设定值,以保持身体质量和功能。为了保持肌肉质量,不成比例的非脂类物质的减少可能会抑制基础代谢率。这意味着能量消耗效率降低和能量需求减少,从而促进体重增加[39]。

多学科综合治疗团队

较高的随访依从性对减重手术后体重减轻有积极影响[40]。减重手术后的营养和心理咨询是强制性的。该团队必须根据当地现有的资源安排术后随访。重要的是,患者要明白,在减重手术后,缺乏营养咨询和术后依从性差将导致不良的减重结果[41]。早期发现的复胖可由饮食小组进行适当的管理,以避免将来减重失败[42]。对肥胖患者的心理评估必须个体化[43]。心理健康小组必须进行更密切的随访,以治疗术前存在的心理障碍,以及发现和治疗可能影响手术结果的新的心理障碍[44]。此外,减重手术后的物理治疗很重要[45]。运动可以改善患者的代谢状况,不但可以增强减重手术的代谢作用[46],而且有助于保持体重,避免未来体重反弹[47]。

技术因素

与一期减重手术相关的几个因素可能是复胖的潜在原因。这些解剖学上的变化可能是由于不适当的手术技术引起的，也可能是术后病程自然史上的一种演变。一些作者分别针对RYGB 和 SG 提出了解释减重手术后复胖的机制[21,35]。

与 RYGB 相关的因素

复胖被归因于某些解剖因素，如胃-空肠吻合口的大小、胃囊的大小、胃瘘。此前，克利夫兰临床小组将直径大于 2cm 的吻合口定义为扩大的吻合口，如果胃囊的长度大于 6cm 或宽度大于 5cm[48]，则认为胃囊扩大或增大。之后，Haneghan 等分析了复胖的人群，发现扩张的吻合口（直径＞2cm）是复胖的独立预测因子，但未发现与胃囊尺寸相关的任何统计差异[49]。Abu Dayyeh 等的研究表明，吻合口直径与 RYGB 后复胖显著相关。RYGB 后 5 年，胃-空肠吻合口直径每扩大 10mm，体重就会明显增加[50]。

关于胃囊大小的结果还不清楚。Roberts 等研究了 320 例在耶鲁大学医院接受 RYGB 治疗的患者，发现在术后 6 个月和 12 个月时，胃囊的大小对减重有直接的影响[51]。然而，其他的经验并没有发现胃囊的大小和复胖之间有任何关系[49,52]。此外，必须排除胃瘘，因为其是复胖的原因。如果两部分残胃之间有连通，胃囊的限制性和激素作用会减弱。如果在复胖的检查中发现胃瘘，修正手术可能是有帮助的。

与 SG 相关的因素

SG 是世界上最常用的手术，因为它能很好地减重和改善并发症，而且技术也相对简单。然而，SG 有一些必须遵循的技术步骤。一些解剖学因素被认为是 SG 后复胖的原因[21]。切除的胃的体积被认为是手术失败或复胖的预测因素[53]。探条的型号大小直接关系到在 SG 中胃的切除量。然而，Parikh 等并没有发现尺寸较小的探条和更好的减重之间有任何联系[54]，探条尺寸较小被认为是并发症的一个危险因素，如更多的恶心、呕吐、狭窄，也许还有反流症状[55]。常用探条尺寸为 32～40Fr。专家们倾向于使用较大尺寸的探条。应适当切除胃底以避免胃底扩张及由此引起的限制效应的降低，这比单纯关注探条的大小更为重要[56]。

但是 Braghetto 等在 5 年的随访中[13]并没有发现袖状胃扩张与复胖之间的直接关系。大的残余胃窦也被认为是复胖的危险因素[57,58]。近期的一项荟萃分析显示，与保留胃窦的患者相比，切除胃窦的患者体重减轻更多，且并发症的发生率无差异[59]。然而，在长期的体重减轻和（或）复胖中，残余胃窦的影响是未知的，需要进一步的研究。

复胖的预测因素

在第一次术后随访时，必须仔细评估患者，以确定哪些患者有减重失败的风险。对于复胖的患者，必须评估之前所描述的解剖因素，以确定体重增加的原因。

目前，还没有一个可以用来判断患者术后复胖风险的评分系统。已有一些可用于识别一期手术后未能减去足够体重患者的体重减重列表[60]。用这些列表对患者进行评估，可以提示那些在术后 1 年内存在次优减重风险的患者。术后 14 周内体重下降速度大于 2%/周，是术后 12 个月时减重最佳的指标[60]。Shantavasinkul 等的另一项研究发现，更长的时间间隔和较小的年龄是 RYGB 后复胖的术前预测因素，但也可能还与其他因素有关[14]。

初步评估

初步评估从获得肥胖史开始，特别强调初始体重、并发症、营养史、既往手术并发症和干预措施。对于 RYGB，为了了解各肠段的长度和解剖关系，以及囊袋形成和胃-空肠吻合的技术，必须获得手术记录。此外，对于 SG 来说，了解探条的型号和近端胃的解剖技术也很重要。在初次手术中遇到的任何潜在的并发症都有助于进一步制订手术计划。有了这些细节，就可以有组织地进行检查，以判断体重增加是否与先前手术的并发症或不正常的饮食模式有关。应询问患者是否有限制感、倾倒感或其他胃肠道症状。大多数情况下，多个因素可能同时在复胖中起作用。如前所述，一个多学科的综合治疗团队是必须的。外科医师应该认识到，复胖往往不是一个单纯可以通过更多的手术来解决的技术问题。应鼓励患者与之前的外科医师进行交流，但这并不总是可行的。最后，需要使用 UGI 和 EGD 对消化道进行完整的解剖学研究。对于解剖改变，如胃囊扩张、胃-空肠吻合口扩张、新胃底、胃瘘等，有必要让有经验的内镜医师对患者进行评估。如有必要，可以进行更复杂的检查，如 CT 扫描或腹部 MRI。

治　疗

药物

为了获得更好的结果[61-63]，已经进行了几项试验来研究添加药物对复胖患者的影响。对于那些由于手术风险高[61]而不适合进行修正手术的患者来说，药物治疗可能是一种更值得期待的方法。有许多药物被用作辅助治疗，但芬特明及其与托吡酯的联合治疗是研究最多的[61-63]。同样地，当 RYGB 患者减重不充分或复胖时，通过药物辅助治疗也取得了很好的减重效果[61,62]。虽然药物辅助治疗用于减重似乎效果不错，但需要未来的调查研究进一步明确哪些患者最适合药物治疗。

RYGB 的修正手术

胃束带术

增加胃束带以改善限制作用，可能是治疗 RYGB 后复胖的一种选择。这种选择可以带来额外的体重减轻，并已显示出良好的结果[64-66]。Vijgen 等进行的一项系统综述发现，在失败的胃囊周围添加一个胃束带，可以在复胖的情况下带来额外的体重减轻[67]。但由于可能发生移位和腐蚀，现在已经很少使用胃束带。

缩小胃囊

如果消化道检查显示胃囊扩张，即体积大于 50ml，并且患者报告进食时失去了限制性感觉，一些研究者建议缩小胃囊。这可以通过腹腔镜进行，并且可同时对吻合口进行缩窄。Ianelli 等报道了他们在 20 例患者中使用这种方法的经验[68]。在 20 个月后随访时，%EWL

为 69.1％,尽管也报道了 30％的并发症发生率。相反,Parikh 等并没有显示出缩小胃囊对减重有任何好处[69]。Al-Bader 等展示了他们在腹腔镜下调整胃囊大小的经验[70]。作者报道,％EWL 为 29.1％,中位随访时间为(14.1±6.2)个月,并发症发生率为 15.6％。因此,长期的随访是必要的,以评估调整胃囊大小的实际影响。

吻合口缩窄术和内镜手术

经口出口缩窄术(Trans-oral outlet reduction,TORe)、内镜下减重手术修正术(restora-tive obesity surgery endoscopic,ROSE)、内镜下硬化治疗、内镜下胃折叠术(endoscopic gas-tric plication,EGP)已被描述为处理吻合口扩张和胃囊扩张的办法。TORe 包括多种缝合方式(如间断或荷包缝合),围绕扩张的吻合口缝合可缩小吻合口大小。最近,Jiranpinyo 等对252 例患者进行了该手术的可行性研究。作者展示了这项技术的安全性和可行性,并显示了额外的减重效果[71]。Schulman 等比较了两种缝合方式。与间断缝合相比,荷包缝合技术在术后 12 个月时带来了更好的％EWL(19.8 vs 11.7,$P<0.001$)[72]。

ROSE 也是一种内镜方法,通过放置锚钉来减少胃囊和吻合口的大小,在吻合口和囊袋周围形成组织皱褶。Horgan 等发表了一篇使用该内镜技术治疗 116 例患者的多中心经验报告[73]。手术操作安全,无明显并发症。在 6 个月的随访中,患者的饱腹感增加,平均％EWL增加 18％[73]。Ryou 等描述了 5 例复胖患者使用 ROSE 的情况:所有患者均顺利完成手术,术后 3 个月平均减重 7.8kg[74]。

硬化疗法也被证明可以缩小扩张的吻合口[75]。通过向胃-空肠吻合口注射硬化剂形成瘢痕,从而使吻合口直径缩小。这种方法旨在增加餐后的饱腹感,但应用并不广泛。

EGP 使用的是 StomaphyX,通过在内镜可视下放置聚丙烯紧固件将胃壁缝合在一起,以缩小胃囊和胃-空肠吻合口大小。Ong uti 等报道,使用 EGP 的 27 例患者在 EGP 后的前 6 个月实现了体重减轻,但之后又恢复了体重[76]。在一项随机研究中,与假手术组相比,没有显示出任何差异,因此,该研究被终止[77]。

转换为远端 RYGB

RYGB 修正手术可能在技术上具有挑战性。必须仔细松解粘连,以便准确地识别潜在的解剖结构。识别、测量和标记各种肠管是至关重要的,通常从胃囊开始顺行,从回盲部开始逆行。远端 RYGB 是一种很好的减重方法,但由于其存在蛋白质-能量营养不良的风险,因此不能作为主要的减重方法[78]。为了将 RYGB 转换为远端 RYGB,可以执行两种不同的操作。在第一种技术中,消化道营养支在空肠-空肠吻合口旁边离断,并移向远端,形成一个新的吻合口,其胆胰分支较长,共同通道较短。新的吻合可以根据外科医师的喜好来设计[79-82]。在另一种技术中,将胆胰分支在空肠-空肠吻合口旁边离断,并向远端移动,在回盲瓣近端 75cm 处形成一个新的吻合口,从而形成一个较长的 Roux 分支[83]。在最近的一次系统综述中,这两种技术都被证明是安全的,然而,第一种技术(使胆胰分支更长)在额外的减重方面显示出更好的结果,但蛋白质-能量营养不良风险也是最高的[84]。Ghiassi 等[85] 报道了一项对 96 例在 5 年内完成远端 RYGB 转化手术的患者的回顾性研究。在前 11 例患者中,对 RYGB 进行了修正,即在空肠-空肠吻合口旁边离断 Roux 支,并将其向远端移位,以缩短总营养支长度(total alimen-tary limb length,TALL)至 250～300cm。其中,7 例患者出现了蛋白质-能量营养不良和腹泻,需要进行第 2 次手术,将共同通道延长 100～150cm(使总长度为 400～450cm),从而解决了所有症状。随后的 85 例患者转化为远端 RYGB,在单期手术中将 TALL 延长为 400～

450cm。在做远端转化手术时作者报告的平均 BMI 和%EWL 分别为 40.6 和 33.6%。在远端转化手术后 1 年、2 年和 3 年，平均 BMI 分别下降至 34.4、33.1 和 32.2，%EWL 分别改善至 41.9%、53.7%和 65.7%。糖尿病的治愈率为 66.7%，高血压治愈率为 28.6%，高脂血症治愈率为 40%，睡眠呼吸暂停综合征治愈率为 50%。术后 30 天并发症发生率和再次手术发生率分别为 6.3%和 5.2%；此外，7.3%（7/96）的患者需要再次行肠管支延长手术。21%的患者在术后 3 年出现低白蛋白血症，但没有发现铁缺乏的加重。远端转化术后 3 年的时间里，21%的患者表现了出低钙血症，77%的患者表现出维生素 D 缺乏，64%的患者甲状旁腺激素水平高于正常水平，这些都在很大程度上影响了钙代谢。

对于断定哪种远端 RYGB 修正技术能获得更好的额外减重是具有挑战性的。然而，有经验的外科医师和一个关注术后营养管理的多学科团队可以优化结果，减少技术和营养并发症的可能性。

转换为胆胰十二指肠分流/十二指肠转位

首期胆胰十二指肠分流/十二指肠转位（BPD-DS）是一项极具挑战性的手术，而将 RYGB 修正为 BPD-DS 更是如此。该转换可以分一期或两期完成，这需要根据外科医师的专业知识或手术过程中遇到的技术问题（如麻醉时间、心血管事件等）而定。简单地说，首先要拆除胃-空肠吻合，建立胃的连续性。然后，进行改良的 SG，通常包括胃底切除术和十二指肠离断术（在幽门后和胃十二指肠动脉上方离断十二指肠）。然后用吻合器或手工缝合十二指肠吻合口。最后，回肠-回肠吻合口由 150cm 的营养支和 100cm 的共同通道构成。Keshishian 等发表了将开放式 BPD-DS 作为一种修正性手术的经验，他们的研究对象是以前做过垂直带状胃成形术和 RYGB 的患者[86]。26 例 RYGB 患者行 BPD-DS，4 例（15%）发生胃-胃吻合口瘘，随访 30 个月%EWL 为 67%[86]。Parikh 等[87]将 12 例患者修正为 BDP-DS。他们报告无穿孔，11 个月时%EWL 为 63%。两项研究都描述了良好的减重效果和可接受的并发症。然而，考虑到患者数量较少，很难对 RYGB 转化为 BPD-DS 的安全性、有效性和适应证做出判定。

SG 的修正手术

SG 后患者可能出现早期饱腹感丧失。同样，复胖也可能是这个问题的表现。如果证实胃扩张，可以采取附加的限制性措施。许多患者的解剖检查可能是正常的，所以这些患者可能适合添加一个吸收不良组分，以达到减轻体重和缓解并发症的效果。

再次 SG

这一手术的第一份报告发表于 2003 年。这是一名女性患者，在接受 BPD-DS 治疗 3 年后复胖，再次 SG 后无并发症且体重明显减轻[88]。Baltasar 等也报道了类似的案例[89]。Iannelli 等报道了 13 例减重不良或复胖的患者。初次手术前的平均 BMI 为 44.6，在 SG 后 18 个月时 BMI 最低为 31，随后在 23 个月时平均 BMI 上升为 34.9（范围 28～41）。再次 SG 后随访 12 个月时，%EWL 达到 71.4%，无术中及术后并发症发生[90]。Nedelcu 等报道了 61 例再次 SG 的患者，其中体重下降较差的患者 28 例，复胖 29 例，胃食管反流 4 例。术前检查显示所有病例均存在新胃底或胃扩张。初次 SG 前的平均 BMI 为 43.2（范围 33.8～67.1）。初次手术后随访 19.2 个月时，平均最低 BMI 为 34.6（范围 31.9～59.8），而平均%EWL 为（51.2±26.2）%。再次 SG 后随访 37.4 个月，平均 BMI 为 38.1（范围 35.2～59.8）。再次 SG 后随访 19.9 个月，平均 BMI 和%EWL 分别为 29.8（范围 20.2～41）和（62.7±29.2）%[91]。因此，如果能证实有胃扩张,再次 SG 似乎是安全的和可重复的。

SG 转换为 RYGB

从 SG 到 RYGB 的转换常被用来处理 GERD,一些外科医师还用它来处理体重减轻不足或复胖。从技术上讲,它没有那么复杂,但外科医师必须注意粘连(特别是肝的第 2 和第 3 段)和裂孔疝的存在。Casillas 等报道了 48 例因 GERD、复胖或两者兼有而从 SG 转换为 RYGB 的患者。SG 前的平均 BMI 为 45.9[92]。对 27 例体重减轻不佳或复胖患者进行了 RYGB 转换。在这个亚组的患者中,再次手术前的平均 BMI 为 40.8;转换手术后随访 36 个月时,平均%EWL 为 16.4%,而%TWL 为 7.5%。全组并发症发生率高达 31%[92]。Quezada 等报道了 50 例 SG 转换为 RYGB 的患者[93]。在该队列中,50 例患者中有 28 例因复胖而进行了修正手术。SG 后最低 BMI 为 27,RYGB 修正前 BMI 中位数为 33.9。修正手术 3 年后 BMI 中位数为 24[93]。Iannelli 等研究了 40 例患者,其中 29 例减重失败[94]。SG 前 BMI 平均为 47.7,而转换手术前 BMI 平均为 39.2。转换手术后 BMI 平均为 30.7,额外的%TWL 相当于 21.8%(按转换手术前的体重计算得出)。本组报告并发症发生率为 16%[94]。Carmelli 等[95]和 Gautier 等[96]术后分别随访 16 个月和 15.5 个月,%EWL 分别为 66% 和 59%,并发症发生率均较低。然而,这两项研究的患者较少,且随访时间短,因此很难准确分析其对减重的长期影响。

Landreneau 等回顾性分析了 89 例初期为 SG 而后转换为 RYGB 的患者的临床资料。11 例患者因 SG 后体重下降不佳或复胖而改为 RYGB。该队列修正手术前的 BMI 中位数为 48.6,30 天时 BMI 中位数下降 2.3,12 个月时下降 7.9。修正手术后 12 个月,该亚组的%TWL 为 16.1%,%EWL 为 32.7%。有趣的是,由于 SG 相关并发症而需要修正为 RYGB 的患者,修正手术前的 BMI 中位数为 30.4,修正手术后 30 天的 BMI 中位数下降 2.2,修正手术后 12 个月的 BMI 中位数下降 4.5。这相当于 12 个月的%TWL 为 11.9%。研究小组得出结论,将 SG 转换为 RYGB 是安全可行的,可以增强减重效果[97]。因此,对于 SG 后复胖的患者,尤其是伴有 GERD 的患者,RYGB 是一种替代方法。今后需要更多的研究对象和长期随访,以帮助我们更好地了解转换后的结果。

SG 转换为 BPD-DS

BPD-DS 对减重和许多并发症的解决有很好的长期效果。SG 是实施 BPD-DS 的步骤之一,因此对于仅完成了 SG 的患者来说,"完成"BPD-DS 是一个有效的选择。在 SG 之后,与 RYGB 相比,BPD-DS 显示出更好的结果。Homan 等[98]比较了 BPD-DS 和 RYGB。在 34 个月的中位随访中,BPD-DS 的成功率明显高于 RYGB(分别为 59% 和 23%,$P=0.0008$)。此外,BPD-DS 表现出较高的并发症发生率和营养缺乏率,但这些并不显著[98]。这些结果与 Weiner 等[99]先前报告的数据一致。与 RYGB 相比,BPD-DS 后体重减轻效果更好。在 Carmelli 等[95]的研究中,BPD-DS 也优于 RYGB,且无明显并发症。因此,BPD-DS 似乎是治疗 SG 后复胖患者的一个合理选择,对于那些在 SG 之前 BMI 较高(即 BMI>50)但在 SG 之后没有获得足够减重效果的患者,BPD-DS 可能更为合理。与初次手术为 BPD-DS 的患者一样,这些复胖患者需要密切监测以判定是否存在营养缺乏。

SG 转化为单一吻合手术

近年来,一些研究者为了减少并发症的发生,提出了单一吻合术式,他们认为减少吻合就可以减少术后内疝的发生。大多数单一吻合手术都是用于一期手术[100-102],只有少数文献探讨了将它们作为二期手术或修正手术的作用。Sanchez Pernatute 等[103]报道了 SG 后,以十二指肠-回肠单吻合术(single anastomosis duodenoileal,SADI)作为二期手术的结果。有 16 例患者接受了 SADI,术后 2 年平均%EWL 为 72%。他们还报告了 8 例糖尿病患者的糖尿病缓解情况。没有术中、术后或营养缺乏的报告。这些发现与其他作者报道的 SADI 后体重减轻的结果相似[104,105]。然而,由于营养不良的风险,这些患者在手术后也需要密切监视。目前为止,有关微小胃分流术(mini-gastric bypass)作为修正手术的文献很少[106-107],因此,尚不能对其作为一种修正手术的有效性做出判定。

内镜下 SG 修正术

内镜手术是治疗并发症的一种很有吸引力的方法,因为它创伤小。目前已经有关于 SG 后内镜下治疗胃扩张的报道。内镜下缝合或折叠可以减小袖状胃直径[108]。然而,在推荐将其作为 SG 之后的修正手术之前,还需要更有力的文献证据。

结　论

减重手术后的复胖是具有挑战性的。解决复胖问题的关键是技术专家和多学科团队的管理,以确认原减重手术后减重失败或引起复胖的原因。专业协会必须达成共识,并准确定义复胖或减重失败。

参考文献

[1] Hales CM,Fryar CD,Carroll MD,Freedman DS,Ogden CL. Trends in obesity and severe obesity prevalence in US youth and adults by sex and age,2007-2008 to 2015-2016. JAMA. 2018;319(16):1723-5.

[2] Upadhyay J,Farr O,Perakakis N,Ghaly W,Mantzoros C. Obesity as a disease. Med Clin North Am. 2018;102(1):13-33.

[3] Dee A,Kearns K,O'Neill C,Sharp L,Staines A,O'Dwyer V,et al. The direct and indirect costs of both overweight and obesity:a systematic review. BMC Res Notes. 2014;7:242.

[4] Lanas F,Bazzano L,Rubinstein A,Calandrelli M,Chen CS,Elorriaga N,et al. Prevalence,distributions and determinants of obesity and central obesity in the southern cone of America. PLoS One. 2016;11(10):e0163727.

[5] Courcoulas AP,Yanovski SZ,Bonds D,Eggerman TL,Horlick M,Staten MA,et al. Long-term outcomes of bariatric surgery:a National Institutes of Health symposium. JAMA Surg. 2014;149(12):1323-9.

[6] Angrisani L,Santonicola A,Iovino P,Vitiello A,Higa K,Himpens J,et al. IFSO Worldwide Survey 2016:primary,endoluminal,and revisional procedures. Obes Surg. 2018;28(12):3783-94.

[7] Longitudinal Assessment of Bariatric Surgery C,Flum DR,Belle SH,King WC,Wahed AS,Berk P,et al. Perioperative safety in the longitudinal assessment of bariatric surgery. N Engl J Med. 2009;361(5):445-54.

[8] Stenberg E,Szabo E,Agren G,Naslund E,Boman L,Bylund A,et al. Early complications after laparoscopic gastric bypass surgery:results from the Scandinavian obesity surgery registry. Ann Surg. 2014;260(6):1040-7.

[9] Helmio M,Victorzon M,Ovaska J,Leivonen M,Juuti A,Jaser N,et al. SLEEVEPASS:a randomized prospective multicenter study comparing laparoscopic sleeve gastrectomy and gastric bypass in the treatment

of morbid obesity:preliminary results. Surg Endosc. 2012;26(9):2521-6.

[10] Sjostrom L,Lindroos AK,Peltonen M,Torgerson J,Bouchard C,Carlsson B,et al. Lifestyle,diabetes,and cardiovascular risk factors 10 years after bariatric surgery. N Engl J Med. 2004;351(26):2683-93.

[11] Brethauer SA,Aminian A,Romero-Talamas H,Batayyah E,Mackey J,Kennedy L,et al. Can diabetes be surgically cured? Long-term metabolic effects of bariatric surgery in obese patients with type 2 diabetes mellitus. Ann Surg. 2013;258(4):628-36; discussion 36-7.

[12] Park JY,Song D,Kim YJ. Causes and outcomes of revisional bariatric surgery:initial experience at a single center. Ann Surg Treat Res. 2014;86(6):295-301.

[13] Braghetto I,Csendes A,Lanzarini E,Papapietro K,Carcamo C,Molina JC. Is laparoscopic sleeve gastrectomy an acceptable primary bariatric procedure in obese patients? Early and 5-year postoperative results. Surg Laparosc Endosc Percutan Tech. 2012;22(6):479-86.

[14] Shantavasinkul PC,Omotosho P,Corsino L,Portenier D,Torquati A. Predictors of weight regain in patients who underwent Roux-en-Y gastric bypass surgery. Surg Obes Relat Dis. 2016;12(9):1640-5.

[15] Sudan R,Nguyen NT,Hutter MM,Brethauer SA,Ponce J,Morton JM. Morbidity,mortality,and weight loss outcomes after reoperative bariatric surgery in the USA. J Gastrointest Surg. 2015;19(1):171-8; discussion 8-9.

[16] Brethauer SA,Kim J,el Chaar M,Papasavas P,Eisenberg D,Rogers A,et al. Standardized outcomes reporting in metabolic and bariatric surgery. Surg Obes Relat Dis. 2015;11(3):489-506.

[17] Nuttall FQ. Body mass index: obesity,BMI,and health: a critical review. Nutr Today. 2015;50(3):117-28.

[18] Brolin RE,Kenler HA,Gorman RC,Cody RP. The dilemma of outcome assessment after operations for morbid obesity. Surgery. 1989;105(3):337-46.

[19] Reinhold RB. Critical analysis of long term weight loss following gastric bypass. Surg Gynecol Obstet. 1982;155(3):385-94.

[20] Christou NV,Look D,Maclean LD. Weight gain after short-and long-limb gastric bypass in patients followed for longer than 10 years. Ann Surg. 2006;244(5):734-40.

[21] Lauti M,Kularatna M,Hill AG,MacCormick AD. Weight regain following sleeve Gastrectomy—a systematic review. Obes Surg. 2016;26(6):1326-34.

[22] Himpens J,Dobbeleir J,Peeters G. Long-term results of laparoscopic sleeve gastrectomy for obesity. Ann Surg. 2010;252(2):319-24.

[23] Castagneto Gissey L,Casella Mariolo JR,Genco A,Troisi A,Basso N,Casella G. 10-year follow-up after laparoscopic sleeve gastrectomy:outcomes in a monocentric series. Surg Obes Relat Dis. 2018;14(10):1480-7.

[24] Lauti M,Lemanu D,Zeng ISL,Su'a B,Hill AG,MacCormick AD. Definition determines weight regain outcomes after sleeve gastrectomy. Surg Obes Relat Dis. 2017;13(7):1123-9.

[25] Sjostrom L. Review of the key results from the Swedish obese subjects (SOS) trial-a prospective controlled intervention study of bariatric surgery. J Intern Med. 2013;273(3):219-34.

[26] Cooper TC,Simmons EB,Webb K,Burns JL,Kushner RF. Trends in weight regain following Roux-en-Y gastric bypass (RYGB) bariatric surgery. Obes Surg. 2015;25(8):1474-81.

[27] Kothari SN,Borgert AJ,Kallies KJ,Baker MT,Grover BT. Long-term (>10-year) outcomes after laparoscopic Roux-en-Y gastric bypass. Surg Obes Relat Dis. 2017;13(6):972-8.

[28] Al-Khyatt W,Ryall R,Leeder P,Ahmed J,Awad S. Predictors of inadequate weight loss after laparoscopic gastric bypass for morbid obesity. Obes Surg. 2017;27(6):1446-52.

[29] Monaco-Ferreira DV, Leandro-Merhi VA. Weight regain 10 years after Roux-en-Y gastric bypass. Obes Surg. 2017;27(5):1137-44.

[30] Keith CJ Jr, Gullick AA, Feng K, Richman J, Stahl R, Grams J. Predictive factors of weight regain following laparoscopic Roux-en-Y gastric bypass. Surg Endosc. 2018;32(5):2232-8.

[31] Sarwer DB, Wadden TA, Moore RH, Baker AW, Gibbons LM, Raper SE, et al. Preoperative eating behavior, postoperative dietary adherence, and weight loss after gastric bypass surgery. Surg Obes Relat Dis. 2008;4(5):640-6.

[32] Kofman MD, Lent MR, Swencionis C. Maladaptive eating patterns, quality of life, and weight outcomes following gastric bypass:results of an internet survey. Obesity (Silver Spring). 2010;18(10):1938-43.

[33] Sudan R, Sudan R, Lyden E, Thompson JS. Food cravings and food consumption after Roux-en-Y gastric bypass versus cholecystectomy. Surg Obes Relat Dis. 2017;13(2):220-6.

[34] Rutledge T, Groesz LM, Savu M. Psychiatric factors and weight loss patterns following gastric bypass surgery in a veteran population. Obes Surg. 2011;21(1):29-35.

[35] Maleckas A, Gudaityte R, Petereit R, Venclauskas L, Velickiene D. Weight regain after gastric bypass:etiology and treatment options. Gland Surg. 2016;5(6):617-24.

[36] Santo MA, Riccioppo D, Pajecki D, Kawamoto F, de Cleva R, Antonangelo L, et al. Weight regain after gastric bypass:influence of gut hormones. Obes Surg. 2016;26(5):919-25.

[37] Tamboli RA, Breitman I, Marks-Shulman PA, Jabbour K, Melvin W, Williams B, et al. Early weight regain after gastric bypass does not affect insulin sensitivity but is associated with elevated ghrelin. Obesity (Silver Spring). 2014;22(7):1617-22.

[38] Abu Dayyeh BK, Jirapinyo P, Thompson CC. Plasma ghrelin levels and weight regain after Roux-en-Y gastric bypass surgery. Obes Surg. 2017;27(4):1031-6.

[39] Knuth ND, Johannsen DL, Tamboli RA, Marks-Shulman PA, Huizenga R, Chen KY, et al. Metabolic adaptation following massive weight loss is related to the degree of energy imbalance and changes in circulating leptin. Obesity (Silver Spring). 2014;22(12):2563-9.

[40] Kim HJ, Madan A, Fenton-Lee D. Does patient compliance with follow-up influence weight loss after gastric bypass surgery? A systematic review and meta-analysis. Obes Surg. 2014;24(4):647-51.

[41] Freire RH, Borges MC, Alvarez-Leite JI, Toulson Davisson Correia MI. Food quality, physical activity, and nutritional follow-up as determinant of weight regain after Roux-en-Y gastric bypass. Nutrition. 2012;28(1):53-8.

[42] Faria SL, de Oliveira KE, Lins RD, Faria OP. Nutritional management of weight regain after bariatric surgery. Obes Surg. 2010;20(2):135-9.

[43] Kinzl JF, Schrattenecker M, Traweger C, Mattesich M, Fiala M, Biebl W. Psychosocial predictors of weight loss after bariatric surgery. Obes Surg. 2006;16(12):1609-14.

[44] Marek RJ, Ben-Porath YS, Dulmen M, Ashton K, Heinberg LJ. Using the presurgical psychological evaluation to predict 5-year weight loss outcomes in bariatric surgery patients. Surg Obes Relat Dis. 2017;13(3):514-21.

[45] Onofre T, Carlos R, Oliver N, Felismino A, Fialho D, Corte R, et al. Effects of a physical activity program on cardiorespiratory fitness and pulmonary function in obese women after bariatric surgery:a pilot study. Obes Surg. 2017;27(8):2026-33.

[46] Coen PM, Tanner CJ, Helbling NL, Dubis GS, Hames KC, Xie H, et al. Clinical trial demonstrates exercise following bariatric surgery improves insulin sensitivity. J Clin Invest. 2015;125(1):248-57.

[47] Coen PM, Goodpaster BH. A role for exercise after bariatric surgery? Diabetes Obes Metab. 2016;18(1):

16-23.

［48］ Brethauer SA,Nfonsam V,Sherman V,Udomsawaengsup S,Schauer PR,Chand B. Endoscopy and upper gastrointestinal contrast studies are complementary in evaluation of weight regain after bariatric surgery. Surg Obes Relat Dis. 2006;2(6);643-8. discussion 9-50.

［49］ Heneghan HM,Yimcharoen P,Brethauer SA,Kroh M,Chand B. Influence of pouch and stoma size on weight loss after gastric bypass. Surg Obes Relat Dis. 2012;8(4);408-15.

［50］ Abu Dayyeh BK,Lautz DB,Thompson CC. Gastrojejunal stoma diameter predicts weight regain after Roux-en-Y gastric bypass. Clin Gastroenterol Hepatol. 2011;9(3);228-33.

［51］ Roberts K,Duffy A,Kaufman J,Burrell M,Dziura J,Bell R. Size matters;gastric pouch size correlates with weight loss after laparoscopic Roux-en-Y gastric bypass. Surg Endosc. 2007;21(8);1397-402.

［52］ Topart P,Becouarn G,Ritz P. Pouch size after gastric bypass does not correlate with weight loss outcome. Obes Surg. 2011;21(9);1350-4.

［53］ Weiner RA,Weiner S,Pomhoff I,Jacobi C,Makarewicz W,Weigand G. Laparoscopic sleeve gastrectomy--influence of sleeve size and resected gastric volume. Obes Surg. 2007;17(10);1297-305.

［54］ Parikh M,Gagner M,Heacock L,Strain G,Dakin G,Pomp A. Laparoscopic sleeve gastrectomy;does bougie size affect mean ％EWL? Short-term outcomes. Surg Obes Relat Dis. 2008;4(4);528-33.

［55］ Hawasli A,Jacquish B,Almahmeed T,Vavra J,Roberts N,Meguid A,et al. Early effects of bougie size on sleeve gastrectomy outcome. Am J Surg. 2015;209(3);473-7.

［56］ Gagner M,Hutchinson C,Rosenthal R. Fifth International Consensus Conference;current status of sleeve gastrectomy. Surg Obes Relat Dis. 2016;12(4);750-6.

［57］ Abdallah E,El Nakeeb A,Youssef T,Abdallah H,Ellatif MA,Lotfy A,et al. Impact of extent of antral resection on surgical outcomes of sleeve gastrectomy for morbid obesity (a prospective randomized study). Obes Surg. 2014;24(10);1587-94.

［58］ Obeidat F,Shanti H,Mismar A,Albsoul N,Al-Qudah M. The magnitude of Antral resection in laparoscopic sleeve gastrectomy and its relationship to excess weight loss. Obes Surg. 2015;25(10);1928-32.

［59］ McGlone ER,Gupta AK,Reddy M,Khan OA. Antral resection versus antral preservation during laparoscopic sleeve gastrectomy for severe obesity;systematic review and meta-analysis. Surg Obes Relat Dis. 2018;14(6);857-64.

［60］ Mor A,Sharp L,Portenier D,Sudan R,Torquati A. Weight loss at first postoperative visit predicts long-term outcome of Roux-en-Y gastric bypass using Duke weight loss surgery chart. Surg Obes Relat Dis. 2012;8(5);556-60.

［61］ Nor Hanipah Z,Nasr EC,Bucak E,Schauer PR,Aminian A,Brethauer SA,et al. Efficacy of adjuvant weight loss medication after bariatric surgery. Surg Obes Relat Dis. 2018;14(1);93-8.

［62］ Stanford FC,Alfaris N,Gomez G,Ricks ET,Shukla AP,Corey KE,et al. The utility of weight loss medications after bariatric surgery for weight regain or inadequate weight loss;a multi-center study. Surg Obes Relat Dis. 2017;13(3);491-500.

［63］ Schwartz J,Chaudhry UI,Suzo A,Durkin N,Wehr AM,Foreman KS,et al. Pharmacotherapy in conjunction with a diet and exercise program for the treatment of weight recidivism or weight loss plateau post-bariatric surgery;a retrospective review. Obes Surg. 2016;26(2);452-8.

［64］ Bessler M,Daud A,DiGiorgi MF,Olivero-Rivera L,Davis D. Adjustable gastric banding as a revisional bariatric procedure after failed gastric bypass. Obes Surg. 2005;15(10);1443-8.

［65］ Chin PL,Ali M,Francis K,LePort PC. Adjustable gastric band placed around gastric bypass pouch as revision operation for failed gastric bypass. Surg Obes Relat Dis. 2009;5(1);38-42.

[66] Irani K,Youn HA,Ren-Fielding CJ,Fielding GA,Kurian M. Midterm results for gastric banding as salvage procedure for patients with weight loss failure after Roux-en-Y gastric bypass. Surg Obes Relat Dis. 2011;7(2):219-24.

[67] Vijgen GH,Schouten R,Bouvy ND,Greve JW. Salvage banding for failed Roux-en-Y gastric bypass. Surg Obes Relat Dis. 2012;8(6):803-8.

[68] Iannelli A,Schneck AS,Hebuterne X,Gugenheim J. Gastric pouch resizing for Roux-en-Y gastric bypass failure in patients with a dilated pouch. Surg Obes Relat Dis. 2013;9(2):260-7.

[69] Parikh M,Heacock L,Gagner M. Laparoscopic "gastrojejunal sleeve reduction" as a revision procedure for weight loss failure after roux-en-y gastric bypass. Obes Surg. 2011;21(5):650-4.

[70] Al-Bader I,Khoursheed M,Al Sharaf K,Mouzannar DA,Ashraf A,Fingerhut A. Revisional laparoscopic gastric pouch resizing for inadequate weight loss after Roux-en-Y gastric bypass. Obes Surg. 2015;25(7):1103-8.

[71] Jirapinyo P,Kroner PT,Thompson CC. Purse-string transoral outlet reduction (TORe) is effective at inducing weight loss and improvement in metabolic comorbidities after Roux-en-Y gastric bypass. Endoscopy. 2018;50(4):371-7.

[72] Schulman AR,Kumar N,Thompson CC. Transoral outlet reduction:a comparison of purse-string with interrupted stitch technique. Gastrointest Endosc. 2018;87(5):1222-8.

[73] Horgan S,Jacobsen G,Weiss GD,Oldham JS Jr,Denk PM,Borao F,et al. Incisionless revision of post-Roux-en-Y bypass stomal and pouch dilation:multicenter registry results. Surg Obes Relat Dis. 2010;6(3):290-5.

[74] Ryou M,Mullady DK,Lautz DB,Thompson CC. Pilot study evaluating technical feasibility and early outcomes of second-generation endosurgical platform for treatment of weight regain after gastric bypass surgery. Surg Obes Relat Dis. 2009;5(4):450-4.

[75] Abu Dayyeh BK,Jirapinyo P,Weitzner Z,Barker C,Flicker MS,Lautz DB,et al. Endoscopic sclerotherapy for the treatment of weight regain after Roux-en-Y gastric bypass:outcomes,complications,and predictors of response in 575 procedures. Gastrointest Endosc. 2012;76(2):275-82.

[76] Ong'uti SK,Ortega G,Onwugbufor MT,Ivey GD,Fullum TM,Tran DD. Effective weight loss management with endoscopic gastric plication using StomaphyX device:is it achievable? Surg Obes Relat Dis. 2013;9(1):113-7.

[77] Eid GM,McCloskey CA,Eagleton JK,Lee LB,Courcoulas AP. StomaphyX vs a sham procedure for revisional surgery to reduce regained weight in Roux-en-Y gastric bypass patients:a randomized clinical trial. JAMA Surg. 2014;149(4):372-9.

[78] Kellum JM,Chikunguwo SM,Maher JW,Wolfe LG,Sugerman HJ. Long-term results of malabsorptive distal Roux-en-Y gastric bypass in superobese patients. Surg Obes Relat Dis. 2011;7(2):189-93.

[79] Rawlins ML,Teel D 2nd,Hedgcorth K,Maguire JP. Revision of Roux-en-Y gastric bypass to distal bypass for failed weight loss. Surg Obes Relat Dis. 2011;7(1):45-9.

[80] Srikanth MS,Oh KH,Fox SR. Revision to malabsorptive Roux-en-Y gastric bypass (MRNYGBP) provides long-term (10 years) durable weight loss in patients with failed anatomically intact gastric restrictive operations:long-term effectiveness of a malabsorptive Roux-en-Y gastric bypass in salvaging patients with poor weight loss or complications following gastroplasty and adjustable gastric bands. Obes Surg. 2011;21(7):825-31.

[81] Fox SR,Fox KS,Oh KH. The gastric bypass for failed bariatric surgical procedures. Obes Surg. 1996;6(2):145-50.

[82] Sugerman HJ,Kellum JM,DeMaria EJ. Conversion of proximal to distal gastric bypass for failed gastric bypass for superobesity. J Gastrointest Surg. 1997;1(6);517-24; discussion 24-6

[83] Brolin RE,Cody RP. Adding malabsorption for weight loss failure after gastric bypass. Surg Endosc. 2007;21(11);1924-6.

[84] Tran DD,Nwokeabia ID,Purnell S,Zafar SN,Ortega G,Hughes K,et al. Revision of Roux-en-Y gastric bypass for weight regain;a systematic review of techniques and outcomes. Obes Surg. 2016;26(7);1627-34.

[85] Ghiassi S,Higa K,Chang S,Ma P,Lloyd A,Boone K,et al. Conversion of standard Roux-en-Y gastric bypass to distal bypass for weight loss failure and metabolic syndrome;3-year follow-up and evolution of technique to reduce nutritional complications. Surg Obes Relat Dis. 2018;14(5);554-61.

[86] Keshishian A,Zahriya K,Hartoonian T,Ayagian C. Duodenal switch is a safe operation for patients who have failed other bariatric operations. Obes Surg. 2004;14(9);1187-92.

[87] Parikh M,Pomp A,Gagner M. Laparoscopic conversion of failed gastric bypass to duodenal switch;technical considerations and preliminary outcomes. Surg Obes Relat Dis. 2007;3(6);611-8.

[88] Gagner M,Rogula T. Laparoscopic reoperative sleeve gastrectomy for poor weight loss after biliopancreatic diversion with duodenal switch. Obes Surg. 2003;13(4);649-54.

[89] Baltasar A,Serra C,Perez N,Bou R,Bengochea M. Re-sleeve gastrectomy. Obes Surg. 2006;16(11);1535-8.

[90] Iannelli A,Schneck AS,Noel P,Ben Amor I,Krawczykowski D,Gugenheim J. Re-sleeve gastrectomy for failed laparoscopic sleeve gastrectomy;a feasibility study. Obes Surg. 2011;21(7);832-5.

[91] Nedelcu M,Noel P,Iannelli A,Gagner M. Revised sleeve gastrectomy (re-sleeve). Surg Obes Relat Dis. 2015;11(6);1282-8.

[92] Casillas RA,Um SS,Zelada Getty JL,Sachs S,Kim BB. Revision of primary sleeve gastrectomy to Roux-en-Y gastric bypass;indications and outcomes from a high-volume center. Surg Obes Relat Dis. 2016;12(10);1817-25.

[93] Quezada N,Hernandez J,Perez G,Gabrielli M,Raddatz A,Crovari F. Laparoscopic sleeve gastrectomy conversion to Roux-en-Y gastric bypass;experience in 50 patients after 1 to 3 years of follow-up. Surg Obes Relat Dis. 2016;12(8);1611-5.

[94] Iannelli A,Debs T,Martini F,Benichou B,Ben Amor I,Gugenheim J. Laparoscopic conversion of sleeve gastrectomy to Roux-en-Y gastric bypass;indications and preliminary results. Surg Obes Relat Dis. 2016;12(8);1533-8.

[95] Carmeli I,Golomb I,Sadot E,Kashtan H,Keidar A. Laparoscopic conversion of sleeve gastrectomy to a biliopancreatic diversion with duodenal switch or a Roux-en-Y gastric bypass due to weight loss failure;our algorithm. Surg Obes Relat Dis. 2015;11(1);79-85.

[96] Gautier T,Sarcher T,Contival N,Le Roux Y,Alves A. Indications and mid-term results of conversion from sleeve gastrectomy to Roux-en-Y gastric bypass. Obes Surg. 2013;23(2);212-5.

[97] Landreneau JP,Strong AT,Rodriguez JH,Aleassa EM,Aminian A,Brethauer S,et al. Conversion of sleeve gastrectomy to Roux-en-Y gastric bypass. Obes Surg. 2018;28(12);3843-50.

[98] Homan J,Betzel B,Aarts EO,van Laarhoven KJ,Janssen IM,Berends FJ. Secondary surgery after sleeve gastrectomy;Roux-en-Y gastric bypass or biliopancreatic diversion with duodenal switch. Surg Obes Relat Dis. 2015;11(4);771-7.

[99] Weiner RA,Theodoridou S,Weiner S. Failure of laparoscopic sleeve gastrectomy-further procedure? Obes Facts. 2011;4(Suppl 1);42-6.

[100] Sanchez-Pernaute A,Herrera MA,Perez-Aguirre ME,Talavera P,Cabrerizo L,Matia P,et al. Single an-astomosis duodeno-ileal bypass with sleeve gastrectomy (SADI-S). One to three-year follow-up. Obes Surg. 2010;20(12):1720-6.

[101] Neichoy BT,Schniederjan B,Cottam DR,Surve AK,Zaveri HM,Cottam A,et al. Stomach intestinal py-lorus-sparing surgery for morbid obesity. JSLS. 2018;22(1):e2017. 00063.

[102] Rutledge R. The mini-gastric bypass:experience with the first 1,274 cases. Obes Surg. 2001;11(3):276-80.

[103] Sanchez-Pernaute A,Rubio MA,Conde M,Arrue E,Perez-Aguirre E,Torres A. Single-anastomosis duo-denoileal bypass as a second step after sleeve gastrectomy. Surg Obes Relat Dis. 2015;11(2):351-5.

[104] Dijkhorst PJ,Boerboom AB,Janssen IMC,Swank DJ,Wiezer RMJ,Hazebroek EJ,et al. Failed sleeve gastrectomy:single anastomosis duodenoileal bypass or Roux-en-Y gastric bypass? A Multicenter Co-hort Study. Obes Surg. 2018;28(12):3834-42.

[105] Balibrea JM,Vilallonga R,Hidalgo M,Ciudin A,Gonzalez O,Caubet E,et al. Mid-term results and re-sponsiveness predictors after two-step singleanastomosis duodeno-Ileal bypass with sleeve gastrectomy. Obes Surg. 2017;27(5):1302-8.

[106] Greco F. Conversion of vertical sleeve gastrectomy to a functional single-anastomosis gastric bypass:technique and preliminary results using a nonadjustable ring instead of stapled division. Obes Surg. 2017;27(4):896-901.

[107] Noun R,Slim R,Chakhtoura G,Gharios J,Chouillard E,Tohme-Noun C. Resectional one anastomosis gastric bypass/mini gastric bypass as a novel option for revision of restrictive procedures:preliminary results. J Obes. 2018;2018:4049136.

[108] Sharaiha RZ,Kedia P,Kumta N,Aronne LJ,Kahaleh M. Endoscopic sleeve plication for revision of sleeve gastrectomy. Gastrointest Endosc. 2015;81(4):1004.